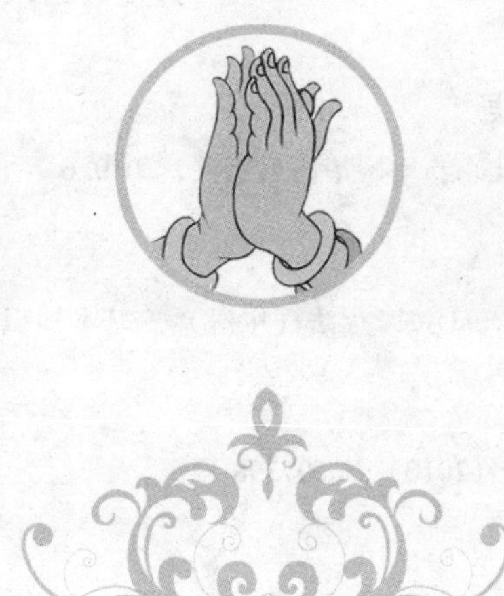

手到自除病

不花钱也可以健康 免费也能医治百病

陈泰先◎编著

中国華僑出版社

图书在版编目（CIP）数据

手到自除病/陈泰先编著. —北京：中国华侨出版社，2010.6
ISBN 978-7-5113-0462-9

Ⅰ. ①手… Ⅱ. ①陈… Ⅲ. ①按摩疗法（中医）—基本知识
Ⅳ. ①R244.1

中国版本图书馆 CIP 数据核字（2010）第 097398 号

●手到自除病

编　　著/陈泰先
责任编辑/文　心
装帧设计/杨旭升
责任校对/胡首一
经　　销/新华书店
开　　本/787×1092 毫米　1/16　印张/22.5　字数/481 千字
印　　刷/中国电影出版社印刷厂
版　　次/2010 年 10 月第 1 版　2010 年 10 月第 1 次印刷
印　　数/5000 册
书　　号/ISBN 978-7-5113-0462-9
定　　价/39.80 元

中国华侨出版社　北京市安定路 20 号院 3 号楼 305 室　邮编 100029
法律顾问：陈鹰律师事务所
编辑部：（010）64443979　64443056
发行部：（010）64443051　传真：（010）64439708
网　址：www.oveaschin.com
e-mail：oveaschin@sina.com

神庭
本神
头临泣
上星
囟会
前顶
百会
眉冲
五处
四神聪
曲差
承光
通天
后顶
强间
络却
头维
天冲
率谷
阳白
攒竹
脑户
鱼腰
颔厌
悬颅
悬厘
印堂
丝竹空
曲鬓
角孙
太阳
耳和髎
浮白
耳门
睛明
瞳子髎
玉枕
听宫
承泣
四白
上关
风池
下关
迎香
颧髎
听会
窍阴
巨髎
完骨
风府
人中
哑门
安眠
天柱
翳风
承浆
大迎
百劳
颊车

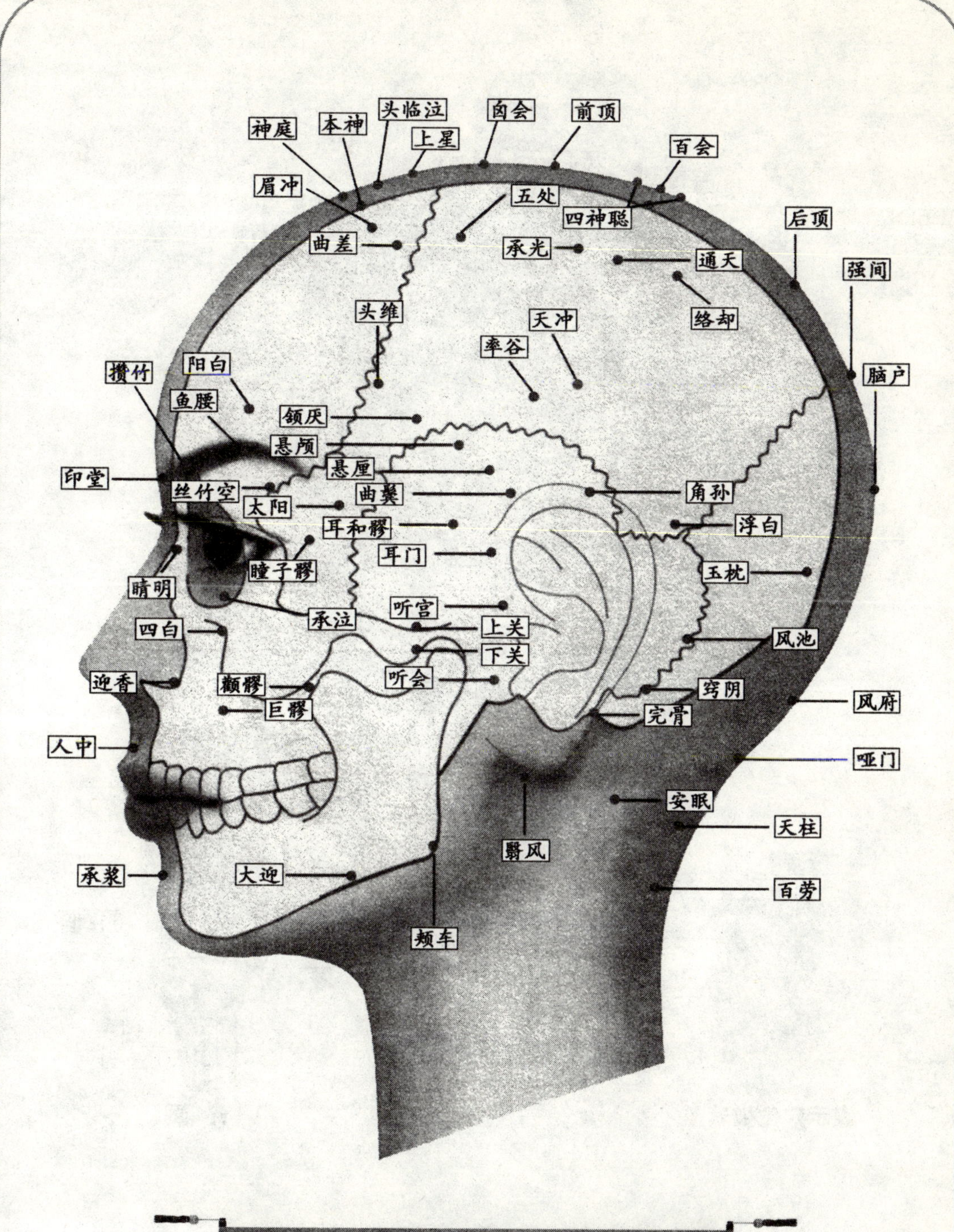

头部穴位图

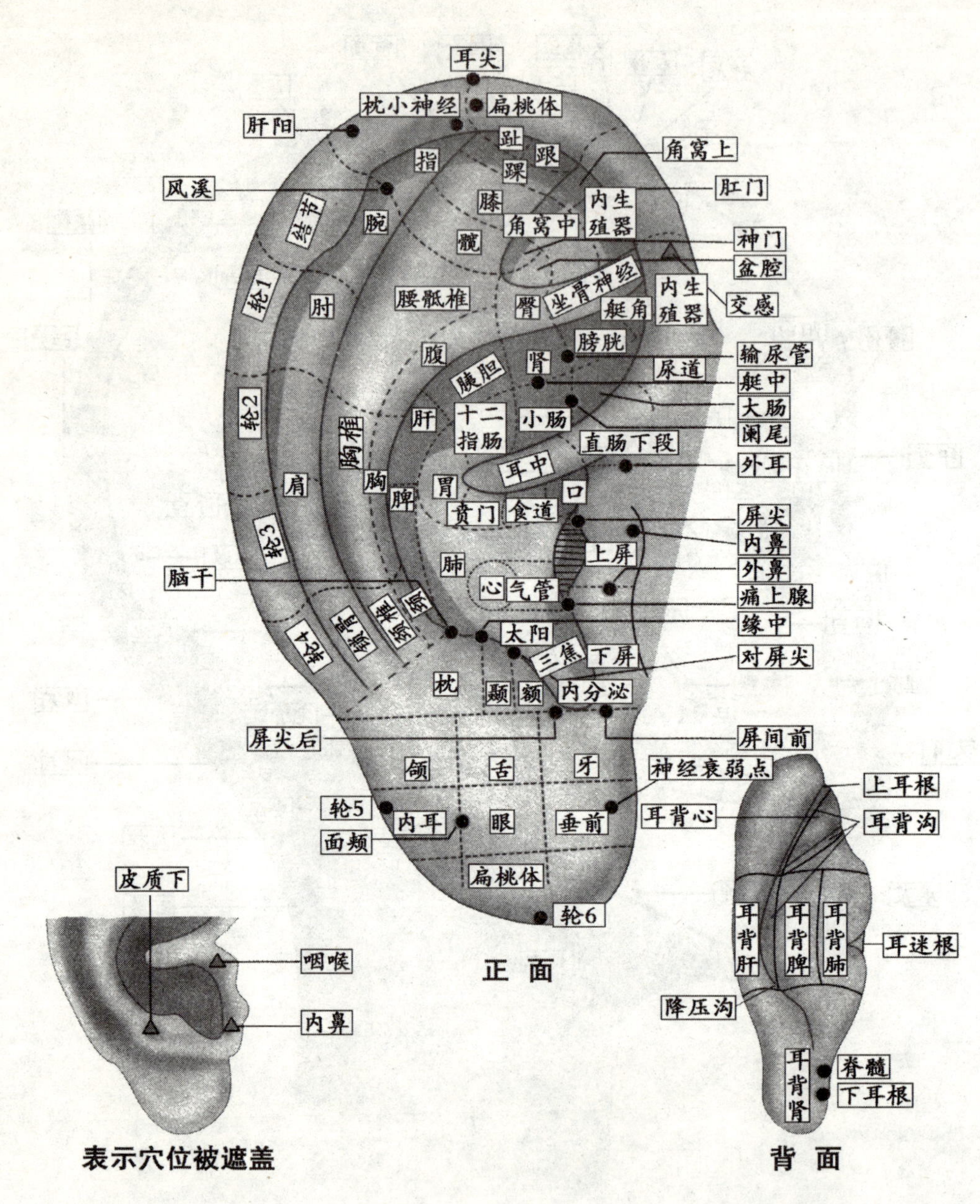

皮质下

咽喉

内鼻

表示穴位被遮盖

上耳根

耳背心

耳背沟

耳背肝

耳背脾

耳背肺

耳迷根

降压沟

耳背肾

脊髓

下耳根

背面

耳部穴位图

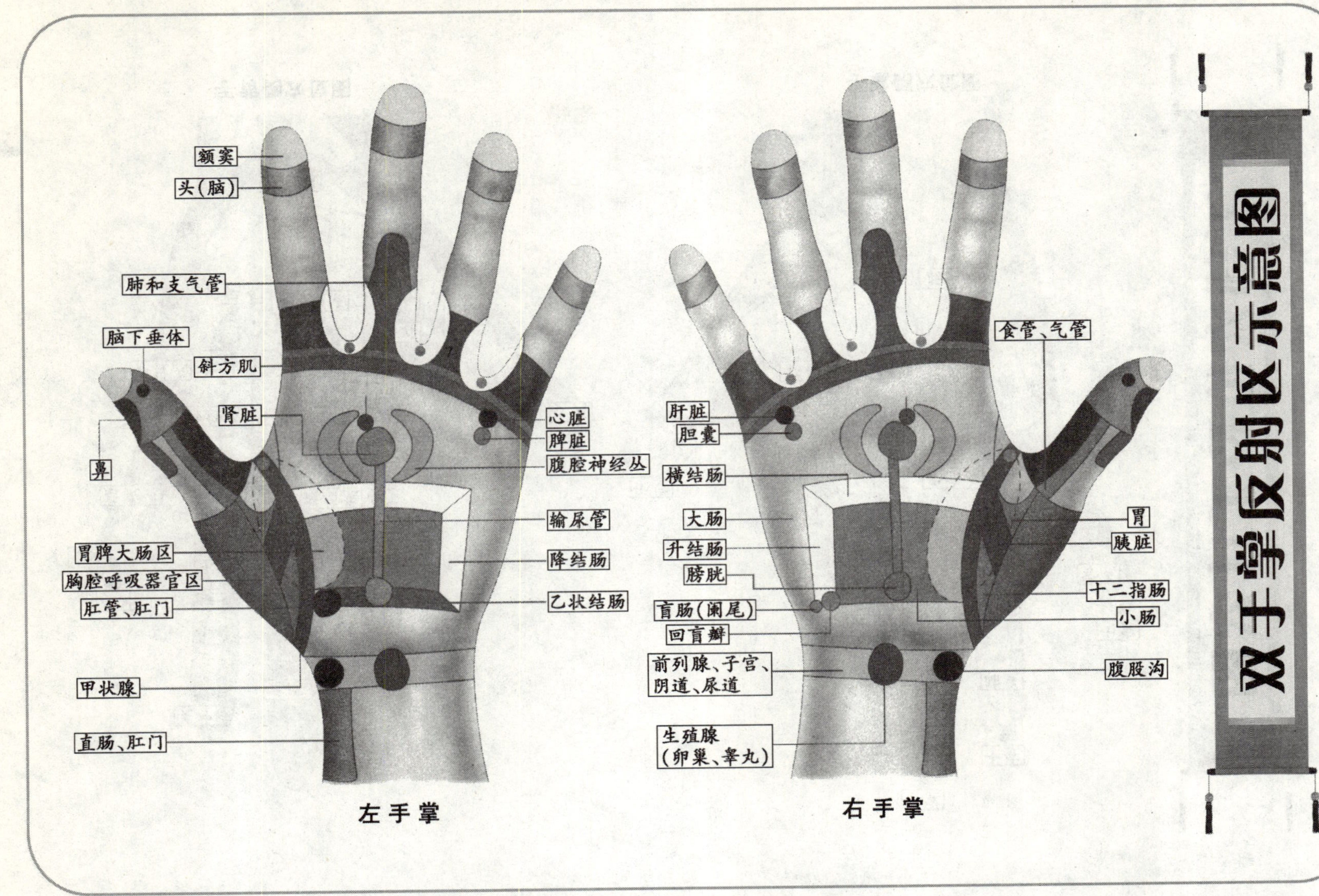
双手掌反射区示意图
额窦
头(脑)
肺和支气管
脑下垂体
斜方肌
鼻
肾脏
心脏
脾脏
腹腔神经丛
输尿管
胃脾大肠区
胸腔呼吸器官区
肛管、肛门
降结肠
乙状结肠
甲状腺
直肠、肛门
左手掌
食管、气管
肝脏
胆囊
横结肠
大肠
升结肠
膀胱
盲肠(阑尾)
回盲瓣
前列腺、子宫、
阴道、尿道
生殖腺
(卵巢、睾丸)
胃
胰脏
十二指肠
小肠
腹股沟
右手掌

关冲
呃逆点
商阳
头顶点
少冲
中魁
前头点
少泽
偏头点
二间
颈项点
后头点
液门
咽喉点
肩点
坐骨神经点
牙痛点
眼点
少商
三间
脊柱点
中渚
胸点
合谷
裸点
腰腿点
腰腿点
升压点
手背侧穴位图
十宣
十宣
十宣
三焦
肺点
中焦
上焦
下焦
十宣
四缝
四缝
肝点
肾点
四缝
喘点
命门点
十宣
牙痛点
四缝
脾点
扁桃体点
胃肠点
手掌侧穴位图

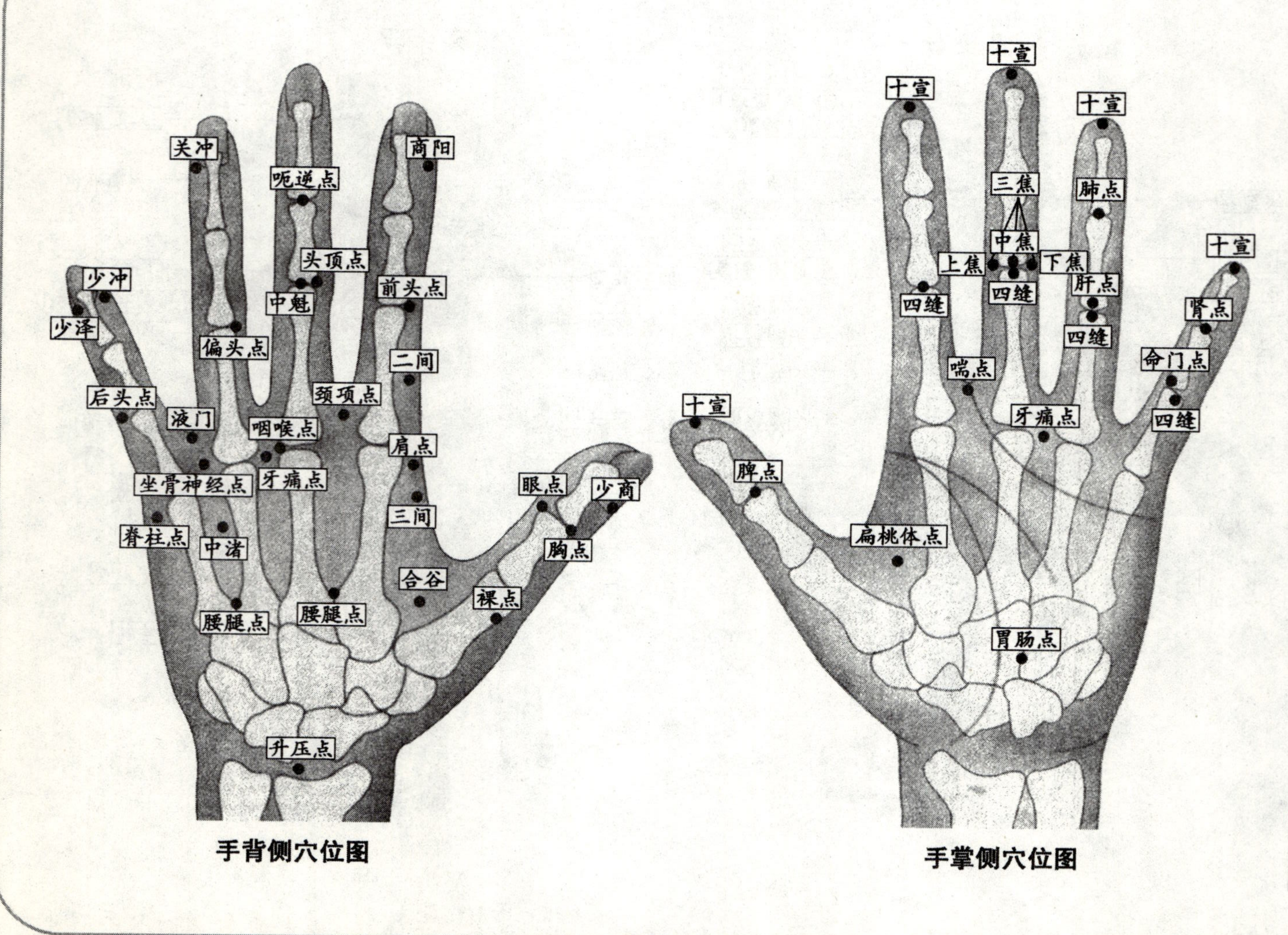

手部穴位及手针穴图

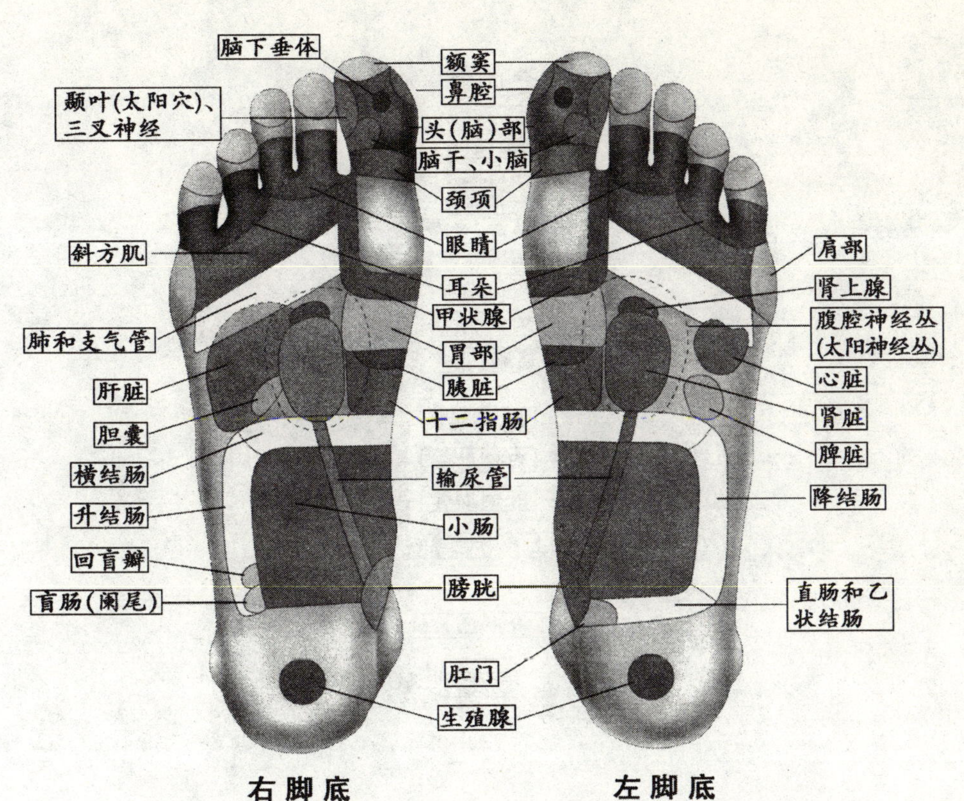

足底反射区图

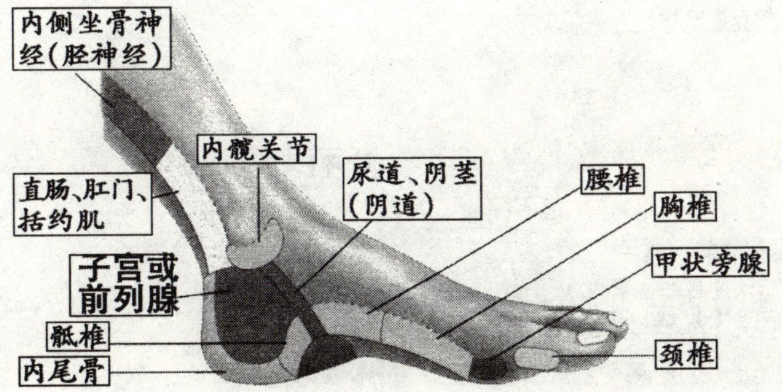

足内侧反射区图

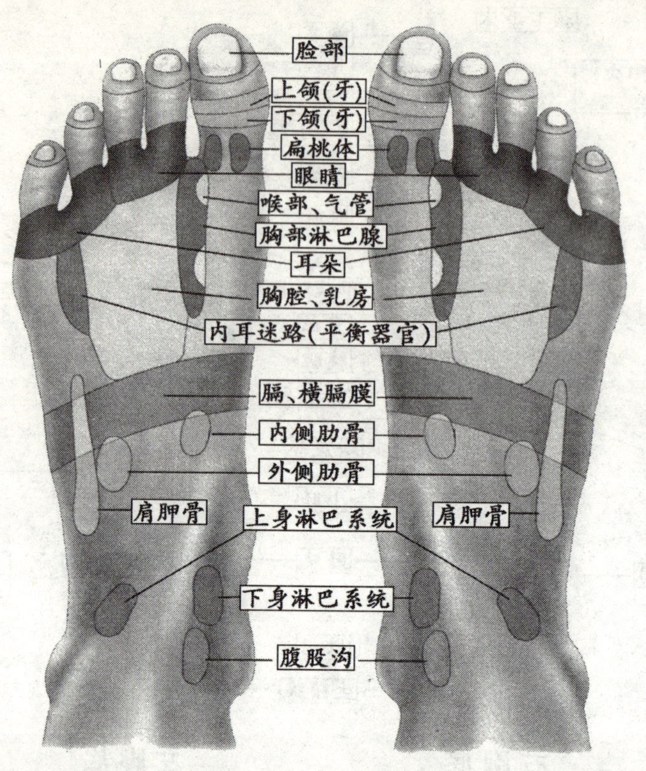

足背反射区图

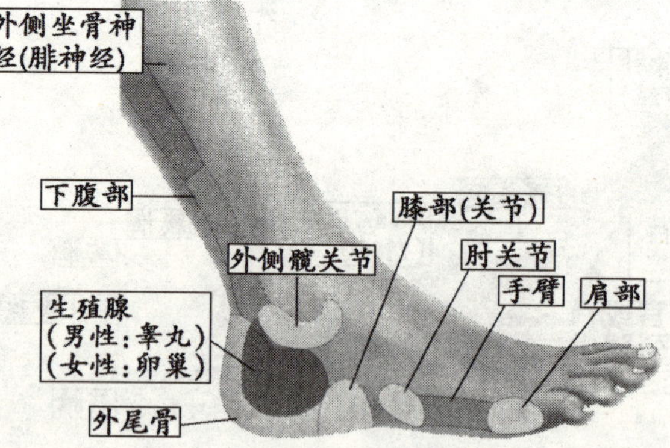

足外侧反射区图

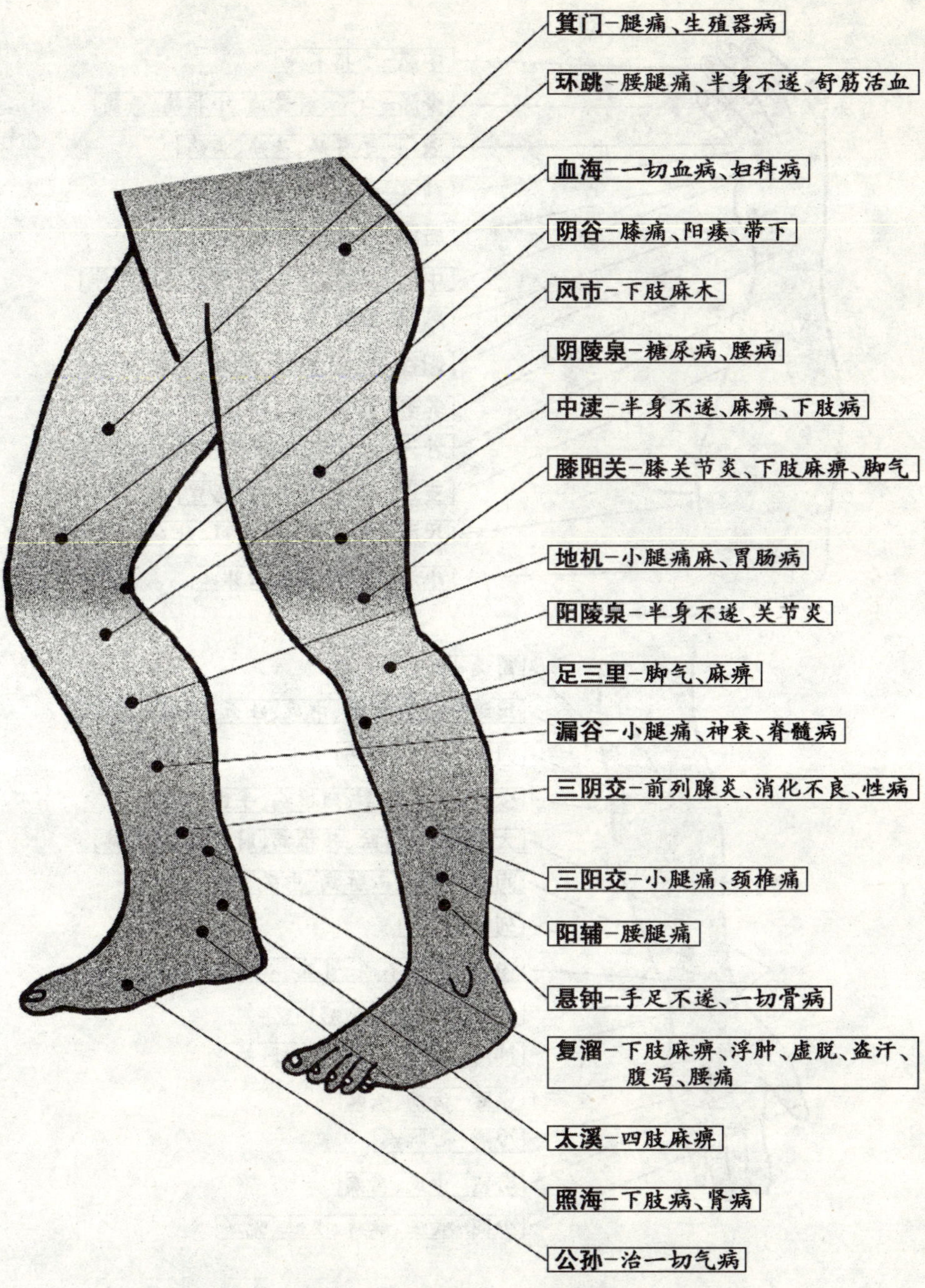

腿部穴位图

箕门－腿痛、生殖器病
环跳－腰腿痛、半身不遂、舒筋活血
血海－一切血病、妇科病
阴谷－膝痛、阳痿、带下
风市－下肢麻木
阴陵泉－糖尿病、腰病
中渎－半身不遂、麻痹、下肢病
膝阳关－膝关节炎、下肢麻痹、脚气
地机－小腿痛麻、胃肠病
阳陵泉－半身不遂、关节炎
足三里－脚气、麻痹
漏谷－小腿痛、神衰、脊髓病
三阴交－前列腺炎、消化不良、性病
三阳交－小腿痛、颈椎痛
阳辅－腰腿痛
悬钟－手足不遂、一切骨病
复溜－下肢麻痹、浮肿、虚脱、盗汗、腹泻、腰痛
太溪－四肢麻痹
照海－下肢病、肾病
公孙－治一切气病

中魁-手指不伸
少泽-口干、前臂痛、小指痛、头痛
液门-手臂痛、头痛、齿痛
前谷-吐血、耳鸣、手痛
后溪-肘臂痛麻、耳聋
中渚-头痛、耳聋、手臂痛不得屈伸
腕骨-腕痛、麻痹、指肿
阳谷-臂痛、腕痛、晕眩、耳聋、耳鸣
养老-肩臂痛麻、弱视
外关-上肢麻痹、半身不遂
支正-肘臂痛、头痛、感冒
尺泽-咳嗽、哮喘、中风、吐血
小海-上臂痛麻、心肺痛
青灵-肘关节伤痛
尺泽-咳嗽、哮喘、中风、吐血
曲泽-肘痛、热病
少海-头目眩晕、颈椎病、手颤、心痛
太渊-头痛目眩、颈椎病、肘挛手颤、心痛
间使-调经、心脏病、中风、腑肿
列缺-头痛
内关-不身不遂、臂痛、心脏病
大陵-心脏病、热病
神门-失眠、头晕痛、心脏病
鱼际-齿痛、头痛
少府-心脏病
劳宫-中风、齿痛
少商-喉哑、麻痹、呕吐、呃逆

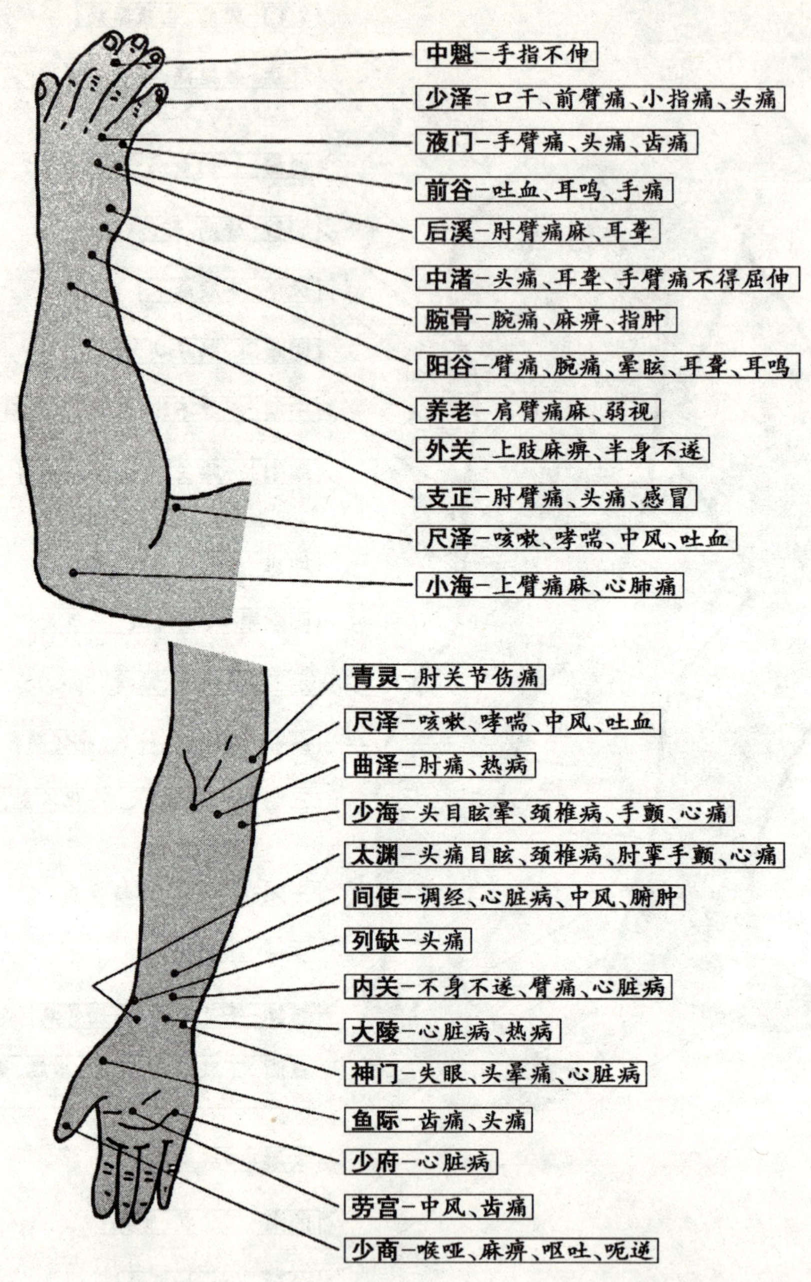

手臂穴位图

缺盆
天突
俞府
气户
云门
中府
璇玑
彧中
库房
华盖
周荣
紫宫
神藏
屋翳
胸乡
玉堂
灵墟
膺窗
天溪
膻中
神封
乳中
食窦
天池
中庭
步廊
乳根
鸠尾
期门
巨阙
幽门
不容
上脘
承满
日月
腹通谷
中脘
梁门
阴都
建里
关门
腹哀
石关
下脘
太乙
商曲
滑肉门
水分
神阙
肓俞
天枢
大横
阴交
外陵
腹结
中注
气海
石门
大巨
四海
关元
水道
气穴
中极
归来
府舍
大赫
冲门
曲骨
横骨
气冲
急脉
会阴
阴廉
髀关
足五里

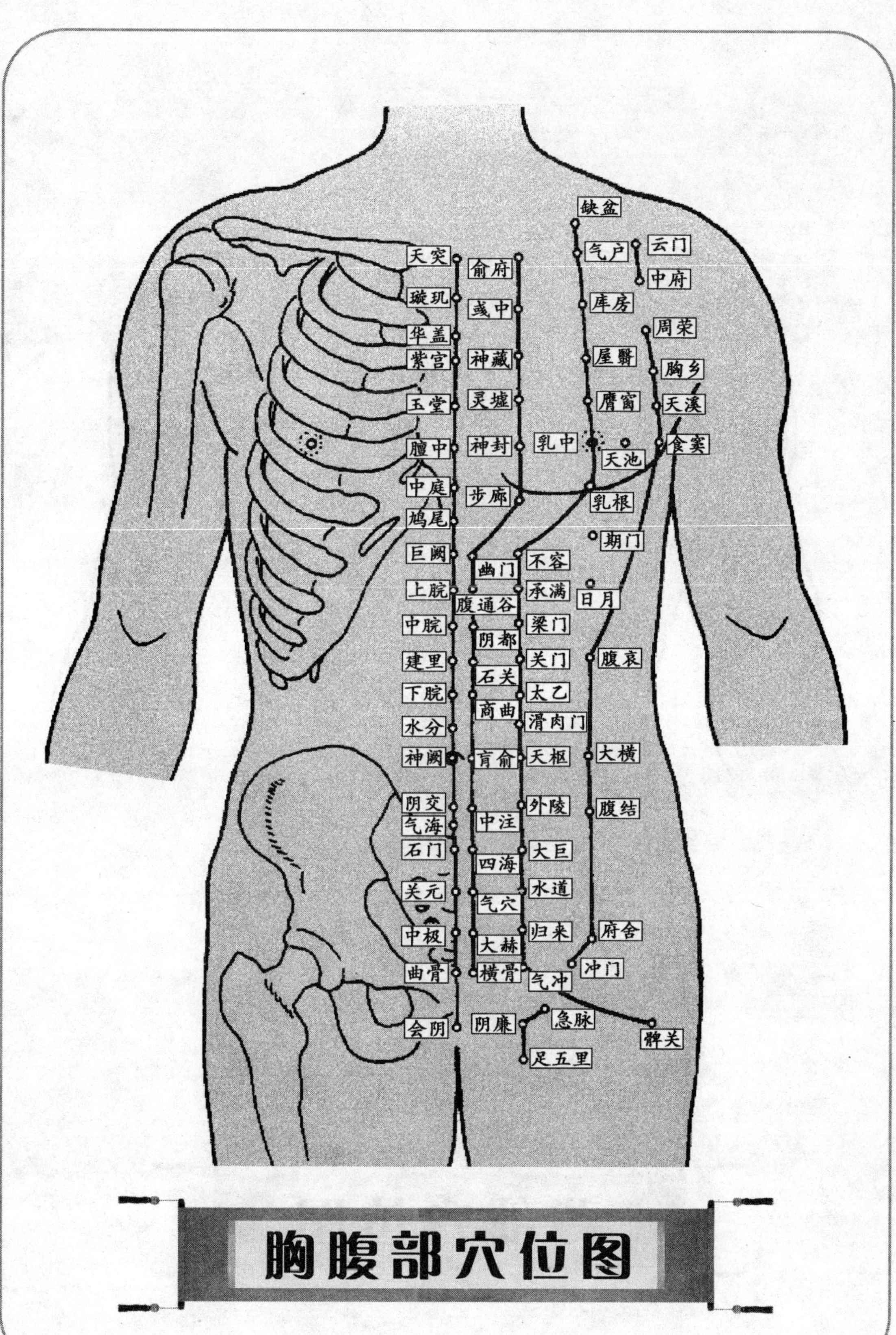

胸腹部穴位图

肩中俞
肩外俞
大椎
肩井
陶道
大杼
附分
天髎
风门
秉风
曲垣
身柱
魄户
臑俞
肺俞
膏肓
厥阴俞
天宗
神道
神堂
心俞
肩贞
灵台
譩譆
督俞
至阳
膈关
膈俞
魂门
筋缩
肝俞
阳纲
中枢
胆俞
意舍
脊中
脾俞
胃仓
胃俞
悬枢
肓门
三焦俞
命门
志室
肾俞
气海俞
腰阳关
大肠俞
关元俞
上髎
小肠俞
次髎
胞肓
膀胱俞
中髎
中膂俞
下髎
秩边
腰俞
白环俞
会阳
长强

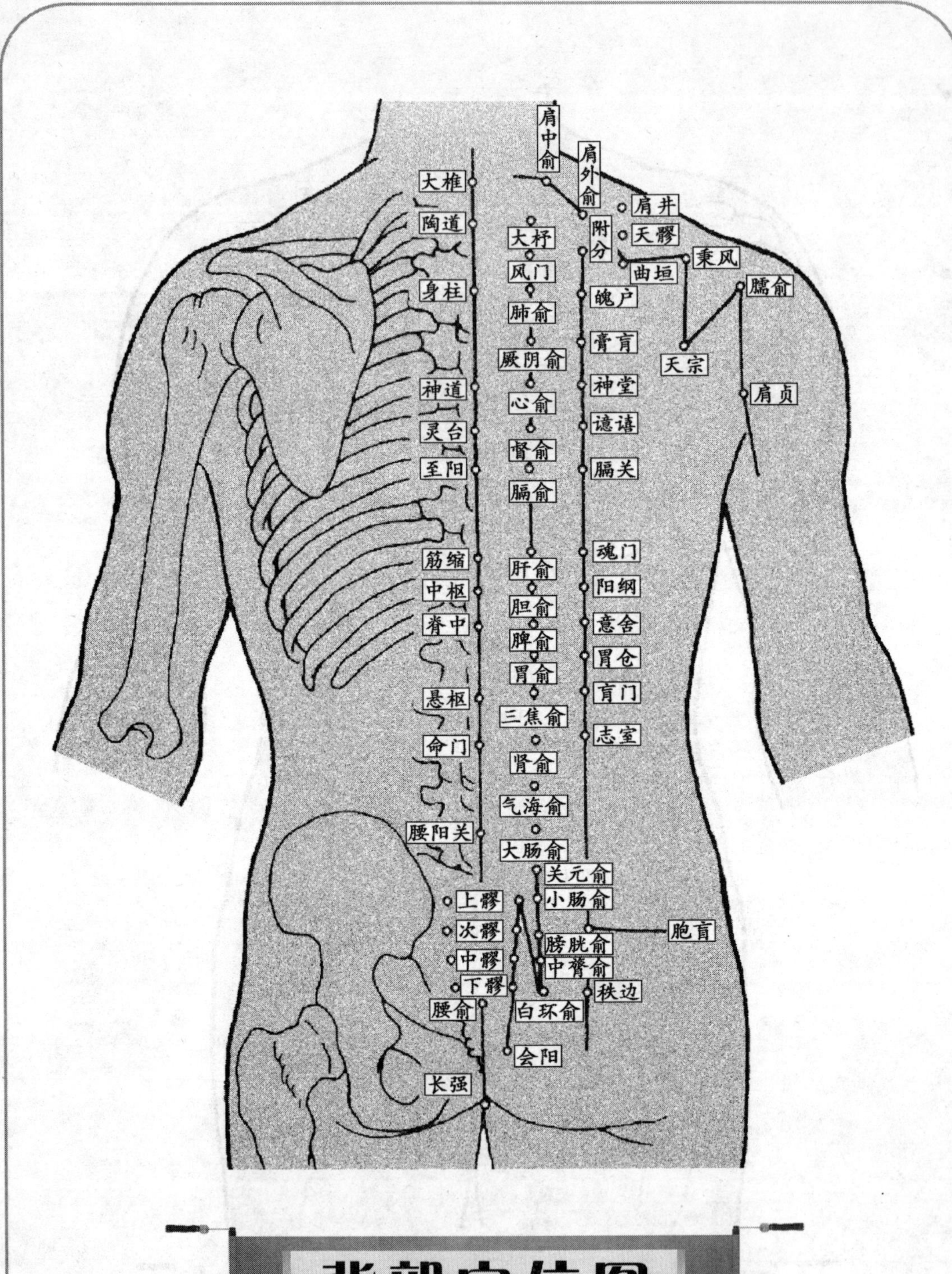

背部穴位图

前　言

按摩，在我国有着悠久的历史。它是中华传统医学中的瑰宝，也是我国古代劳动人民智慧的结晶。

清代医学家汪昂在他的养生著作《勿药元诠》中总结了“养生十六宜”，即“发宜多梳，面宜多擦，目宜常运，耳宜常弹，舌宜抵腭，齿宜数叩，津宜数咽，浊宜常呵，背宜常暖，胸宜常护，腹宜常摩，谷道宜常撮，肢节宜常摇，足心宜常擦，皮肤宜常干沐浴，大小便宜闭口勿言”。今天看来，这“养生十六宜”中颇多涉及按摩。

按摩是中医外治的一种物理疗法、自然疗法，素来被历代医学家所推崇。通过按摩可以舒筋通络、行气通窍、调节脏腑器官的功能，进而增强身体的抵抗力。“有病治病，无病强身”是按摩保健医疗的终极目的。

现代生活方式极易使人们的身体处于亚健康状态，而生活的快节奏使人们无暇对自己的身体进行应有的保健。其实，对身体进行保健不是很难的事情，按摩就是一种简便有效的保健方法，而很多人并没有意识到这种保健方法的重要性。动动你的手指，健康就在你的身边。

本书详细阐述了按摩的相关知识，介绍了人体各个部位的穴位及功用，对一些常见的病症以及现代社会中出现的种种亚健康状况提出了对症的按摩方法，让你在身体保健的同时，了解自己的身体，感受按摩术的博大精深。

健康与你只有手指与身体的距离。不要再抱怨没有时间，也不要再抱怨不懂按摩术。读过这本书，你会发现，按摩保健你也行，不需要太多时间，也不需要多高深的学问，一切只要动动你的手指。对你的身体进行按摩，持之以恒，你会发现有意想不到的效果。

我们的身体是一个无比神奇的复杂机器，经络、穴位、脏腑各器官等彼此协调运行才能使机器正常运转。我们要时常对我们的身体进行必要的保养，这样才能使这台复杂的机器运转得更加有效率。

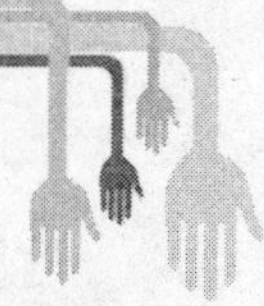

目 录

第一章 按摩的基本知识

第二章 你的身体需要按摩吗

第三章 手足按摩——调节与防治缺一不可

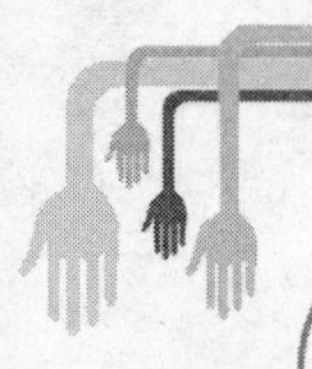

第四章　头颈部按摩——惬意享受，更加放松

第五章　面部五官按摩——健康与美丽同在

第六章　肩背腰部按摩——感受轻松，享受健康

第七章　胸腹部按摩——理气行血，安抚脏器

第八章　手臂腿部按摩——舒筋通络，灵活四肢

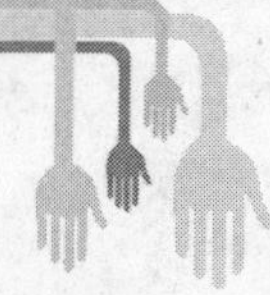

第九章　外科系统疾病及按摩调理法

第十章　内科系统疾病及按摩调理法

第十一章　其他常见疾病及按摩调理法

附录：人体穴位

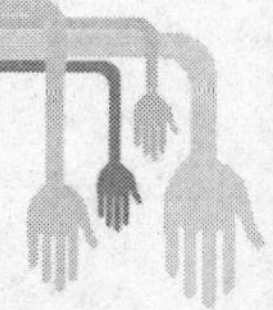

第一章 按摩的基本知识

1. 什么是按摩

按摩是中华医学的瑰宝，在我国有着悠久的历史，凝结着我国劳动人民的智慧。按摩，也可称为推拿，是以我国传统的经络学说、穴位学说为基础，运用手部技法施于体表特定部位进而调节人体机能与病理状况，最终达到保健、治疗目的的健身措施。

根据按摩施于体表能够达到的不同功效，可将按摩分为保健按摩、医疗按摩与休闲按摩等。

保健按摩运用各种推法、滚法、揉法等按摩方式作用于人体特定部位，通过对人体神经的刺激以及对体液功能的调整，达到养身养心、调节机体、增强体质的目的。保健按摩手法众多、动作轻柔灵活、操作简单易行。无论男女老少、体质强弱、有无疾病，都可以运用不同手法的保健按摩来达到养生的目的。随着物质生活的改善以及人们思想观念的进步，不同的保健按摩渐入大众视野，这其中包括运动按摩、性保健按摩、小儿保健按摩、美容按摩、减肥按摩等等。

医疗按摩是中医外治的疗法之一，它是在专业按摩医师操作下所进行的按摩，需要按摩医师有深厚的医疗知识和精湛的按摩水平，并且通晓中医的经络学说、穴位学说以及疾病分类的相关专业知识。医疗按摩的重点在于经络、穴位、病点等，以调节五脏六腑、阴阳气血为主，从而达到通经活络、行气通窍、恢复机体的目的。

休闲按摩注重对人体精神的放松，在优美的音乐、柔和的灯光、清新的空气所塑造的高雅舒适的视听氛围下，通过特定的按摩手法，来达到身心放松、减轻精神压力的目的。精油按摩是比较流行的休闲按摩方式，能够达到放松心情、缓解压力的目的。

按摩术是我国传统医学中的重要组成部分，是我国无数医学家与劳动人民在

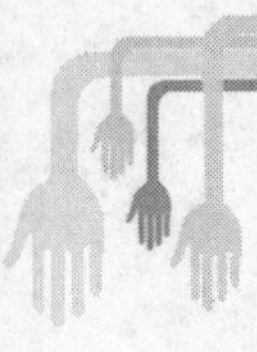

长期的探索与实践中总结出的一种独特的保健医疗方法。同其他药物保健治疗不同，按摩是一种非药物的自然疗法、物理疗法，作为中国传统的“元老医术”，“以人疗人”的方法安全方便无副作用，保健医疗效果明显。

2. 按摩术的溯源及发展

(1) 按摩术的溯源

在与大自然作斗争的原始社会中，人类由本能地对伤痛进行处理发展到有意识地进行治疗，以按压止血、抚摸伤痛为主，这种无意识的动作便是按摩的雏形。商朝的甲骨文中出现了用手治病的记录，被认为是最早的关于按摩的文字记载。

春秋战国时期的名医扁鹊对按摩、针灸等疗法极为推崇并付诸实践。《黄帝内经》中有诸多篇幅涉及按摩，为按摩术的发展奠定了理论基础。秦汉时期的《黄帝岐伯按摩十卷》（现已佚）是我国最早的按摩学专著，对按摩术进行了系统的阐述。

隋唐时期，出现了专门进行按摩教学活动的机构，按摩术得到了大力推广。隋唐时期的太医署是我国最早的“医学院”，其中有专门从事按摩教学活动的按摩博士。唐代的医学教育有了更进一步的发展，不仅在中央太医署设有按摩博士，而且在各地方也设有按摩博士进行教学。按摩术在隋唐时期得到了很好的发展。

宋金元时期，按摩术得到了更加广泛的应用，同时人们也更加注重对按摩手法进行分析与利用。在实践的基础上，人们还总结出了许多行之有效的经验，完善了按摩推拿的理论，对按摩治疗机理能够进行更加全面地解释与分析。在这个时期，出现了利用器械工具的按摩术。

明代设有医政十三科，其中包括按摩。按摩的进一步发展促使按摩手法临床家出现，按摩专著也随之增多。明代的按摩术在小儿按摩方面有了长足的进步，按摩手法逐渐向小儿按摩过渡，从此小儿按摩形成并发展起来。

清朝时候，按摩术没有得到足够的重视，但是因为其医疗效果明显，按摩在民间依然备受推崇。这个时期，发展比较迅速的仍然是小儿按摩，同时小儿按摩的著作也大量出现。这一时期伤病科也有了较为系统的总结，“摸、接、端、提、按、摩、推、拿”同时被列为伤科治疗八法。随着按摩经验的丰富以及按摩理论的成熟，按摩的治疗原则和与适应征也有了较为系统的阐述。

鸦片战争以后，中医受到排挤，按摩术更加没有立足之地，从事按摩的人更是寥寥无几，按摩术的发展受到了前所未有的打击与摧毁。

新中国成立以后，党和政府采取了保护中医发展的政策，按摩推拿学校与专科医院在各地相继建立起来，按摩术也迎来了它再次发展的时机。上世纪70年代以后，国家进一步重视中医按摩的发展，按摩教学与相关医疗机构纷纷建立。80年代，许多高校相继成立按摩班，进行按摩推拿的专门教学。到了90年代，国家对全国范围内的按摩行业进行了规范化的管理，使得按摩行业得以沿着健康的轨道发展。

（2）按摩术的发展

按摩术起源于中华医学，是中华医学的精华。按摩术作为一种行之有效的医疗保健方法，有着旺盛的生命力和广阔的发展空间，不仅仅是在国内，目前按摩术在其他国家也得到了很好的应用与发展。

①按摩术在日本

日本作为中国一衣带水的邻邦，受中国文化影响很大。公元前8世纪，日本留学生就将按摩术带回日本并积极进行推广，使按摩术在日本有了很好的发展。所以，日本的按摩技法也有相当长的历史。

日本的医师柴田和德长期从事“足心道”的按摩与研究工作。当时的伊藤五郎通过刺激人体手脚的穴位以激活神经末梢，治愈了许多疑难杂症，柴田得知后拜伊藤五郎为师，潜心研究中国的经络学说及穴位学说，并结合自己的实践经验，写成《柴田操法》、《柴田观趾法》等，使“足心道”在日本广泛流传。

柴田和德根据中医经络学说，观察到人体的五脏六腑在脚掌上都有相应的投影。大脚趾是肝脾两经的通路，经常揉搓可疏肝健脾，增进食欲。第四趾属胆经，能防止便秘、肩疼痛等。小趾属于膀胱经，能治小儿遗尿症等。脚底心是肾经涌泉穴所在地，能防治肾虚、体虚等。竹之内珍佐夫亦发现手掌、手背存在着许多医疗点，从手掌上能观测出患者的内脏机能，从而运用中医的经络学说解释手部的全息现象。按照人体全息规律，手掌对应人体的腹侧，手背对应人体的背侧。

近年来，日本的医疗事业发展得十分迅速，其中有一项被日本医学家大力研究并广泛应用的是“掌纹医学”。掌纹就是手掌上呈现出来的“纹络”，人与人之间的掌纹虽有差别，但是如果患同样的疾病，手掌上就会呈现出相同的“纹络”。因为人只要一生病，疾病的信号就会通过自主神经传达给大脑，再通过脊髓神经反映在手或脚上。这种“掌纹医学”有助于人们自我判断病情，发现潜在的疾病，从而可以掌握身体的健康状况。

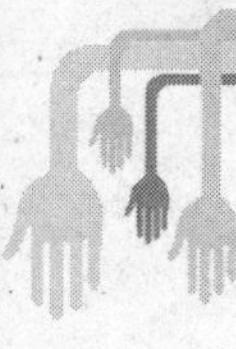

②欧洲的按摩术

中国按摩术在元代进入发展的黄金期。忽必烈著的《金兰循经》、滑伯会著的《十四经发挥》对按摩术都有很详细的阐述。意大利人马可·波罗在1275年游历中国，被元世祖忽必烈召见，并在元朝任职长达17年。马可·波罗于1292年返回欧洲后，根据自己在中国的经历写成了《东方游记》一书，同时也将忽必烈的《金兰循经》翻译过去，在欧洲引起了人们的重视。从此，按摩术进入欧洲，并广泛流行开来。

在西德，1975年马尔卡多女士撰写了《脚部反射疗法》一书，深受世人瞩目。西德人认为，身体有异常时，就会投影于脚底及其周边的固定反射带，因此，只要适度地刺激与反射带相关联的反射区，就可以缓解病情。

首先用手指按压整个脚底寻找疼痛部位，然后轻轻按摩疼痛处，第二日询问病人的症状，再进行治疗。一般来说，要按摩到使患者疼痛难以忍受为止。接着，疼痛就会逐渐消失，细胞组织的紧张也会缓和下来，恢复平常的状态。为使肌肉的紧张度恢复正常，必须反复做几次历时数秒的刺激。如果在反射带稍加刺激就疼痛难忍，表示病情严重。

在英国，关于脚与脑、脚与脏器之间的关系早在20世纪初就有研究。20世纪50年代初，21岁的绝代美人、女模特巴巴拉特突然死亡，尸检结果并未发现异常，开始怀疑是毒杀，但体内未发现任何毒物，仅发现脚底有一巨大胼胝，足趾成锤状，而其他部位均未发现类似变形。案件发生后，一家报纸称此案为本世纪最隐蔽的犯罪。最后由英国著名的医学博士拉吉纳鲁揭开了谜底——高跟鞋是罪犯。高跟鞋为什么能杀人呢？原因是高跟鞋的异常刺激，通过下肢传导到脊髓和脑，引起对脑的冲击，带来的是激素分泌异常和各脏器功能障碍，久而久之，使机体平衡失常，最终导致死亡。经调查，这位女模特在生前数年内，每天要穿着高约12厘米的高跟鞋8~12小时，这就是高跟鞋凶杀案的原因。

同样，在美国也有医学专家对女性高跟鞋问题进行研究，通过调查研究发现胃肠功能差的妇女中有82%是由穿高跟鞋引起的，而且多发生血液循环的异常。可见，脚部受压能够导致严重后果。

③美国的按摩术

近些年，按摩疗法在美国迅速普及。美国建立了国际手足按摩学院，专门研究和从事手足按摩法治疗疾病。据该院长拜尔斯医师称，在美国众多老人院中，老人们通过手足按摩，对各种慢性疾病进行了有效的治疗，手足按摩还可以缓解工作压力较大的公司职员的神经。该院研究者证实，只要适当刺激脚部的反射点，通过反射神经的传导，可使血液循环活化，在施加刺激的2~3分钟内，红

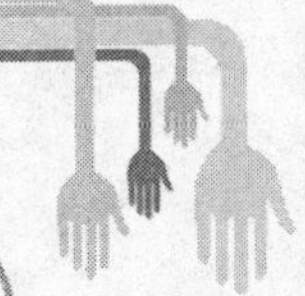

血球的数量会增加很多；对患有心率不齐的人，只要在特定的反射点施加压力，心脏即可恢复正常功能，心电图也会清楚地呈现出治疗效果。

美国对按摩术的系统研究与推广，应归功于英哈姆女士，她曾在德国从事手足按摩疗法的研究和教学工作。她于1938年在美国发表《足的故事》，为手足按摩法打下了牢固的基础，找到了手足按摩治病的方法并创建了体系。

通过按摩术在世界各地的发展情况来看，按摩术的医疗保健作用已经不容忽视，它必将成为人类防病治病、强身健体的必备之法。

3. 按摩术的简要介绍

在经济飞速发展的今天，人们的物质生活水平有了极大的提高，消费观念也发生了巨大的变化。在不断提高自己生活水平的同时，人们对自己的身体健康给予了更多的关注。伴随着这种消费观念的出现，以身体各部位或以人们某种需要为前提的各种保健按摩应运而生并迅速发展起来。下面就为大家介绍一些在消费时代应运而生的按摩术。

（1）保健按摩术

保健按摩术的历史最为悠久，古代先民就已经会运用简单的无意识的动作来消除身体的疼痛或损伤，这便是按摩术的雏形。现在的按摩术已经不仅仅限于治病救人了，更注重于对身体的保健放松与精神享受。但是无论怎样发展，保健按摩对强身健体、延年益寿的根本作用是不会改变的。

保健按摩是用一定的手法作用于人的体表，通过对皮肤、神经、血管、脉络等的刺激与调节来达到保健身体的作用，这种按摩术法适用范围极其广泛。凡因脑力劳动、体力劳动及运动量过大所引起的过度疲劳，或由各种因素引起的身体不适，如头痛、头晕、肢体酸痛、颈项强痛、腰背疼痛等等，全都属于保健按摩的范围。保健按摩手法众多，运用起来灵活自如，动作力度依据身体承受能力可轻可重，不需要特殊的按摩用具，操作简便，因此，不论男女老幼、体质强弱、有无疾病，都可以采用保健按摩来强身健体。

保健按摩方便易行，可以自学保健按摩知识，进行自我保健按摩，同时对家人也可进行按摩；也可以去按摩院进行保健按摩，享受专业的按摩服务；也可请按摩师前往住处进行按摩，足不出户便可享受按摩。但是，到目前为止，经常进行保健按摩的现象还不是很普遍。一是因为人们缺乏对按摩保健强身作用的认识，或者忙碌的生活使人们根本没有时间去享受保健按摩，二是因为专业的按摩师相对来说比较缺乏。然而，随着社会的进步与经济的发展，人们的精神生活随着物质生活的同步跨进，相信有一天，保健按摩术会逐渐普及，成为人们日常生活中强身健体必不可少的项目。

保健按摩术的手法很多，如面部摩擦法、体表抚摩法、背部的拍打法、腰部拿捏法、四肢抖动法、耳部提拉法等等。体表抚摩法是最简单易行的保健按摩手法，可以用双手手掌或手指指腹置于体表之上，轻轻地进行直线往复运动，动作要轻柔缓和，力度不宜过大，但是双手始终不能离开体表皮肤。这种按摩方法适用于全身各部位，而且很容易使人感到舒服惬意，是保健按摩的放松手法。另外保健按摩的推、拿、揉、捏、掐、搓、压、点等手法也适用于人体各个部位，不过这些手法的针对性较强，比较适用于局部按摩，如可以摩印堂、掐睛明、推攒竹等等。

保健按摩可以分为两大部分，一是局部保健按摩，二是全身保健按摩。在进行保健按摩时，应根据实际情况，如身体健康状况、有无病变、病变部位、外伤损害等，进行按摩的选择，按摩时间的控制，做到灵活运用。

人体是一个有机的整体，通过对人体体表的刺激，进而刺激人的神经，调整体液功能，使血脉畅通、活血化瘀，加快人体的新陈代谢与营养吸收，提高身体机能、消除不适感，达到养身养心、调节机体、增强体质的目的。

（2）减肥按摩术

随着物质生活水平的提高，人们的生活质量也得到了大幅度的提升。吃、穿、住、用、行等各方面都有了跨越式的发展，尤其是在饮食方面，动物性食品增多，再加上越来越多的所谓“垃圾食品”，人们摄入体内的热量越来越高，但是营养方面却不尽如人意。现代生活使人们的休闲、运动时间越来越少，热量得不到消耗，便会转化为体内的脂肪，肥胖成了必然趋势。

体重的增加会给人带来很多麻烦，肥胖能够严重影响心脏、呼吸及消化功能等，是人体健康的大敌。近些年来，社会上各种各样的减肥方法层出不穷，如药物减肥、手术抽脂减肥、节食减肥、运动减肥、针灸减肥、按摩减肥等等，其中按摩减肥效果明显，没有任何副作用，同时又能舒经通络、活血化瘀，已获得人们的认可。

按摩能够大量消耗和消除体内的脂类物质，清除血管壁，使毛细血管扩张，增加血液流量，从而改善血液系统的微循环，不仅可以减轻心脏的负担，同时有利于增强人体的抗病能力。按摩减肥术在达到减肥目的的同时，又增强了体质，可以说是一举两得，所以倍受肥胖症患者的推崇。

人体的颈部、腰部、腹部及大腿是最易囤积脂肪的地方，因此大部分人多在这些部位发胖，下面就向大家介绍一些针对这些部位的按摩减肥方法。

针对颈部的按摩减肥方法：用双手拇指和每只手的其余四指进行配合，先将颈椎一侧的斜方肌捏起，然后自风池穴开始由上而下进行拿捏，至肩部的肩中俞穴停止，反复进行多次，再换另一侧进行同样动作的按摩。双手五指交叉置于颈部两侧，手掌相对用力夹提颈项肌，一提一放，反复进行数次。最后双手食指与中指置于对侧耳朵的后面的高骨处，同时用力进行揉按或推按，至缺盆穴止，反复进行数次。

针对腰部的按摩减肥法：用双手手背用力贴于同侧的腰眼处，双手同时用力自上而下推按腰椎的两侧，直至腰部产生热感停止。然后用拇指指腹点按或揉按膈俞穴、胆俞穴、脾俞穴、胃俞穴、三焦俞穴、肾俞穴、膀胱俞穴等诸穴，再将双手手掌置于腰骶椎部，向下按压数次，然后向左右两侧分推，直至臀部的胞肓穴处停止，反复进行 5 至 10 次。最后，用手掌根部自大杼穴开始向下用力推按足太阳膀胱经，反复进行 10 次左右。

针对腹部的按摩减肥法：首先将双手手掌置于脐部，按顺时针方向推按腹部，直至腹部产生温热感为止。拇指与其余四指相对用力，从上腹部开始将腹部肌肉捏起，至下腹部，进行轻轻揉捏，使腹部产生疼痛感为宜。双手四指并拢，指腹置于脐部，用力向下压，进行左右旋转的揉动，然后向下点按至中极穴止。再用拇指指腹点按或揉按上脘穴、中脘穴、下脘穴、天枢穴、关元穴、气海穴等各穴。最后将手掌置于同侧肋骨下缘，向斜下推按至下腹的归来穴、气冲穴，反复按摩 5 分钟，力度适中，速度不宜太快，否则会对皮肤造成伤害。

针对大腿的按摩减肥方法：双手十指用力掐住大腿，自上而下进行掐按，用力稍大，反复进行 5 分钟左右，然后用双手手指指腹点按足太阳膀胱经和足阳明胃经上的穴位，用力要大，殷门穴、浮郄穴，以及髀关穴、伏兔穴、阴市穴等。这些穴位可以加快新陈代谢，促进体内废物排出，同时对足阳明胃经穴位的按摩要用力，这样可以抑制消化系统，减少进食量，热量也就随之降低了。

在进行按摩减肥的同时配合有益的运动与锻炼，效果会更加明显。

（3）美容按摩术

爱美之心，人皆有之，谁也不能阻挡人们追求美的脚步。随着社会的进步和人们生活水平的提高，越来越多的女性更加注重自己的外在形象，对美的追求也更加强烈了。所以，美容按摩也悄然兴起，成为女性保持肌肤美丽、延缓容颜衰老的有效方法。

美容按摩术是通过各种按摩手法来美化面部肌肤，放松面部肌肉，加速面部血液循环，使面部皮肤红润有光泽，更加光滑细腻，并能延缓局部皱纹的出现，同时减少面部色斑。

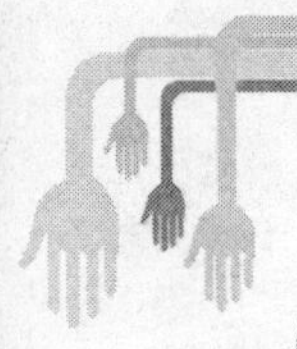

面部按摩其实很简单，要想保持美丽的肌肤，只需要简单的几个动作。

①双手手掌互相摩擦，手掌有热感后迅速贴于面部，然后轻轻用力进行摩擦，使面部逐渐发热，反复进行5次左右。

②将双手拇指置于额头正中，然后向左右两侧同时进行揉按，直至按至太阳穴，反复进行3次左右。

③用中指指腹沿内眼角向外眼角的方向，在眼部周围进行打圈按摩，再用双手食指指腹沿内眼角向外眼角的方向进行推按，接着由两外眼角向鬓角处用手掌掌根进行推按，最后分别向鼻梁及外眼角侧左右移动手指，使眼眶上的皮肤跟随着运动，如此反复操作数次。

④在鼻梁两侧用两手食指从睛明穴开始向下推按，至鼻翼两侧时加大按摩力度。

⑤用食指、中指、无名指三指指腹，由下颌至耳垂，再由口角至耳中，最后由鼻翼至太阳穴做滑动按摩，反复进行约5次左右。

⑥从口唇下正中部的承浆穴起，以双手单指沿口形按摩至口上正中央，反复进行5次左右。

⑦用拇指指腹依次点揉印堂穴、攒竹穴、丝竹空穴、鱼腰穴、睛明穴、承泣穴、四白穴、瞳子髎穴、颊车穴、迎香穴、人中穴、地仓穴、听宫穴、翳风穴、合谷穴、足三里穴等穴，每个穴位点揉1~2分钟。

⑧用双手掌搓两耳部，用手指指腹揉捏耳廓，再用双手拇指揉捏颈肌，使这些部位产生微热感为止，然后点按风池穴、上星穴，最后放松整个面部，力量稍重，以面部红润温热为度，作为结束手法。

（4）发廊按摩术

头发已经不仅仅是为了满足人的身体需要而存在的了，它已经成为了一种装饰。谁都想拥有一头乌黑亮丽、光泽且富有弹性的秀发，但是，偏偏事与愿违，看着自己干枯、分叉、没有光泽的头发，多么想改变一下啊！

头发依赖于头皮中的血液供给营养物质，才能生长并且得到保养。而发廊按摩术恰恰能够起到这方面的作用。首先，进行头部的美发按摩，可以改善头皮的血液循环，加快血液输送营养物质的速度，从而给头发提供营养成分，使其得到保养。其次，头皮是人体经络非常集中的部位，穴位广泛分布，并且与脑、五脏六腑、气血、神经等都有密切的关系。通过按摩头皮，不仅能够舒经通络、活血行气、调理阴阳，而且还可以调节人体内各脏腑的功能，促进人体健康。

美发按摩术的操作步骤也非常简单。第一步，双手食指分开，成自然弯曲状，将指腹置于头部两侧的发际处，用力抓头皮并进行抓搓，从发际至头正中缓

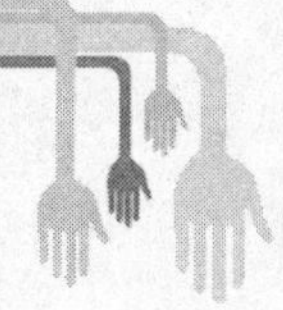

慢进行，然后十指交叉，反复进行按摩。第二步，双手手指成自然微屈状，用手指指端自上而下进行轻轻敲击，整个头皮都要敲击到位，按摩放松整个头皮。第三步，头部自然垂下，尽量放松，用拇指、食指先顺时针后逆时针旋转按揉头皮，使头皮松弛，然后用拇指、食指在头皮上做一张一合的拿捏手法，并迅速在头皮上移动。操作时不可用指甲抓，要用指腹端捏。最后从头前按摩到后颈部和两鬓处。第四步，用手指端点压按或揉按风池穴、翳风穴、百会穴、上星穴等穴，每个穴点揉约 1 分钟。第五步，用拇指、食指、中指在后发际线颈部至肩部提捏揉动，放松颈、肩部肌肉，结束按摩。

（5）沐浴按摩术

经过一天的工作，感到疲劳是非常正常的，无论是精神上的疲劳还是身体上的疲劳，都会使人感到疲乏困倦，情绪低落、精神紧张、头昏脑胀、肌肉痉挛等。虽然经过一个晚上的休息会使人放松下来，但是这往往不能完全消除积聚下来的疲劳感，久而久之，会形成身体某一方面的疾病，影响工作和学习。

在疲劳的一天结束之后如果能洗个热水澡，再进行一次全身的放松按摩，就能有效地消除疲劳感，坚持时间久了，必然对身体有好处。沐浴按摩术能够促进全身的血液循环，将营养物质快速运送到每个部位，使疲劳的器官得到营养供给，有效消除疲劳感，还可以缓解肌肉的紧张与痉挛，使肌肤更富弹性与活力。

沐浴按摩起源于中国，但是在国外发展得较快，出现了喷射沐浴按摩、气浴按摩、泥浴和沙浴按摩、太空浴按摩等等。在我国，沐浴按摩是指泡澡，或蒸气浴后在室内进行的按摩。沐浴按摩的手法一般采用由重到轻的推压、揉捏、振颤、摇晃、抖动、叩击等手法，以充分放松，消除疲劳。

沐浴按摩中的头面部按摩：按摩动作要稳而缓，先轻轻擦摩颜面部直至产生温热感，然后用双手拇指缓慢轻擦印堂穴，再以两拇指指腹向左右两侧分推至太阳穴，反复操作 5 次左右。以上动作要连贯，一气呵成。点压太阳穴、百会穴、风池穴、安眠穴各 3 分钟，力量由轻到重，逐渐加力，以能承受所施力为度。最后在头部施行摩擦指推、叩击等手法，以加速头部的血液循环，尽快消除头面部的疲劳。对上肢部的按摩，应将重点放在易疲劳的肱二头肌、肱三头肌、三角肌及前臂肌群。用右手拿揉左上肢肌群，拿揉数遍后，两手相合搓揉左上肢，自上而下至手腕部，然后交换右臂，方法同上。如此拿揉左右臂后，再点压天宗穴、肩髃穴、肩贞穴、肩井穴、曲池穴、手三里穴、内关穴、外关穴、神门穴、合谷穴等诸穴。再握住手腕，进行抻抖上肢数遍的按摩。腰背部按摩重点放在极易产生疲劳的背阔肌、腰大肌、骶棘肌等肌肉上，采用揉、摩、擦、推、压、滚、振颤法等从腰背部向腋窝和脊柱两侧进行按摩，最后以指端点掐刺激腰俞穴、肾俞

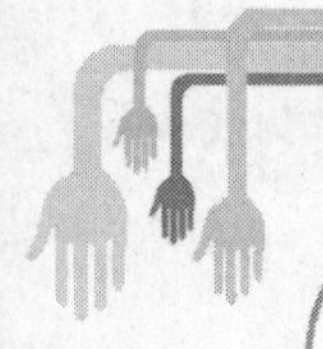

穴、气海俞穴、关元俞穴等穴位。下肢按摩主要手法是以搓、捏、击打、抖动为主，由下而上进行。所取的穴位有承扶穴、委中穴、血海穴、承筋穴、承山穴、足三里穴、悬钟穴、昆仑穴、申脉穴等穴。

沐浴按摩要灵活进行，切忌不可按部就班，只要能够放松身体、消除疲劳，也可不必千篇一律地按照按摩顺序进行。

(6) 旅游按摩术

旅游业是第三产业中非常重要的组成部分，甚至在一些国家，旅游业已经成为了支柱产业。随着物质生活水平的提高，旅游已经成为了放松身心的最佳选择，旅游可以使人们开阔眼界、增长知识、缓解疲劳、享受生活，所以越来越受到人们的青睐。旅游业的发展为旅游按摩服务提供了相当有利的条件。

旅游按摩术其实是保健按摩术的一个分支，为游客在旅游活动中提供保健按摩服务，防治游客在旅游活动过程中发生的身体不适。如晕车、晕船、失眠食欲不振、腹泻、呕吐等水土不服的症状。虽然有药物能够缓解上述症状，但是“是药三分毒”，保健按摩是最健康且无副作用的方法。因此，旅游按摩深受人们的欢迎，在未来有着广阔的发展前景。

在旅游过程中最常见的就是晕车船或晕机，对于此类症状，可以采取如下的按摩方法：首先，用双手拇指点掐内关穴、合谷穴 5 分钟左右，控制住恶心、呕吐、心慌后，再交替点掐一侧的内关穴、合谷穴。如果症状较重，可加曲池穴、太冲穴等进行点掐。再用双手拇指或食指指腹按压眼球，以控制恶心，如效果不佳，可点按膻中穴、幽门穴、中脘穴等穴 5 分钟。最后手握空拳，从后背足太阳膀胱经的大杼穴开始向下捶击到膈俞穴止，反复捶击数分钟，然后再以两手拇指端掐揉脾俞穴、心俞穴、胃俞穴。

(7) 运动按摩术

运动按摩是在体育运动中使用的按摩手法，它作用于运动员的身体，以增加肌肉的弹性与活力，同时消除疲劳，滑利关节，减少运动员在运动过程中所发生的损伤。运动按摩的手法和常用的保健按摩手法相同，但是必须注意的是，要以沿着静脉向心的方向和淋巴流动的方向的按摩为主，同时也可以根据运动项目的特点而进行一些有针对性的局部按摩。

运动按摩可以改善神经系统的调节功能，对全身各系统、各器官产生影响，使呼吸系统、循环系统的功能到改善，促进新陈代谢，促使体内废物的排出。按摩的手法、力度和时长的不同，对神经系统产生的作用也就不相同。轻推、抚摩法有镇静安神的作用，叩打和抖动等重手法则有兴奋刺激的作用。大强度、短时

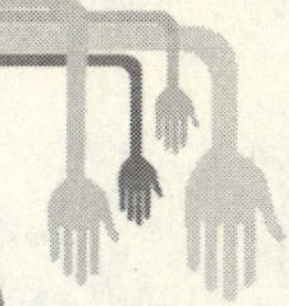

间的按摩能提高神经兴奋性；相反，强度低、时间长的按摩则起抑制神经活动的作用，降低交感神经的兴奋性。

按摩可以使皮肤血管扩张，改善血液循环，提高皮肤的温度，从而使局部组织的营养代谢得到改善，获得明显缓解症状的效果。如当肌肉痉挛时用拉抻的手法，通过反射作用，可以迅速缓解痉挛，使疼痛减轻或消失。对软组织进行按摩，可以加快局部的血液循环，改善组织的营养状态，加速消除运动过程中产生的废物、消除疲劳、增加肌肉的活力。

运动按摩可促进血液流动，使紧张的肌肉得到放松，通过按摩可以改善微循环和脑循环，使毛细血管的口径增大，血液充盈，脑的血流量增加，供给脑部营养物质，改善心脏功能。

运动按摩是沿着静脉向心脏血液回流的方向进行的，以加速静脉血液回流。运动按摩的手法一般包括推法、摩法、抚摩法、滚法、捏法、按压法、提拿法、搓法、叩拍法、抖法、揉法、握法等。按摩时应按照先做完一个部位再做另一个部位，先做完一侧肢体再做另一侧肢体的顺序进行。按摩肌肉较发达的腰背部、下肢、臂部时，手的按摩力量往往不够，可用脚踩、揉。

运动按摩的主要目的是消除疲劳，放松肌肉，调节全身机能，排除运动中产生的废物。按摩手法、用力大小、时间长短、重点按摩部位等，应根据运动者的体质、性别、运动项目等特点以及疲劳程度来决定。

运动后的全身按摩，运动 1 小时或更长时间之后进行，按摩之前应先进行温水浴，按摩手法以揉捏为主配合推压、摇晃、抖动、叩拍等手法，肢体按摩时应先按摩大肌肉群后按摩小肌肉群。

上肢按摩重点应放在肱二头肌，肱三头肌，三角肌及前臂肌群，手法同全身按摩手法。用力大小视运动者的体质和疲劳程度而定。可配合选用天宗穴、肩髃穴、肩贞穴、肩中穴、曲池穴、手三里穴、内外关穴、神门穴、合谷穴等穴位。胸部按摩重点放在胸大肌，按摩时由胸骨向腋部进行。腰背部按摩重点应放在背阔肌、斜方肌、腰大肌、骶棘肌，手法自腰部向上经肩胛下角转向腋窝。按摩采用以揉、摩、推、擦、叩、拍等手法，可配合选用腰俞穴、肾俞穴、气海俞穴、关元俞穴、肩胛骨内侧缘等穴位进行揉、掐、推等。

臀部按摩重点是臀大肌，目的是放松肌肉，消除疲劳。臀部的推摩方向是从臀部内下到外上顺着淋巴流动方向进行，手法和用力大小必须因人而异。手法以推摩开始，以揉和揉捏为主，需要时加压揉和揉捏，用力由轻而重，可配合按揉、点按环跳穴及承扶穴，对调和营卫，促进气血运行，消除疲劳效果较好。下肢的按摩对所有运动项目都是必要的，手法有推、摩、擦、搓、揉、握、抖动和摇法。手法自足趾、足背开始经小腿至大腿到腹股沟方向进行，最后做髋关节的摇法，操作过程中可配合按、揉、掐承扶、委中、伏兔、梁丘、血海、承筋、承山、足三里、悬钟、复溜、昆仑等穴位。

4. 按摩保健治病的原理

人体器官按照功能的不同分为八大系统，即运动系统、循环系统、消化系统、呼吸系统、泌尿系统、神经系统、内分泌系统、生殖系统。八大系统互相协调、合作，使机体正常运转。

人体上分布着很多外感受器和内感受器，它们受到神经系统和体内体液的调节。当人体受到外部刺激或体内环境发生变化时，感受器就会受到影响并形成神经冲动，神经冲动到达中枢神经后，通过中枢神经的分析，将信息传递给神经所支配的器官、腺体和肌肉等，使其产生一系列的反射动作，这就是反射。

人体的某些特定区域对系统或器官存在着相应的反射区，对这些区域进行刺激，能产生酸、麻、涨、痛、热的感觉，通过对特定区域的针刺或按摩，达到对相对应的系统或器官进行治疗的目的。

反射区与人体的各个器官及其功能相对应，聚集着众多感受灵敏的感受器，通过对反射区进行适宜的刺激，可以使其相对应的器官或组织发生良性的变化。

例如，当某个人的胃发生了病变，当刺激其脚部相对应胃的反射区时，病人就会有刺痛感，但是如果无论怎样按压都没有刺痛感时，说明这个人的胃是没有发生病变的。

人体是一个有机的整体，八大系统之间有着千丝万缕的联系。关于反射区的理论，是建立在局部治疗的基础之上的，反射区通过神经系统和体液与身体内部各器官联系起来，并一一对应。当某一器官产生病变或功能异常时，只要按摩与之相对应的反射区，就能促进器官功能恢复正常。

5. 按摩的作用

按摩是一种中医外治的物理疗法，也是一种有益的物理刺激。

按摩能够消除疲劳，缓解压力，振奋精神。通过按摩，可以调节神经功能，经过刺激信息的传导，改善大脑皮层的兴奋程度，缓解大脑的紧张感与疲劳感，改善血液循环，加速新陈代谢，消除疲劳，从而使机体保持一种健康的状态。

按摩能够舒筋活络，调和气血。有一句话叫做“痛则不通，通则不痛”，这是中医对不健康状态的一种定义。例如，受伤之后，受伤部位会产生肿胀、疼痛的现象，这是因为经络受损，气血不畅。中医按摩便可以针对局部进行按摩，从而促进局部血液循环与淋巴循环，改善局部组织的代谢情况，疏散受伤处的废物，并且带来新的营养物质，使受伤部位气血通畅，达到消肿止痛的目的。

按摩能够缓解身体疲劳，放松肌肉。按摩通过拍打、揉捏等手法直接作用于体表和体内的感觉神经末梢和灵敏的感受器，能够帮助体表放松和恢复正常，排除肌肉部位的废物，缓解肌肉紧张和过度运动造成的酸痛。同时，按摩作用于体表还能刺激神经系统发出信息，使身体的各器官、组织放松。

通过按摩，可以对人体的各大系统进行调节，从而促进人的身体健康。按摩作用于体表，可以扩张血管，使血液循环更加通畅，改善心肌供血，加速血液对营养物质的运输，使人体更具活力。通过对穴位、神经的刺激以及信息的传递，能够影响肺的功能，如按摩肺俞穴、膈俞穴等等相关穴位，可以调整肺、胸膈的状态，从而加深呼吸，增加氧气的吸入量，促进体内废物的呼出，使肺保持健康的状态。按摩可以刺激体表周边的神经产生兴奋，然后将信息传输给中枢神经，由中枢神经作出分析，将信号传递给相应的器官或部位，从而改善机体活动。按摩对于皮肤、美容等都具有很好的效果，在保健的同时，能使人更加年轻美丽。

总之，按摩是运用手部技法施于体表特定部位进而调节人体机能与病理状况的必备之法，最终能够达到“有病治病，无病强身”的目的。

6. 按摩的适用症状与禁忌

（1）按摩的适用症状

①疼痛类疾病：如头痛、牙痛、落枕、关节痛、三叉神经痛、坐骨神经痛、肋间神经痛、肌肉酸痛等。

②神经性疾病：神经官能症、面肌痉挛、面神经麻痹、神经性耳聋等。

③功能性疾病：消化不良、呕吐、肠麻痹、胃痉挛等。

④内分泌系统疾病：月经不调、痛经、单纯性肥胖、糖尿病等。

⑤慢性疾病：气管炎、慢性肠炎、腹泻、风湿症、软组织损伤、慢性肾炎、偏瘫、关节炎等。

⑥炎症性疾病：扁桃体炎、咽炎、口腔炎、鼻炎、气管炎、肩周炎、胆囊炎、肾炎、关节炎等。

⑦急性病：高热惊厥、癫痫急性发作、急性咽喉炎、急性结膜炎、急性胃炎等。

（2）按摩的禁忌

①不能在患者的开放性伤口处进行按摩，否则会造成伤口感染，加重病情。

②发烧、高热的患者不适宜进行按摩。

③严重醉酒及神志不清的患者不适宜进行按摩。

④女性怀孕期间慎用按摩。

⑤饭后、剧烈运动后及饥饿时不适宜按摩。

⑥皮肤有严重损伤及严重皮肤病患者慎用按摩。

⑦年龄过大、体质极虚弱、耐受力差者慎用按摩。

7. 按摩的基本手法及按摩工具的运用

（1）按摩的基本手法

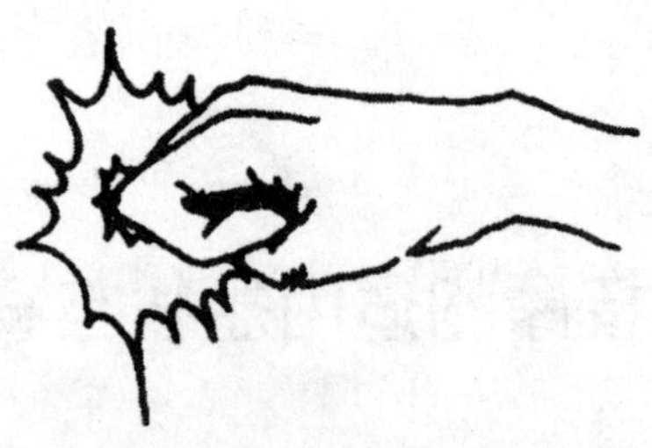

图 1－1

点法

【要领】用指端或指关节点压穴区（图 1－1）。

【要求】取穴准确，用力平稳，由轻到重，缓缓加力，点后宜只用揉法，不可使暴力或蛮力。

【适用】点法接触面积小，取穴准确，刺激强烈，适用于全身各种疼痛病症。

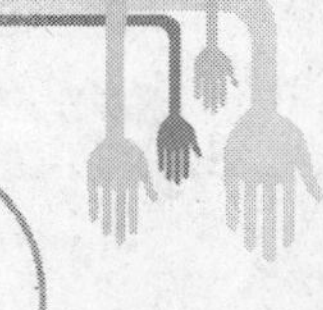

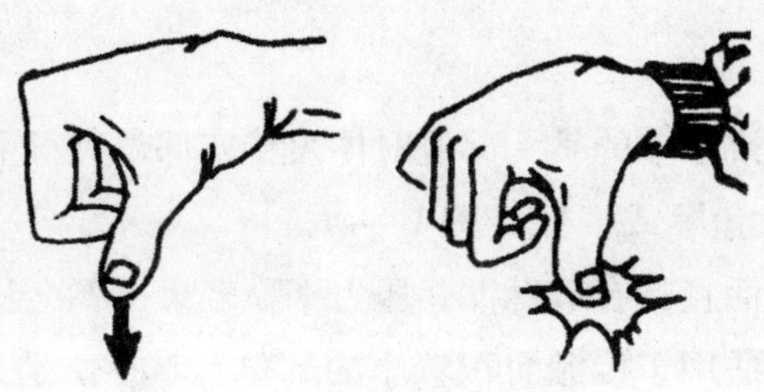

图 1－2

按法

【要领】以拇指指端或者指腹有节律性地按压体表，其余四指置于合适位置以进行辅助（图 1－2）。

【要求】用力由轻而重，持续平稳，指端或指腹应垂直作用于体表。

【适用】一般多用于面部或肢体穴位，治疗慢性疾病，如颈椎病、肩周炎等。

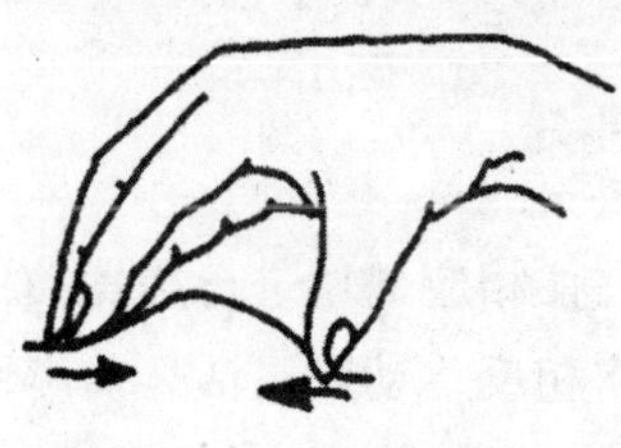

图 1－3

推法

【要领】以拇指指端或掌根作用于体表，并且做单向直线运动（图 1－3）。

【要求】紧贴体表，用力平稳适中，速度缓慢均匀，在同一层次上单向推动。

【适用】推法常用于足部、手部、颈部及其他部位，接触面积小，易于查找穴位。适用于发热、腹胀便秘、头痛失眠、腰腿痛等病症。

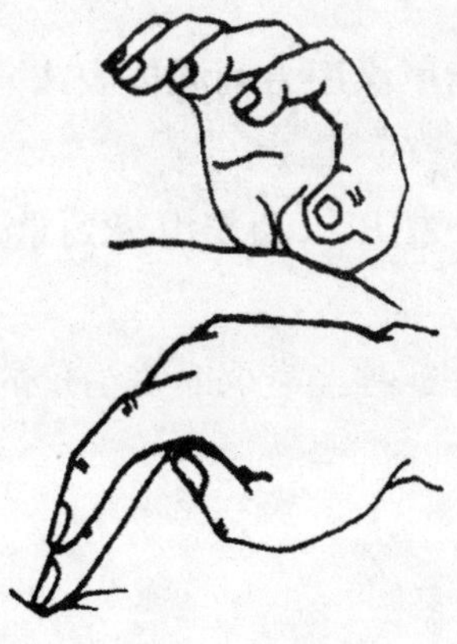

图 1－4

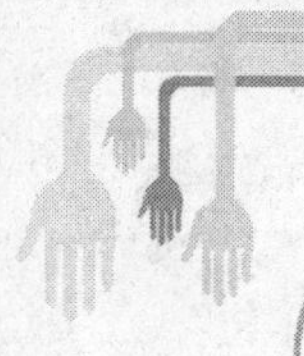

揉法

【要领】以手指或手掌的某一部位对体表特定部位进行上下左右的圆形揉动，多用拇指、中指、大鱼际或掌根（图1－4）。

【要求】动作灵活且具有节奏性，压力平稳轻柔，不会让人产生不适感。

【适用】指揉法适用于接触面积较小的部位，掌揉法适用于接触面积较大的部位，能够治疗慢性病症、虚症、劳损等疾病，如头痛、软组织挫伤等病症。

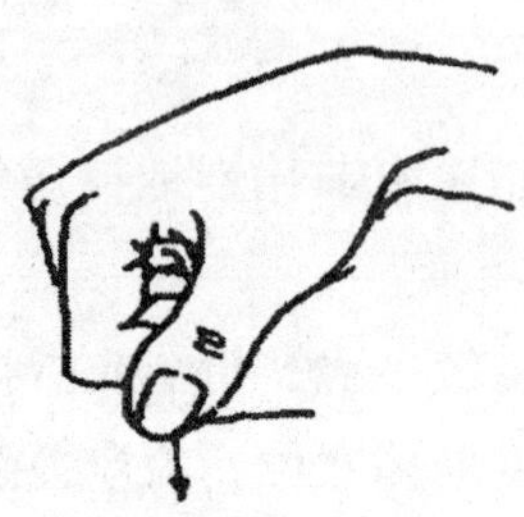

图1－5

捻法

【要领】用拇指、食指夹住相应部位进行搓揉动作（图1－5）。

【要求】拇指与食指动作相反，动作灵活，节奏快而均匀，持续一定时间。

【适用】用于四肢小关节，如手指和脚趾的局部不适症。

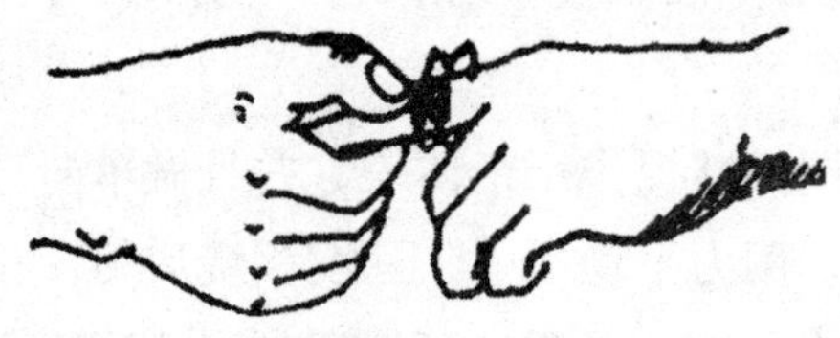

图1－6

掐法

【要领】用拇指指端或指甲缘用力刺激体表或穴位，其他手指辅助用力（图1－6）。

【要求】垂直于体表向下按压，动作由轻到重，逐渐加力，不要掐破皮肤，之后再用揉以缓解不适。

【适用】多用于癫狂发作、神经衰弱时需治疗的狭小穴区。

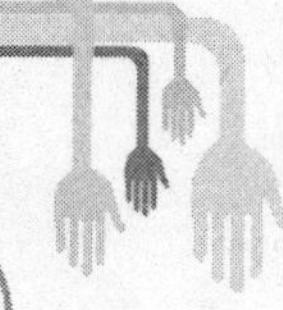

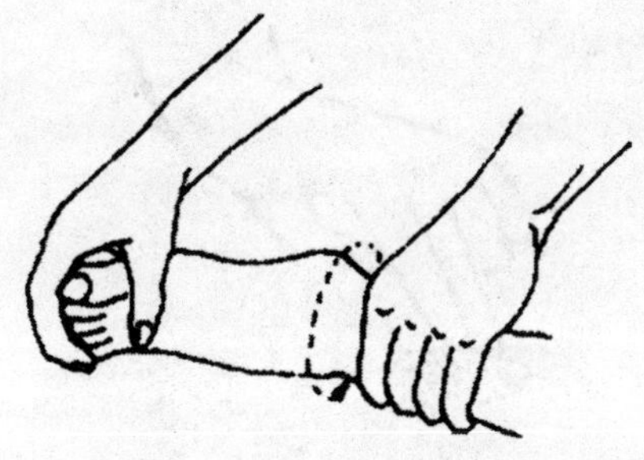

图 1－7

摇法

【要领】双手分别握住关节上下部位，以关节为轴做均匀的环绕运动(图 1－7)。

【要求】动作轻柔缓和，用力平稳，摇动范围由小到大，但是幅度不能超越承受范围，速度由慢到快。

【适用】适用于能够转动的关节，如踝关节、腕关节等，能够治疗慢性病、老年病或局部伤痛。

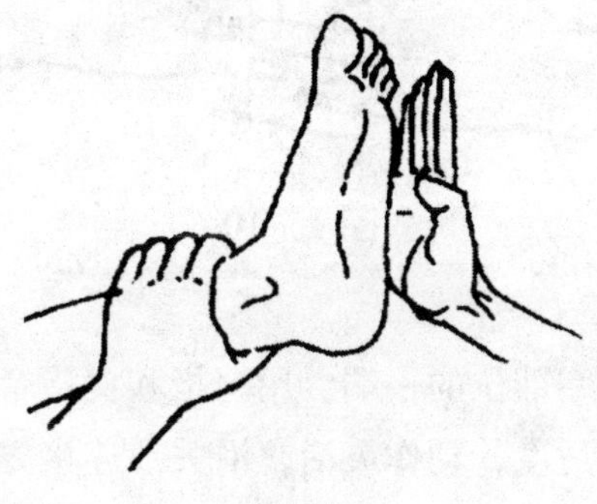

图 1－8

擦法

【要领】用指、掌部位贴附于相应穴位区域，紧贴在皮肤上，做快速的来回直线运动（图 1－8）。

【要求】前臂与手保持水平，腕关节自然伸直，以肩关节为支点，前臂主动运动，带动指、掌做迅速摩擦运动。

【适用】一般多用于四肢，也可用于腰背部、胸腹部等，对治疗虚寒症有明显的疗效。

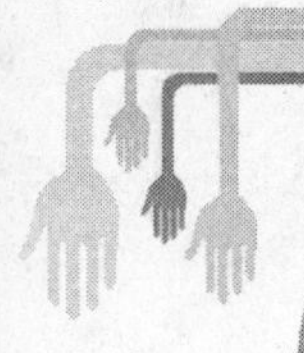

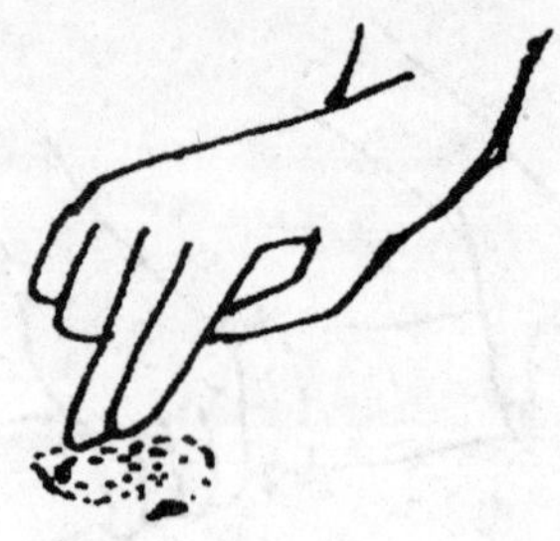

图1－9

摩法

【要领】用手指或手掌附着在被按摩部位，以前臂带动腕关节连同手指和手掌做环形摩擦运动（图1－9）。

【要求】速度均匀，力道柔和，环形摩擦方向可为顺时针也可为逆时针。

【适用】多用于胸腹部、腰背部、颈部及四肢等，对治疗寒症及消化系统疾病有很好的效果。

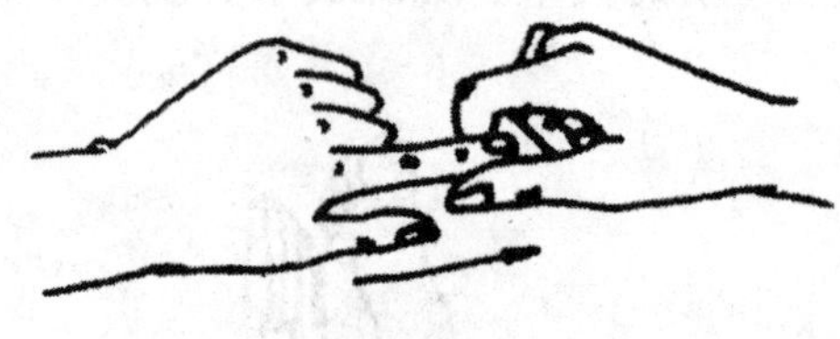

图1－10

拔法

【要领】固定需要按摩部位的一端，用拇指和食指牵拉另外一端(图1－10）。

【要求】用力要均匀适度，动作灵活，沿关节连接方向用力。

【适用】适用于手足各关节。

拍法

【要领】用手掌或手掌的侧面拍击体表或穴位。

【要求】五指并拢，拇指伸直，其余四指弯曲，以免拍打时造成疼痛感，手腕带动手掌发力，整个手掌用力要均匀。

【适用】多用于四肢及腰背部，是放松肌肉、舒筋通络的按摩方法。

抖法

【要领】用双手或单手握住肢体末端，进行小幅度的上下或左右抖动。也可用双手或单手抓住肌肉，进行快速抖动。

【要求】肢体呈自然状态，抖动快速均匀，幅度不能超过肢体或肌肉所能承受的范围。

【适用】多用于四肢，对常见的肩周炎及关节疼痛疗效明显。

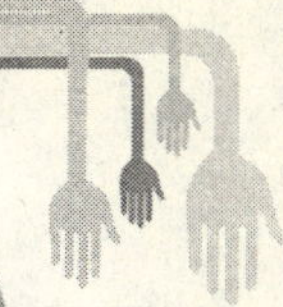

拿法

【要领】五指拿捏相对用力，在穴位或体表上进行拿提捏揉。

【要求】用腕关节带动手掌和手指，拇指与其他四指相对用力，拿捏时间不宜过长，拿捏后应进行相应的放松。

【适用】主要用于颈肩、腰背及四肢，对于缓解头痛及痉挛有良好的效果。

（2）按摩常用工具介绍

①按摩杖：按摩杖由杖把和杖体两部分构成。杖体头粗尾细，端部圆滑并罩以有弹性的橡皮软垫。杖把大小能使使用者牢固抓住。在使用按摩杖进行按摩时，应顺应人体肌肉走向进行，以免造成疼痛。

②按摩棒：按摩棒顶端有一个小球，用来按摩身体特定部位。按摩棒多适用于肌肉按摩，可以达到放松肌肉，舒筋通络的目的。按摩棒并不适用于骨质部位或关节处的按摩。

③按摩锤：形似榔头，锤头用金属、硬木等制成，外部用弹性塑料软垫包裹，以免对身体造成损伤。按摩锤轻巧、方便，效果显著，可用于身体大多数部位及穴位。

④按摩球：通过人体手部手掌与手指的灵活配合，使按摩球在手中来回滚动，可以使手部各关节得到充分的锻炼，保持手的灵活性。

⑤牙签、笔尖、针：用这些小工具配合按摩使用，能够刺激穴位，强度大，效果明显，而且这些工具随处可得，使用方便灵活。

⑥核桃、乒乓球：将核桃或乒乓球放在脚掌下面踩踏，并且来回滚动，直至脚部有热感、胀感，此法能刺激脚底神经及血管，按摩足部穴位，从而达到舒筋活络、调和气血的作用。

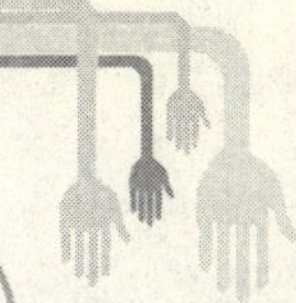

第二章 你的身体需要按摩吗

1. 你的身体够舒展吗

（1）现代生活方式使你的身体“打结”

现代快节奏的生活方式使人们没有时间与精力聆听自己的身体语言。当身体出现不适应的症状时，人们才会想到自己的身体健康状况已经亮起了红灯，自己已处于亚健康状态。

很多人平日会抱怨自己活得很累，不仅身体累而且“心累”，随之而来的便是疲劳、腰酸、颈肩酸痛、头痛、胃病、失眠、精神萎靡不振等症状。如今，疲劳、酸痛已经不是老年人的专利了，随着社会的进步，越来越多的人坐在写字楼里，每天停留在办公桌和电脑面前，没有时间走动和活动，久而久之，就会造成身体的不适，所以，众多的年轻人也开始出现腰酸背痛的现象。

现代人的饮食习惯、作息时间、工作压力等都是人们疲劳、身体酸痛的原因。中医有句话叫做“痛则不通，通则不痛”，“痛”就是指身体的不适、酸痛，“通”则是指身体气血、经络、循环系统的畅通。人之所以会感到酸痛，就是因为身体打了结，不够舒展。身体打结是指由于长时间不良的生活习惯等原因造成的身体疲劳酸痛，这时全身的经络如同一根空心塑料软管被打了几个结，空气和水都不能顺利通过。

当空气或水要经过打结的塑料软管时，它们会被堵塞在打结处，使局部出现肿胀现象，从而使整个塑料软管出现不通的现象。人体的经络与塑料软管相似，当某个部位出现酸痛等不适感时，说明这里的经络已经打结了，造成了局部的气血不通，而局部的经络能够起到牵一发而动全身的作用，只要一处打结，就会处处受到影响，从而造成全身的气血不畅。

身体打结时就需要按摩帮助身体做一些舒展运动，按摩能够起到舒筋通络、行气活血、消除疲劳、开窍提神、缓解痉挛、镇静止痛的作用，同时配合一些适度的运动，并且适当地调整心理状态，达到身心健康，这样才能在根本上达到“通则不痛”的效果。

（2）如此之多的“族”，你是其中哪一种

①黑白颠倒的生活——夜猫族

熬夜对现在的年轻人来说不算什么，甚至有些人在熬夜之后，还能神清气爽过一天，并且为自己充沛的精力与体力而沾沾自喜。殊不知，这些都是表象，其实身体内的十二正经、五脏六腑、七经八脉已经受到了严重的损害，长此以往，必将对身体造成无法弥补的损失。

十二正经、五脏六腑都有各自相应的作息时间，一些气血循行及脏腑运行需要在人体睡觉时进行，所以当人们熬夜时，就会影响经络与脏腑的正常运转，使身体受到损害。

晚上九点至十一点，是手少阳三焦经的循行时间。三焦经主管人体气血运行，大多数人在这个时间会感到困倦，如果过了这个时间段还没有休息，次日就会出现头痛、肩颈酸痛、无精打采的现象。

晚上十一点至午夜一点，是足少阳胆经循行的时间，如果经常熬夜，胆病难免，肝肾也会出现并发症，并且会影响神经系统的功能。多数熬夜的人会出现头痛、失眠、记忆力下降、口苦、胸胁痛等现象，这都与胆经的循行有关。

午夜一点至三点，足厥阴肝经开始循行。肝经与肝、胆、肺、胃、肾等都有关系，肝经多气少血而肝藏血，肝胆相照，肺主气，经常熬夜后会有腰痛、胸胁痛、腹部胀痛、眩晕、口苦、情绪抑郁等症状。

三点至五点，是手太阴肺经循行的时间。肺经联系肺、胃、大肠、气管、喉咙等器官，经常熬夜，使肺经不能正常循行，气血不能流注入肺，会出现烦心、咳嗽、咽喉痛、肺部胀气的现象。

五点至七点之间，是手阳明大肠经循行的时间，气血流注于大肠。大肠经联通臂、大肠、肺、头面等部位，如果长时间大肠经循行不正常则会出现腹泻、口干舌燥、脱水、体力下降、鼻血、牙痛、面部水肿等病症。

熬夜后，可以通过一些简单的按摩来补救身体。

首先，揉搓手指和脚趾。因为手指和脚趾是经脉的起始端，对经脉的循行有重要的促进作用，可以使静脉气血的运行更加顺畅。其次，可以按摩经脉上的重要腧穴。例如，日月穴归属足少阳胆经，位于乳头正下方，按摩此穴对胸胁痛、呕吐、口干有很好的疗效，配合胆俞穴可治胆虚。命门穴属督脉，位于腰部正中

线上，按摩此穴对腰痛、肾脏疾病、腹泻、头痛头晕、耳鸣等有很好的效果，同时配合肾俞穴、太溪穴可治腰酸肾虚等病症。最后，熬夜后可以进行淋浴，淋浴是对全身进行按摩的好方法，有助于疏通全身的经络。

②无休止地加班工作——过劳族

加班，一个再正常不过的现象，“朝九晚五”已经成为过去时，在这个竞争激烈的社会，加班，已经属于正常工作时间的范畴。“朝九晚九”、“朝九晚十”大有人在。

无休止地加班，巨大的工作压力，使人的神经一直处于紧张状态，产生心慌、失眠、记忆力下降等现象，长此以往，很可能诱发神经系统疾病和心脑血管疾病。长时间加班，没有足够的时间让自己的身体张弛有度，也会引发身体疾病，如颈椎病、腰肌劳损、腰酸背痛、手脚肿胀发麻等。

如果你经常加班，那么一些简单的缓解疲劳的按摩必不可少。

大椎穴位于颈部下端，当低头时，颈椎会突起，突起下方的凹陷处即为大椎穴所在。大椎穴归属人体督脉，按摩大椎穴可治颈肩酸痛、手臂麻木等，促进颈部气血运行，对缓解长时间的工作疲劳很有效果。

按摩手三里穴可以放松紧张的神经，缓解手臂麻木、酸痛等症状。手三里穴归属大肠经，因此按摩此穴可以有效缓解腹胀、腹泻、便秘，促进大肠经的正常循行。手三里穴位于前臂桡骨侧面，手肘弯曲处向前1寸左右。

头部按摩可以有效地缓解疲劳。按摩额头的印堂穴、攒竹穴，头顶的百会穴、通天穴，颈部的天柱穴、哑门穴等等，都可以放松紧张的神经，缓解精神压力，使头脑更加清醒。另外，五指梳头发、四指摩擦双鬓、四指摩擦枕部、双手叩击头皮等方法都适用于头部按摩。

③男男女女的宅生活——窝居族

“宅男宅女”是新兴的网络词汇，而与“宅男宅女”相对应的便是“宅生活”——“窝居”。他们长时间不出家门，躲在自己的小窝里看动漫、打游戏、泡论坛……不分昼夜地坐在电脑面前，盯着屏幕，移动着鼠标，敲打着键盘。

宅生活使宅男宅女出现身体欠佳的情况。长时间坐着不运动使他们的双腿麻木酸痛，经常敲打键盘使他们的手臂、肩膀酸痛不已，一动不动地盯着电脑屏幕使他们的脖子再也不敢转动……宅，是一种不健康的生活方式。长此以往，会导致气血不足，经络循行不畅，对身体造成重大的伤害。

如果你准备开始宅生活的时候，最好储备一些常用的按摩方法来应对宅生活带来的“宅病痛”。

腿部按摩：按摩腿部的足三里穴，能缓解腿部的麻木肿痛，因该穴位归属足

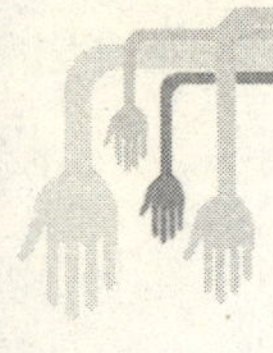

阳明胃经，所以对消化系统的疾病也有很好的疗效。足三里穴位于小腿外侧，距离胫骨前缘一横指的距离。也可按摩小腿后侧膀胱经沿线，促进体内气血运行。

腰背部按摩：人体督脉起于长强穴，止于龈交穴，贯穿人体脊柱内部。因此对督脉上的穴位进行按摩，能够缓解后背及腰部的酸痛。督脉与人体脏腑、神经联系紧密，因此也能够治疗一些常见的脏腑疾病及神经性疾病。如督脉上的哑门穴配肾俞穴、太溪穴可以治疗贫血。

面部按摩：长时间紧盯屏幕，会使眼睛疲劳。用双手拇指指腹自额头印堂穴推至发际上的神庭穴，左右手交替进行；按揉眼角内侧睛明穴或眼睛下方的四白穴等都可以有效地缓解眼疲劳。对脸颊部位的穴位按摩能够缓解面部神经疲劳，同时还可以减轻辐射对皮肤造成的伤害。

2. 肢体语言的秘密——你所不知道的身体密码

(1) 从手足看健康

祖国传统医学非常注重整体观和天人合一的观念，从现在看来，这是非常古老而又现代化的理论体系。20 世纪中叶以来，人们在对生物有机性的认识方面进步了许多，如系统论、控制论、信息论的思想深入各个领域，对医学界也产生了深刻的影响，相应地产生了“全息疗法”。全息疗法致力于揭示人体整体与器官和系统间的关系，对人体的整体和各部分、部分与部分之间的相互投射的信息联系方式用“全息”理论，即部分与整体含有相同的信息，作了科学的高度的概括。

科学家们认为，生物的不同器官和功能可在其机体的表面反映出来，机体表面的所反映之处就是穴位或称反射区。这些反射区与相应的器官有明显的生理学上的联系，可用这种联系来诊断和治疗疾病，并且称这种方法为“全息治疗法”。也就是说将整个机体缩小到该机体的某一部位上。反之，每一体表，甚至每一个细胞都具备整个生命形态的基本结构特征。每一个局部都是整体的缩影，它包含整体各个部位的病理生理信息，具体见全息图及各部位的反射区。（图 2 – 1、图 2 – 2、图 2 – 3、图 2 – 4、图 2 – 5、图 2 – 6）。

手和足也具有整个机体的全部信息，手和足上都有内脏及其他器官的反射区。当内脏发生病变时，在手、足上的反射区就会感觉不适；相反，当刺激手或足上的某一穴位或区域，如果感觉疼痛，便可预测出相对应的脏器有毛病，就像

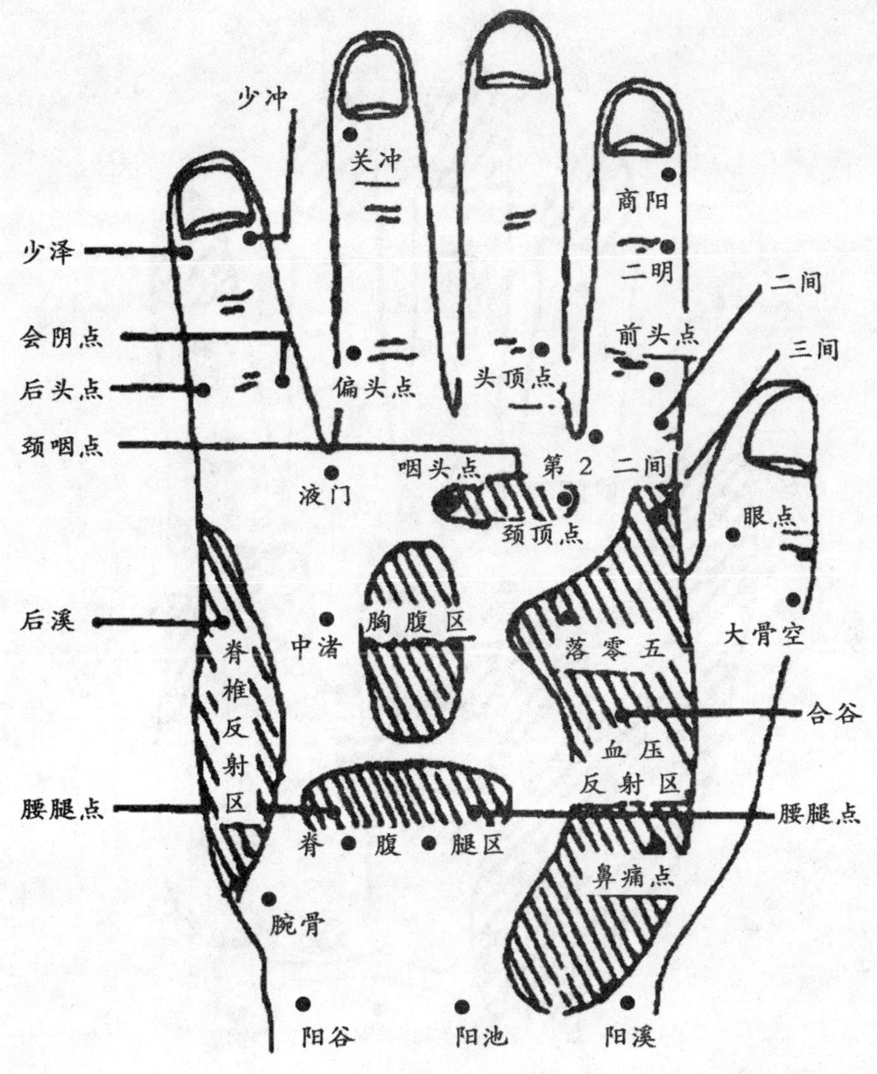

图 2－1

天气预报一样，唤起人们的注意。同样，刺激某一区域也可以防治相对应的脏器的疾病。

现代医学的皮肤、内脏相关学说，与祖国传统医学理论是一致的，而且皮肤上的表现可先于内脏疾病，是内脏疾病的一个早期信号。掌握这方面知识，就可以做到对疾病的早发现、早治疗，实属防病强身的良策。

手和足上的毛细血管多、汗腺多，神经也多。手足的神经中不但感觉神经和运动神经丰富，植物神经也很丰富。每个人的手掌和足趾都是相当红润的，血管丰富的程度仅次于口唇，血液中红细胞的颜色通过丰富的毛细血管反映出来。

手、足汗腺多，因此手足的湿度比一般皮肤湿度大。当精神紧张或受到惊吓时，手和足可以冒冷汗。与血管和汗腺相匹配的是神经纤维，正是由于有了这些

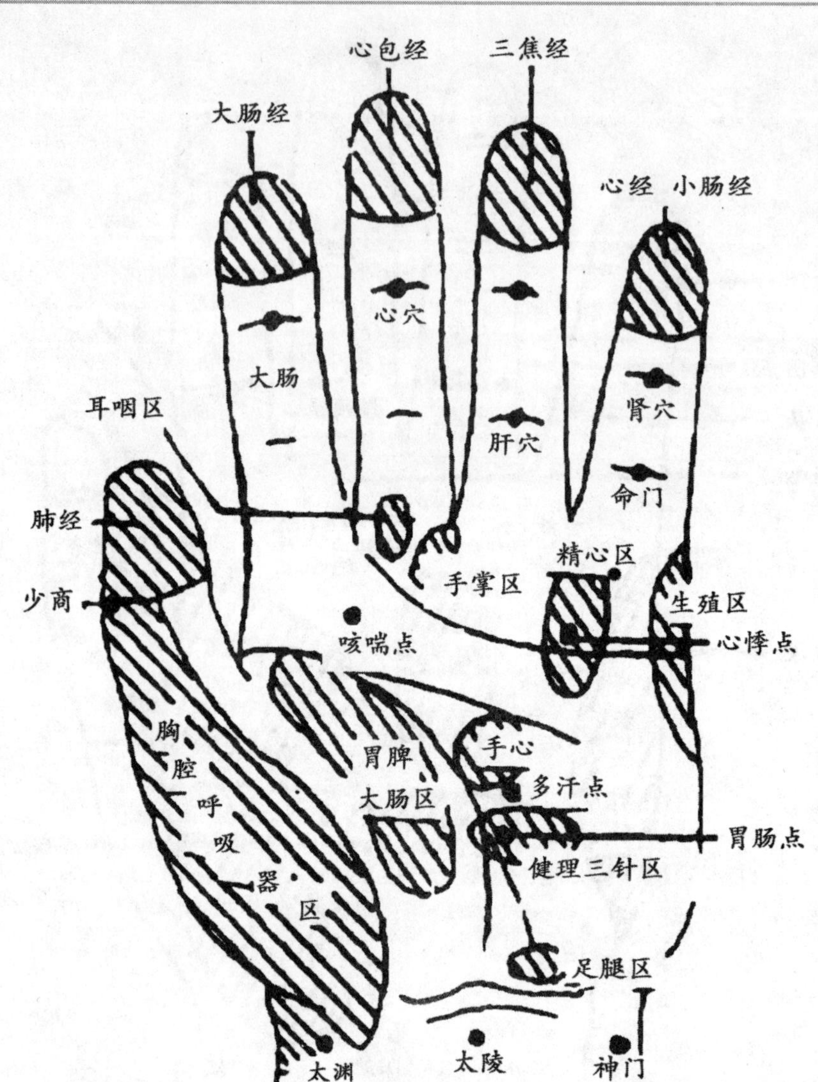

图2－2

丰富的神经末梢，使人的手、足运动灵活，感觉敏锐。尤其是手指，就像人的眼睛一样，通过触摸感觉出外界物体的形状、特性、温度、湿度，并对外界的不良刺激产生相应的反应，这也是机体的一种防护机制，这些都是通过手指上丰富的神经感觉到的。也就是说手、足的触觉、压觉、位置觉、痛觉、温度觉、湿度觉比其他部位都强，更加灵敏。

手、足的血管和神经不是孤立的，它可以反映全身的血管神经功能。例如，有的糖尿病患者，第一临床症状就是手、足麻木，医生通过他的末梢神经炎可以推测其患有糖尿病的可能。有些自身免疫性疾病患者的手、足青紫冰凉；心血管病患者的手、足也可以淤血。可见，手、足可以反映全身的血管、神经功能状况

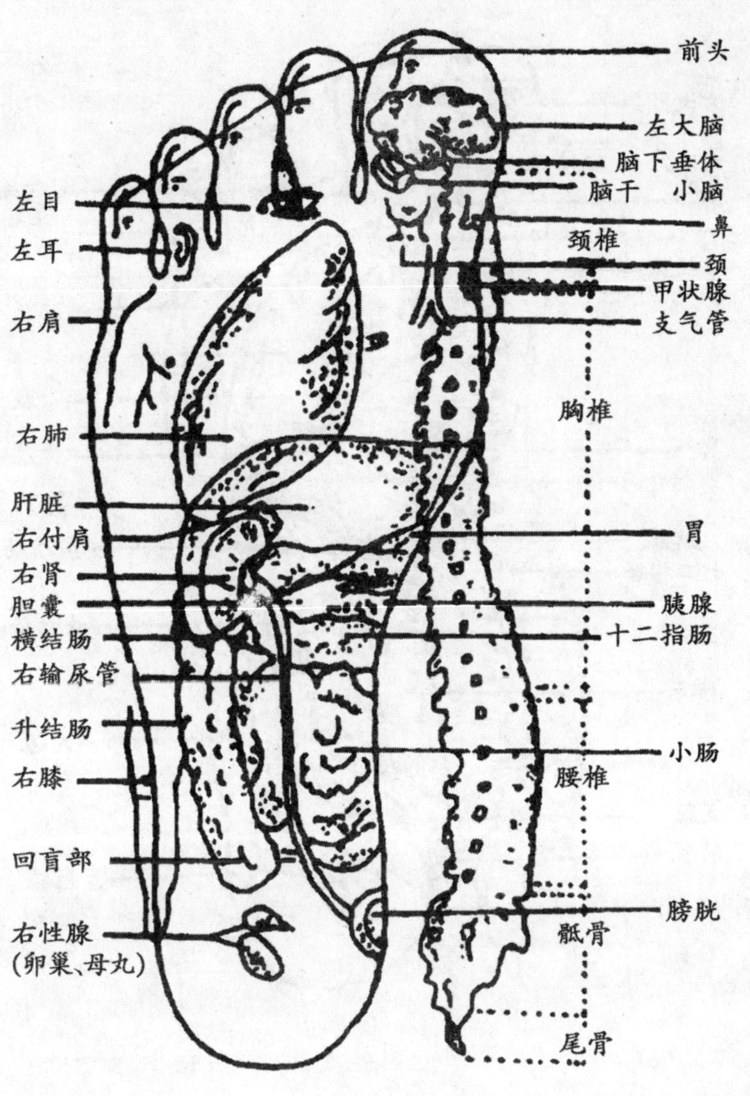

图 2－3

这一点是不容否定的。这样，我们就可以通过手、足的运动、锻炼及穴位按摩来调整全身功能。

手、足诊断是通过手、足的不同变化来诊断疾病。首先是视诊，要看皮肤情况，组织状态，甚至要看骨骼。看皮肤是否充血、淤血、水肿，是否苍白，有无溃疡、角化、增生，有无温度、湿度变化及这些变化和症状都发生在什么位置。所谓位置，就是相应脏器的反射区。除了视诊，手、足诊断还要进行触诊，就是寻找手、足上的压痛点，再配合全息图判断什么器官患病。可用手按压，也可用按摩棒（钢笔杆）等来进行按压。手、足上相应脏器的反射区及全息图，前面已经提到。还有一种见解，就是把手的中指顶端看成是一个小人的头部，而整个中指恰好是一个完整的躯干部分，中指的背面是人体背面，中指腹面是人体前面，

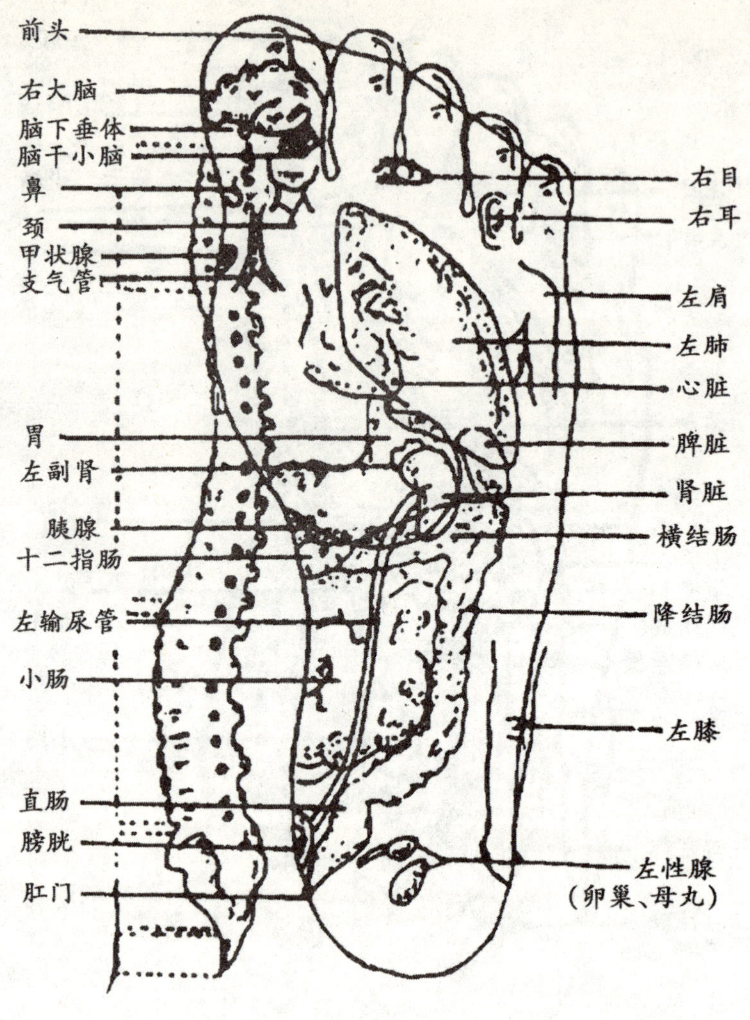

图2-4

而四肢的反应区则分别在两手的其余四指上。右手拇指代表左腿脚，食指代表左手臂，无名指代表右手臂，小指代表右腿脚。左手与右手相对（图2-7）。

同样，也可以把脚看成是一个完整的小人形。脚趾代表头部，脚跟代表脚部，脚背代表背部，脚底代表腹部。只是左脚趾反射的是右侧头部，而右脚趾反射的是左侧头部。

（2）手足的相关性

从胚胎学角度看，动物的前肢与后肢、人类的上肢与下肢都是同源器官。人类在进化过程中，由于生物学、社会学的因素，造成上、下肢形态方面的差异。上、下肢相关，指的就是手与足、腕与踝、前臂与小腿、上臂与大腿、肘与膝、肩关节与髋关节、肩带与骨盆、颈部与骶部之间的相关对应（图2-8）。

鼻窦
眼
眼
耳扁桃体
淋巴腺
斜方肌
隔
肺
心
气管
肝
肾
胃
升结肠
小肠
兰尾
臀·膝
生殖器
松果体
头
鼻
脑下垂体
颈·喉·血压
甲状腺
食道
腹腔神经丛
肾上腺
胰
十二指肠
横结肠
膀胱
尾骨
痔
鼻窦
眼
眼
耳
耳·扁桃体
淋巴腺
斜方肌
肺
心
气管
隔
胃
肾
脾
降结肠
小肠
臀·膝
生殖器

图2－5

腹股沟
输卵管
肛门
横膈
淋巴腺
髋关节
子宫
前列腺
尾骨
痔
膀胱
腰椎
胸椎
颈(喉)
鼻

腹股沟
输卵管
髋关节
肛门
胸和淋巴腺
支气管
扁桃体
横膈
淋巴腺
喉双颌
卵巢
睾丸
胸(肺肋)
胆
肩胛骨
侧头
鼻窦
尾骨
回盲部
膝
臀
肘关节
肩
内耳
心脏

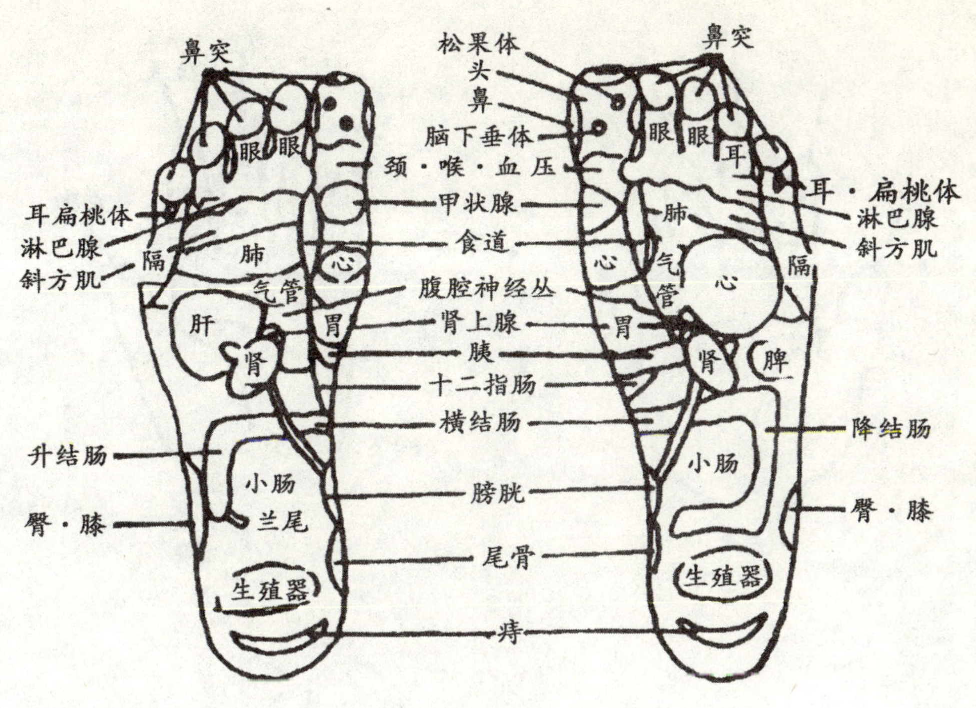

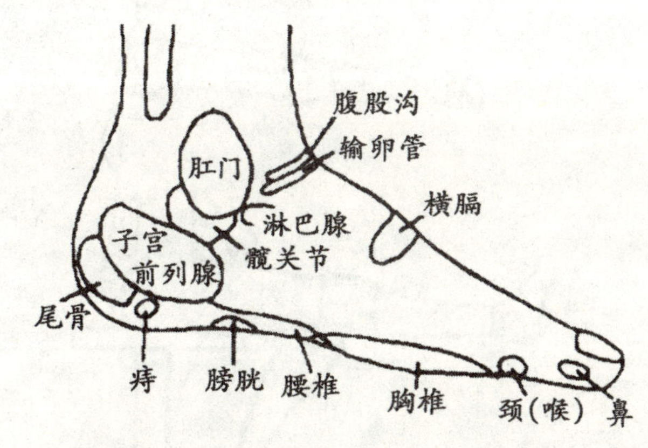

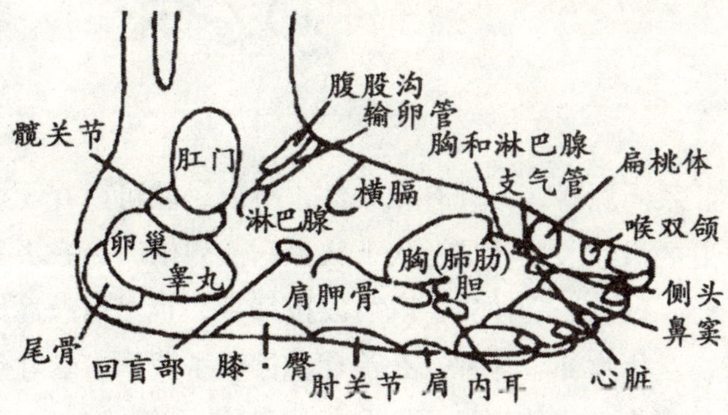

图2－6

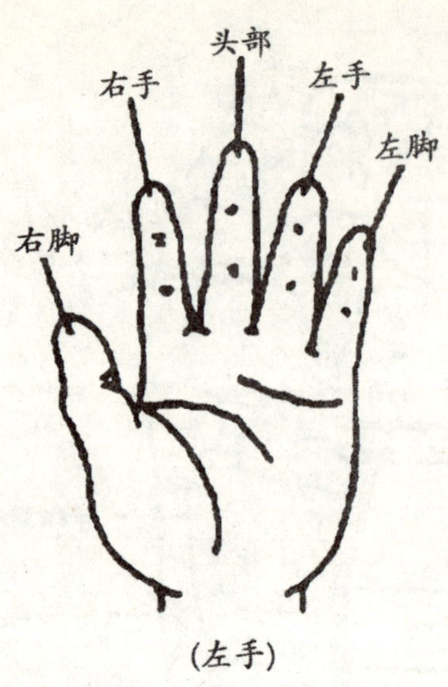

(左手)

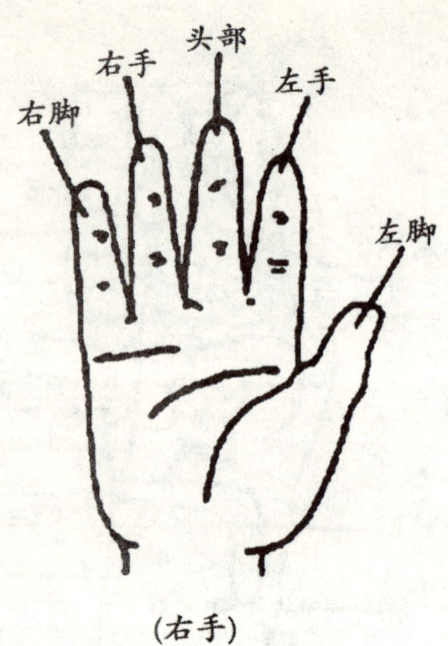

(右手)

图 2－7

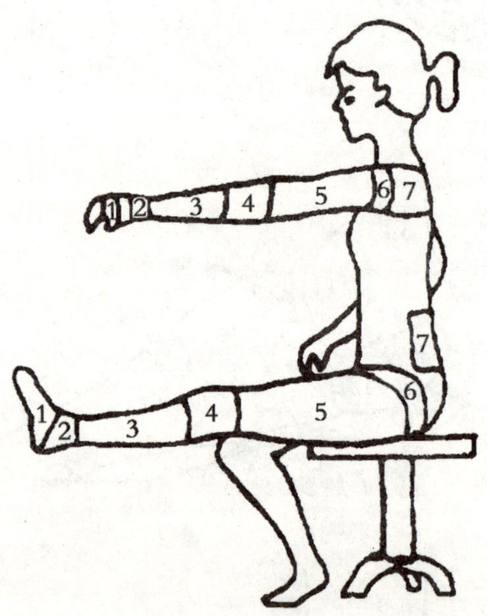

图 2－8

由于上、下肢系同源器官，具有相关性，所以，就可以在上肢施行反射疗法来配合下肢的反射区治疗。尤其是有人下肢患病或残缺时，在下肢不能进行治疗时，则上肢可代替。可见，一种病，既可以按摩手，也可以按摩脚，手与足互相配合，互相代替，互相弥补。这种互补治疗，体现了我国古老针灸学的“上病下治，下病上治”的原则。也体现了手、足与内脏之间的关联。

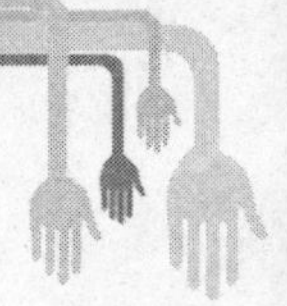

(3) 用指甲诊断身体

指甲诊断就是以察看指甲的形态和色泽变化，来测知内脏疾病及其病变程度的方法。为了叙述、观察、记录的准确无误，我们需要把指甲的方位阐明。指甲的方位和手指的方位、人体的方位是一致的。当身体直立，两臂下垂，手掌向前时，身体的腹侧和背侧就分别是指甲的腹侧和背侧。指甲附着端为近端，游离端为远端，而横向方位则应按桡骨、尺骨方向来定为桡侧、尺侧。于是，记录起来就可以称为背面、腹面、桡侧、尺侧、远端、近端了。

为了观察起来方便，还可以将指甲表面划分为几个区域，如把指甲从近端到远端、从桡侧到尺侧，纵横各三等份划分成九格，用时可按桡侧近、中、远；中部近、中、远；尺侧近、中、远称之。根据实际情况还可以用其他划分法，如指甲四分法、十六分法等（图2－9）。

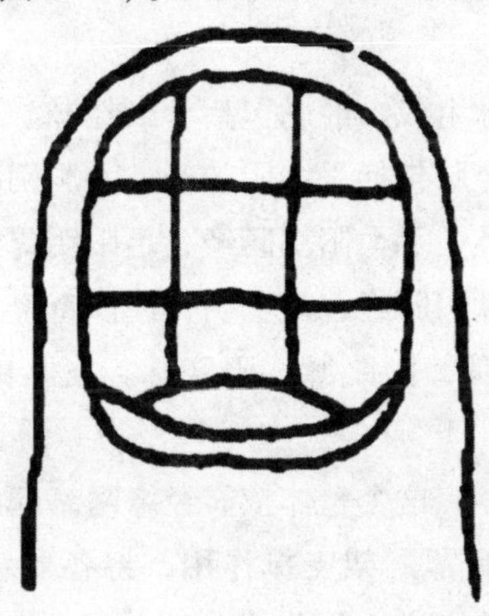

图2－9

观察指甲要在自然光线下，晚上也可以在光线集中的荧光灯下观察。要伸手俯掌、自然伸指，仔细观察、寻找、对比、识别指甲上每一血气符号的位置、形态、色泽等变化情况。用拇、食二指持所查的指甲两侧缘轻按、转动、推挤。根据指甲上的血气符号大小、形态不同，可分为圆形、椭圆形等；血气符号的色泽也不相同。除了色泽、形状之外还要看位置、数量，使用时要注意几个指甲合参，与临床其他症状、体症等配合诊断。

进行指甲诊断时还要考虑到一些客观因素，如：病人的年龄、性别、职业、体质等。如患者有长期接触酸碱的历史，指甲就会变形；体力劳动者指甲厚；脑力劳动者指甲就薄。另外，季节、温度等对指甲诊断都有影响。指甲诊断只是为临床提供了一种辅助诊断的方法，而不是来代替其他有关诊断，这一点一定要明确。

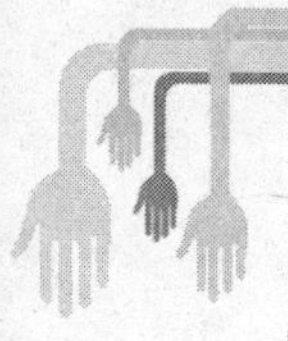

3. 动动你的手指，让你身体的大街小巷畅通无阻

（1）了解身体的大街小巷——经络系统

经络是人体内经脉和络脉的统称，是人体内气血运行的通道。经脉是经络系统的主要组成部分，纵贯身体上下，沟通体表与脏腑，联系人体的各脏腑、各组织、各器官，它运送气血循行全身，使各器官吸收营养，使筋骨润滑，关节更加灵活。络脉是经脉的细小分支，纵横交错，遍布周身。经脉与络脉如同树木主干与枝杈的关系，主干从根部吸收水分运送到枝杈与叶子，如同经脉将气血运送到遍及周身的络脉。

经络系统由经脉和络脉组成。经脉包括十二经脉、十二皮部、十二经筋、十二经别、奇经八脉。十二经脉包括手太阴肺经、手厥阴心包经、手少阴心经、手阳明大肠经、手少阳三焦经、手太阳小肠经、足阳明胃经、足少阳胆经、足太阳膀胱经、足太阴脾经、足厥阴肝经、足少阴肾经。奇经八脉包括督脉、任脉、冲脉、带脉、阴维脉、阳维脉、阴跷脉、阳跷脉。络脉由十五络脉、孙络和浮络组成。

人体是一个有机的整体，这个整体依靠经络网络起来。经络的纵横交错、上通下达、联外通内使经络有了网架支撑作用，将各器官、各组织统一于人体之中。经络是运行体内气血的通道，将气血与营养通过细小的络脉送达全身各处，维持机体正常运行，并对人体机能进行协调。经络能够反映疾病的存在与病情的发展情况，人们是可以依据经络学说达到治病强身的目的的。

《韩非子·喻老》中《扁鹊见蔡桓公》一篇，记述了扁鹊对蔡桓公病情的分析，“疾在腠理，汤熨之所及也；在肌肤，针石之所及也；在肠胃，火齐之所及也；在骨髓，司命之所属，无奈何也”。蔡桓公的病情是一步步加重的，扁鹊对病情的分析正是基于经络学说与脏腑现象。可见病情是由外而内深入身体的，而经络对病情的反应也是有层次性的。

经络系统就是人体内部的大街小巷，它畅通与否与身体健康关系重大。

（2）十二经脉

十二经脉是经络系统的主要组成部分，也称“十二正经”，包括手三阴经、手三阳经、足三阴经、足三阳经。十二经脉左右对称分布，纵贯全身。

①手三阴经——手三阴经分布于上肢内侧和胸腹，经络循行从胸部到手部，手太阴肺经在前，手厥阴心包经在中，手少阴心经在后。

【手太阴肺经】

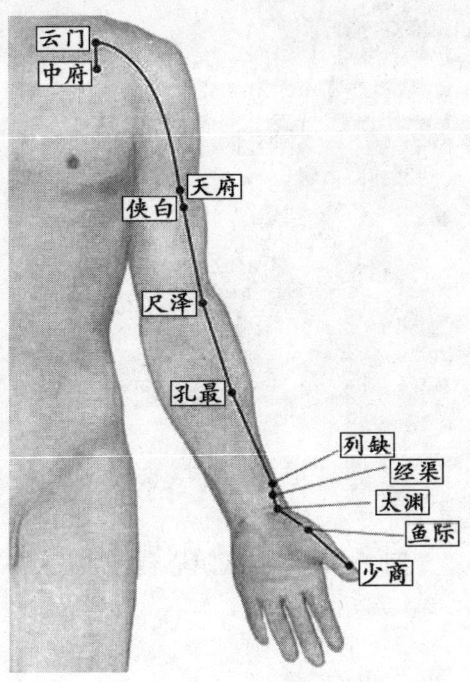

图2－10 手太阴肺经穴

手太阴肺经起于中府穴，止于少商穴，左右经脉各11穴，分别是中府穴、云门穴、天府穴、侠白穴、尺泽穴、孔最穴、列缺穴、经渠穴、太渊穴、鱼际穴、少商穴。肺经循行时间为凌晨三点至五点，所以感冒的人容易在此时间段咳嗽（图2－10）。

本经防治的主要疾病为呼吸系统疾病，如各种急慢性气管炎、支气管炎、哮喘、咳嗽、咳血、胸痛等；五官类疾病，如急慢性扁桃体炎、急慢性咽喉炎、咽喉痛、鼻炎、鼻出血等；经脉所经的关节及脏腑其他疾病等。

【手厥阴心包经】

手厥阴心包经始于天池穴，止于中冲穴，左右各9穴，分别是天池穴、天泉穴、曲泽穴、郄门穴、间使穴、内关穴、大陵穴、劳宫穴、中冲穴。心包经的循行时间是晚上七点到九点，此时气血流注于心包经（图2－11）。

心包经主要防治心血管系统疾病，如心慌、心动过缓、心率过速、心绞痛、心肌缺血、胸闷等，同时对恶心、呕吐、抑郁症、中暑、休克、小儿惊风、胃胀痛以及经脉所过的关节肌肉痛有很好的防治效果。

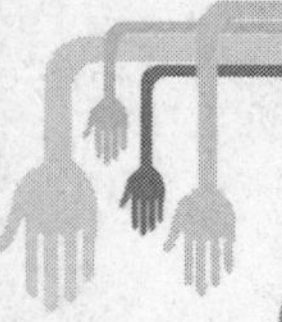

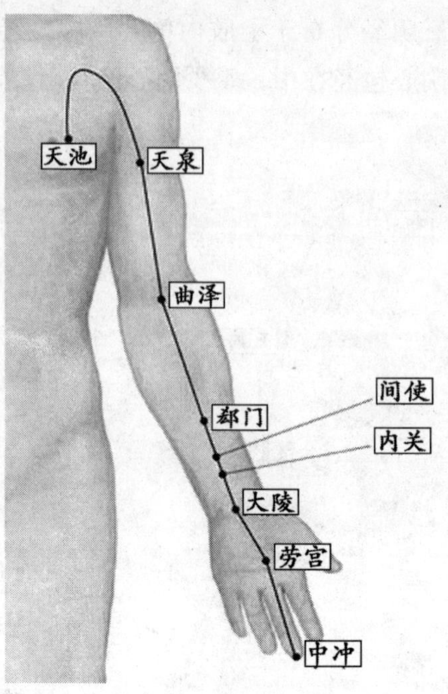

图 2－11　手厥阴心包经穴

【手少阴心经】

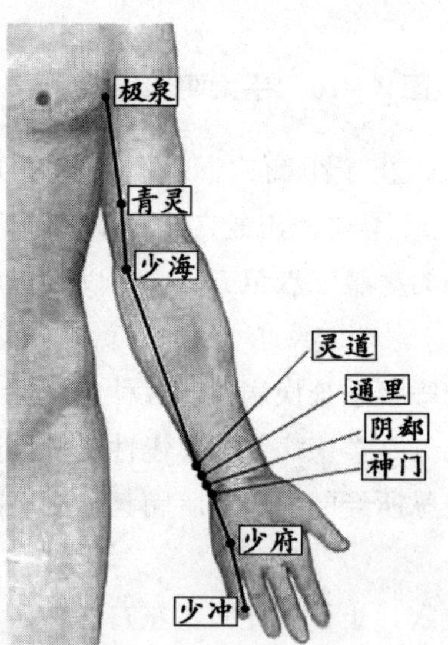

图 2－12　手少阴心经穴

手少阴心经起于极泉穴，止于少冲穴，左右各 9 穴，分别是极泉穴、青灵穴、少海穴、灵道穴、通里穴、阴郄穴、神门穴、少府穴、少冲穴。手少阴心经在午间十一点至一点循行，所以，多数人在此时心跳速度会加快（图 2－12）。

心经主要防止心血管疾病、神经性疾病及经脉所经过的肌肉、关节、组织疼痛。心血管疾病主要有冠心病、心绞痛、心律不齐、心肌缺血、心慌、心动过缓、心动过速、胸胁痛等，神经性疾病包括失眠、健忘、神经衰弱、精神分裂、癫狂痫症、神经官能症等。

②手三阳经——手三阳经分布于人体上肢外侧、躯干和头面部，手阳明大肠经在前，手少阳三焦经在中，手太阳小肠经在后。手三阳经的循行方向为手部到头部。

【手阳明大肠经】

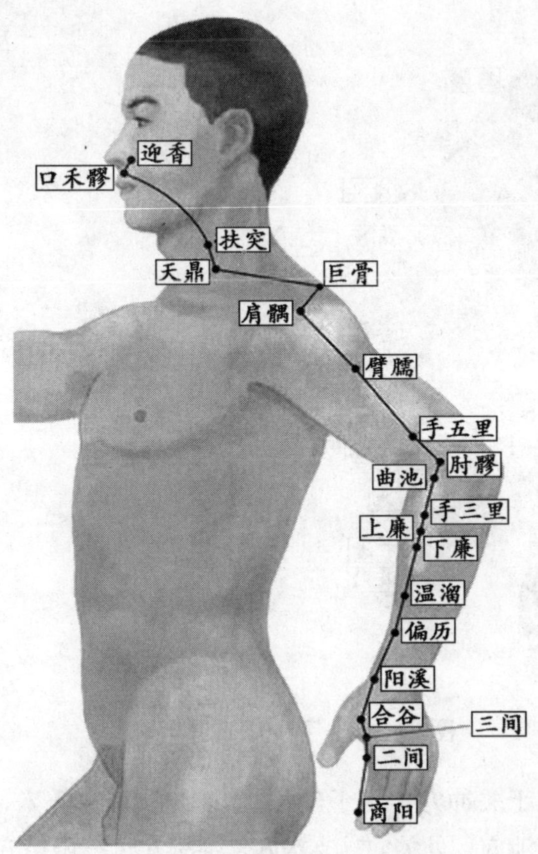

图 2－13　手阳明大肠经穴

手阳明大肠经起于商阳穴，止于迎香穴，左右各 20 穴，分别是商阳穴、二间穴、三间穴、合谷穴、阳溪穴、偏历穴、温溜穴、下廉穴、上廉穴、手三里穴、曲池穴、肘髎穴、手五里穴、臂臑穴、肩髃穴、巨骨穴、天鼎穴、扶突穴、口禾髎穴、迎香穴。大肠经循行时间为上午五点至七点，因此，很多人习惯在这个时间段大便（图 2－13）。

大肠经对呼吸道疾病及头面部疾病，如感冒、支气管炎、发烧、咳嗽、面肌痉挛、面瘫、神经性头痛、牙痛、三叉神经痛、颈椎病、皮肤病等均有防治作用，也可防止经脉所过关节、组织的病痛。

【手少阳三焦经】

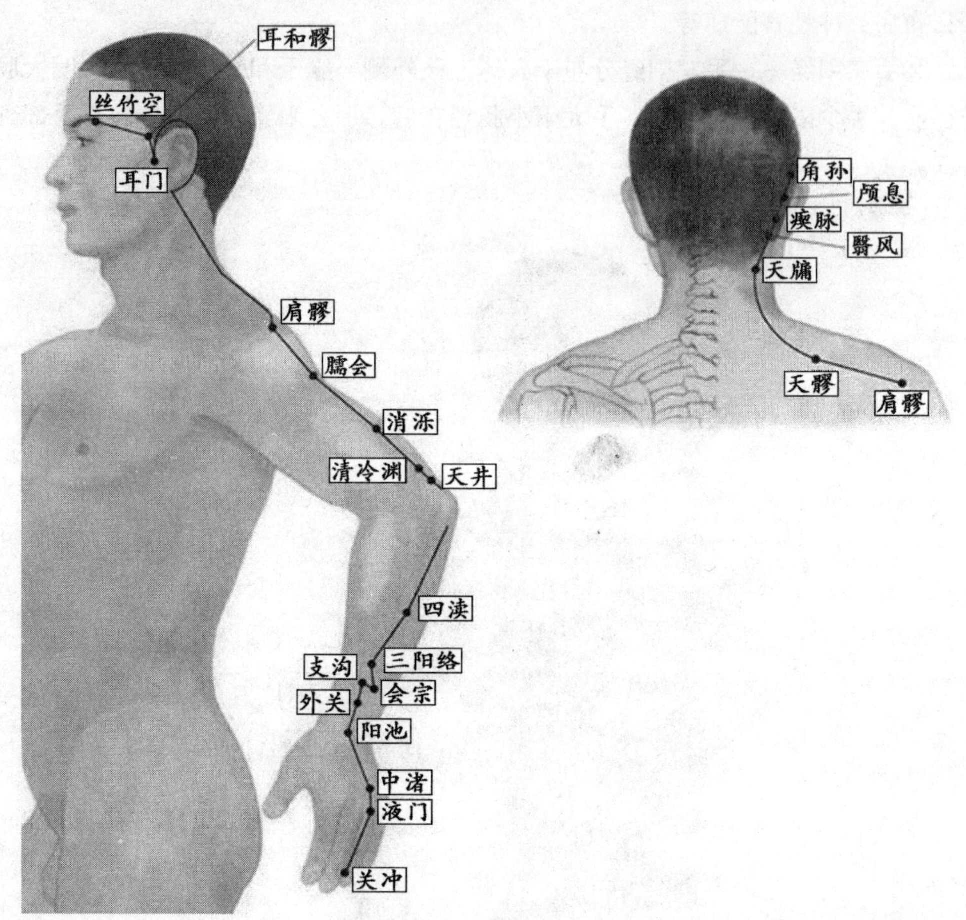

图 2－14　手少阳三焦经穴

手少阳三焦经起于关冲穴，止于丝竹空穴，左右各 23 穴，分别是关冲穴、液门穴、中渚穴、阳池穴、外关穴、支沟穴、会宗穴、三阳络穴、四渎穴、天井穴、清冷渊穴、消泺穴、臑会穴、肩髎穴、天髎穴、天牖穴、翳风穴、瘈脉穴、颅息穴、角孙穴、耳门穴、和髎穴、丝竹空穴。三焦经是人体气血运行的主要通道（图 2－14）。

三焦经主治头面部疾病，如头痛、偏头痛、耳聋耳鸣、面肌痉挛、眼角痛、脸颊肿痛等，同时对神经性疼痛、中风、便秘、感冒、关节痛等病症都具有良好的治疗效果。

【手太阳小肠经】

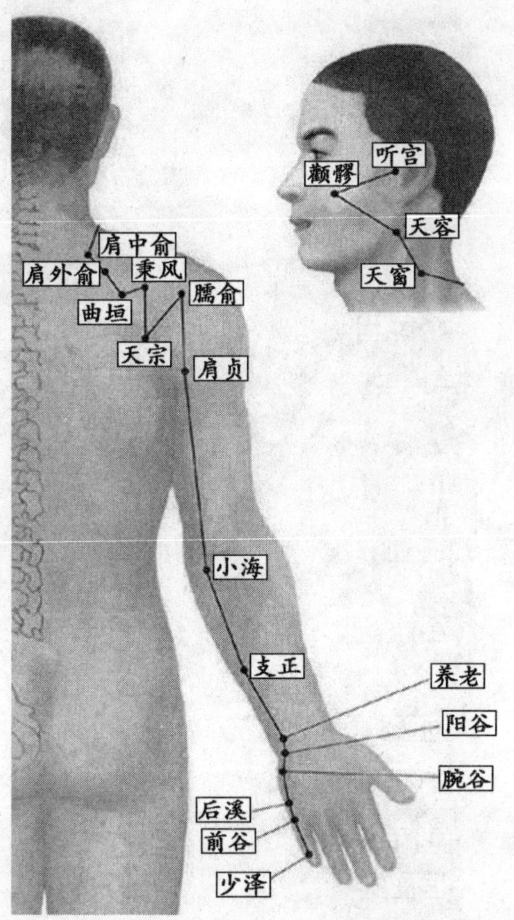

图 2－15 手太阳小肠经穴

手太阳小肠经起于少泽穴，止于听宫穴，左右各 19 穴，分别是少泽穴、前谷穴、后溪穴、腕谷穴、阳谷穴、养老穴、支正穴、小海穴、肩贞穴、臑俞穴、天宗穴、秉风穴、曲垣穴、肩外俞穴、肩中俞穴、天窗穴、天容穴、颧髎、听宫穴。小肠经的巡行时间为下午一点到三点，所以，午饭时间最好安排在一点以前，以便小肠的消化与吸收(图 2－15)。

小肠经对五官疾病的预防和治疗有很好的效果，如头晕、头痛、咽喉痛、耳聋耳鸣、中耳炎、眼睛疼痛、急性腮腺炎、扁桃体炎、角膜炎等。同时对腰扭伤、肩颈酸痛、落枕、失眠、癫狂痫症及经脉所过的关节肉疼痛有很好的疗效。

③足三阴经——足三阴经分布于下肢内侧和胸腹，脚踝内侧以上 8 寸足太阴脾经在前、足厥阴肝经在中、足少阴肾经在后，脚踝内侧以下为足厥阴在前、足太阴在中、足少阴在后。足三阴经的循行走向为从足部到胸腹部。

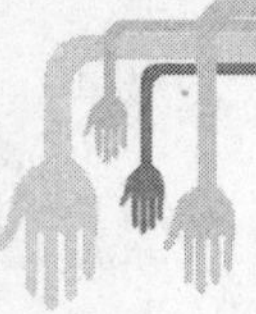

【足太阴脾经】

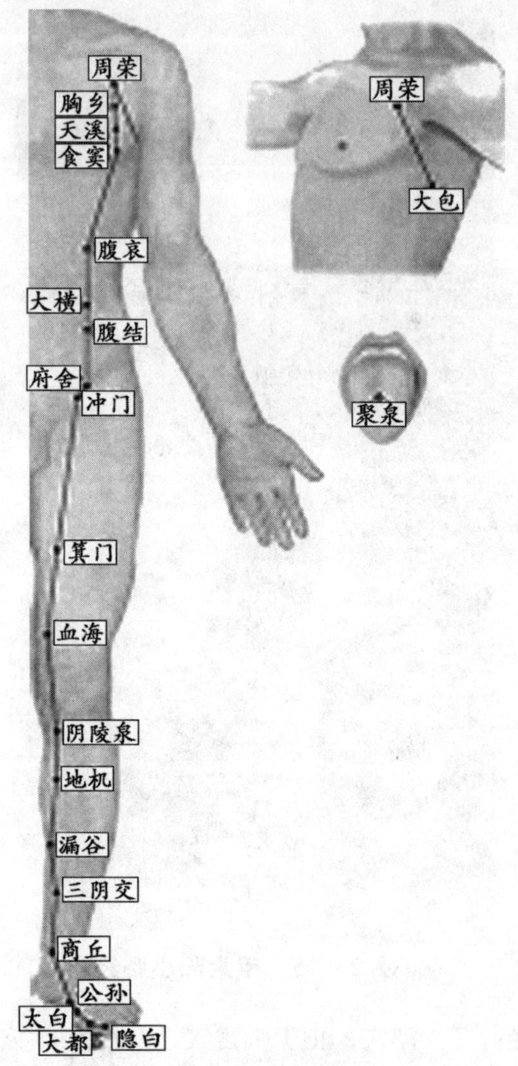

图 2－16　足太阴脾经穴

足太阴脾经起于隐白穴、止于大包穴，左右各 21 穴，分别是隐白穴、大都穴、太白穴、公孙穴、商丘穴、三阴交穴、漏谷穴、地机穴、阴陵泉穴、血海穴、箕门穴、冲门穴、府舍穴、腹结穴、大横穴、腹哀穴、食窦穴、天溪穴、胸乡穴、周荣穴、大包穴。足太阴脾经的循行时间为上午九点至十一点，络胃属脾，因此早饭时间不宜晚于九点，才可常保健康（图 2－16）。

足太阴脾经能够防治消化系统疾病，如消化不良、腹泻、便秘、痢疾、胃脘痛等，同时也能防治妇科类病症，如痛经、月经不调、闭经、盆腔炎等。对全身不明原因的疼痛及关节痛等都可配阿是穴进行治疗。

【足厥阴肝经】

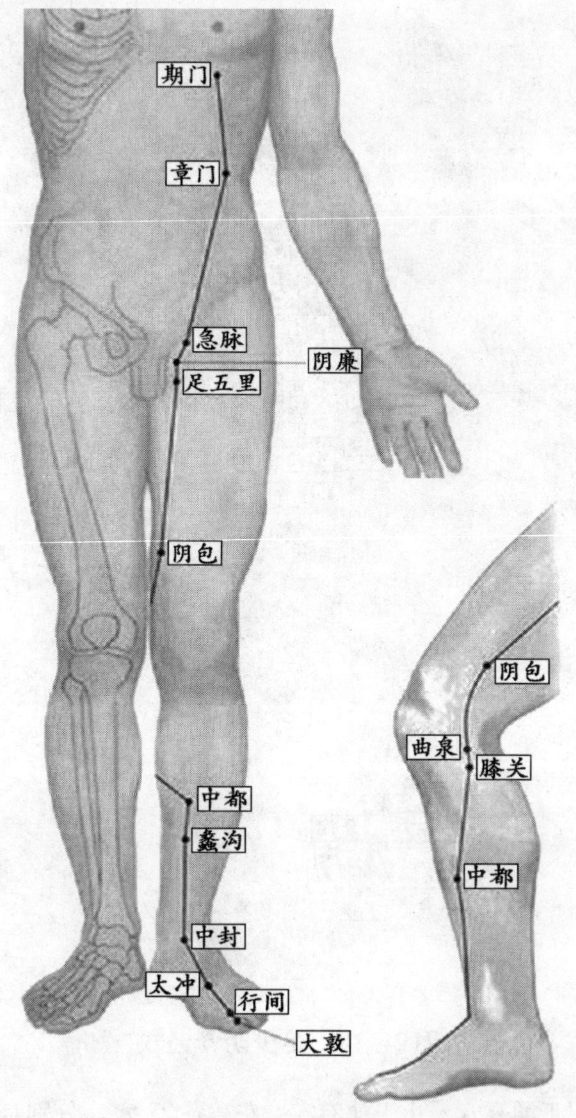

图 2－17 足厥阴肝经穴

足厥阴肝经起于大敦穴，止于期门穴，左右各 14 穴，分别是大敦穴、行间穴、太冲穴、中封穴、蠡沟穴、中都穴、膝关穴、曲泉穴、阴包穴、足五里穴、阴廉穴、急脉穴、章门穴、期门穴。血压高及中风患者最重要的是保护肝肾，晚上十一点之前入睡尤佳，为肝经的循行提供良好的条件（图 2－17）。

本经主治病症为肝脏及与肝脏有密切关系的胆、肾、心、脾、肺等各脏之疾病。如各种急慢性肝炎、急慢性胆囊炎、肝脾肿大、痛经、月经不调、盆腔炎、前列腺炎、胃痛等。

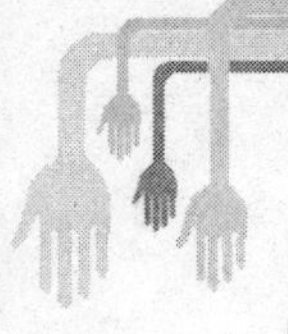

【足少阴肾经】

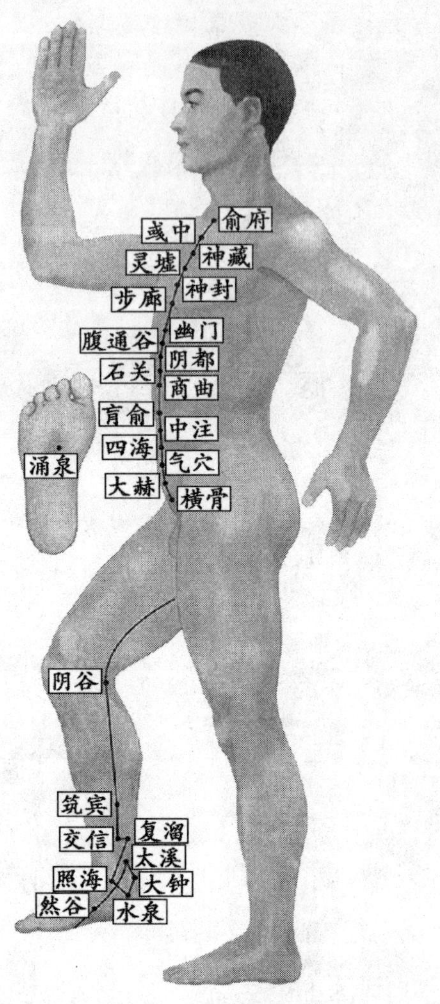

图 2－18　足少阴肾经穴

足少阴肾经起于涌泉穴、止于俞府穴，左右各 27 穴，分别是涌泉穴、然谷穴、太溪穴、大钟穴、水泉穴、照海穴、复溜穴、交信穴、筑宾穴、阴谷穴、横骨穴、大赫穴、气穴穴、四海穴、中注穴、肓俞穴、商曲穴、石关穴、阴都穴、腹通谷穴、幽门穴、步廊穴、神封穴、灵墟穴、神藏穴、彧中穴、俞府穴（图 2－18）。

肾经主治病症为肾脏疾病及与肾脏有密切关系的膀胱、肺、脾、肝脏腑疾病。如急慢性前列腺炎、阳痿、早泄、遗精、尿潴留、睾丸炎、痛经、月经不调、肾炎、水肿、消化不良、中风、休克、耳鸣、耳聋等。

④足三阳经——足三阳经分布于下肢外侧、躯干、头面部。足阳明胃经在前、足少阳胆经在中、足太阳膀胱经在后，经络循行方向为从头部到足部。

【足阳明胃经】

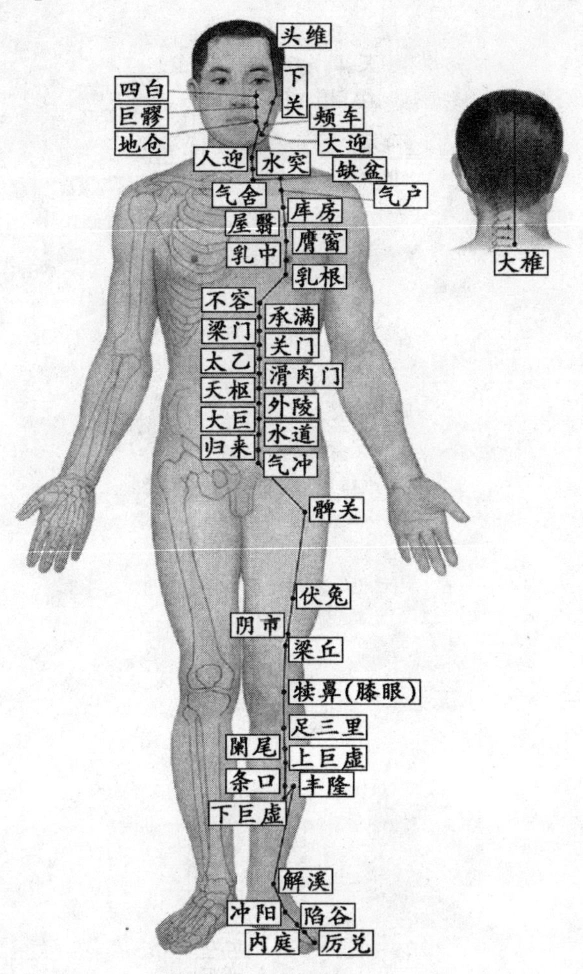

图 2－19　足阳明胃经

足阳明胃经起于承泣穴、止于厉兑穴，左右各 45 穴。承泣穴、四白穴、巨髎穴、地仓穴、大迎穴、颊车穴、下关穴、头维穴、人迎穴、水突穴、气舍穴、缺盆穴、气户穴、库房穴、屋翳穴、膺窗穴、乳中穴、乳根穴、不容穴、承满穴、梁门穴、关门穴、太乙穴、滑肉门穴、天枢穴、外陵穴、大巨穴、水道穴、归来穴、气冲穴、髀关穴、伏兔穴、阴市穴、梁丘穴、犊鼻穴、足三里穴、上巨虚穴、条口穴、下巨虚穴、丰隆穴、解溪穴、冲阳穴、陷谷穴、内庭穴、厉兑穴。足阳明胃经的巡行时间为上午七点至九点，所以在这个时间段内吃早餐是最适宜的（图 2－19）。

本经主治胃肠疾病及头面疾病，如腹泻、便秘、胃胀痛、胃下垂、胃痉挛、胃炎、消化不良、食欲不振、痢疾、痤疮、黄褐斑、头痛、牙痛、面神经麻痹、咽喉炎、腮腺炎等。

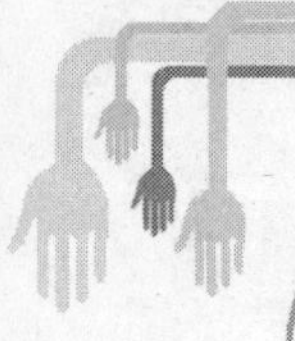

【足少阳胆经】

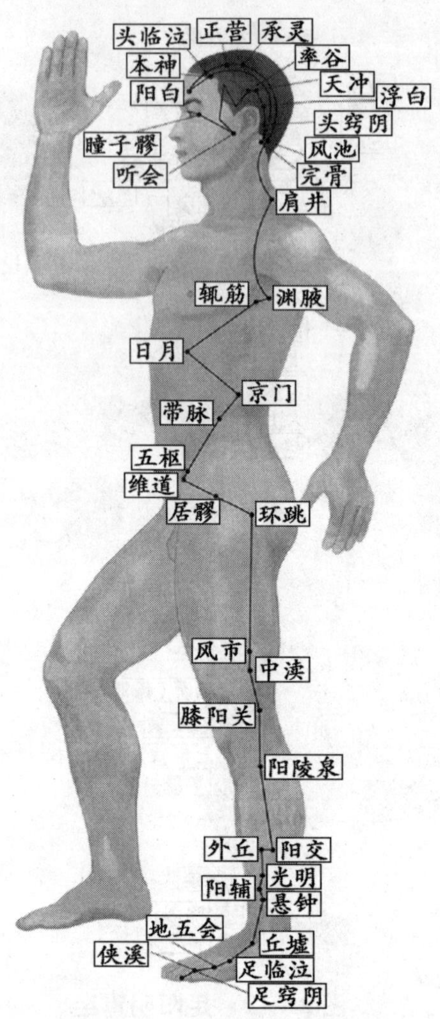

图 2－20　足少阳胆经穴

足少阳胆经起于瞳子髎穴，止于足窍阴穴，左右各 44 穴，分别是瞳子髎穴、听会穴、上关穴、颌厌穴、悬颅穴、悬厘穴、曲鬓穴、率谷穴、天冲穴、浮白穴、头窍阴穴、完骨穴、本神穴、阳白穴、头临泣穴、目窗穴、正营穴、承灵穴、脑空穴、风池穴、肩井穴、渊腋穴、辄筋穴、日月穴、京门穴、带脉穴、五枢穴、维道穴、居髎穴、环跳穴、风市穴、中渎穴、膝阳关穴、阳陵泉穴、阳交穴、外丘穴、光明穴、阳辅穴、悬钟穴、丘墟穴、足临泣穴、地五会穴、侠溪穴、足窍阴穴（图 2－20）。

足少阴胆经主治肝胆病和头面部五官疾病，如急慢性胆囊炎、胆绞痛、慢性肝炎、头晕、头痛、面神经炎、面神经麻痹、耳鸣、耳聋、近视、眼睛疲劳、感冒、咽喉肿痛等。

【足太阳膀胱经】

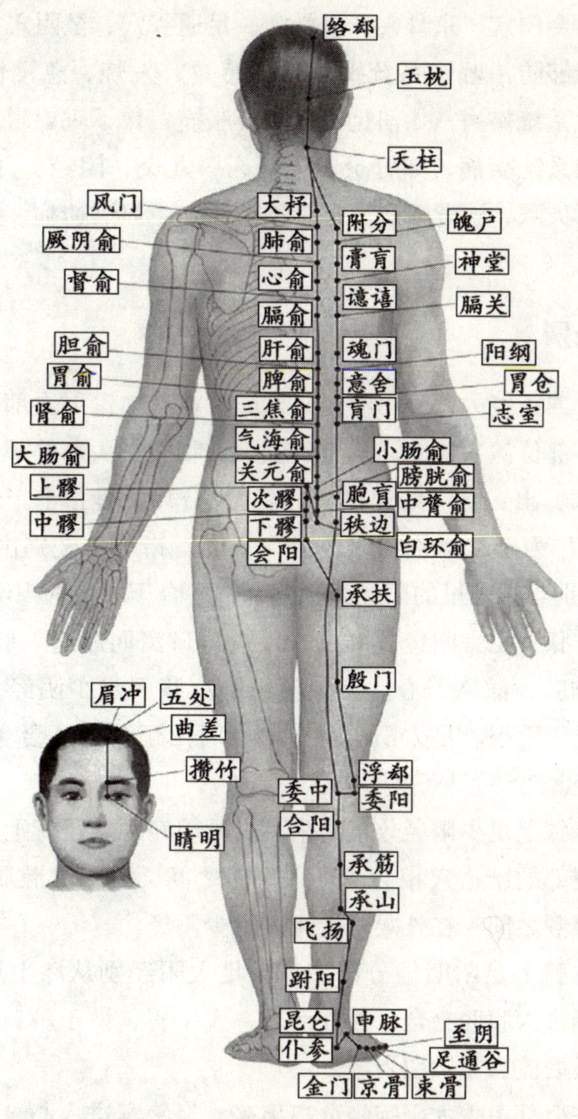

图 2－21　足太阳膀胱经穴

足太阳膀胱经起于睛明穴、止于至阴穴，左右各 67 穴，分别是睛明穴、攒竹穴、眉冲穴、曲差穴、五处穴、承光穴、通天穴、络郄穴、玉枕穴、天柱穴、大杼穴、风门穴、肺俞穴、厥阴俞穴、心俞穴、督俞穴、膈俞穴、肝俞穴、胆俞穴、脾俞穴、胃俞穴、三焦俞穴、肾俞穴、气海俞穴、大肠俞穴、关元俞穴、小肠俞穴、膀胱俞穴、中膂俞穴、白环俞穴、上髎穴、次髎穴、中髎穴、下髎穴、会阳穴、承扶穴、殷门穴、浮郄穴、委阳穴、委中穴、附分穴、魄户穴、膏肓俞穴、神堂穴、譩譆穴、膈关穴、魂门穴、阳纲穴、意舍穴、胃仓穴、肓门穴、志

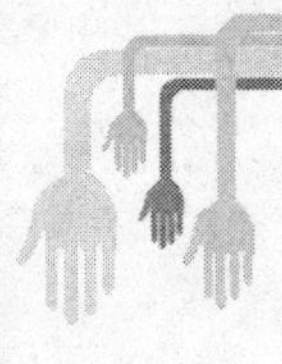

室穴、胞肓穴、秩边穴、合阳穴、承筋穴、承山穴、飞扬穴、跗阳穴、昆仑穴、仆参穴、申脉穴、金门穴、京骨穴、束骨穴、足通谷穴、至阴穴（图2－21)。

足阳明胃经能够防治呼吸系统疾病，如感冒、发烧、急慢性支气管炎、哮喘、肺炎等；消化系统疾病，如消化不良、腹胀痛、胃下垂、胃肠炎、肝炎、胆囊炎等；泌尿生殖系统疾病，如肾炎、阳痿、睾丸炎、闭经、月经不调、痛经、盆腔炎等；同时对失眠、腰背酸痛、坐骨神经痛、中风后遗症、关节炎等均有良好的疗效。

(3）十二经别

十二经别是十二正经另行分出的经脉，循行在身体深层次部位。十二经别从肘关节、膝关节等部位深入体腔，分布于躯干、胸腹、头部等部位。十二经别的循行遵循“离、入、出、合”的规律。“离”为分离，是指十二经别从十二正经中分离出来，“入”为十二经别深入体腔，“出”指十二经别由颈部出于体腔，“合”是指阴经经别与相表里的阳经经别会合，并合于相应的阳经经脉。

足太阳经别从膝下足太阳经分离出来，进入口窝而后进入肛门而属于膀胱，散络于肾，进入胸腔，散络于心。足少阴经别由膝下足少阴经分离出来，至口窝，经肾，向上连于舌根。足太阳与足少阴同时出于颈部，会合成足太阳经别，进而流入足太阳经。

足少阳经别从膝上足少阳经分离出来，足厥阴经别从足背上足厥阴肝经分离出来，二者在侧腹部的维道穴相会，进入季肋之间，入于腹腔属胆，散络于肝，上行经心，出于颐颔之间，在外眼角处流入足少阳经。

足阳明经别从膝上足阳明经分离出来，足太阴经别从膝上足太阴经分离出来，二者从股外侧进入腹腔会合，相并而行，属于胃，散于脾，贯于心，沿食管至面部出于口，最后流入足阳明胃经。

手太阳经别在肩部由手太阳肺经分离出来，经腋窝进入心，下至小肠。手少阴经别由手少阴心经分离出来，入腋窝，属于心，上至气管，出于面，与手太阳经别会于内眼角处，流入手太阳肺经。

手少阳经别在头顶部由手少阳经分离出来，向下至胸腔，散络于心包。手厥阴经别从腋窝处进入胸腔，与手少阳经别会合，沿气管向上，出于耳廓后方，在完骨穴流入手少阳三焦经。

手阳明经别在肩髃穴从手阳明经分离出来，沿颈椎骨进入胸腹腔，向下至大肠，向上连于肺，然后沿气管向上，出于锁骨上窝处。手太阴经别是在上臂从手太阴经分离出来，经腋窝进入胸腔，连肺而散络于大肠，然后向上出于锁骨上窝处，会合手阳明经别后流入手阳明经脉。

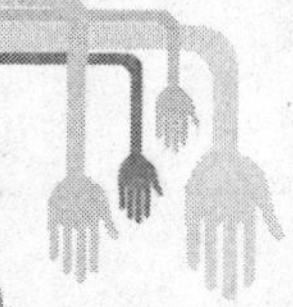

十二经别与十二正经表里两经相并而行，加强了经络调和气血、营养全身的作用。十二经别深入体腔，充分沟通了体内脏腑与经络的联系。同时，六阴经的经别在循行过程中会流入与其相表里的阳经，这样，不仅沟通了正经与脏腑的联系，还沟通了阴经与阳经的联系。

（4）十二经筋

十二经筋是人体皮肤、肌肉、肌腱、韧带等有机联合构成的组织。十二经筋的分布与同名经脉的分布路线大致相同，但是范围更广，并且不与体内脏腑相连。

十二经筋有“起”、有“结”、有“聚”、有“布”。“起”指十二经筋的起始部位，多为四肢末端；“结”指十二经筋的结束部位，经筋多结于骨节部位；多条经筋集结在一处为“聚”；十二经筋多散布于胸腹部、躯干部。

十二经筋分为刚筋和柔筋。刚筋为手三阳经筋和足三阳经筋，刚筋多分布于颈背及四肢外侧。手三阳经筋起于手指，结于头部，足三阳经筋起于足趾，结于面部。柔筋指手三阴经筋和足三阴经筋，柔筋多分布于胸腹及四肢内侧。手三阴经筋起于手指，上行结于胸部，足三阴经筋起于足趾，上行结于头部。

十二经筋需要脏腑经脉气血的营养才能维持本身的机能。十二经筋是联系人体肢节的重要组织，它将身体百骸连缀起来，网络全身，构成身体支架，人体才能运动。经脉在经筋之中循行，受到经筋的保护作用，同时能促进经脉中气血的正常运行，调节气血的流通，反映身体局部病变与内脏病候。经筋是人体运动动力的来源，联系身体各肢体、各关节，使其能够运动并且更灵活地运动。

从这个角度讲，十二经筋并不是经络系统的连属部分，而是经络系统中与十二经脉并行的系统。

（5）十二皮部

十二经脉及其所属脉络在体表都有一定的分布范围，与之相应，体表皮肤也按所属经脉范围划分为十二个区域，即是十二皮部。

十二皮部是人体的最外层组织，是保护机体的第一道屏障。当身体受到疾病侵害时，最先接触到疾病的便是皮部，皮部与散布于皮部的经脉气血就能发挥其保护机体、抵御疾病侵害的作用。

皮部与经络相通，经络与脏腑相连，当体内脏腑器官发生病变时，就会通过经络反映到皮部，通过对皮部的观察即可得知病变发生的部位及病变程度，这就是中医“望、闻、问、切”中的“望”。所以，皮部有反应病症的作用。

皮部是十二经脉的体表对应区，经脉呈线状分布，络脉呈网状分布，而皮部在体表则呈面状分布，分布范围大致与相应经络循行部位相同，但是更加广泛。

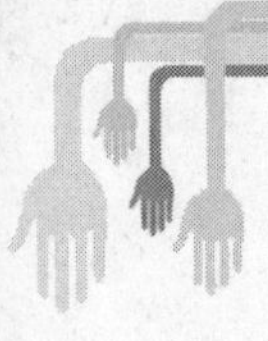

(6) 七经八脉

奇经八脉是指督脉、任脉、冲脉、带脉、阴维脉、阳维脉、阴跷脉、阳跷脉。

七经八脉与十二经脉相互交错，除任督二脉有自己的腧穴之外，其他六条经脉的腧穴均在十二经脉之上。

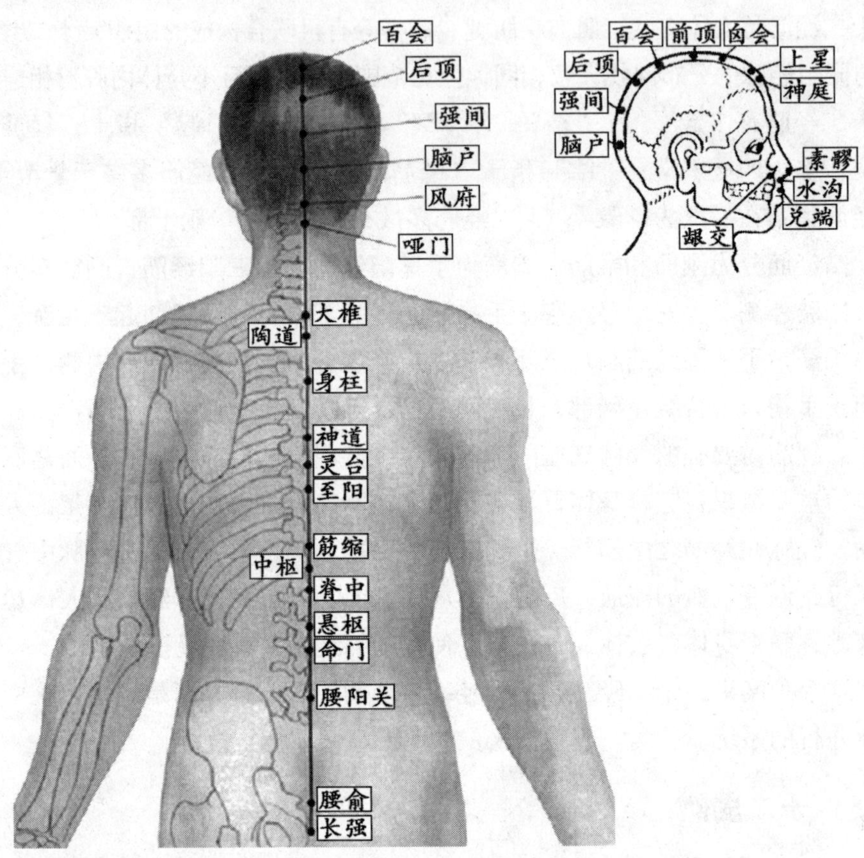

图 2－22　督脉

①督脉

督脉起于长强穴，止于龈交穴，共28穴。分别是长强穴、腰俞穴、腰阳关穴、命门穴、悬枢穴、脊中穴、中枢穴、筋缩穴、至阳穴、灵台穴、神道穴、身柱穴、陶道穴、大椎穴、哑门穴、风府穴、脑户穴、强间穴、后顶穴、百会穴、前顶穴、囟会穴、上星穴、神庭穴、素髎穴、水沟穴、兑端穴、龈交穴（图2－22)。

本经所主病症为神志不清、癫狂痫症、颈背强痛、角弓反张、喉咙干燥、遗尿、脱肛、疝气等。

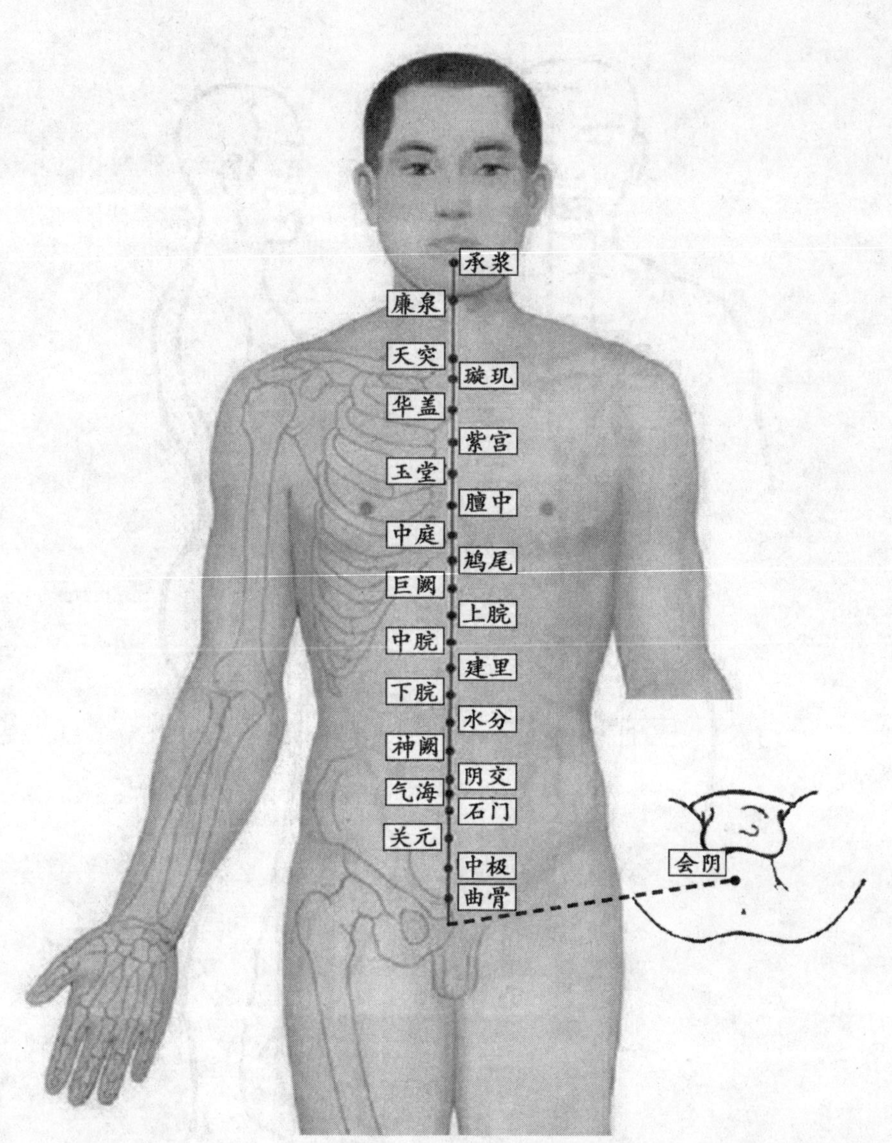

图 2－23　任脉

②任脉

任脉起于会阴穴，止于承浆穴，共 24 穴，分别是会阴穴、曲骨穴、中极穴、关元穴、石门穴、气海穴、阴交穴、神阙穴、水分穴、下脘穴、建里穴、中脘穴、上脘穴、巨阙穴、鸠尾穴、中庭穴、膻中穴、玉堂穴、紫宫穴、华盖穴、璇玑穴、天突穴、廉泉穴、承浆穴（图 2－23）。

任脉能够防治的疾病主要有疝气、元气受损、腹内结块、白带异常、月经不调、遗尿、遗精等。

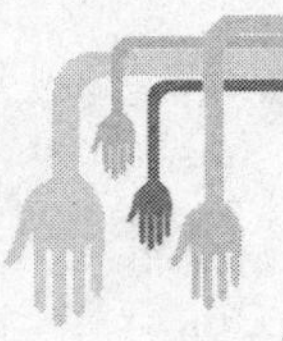

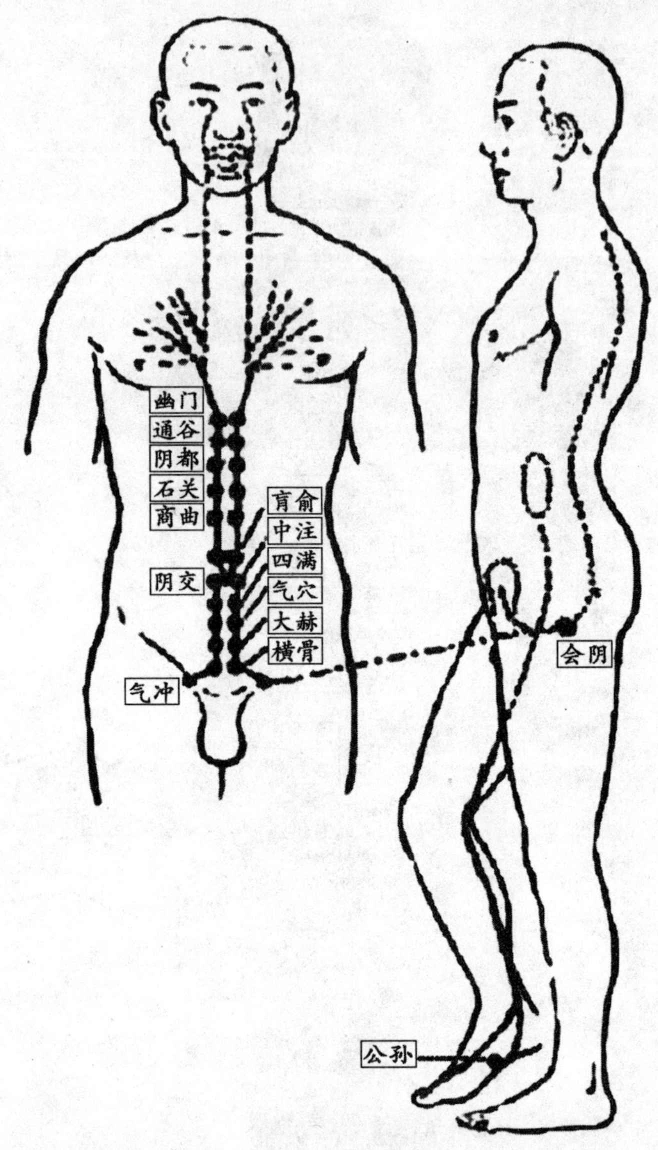

图2－24　冲脉

③冲脉

冲脉起于小腹，出于会阴，行于脊柱，上达咽喉，环绕于唇。冲脉上的重要腧穴有会阴穴、阴交穴、气冲穴、横骨穴、大赫穴、气穴穴、四满穴、中注穴、肓俞穴、商曲穴、石关穴、阴都穴、通谷穴、幽门穴（图2－24）。

本经所主疾病为头痛、头晕、失眠、腹胀、腹痛、呕吐、月经不调、痛经、不孕症等。

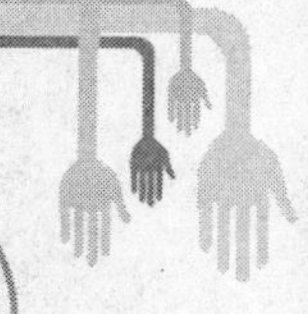

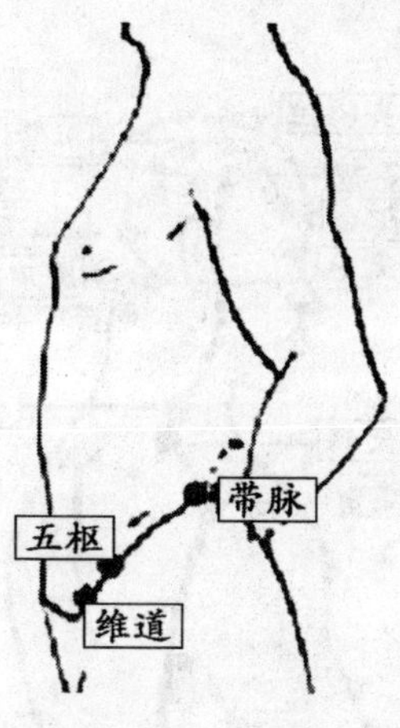

图2－25　带脉

④带脉

带脉横行绕身一周，有维道穴、五枢穴、带脉穴。本经不适时，会产生腹胀、腹痛、月经不调、白带异常、下肢无力等症状（图2－25）。

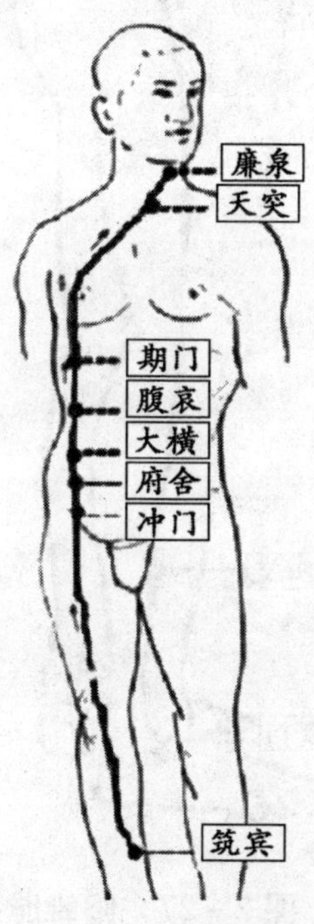

图2－26　阴维脉

⑤阴维脉

阴维脉上重要的穴位有筑宾穴、冲门穴、府舍穴、大横穴、腹哀穴、期门穴、天突穴、廉泉穴。当本经不适时会出现心痛、忧郁等病症（图2－26）。

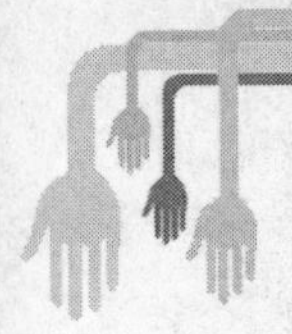

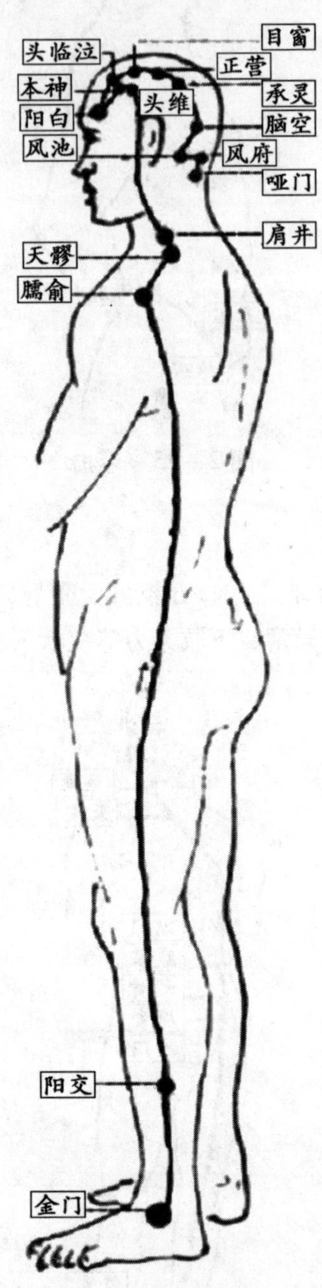

图 2－27　阳维脉

⑥阳维脉

阳维脉上的穴位包括金门穴、阳交穴、臑俞穴、天髎穴、肩井穴、头维穴、本神穴、阳白穴、头临泣穴、目窗穴、正营穴、承灵穴、脑空穴、风池穴、风府穴、哑门穴。当本经脉不适时会出现恶寒发热、腰部酸痛的症状（图 2－27）。

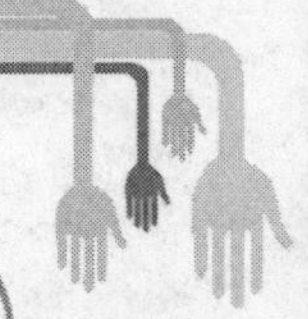

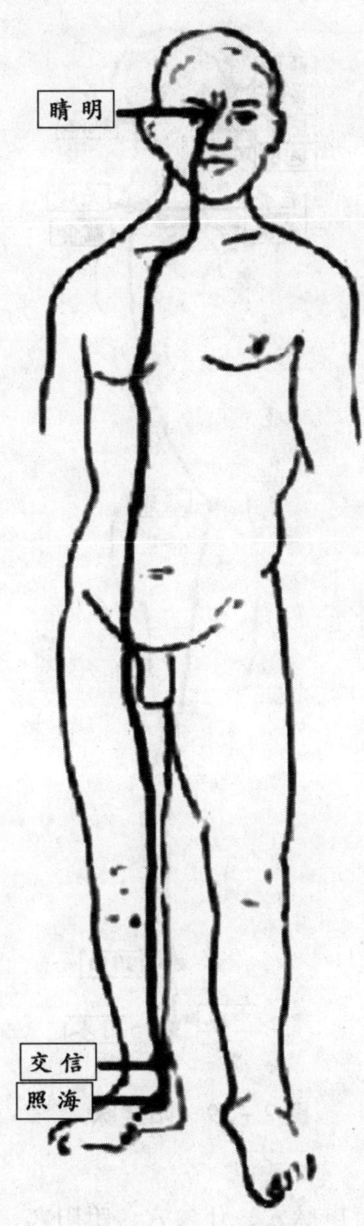

图2－28 阴跷脉

⑦阴跷脉

阴跷脉上的穴位有睛明穴、交信穴、照海穴。本经主治病症为喉痛、嗜睡多眠、癃闭、足内翻、肌肉酸痛等症（图2－28）。

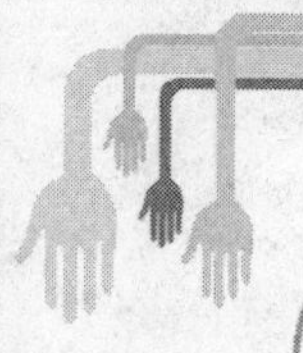

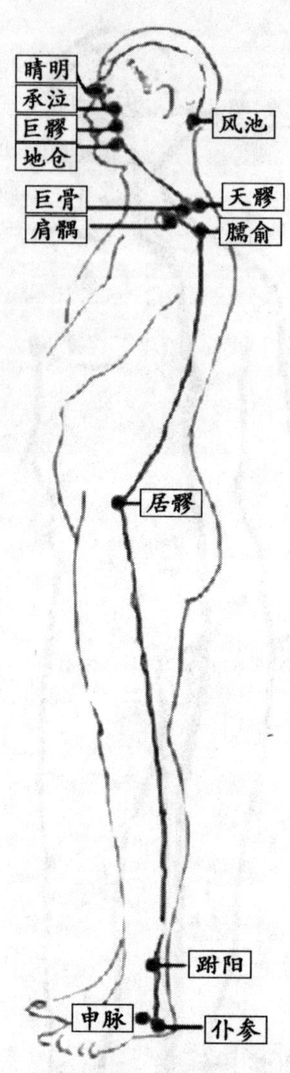

图 2－29　阳跷脉

⑧阳跷脉

阳跷脉上的主要穴位有申脉穴、仆参穴、跗阳穴、居髎穴、臑俞穴、肩髃穴、巨骨穴、天髎穴、地仓穴、巨髎穴、承泣穴、睛明穴、风池穴。阳跷脉所治病症主要为癫狂、失眠、嗜睡、目痛、舌淡、苔白等（图 2－29）。

奇经八脉与十二经脉相互交错而行，将十二经脉中距离相近、功能类似的经脉联系起来，沟通了十二经脉。奇经八脉对十二经脉的气血具有蓄积和调节的作用，当气血过盛时奇经八脉进行储藏蓄积，气血不足时负责供给，使人体阴阳协调，气血顺畅。

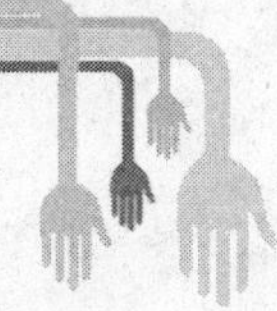

第三章　手足按摩——调节与防治缺一不可

1. 手是浓缩的身体，随时随地按摩“全身”

（1）手部血管

①手掌及手指掌侧的动脉

手掌的动脉起于尺动脉和桡动脉，它们组成掌浅弓和掌深弓（图3－1）。

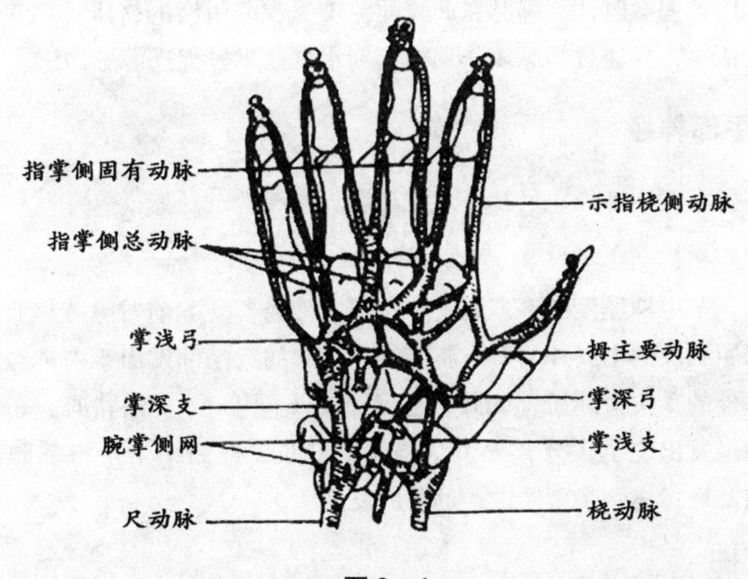

图3－1

掌浅弓：掌浅弓位于掌腱膜及掌短肌的深面，小指短屈肌、指屈肌腱和蚓状肌等结构的浅面。弓的凸侧发出三条指掌侧总动脉，分为指掌侧固有动脉，至第2～5指相对缘的掌侧；还发出小指尺掌侧固有动脉，至小指的尺侧缘指掌侧固有动脉与神经相伴，位于指展肌腱鞘的两旁，沿途发出细小分支供应手指软组

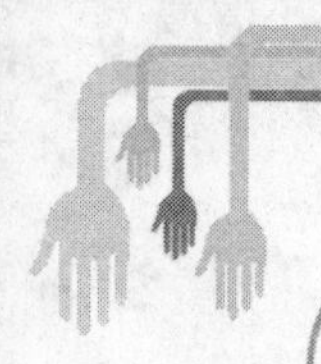

织，一支即指掌侧固有动脉的管续，直达指端；另一支朝向指腹中央，与对侧分支在中央汇合形成动脉弓，以上二支在指端掌、背侧相互交通形成动脉网。

掌深弓：位于骨间掌侧筋膜深面与骨间掌侧肌之间。由掌深弓的凸侧发出3条掌心动脉，经第2、3、4掌骨间隙行向远侧，于掌指关节附近，各掌心动脉与相应的指掌侧总动脉吻合。掌心动脉在行程中发支至骨间肌、蚓状肌及掌骨等。由掌深弓凹侧发出数条返支，参与构成腕骨掌侧面的腕掌侧动脉网，掌深弓还向背侧发出数条分支至手背，与掌骨动脉相吻合。

②手背浅静脉

手掌与手指的主要动脉多位于掌侧，而主要静脉多位于背侧。手指有掌背静脉和手背静脉弓，掌背静脉在手背中部形成不恒定的手背静脉网（或弓）汇入头静脉和贵要静脉。头静脉（拇指头静脉向近侧行进达腕后区）为拇指头静脉的延续，后者由拇指桡、尺侧指背静脉与示指桡侧指背静脉合成。贵要静脉通常由小指尺侧指背静脉与来自相邻掌背静脉的吻合汇合而成。手的静脉有丰富的静脉瓣，以防止静脉血逆流。

从整个手的静脉结构来看，其血流方向是由深静脉至浅静脉，由手的掌侧至手的背侧，因此，手背的浅静脉甚为重要。

手下垂用力握拳时，深静脉在筋膜间隙中受收缩肌肉的挤压，手背静脉又受紧张皮肤的压迫，并通过静脉瓣作用，起到水泵效果，促进静脉回流。

（2）手部神经

手部主要有正中神经、尺神经及桡神经。

①正中神经

在前臂，正中神经发出许多肌支和骨间前神经，支配前臂除肱桡肌、尺侧腕屈肌和指深屈肌尺侧半以外的所有屈肌。在手掌的近侧部发出正中神经返支支配除拇收肌以外的3块鱼际肌，此外，还发小支支配第1、2蚓状肌。在腕部和手掌，正中神经发出皮支，分布于手掌桡侧的皮肤、桡侧3个半指掌侧和拇指远节、示中指及环指桡侧半背侧中、远节的皮肤。

②尺神经

尺神经在前臂近侧发支支配尺侧腕屈肌和指深屈肌尺侧半。在手掌，其深支发支支配小鱼际肌、骨间掌侧肌、骨间背侧肌、第3、4蚓状肌和拇收肌。尺神经的皮支在手背布于手背尺侧半、小指、环指尺侧半背面的皮肤，以及环指桡侧半和中指尺侧半近节背面的皮肤。在手掌则布于手掌尺侧半及尺侧一个半指的皮肤。

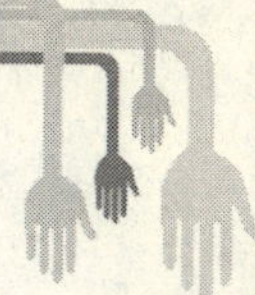

③桡神经

前臂背侧的伸肌均由桡神经或其分出的骨间后神经支配，其皮支分布于前臂背侧、手背桡侧及拇、食、中指桡侧半近节手指的皮肤。手是一个感觉器官，具有丰富的神经，尤其是手指的掌面以及正中神经分布的区域。通过手的触觉可以知道物体的大小、轻重、质地和温度，由于手指指腹尤其敏感，人们在工作及日常生活中的许多精细动作，可以不用借助视力的帮助而完成，如系鞋带、扣纽扣等，盲人还用手指来触读盲文。手部具有触觉、痛觉、温度觉等基本感觉。以往认为各种感觉均有其特殊的感觉器，通过特殊的纤维而传至大脑。现在认为皮肤的神经组织，大部分形成真皮下的神经网，当进入真皮层时其神经髓鞘消失，故此处对刺激较敏感。这些细小的神经伴随血管，分布到上皮细胞、毛囊及真皮乳头。在无毛发的区域，神经网丛较稠密，而在有毛发的区域则分布较稀疏。因此，手掌侧的感觉远较背侧灵敏。同样在掌侧，指腹的感觉比手掌要灵敏。

（3）手部反射区

根据生物全息律，把内部组织器官缩影投射于手上，即是全息反应区。这些区域或大或小，有的是所反射脏腑的形状，有的则不是，它们虽各不相同，但都是一个小的区域而不是一个点。通过反射区的按摩，可以对相应脏腑进行调整，可保健可治疗，一举两得。

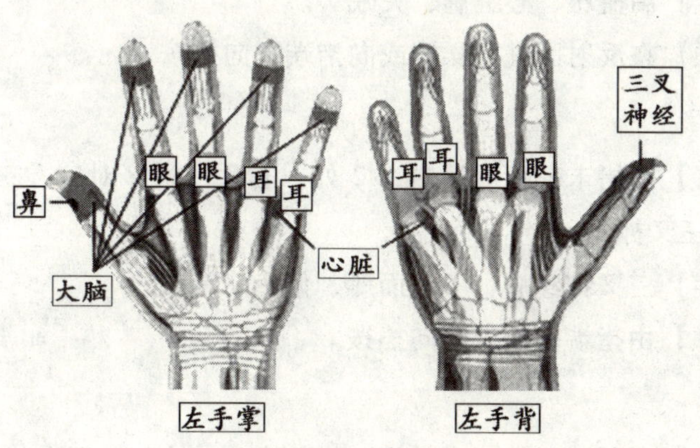

图 3－2

眼

【取穴位置】手掌、手背食指与中指的根部。左手反射区对应右耳，右手反射区对应左耳。

【主治病症】眼睛疲劳、近视、假性近视、白内障、青光眼等。

【按摩要领】采用点法或按法按摩指根。

耳

【取穴位置】双手手掌、手背的无名指与小指根部。左手反射区对应对应右眼，右手反射区对应左眼。

【主治病症】耳鸣、耳聋、晕车等。

【按摩要领】用点法或按法按摩反射区。

鼻

【取穴位置】拇指末节指腹桡侧中部。右手反射区对应左侧鼻部，左手反射区右侧鼻部。

【主治病症】头痛、眩晕、鼻出血、鼻炎、鼻塞等。

【按摩要领】点按法或掐按法按摩鼻部反射区。

大脑

【取穴位置】双手掌侧，手指第一关节上1/2处与第一关节之间的区域即是。

【主治病症】头痛、头晕、高血压、中风、口眼歪斜、失眠等。

【按摩要领】由指端向指根方向揉捏。

心脏

【取穴位置】左手手掌、手背无名指与小指之间，根部下方，接近掌骨处。

【主治病症】高血压、心脏病、失眠等。

【按摩要领】在反射区进行揉按或向指端方向推按。

三叉神经

【取穴位置】拇指末节指腹远端1/2处，右手反射区对应左三叉神经，左手反射区对应右三叉神经。

【主治病症】三叉神经痛、中风面瘫、偏头痛等。

【按摩要领】由指端向指根方向掐按。

肺

【取穴位置】反射区位于双手掌侧，横跨食指、中指、无名指、小指的掌骨。

【主治病症】肺炎、肺结核、哮喘、咽喉炎、鼻炎等。

【按摩要领】由一侧向另一侧做推按动作进行按摩。

支气管

【取穴位置】位于中指第3节指骨。

【主治病症】气管炎、鼻炎、咽喉炎、便秘、腹泻等。

【按摩要领】由指根向指端方向推按或掐按。

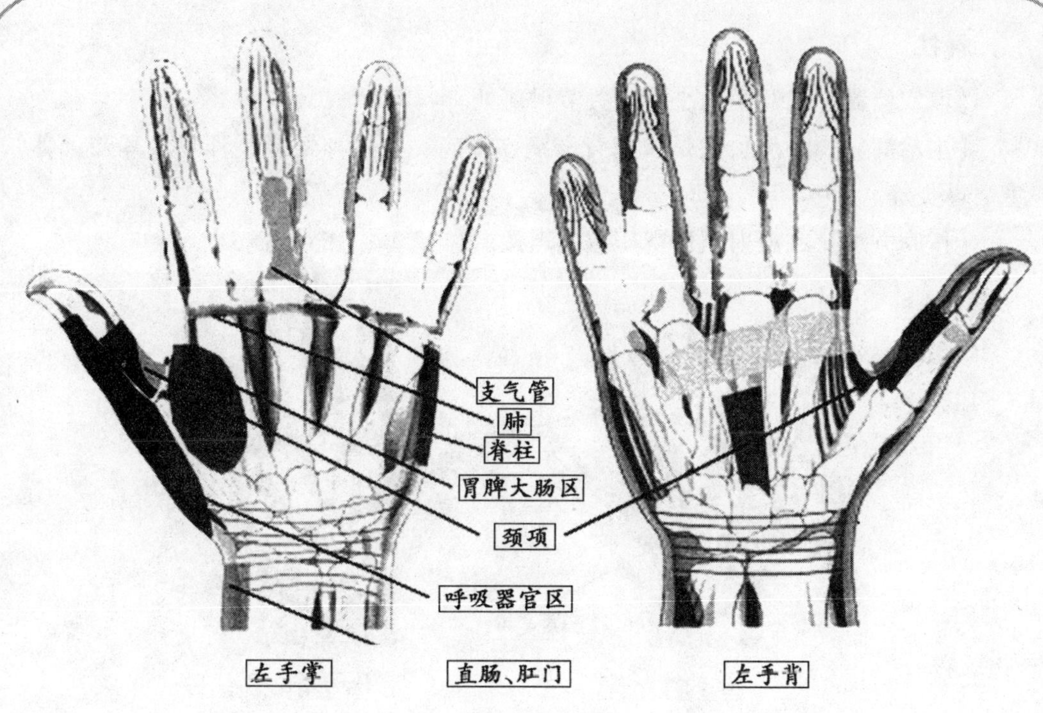

图 3－3

呼吸器官区

【取穴位置】在双手掌侧，拇指指关节至腕部之间的区域。

【主治病症】咳嗽、哮喘、气管炎等。

【按摩要领】由指关节向腕关节推按或揉按。

胃脾大肠区

【取穴位置】在手掌侧，拇指与食指之间的区域。如图 3－3 所示。

【主治病症】消化不良、食欲不振、腹胀、腹泻、便秘等。

【按摩方法】点按、掐按、揉按反射区均可。

颈项

【取穴位置】在双手拇指近关节处的掌侧和背侧。

【主治病症】颈部酸痛、落枕、颈椎病、头晕、头痛等。

【按摩方法】向指根方向推按或掐按，直至有微麻、微热感产生。

直肠、肛门

【取穴位置】双上肢前臂桡侧远端、约 1 寸的带状区域。

【主治病症】痔疮、肛裂、便血、脱肛等。

【按摩方法】向手腕方向推按或压按。

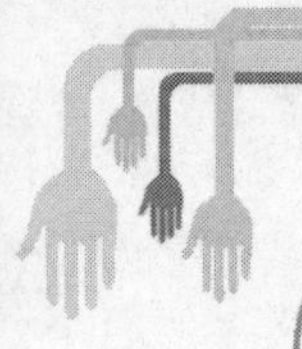

脊柱

【取穴位置】在双手的小指指关节尺侧处。

【主治病症】头痛、头晕、肩背酸痛、腰痛、坐骨神经痛、耳鸣、耳聋、鼻塞、鼻炎等。

【按摩方法】在反射区进行压按或点按。

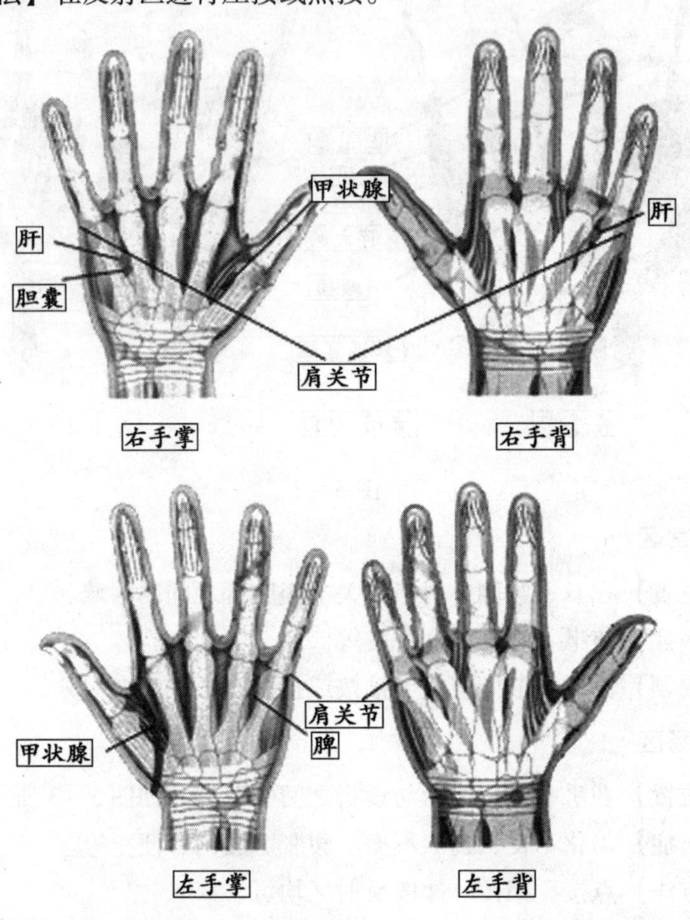

图 3－4

肝

【取穴位置】右手手掌及手背侧，无名指与小指骨体中点连线的中点。

【主治病症】肝炎、肝硬化、腹胀、腹痛、眩晕等。

【按摩要领】用捏法或揉法进行按摩。

胆囊

【取穴位置】在手掌侧，无名指与小指掌骨之间，在肝脏反射区下方。

【主治病症】胆囊炎、胆结石、消化不良、胃肠功能紊乱等。

【按摩方法】按压或揉捏反射区。

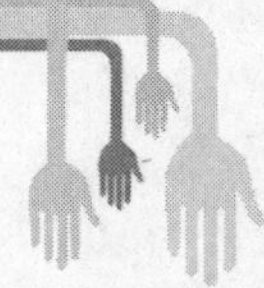

甲状腺

【取穴位置】在双手掌侧拇指掌骨近心端起至拇指、食指掌骨之间，转向拇指间方向至虎口边缘连成带状区域。

【主治病症】心悸、多汗、烦躁、失眠、嗜睡等。

【按摩要领】由桡侧向虎口处推按或揉按。

肩关节

【取穴位置】双手小指关节尺侧的凹陷处。在手背部为肩前反射区，赤白肉际处为肩中反射区，手掌部为肩后部反射区。

【主治病症】肩周炎、肩颈酸痛、肩部组织受挫等。

【按摩要领】在反射区掐按或揉按。

脾

【取穴位置】左手的掌侧无名指与小指掌骨间，掌骨连线的上 1/3 处。

【主治病症】消化不良、食欲不振、贫血、高血压等。

【按摩方法】在反射区按压或揉压。

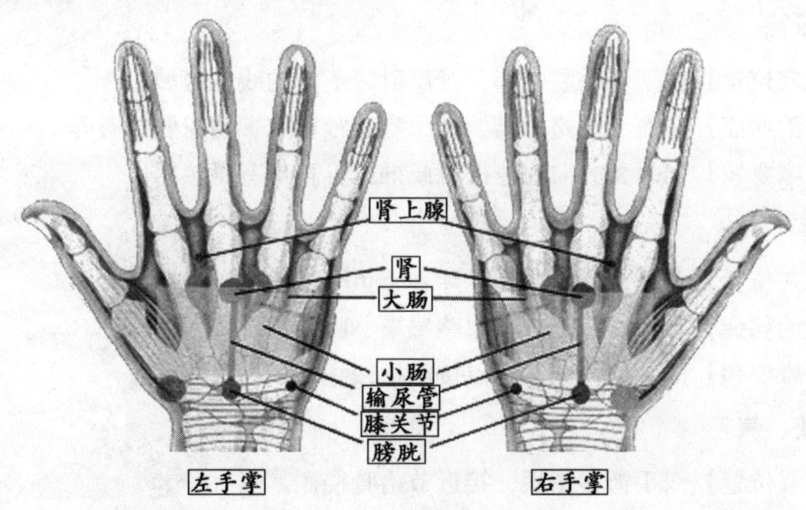

图 3 –5

膝关节

【取穴位置】双手小指掌骨近端尺侧边缘与腕骨所成的凹陷处。

【主治病症】风湿性关节炎、膝关节周围炎、关节疼痛等。

【按摩要领】在反射区进行揉按或压按，直至产生微热感。

肾上腺

【取穴位置】双手手掌侧食指与中指掌骨之间，距离指根约 1 厘米。

【主治病症】糖尿病、哮喘、惊厥等。

【按摩要领】在反射区点压或揉按。

肾

【取穴位置】位于双手掌的正中心。

【主治病症】肾结石、肾炎、哮喘、耳鸣、耳聋、水肿等。

【按摩要领】用力点按或揉按反射区。

大肠

【取穴位置】双手掌侧中下部，如图3-5所示。

【主治病症】腹痛、腹胀、腹泻、便秘、痔疮、肛裂、脱肛等。

【按摩要领】向手腕方向推按或压按。

小肠

【取穴位置】双手掌侧结肠反射区及直肠反射区所包围的区域。

【主治病症】消化不良、胃肠功能紊乱、腹泻、便秘、失眠等。

【按摩要领】向手腕方向用力压按或推按。

输尿管

【取穴位置】位于双手掌中部，肾反射区下方的线状区域。

【主治病症】尿血、尿路感染、糖尿病、肾积水、输尿管结石等。

【按摩要领】向手腕方向快速按压或推压，直至有微热感。

膀胱

【取穴位置】双手掌下方，大鱼际和小鱼际连线中点的凹陷处。

【主治病症】肾炎、肾结石、尿路感染、膀胱炎等。

【按摩要领】向手腕方向进行点按或推按。

食管、气管

【取穴位置】双手拇指指根，接近节指骨桡侧。

【主治病症】食管炎、食管癌、气管炎、肺部疾病等。

【按摩要领】由指端向指根方向用力推按，直至有酸麻感。

胃

【取穴位置】双手拇指掌骨的远端。如图3-6所示。

【主治病症】消化不良、胃动力不足、胃溃疡、胃下垂、慢性胃炎等。

【按摩要领】向手腕方向快速推按进行按摩。

胰腺

【取穴位置】位于拇指掌骨中间部位，胃反射区与十二指肠反射区之间。

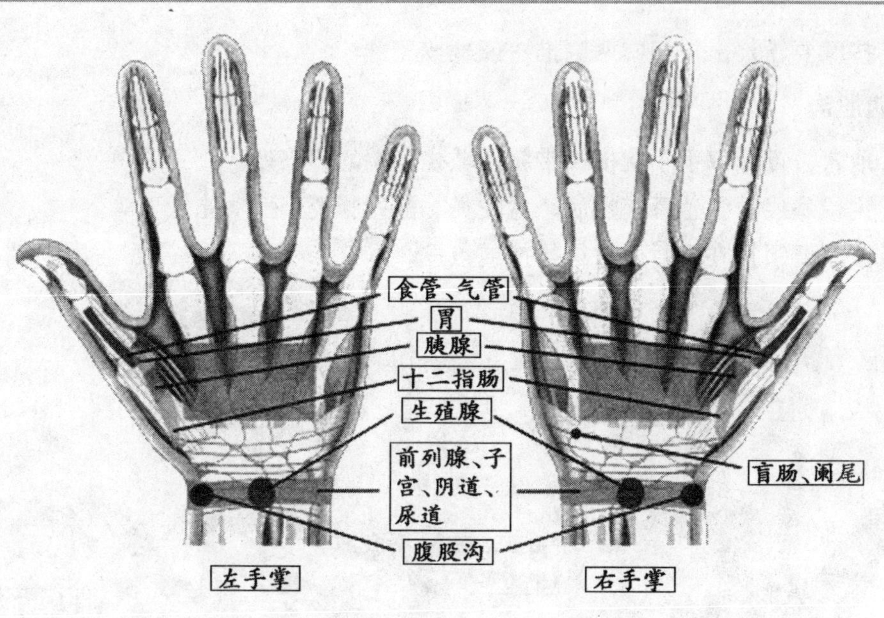

图 3－6

【主治病症】胰腺炎、胰腺肿瘤、消化不良、食欲不振等。

【按摩要领】由指端向手腕方向推按。

十二指肠

【取穴位置】在双手掌侧，拇指掌骨近端。

【主治病症】十二指肠溃疡、十二指肠炎、食欲不振、消化不良、腹胀、腹痛、呕吐等。

【按摩要领】由指端向手腕方向用力推按或揉按。

盲肠、阑尾

【取穴位置】右手掌侧，无名指与小指掌骨底部与腕骨相连靠近尺侧的部位。

【主治病症】急慢性阑尾炎、腹痛、腹胀、腹泻、便秘、消化不良等。

【按摩要领】用力点按或揉按，直至产生微热感。

生殖腺

【取穴位置】双手手腕的中点处。

【主治病症】痛经、月经不调、闭经、前列腺炎、前列腺增生、不孕不育等。

【按摩要领】揉按或点按反射区，直至有酸麻感产生。

前列腺、子宫、阴道、尿道

【取穴位置】双手手腕处的横纹带状区域。

【主治病症】急慢性尿路感染、尿道炎、阴道炎、前列腺炎、前列腺肥大、前列腺增生等。

【按摩要领】由中间向两侧推按或揉按。

腹股沟

【取穴位置】双手手腕横纹带状区域桡侧端的凹陷处。

【主治病症】生殖系统疾病、盆腔炎、前列腺炎、性功能低下等。

【按摩要领】在反射区进行揉按或点按。

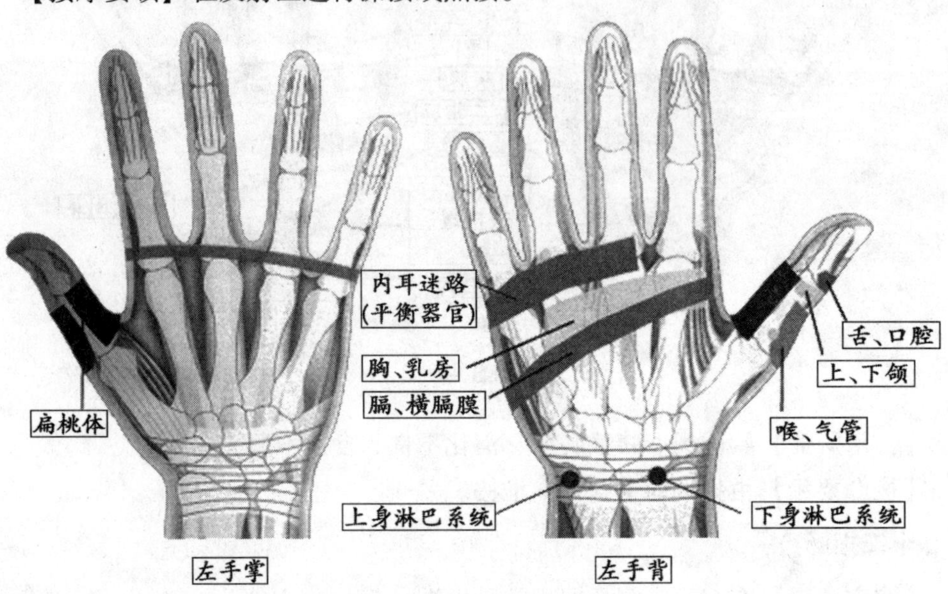

图3－7

舌、口腔

【取穴位置】双手拇指背侧，拇指关节中心。

【主治病症】口干舌燥、口舌生疮、口腔溃疡、牙龈肿痛、牙龈出血等。

【按摩要领】用力揉按或压按。

上、下颌

【取穴位置】双手拇指背侧，在舌、口腔反射区的下方。

【主治病症】牙痛、牙周炎、牙龈肿痛、牙龈出血、打鼾、颞下颌关节炎等。

【按摩要领】由尺侧向桡侧用力点按或推按，直至产生微热感。

扁桃体

【取穴位置】双手拇指接近关节处正中线两侧。

【主治病症】扁桃体炎、喉咙肿痛、感冒、发热等。

【按摩要领】由手腕向指端方向用力推按或揉按。

喉、气管

【取穴位置】双手拇指接近关节处的背侧中心。

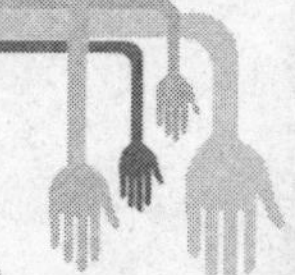

【主治病症】咳嗽、咽喉肿痛、咽喉炎、哮喘、气喘、气管炎、口干舌燥等。

【按摩要领】由指端向手腕方向进行推按或揉按，直至有酸麻感产生为止。

内耳迷路

【取穴位置】双手背侧，中指、无名指、小指的指根相连部位。

【主治病症】头晕、头痛、耳聋、耳鸣、晕车、晕船、高血压等。

【按摩要领】拇指、食指沿手指缝方向进行拿捏按摩。

胸、乳房

【取穴位置】位于双手手背，食指、中指、无名指掌骨接近手指的一端。

【主治病症】心脏病、肺病、乳房肿痛、乳汁不足等。

【按摩要领】由腕背向桡侧方向进行推按或揉按。

膈、横膈膜

【取穴位置】位于手背侧，食指、中指、无名指、小指掌骨中点连线的带状区域。

【主治病症】打嗝、胃积食、消化不良、恶心、呕吐等。

【按摩要领】由手掌桡侧向手掌尺侧推按或揉按。

上身淋巴系统

【取穴位置】双手背部，腕骨与尺骨之间的凹陷处。

【主治病症】各种炎症、免疫力低下、癌症等。

【按摩要领】在反射区用力点按或压按，直至产生酸麻感。

下身淋巴系统

【取穴位置】手背桡侧，腕骨与小臂桡骨之间的凹陷处。

【主治病症】各种炎症、水肿、囊肿等。

【按摩要领】在反射区用力点按或压按，直至产生微热感。

血压区

【取穴位置】位于手背侧，由拇指掌骨、食指掌骨及阳溪穴（拇指上翘，在手腕桡侧，当拇长伸肌腱与拇短伸肌腱之间）所包围的区域。

【主治病症】高血压、低血压、头痛、眩晕、身体浮肿、肾功能下降等。

【按摩要领】对反射区进行压按或揉按。

肋骨

【取穴位置】位于手背侧，食指骨体中部的桡侧是内侧肋骨的反射区，无名指和小指掌骨之间的凹陷是外侧肋骨的反射区。

【主治病症】肋间神经痛、胸膜炎、胸痛、胸胁痛、胸闷、肺炎、气管炎等。

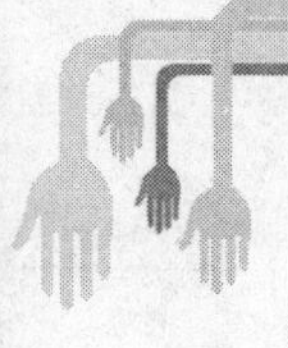

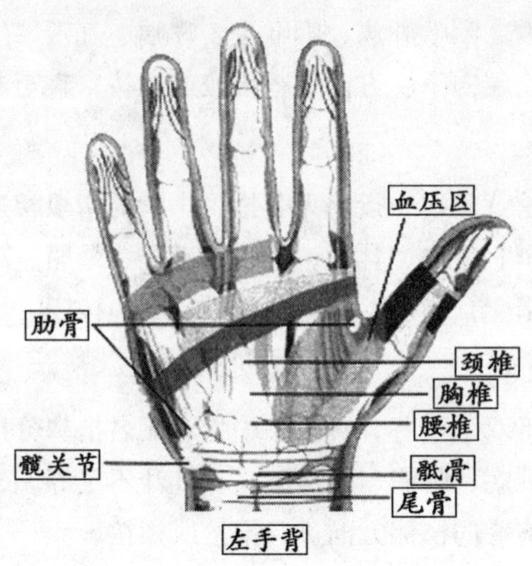

图 3 - 8

【按摩要领】用力点按或揉按反射区，以产生酸麻感为佳。

颈椎

【取穴位置】双手各指近桡侧以及各掌骨背侧远端，约占掌骨体的 1/5。

【主治病症】颈椎病、头痛、头晕、耳鸣、耳聋、胸闷、颈项强急等。

【按摩要领】由指端向手腕方向用力推按或揉按。

胸椎

【取穴位置】双手背侧，各掌骨的远端。如图 3 - 8 所示。

【主治病症】肩背酸痛、胸闷、胸痛、心悸、心脏供血不足、心肌缺氧、免疫力低下等。

【按摩要领】由指端向手腕方向用力推按或揉按，至有微热感。

腰椎

【取穴位置】双手的背侧，各掌骨近端，约占掌骨体的 1/2。

【主治病症】腰肌劳损、腰扭伤、腰背酸痛、腰椎间盘突出、坐骨神经痛等。

【按摩要领】由心脏远端向手腕方向推按或揉按。

骶骨

【取穴位置】双手背侧，手腕与手掌关节的连接处。

【主治病症】坐骨神经痛、腰骶部损伤、便秘、盆腔炎、前列腺炎、前列腺增生等。

【按摩要领】由心脏远端向手腕方向用力推按或揉按。

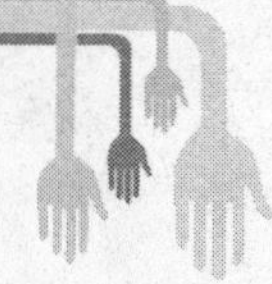

尾骨

【取穴位置】双手背侧，手腕部的横纹带状区域。

【主治病症】尾骨损伤、软组织挫伤、痔疮、便秘等。

【按摩要领】在反射区用力点按或掐按。

髋关节

【取穴位置】双手背侧，尺骨茎突骨面附近的部位。

【主治病症】髋关节疼痛、腰背酸痛、坐骨神经痛、腰椎间盘突出、便秘、大便干燥、痔疮等。

【按摩要领】用力点按或掐按反射区。

（4）手部穴位

①手太阴肺经归属穴位

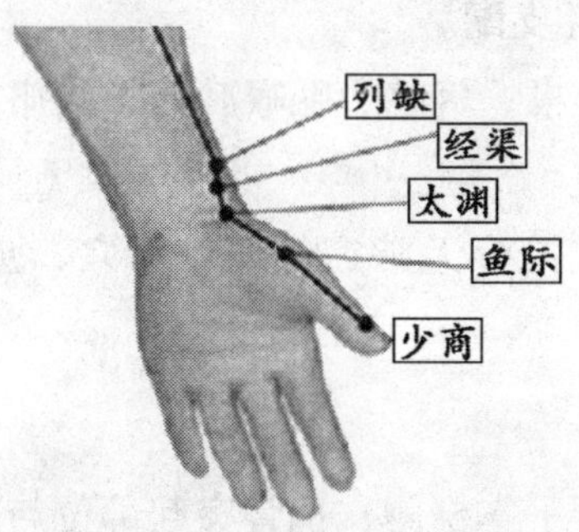

图3－9　手太阴肺经穴

少商穴

少商穴属手太阴肺经，又名鬼信穴。

【取穴位置】该穴位于拇指末节桡侧，距指甲角0.1寸。如图3－9所示。

【穴位解剖】有指掌固有动、静脉所形成的动、静脉网；布有前臂外侧皮神经和桡神经浅支混合支，正中神经的掌侧固有神经的末梢神经网。

【主治病症】感冒、咳嗽、肺炎、扁桃体炎、咽喉肿痛、鼻出血、小儿惊风、癫狂、中风、呕吐、中暑等。

【功能作用】导水排气。

【穴位配伍】三棱针点刺出血配合谷穴治疗咽喉肿痛、咳嗽；配中冲穴治疗昏迷。

鱼际穴

【取穴位置】该穴位于拇指掌骨中点桡侧。

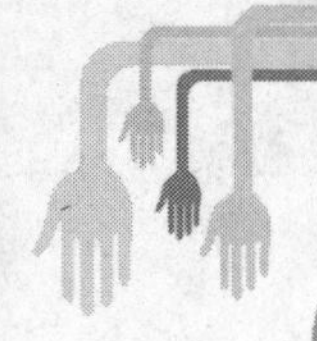

【穴位解剖】有拇短展肌和拇指对掌肌；血管当拇指静脉回流支；布有前臂外侧皮神经和桡神经浅支混合支。

【主治病症】肺炎、支气管炎、感冒、咳嗽、扁桃体炎、咽喉肿痛、鼻出血、发热等。

【功能作用】清热利咽。

【穴位配伍】配少商穴治疗咽喉肿痛；配孔最穴、尺泽穴治疗咳嗽、哮喘。

太渊穴

太渊穴是手太阴肺经上的重要穴位，又名大泉穴、鬼心穴。

【取穴位置】在手腕掌侧横纹区域的桡侧，桡动脉处。

【穴位解剖】穴下为皮肤、皮下组织、桡骨骨膜。皮肤由前臂外侧皮神经分布。针在皮下筋膜内，经桡神经浅支、头静脉与桡动脉掌浅支之间，穿前臂筋膜，在桡动、静脉外侧，拇长展肌和桡侧腕屈肌之间达深部桡骨骨膜。前肌由桡神经支配，后肌由正中神经支配。

【主治病症】感冒、咳嗽、气喘、咽喉肿痛、胸痛、腕痛、肢体酸痛等。

【功能作用】除湿降浊。

【穴位配伍】配人迎穴治疗无脉症；配尺泽穴、鱼际穴、肺俞穴治疗感冒、咳嗽、气管炎。

经渠穴

【取穴位置】该穴位于手掌桡侧，桡骨突起部位与桡动脉之间的凹陷处。

【穴位解剖】桡侧腕屈肌腱的外侧，有旋前方肌当桡动、静脉外侧处；布有前臂外侧皮神经和桡神经浅支混合支。

【主治病症】咳嗽、咽喉肿痛、胸部胀满、胸痛、气喘等。

【功能作用】气化水湿，传输热能。

【穴位配伍】配尺泽穴、肺俞穴治、咳嗽、气喘。

列缺穴

列缺穴是肺经上的重要经穴之一，又名童玄穴、腕劳穴。

【取穴位置】该穴位于桡骨茎突上方，腕部横纹上1.5寸即是。

【穴位解剖】在肱桡肌腱与拇长展肌腱之间，桡侧腕长伸肌腱内侧；有头静脉，桡动、静脉分支；布有前臂外侧皮神经和桡神经浅支的混合支。

【主治病症】感冒、头痛、上风、咳嗽、咽喉肿痛、牙痛、口眼歪斜、落枕等。

【功能作用】分流气血。

【穴位配伍】配肺俞穴治、咳嗽、气喘；配合谷穴治、感冒、头痛。

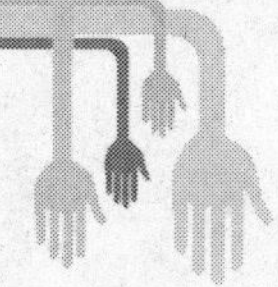

②手少阴心经归属穴位

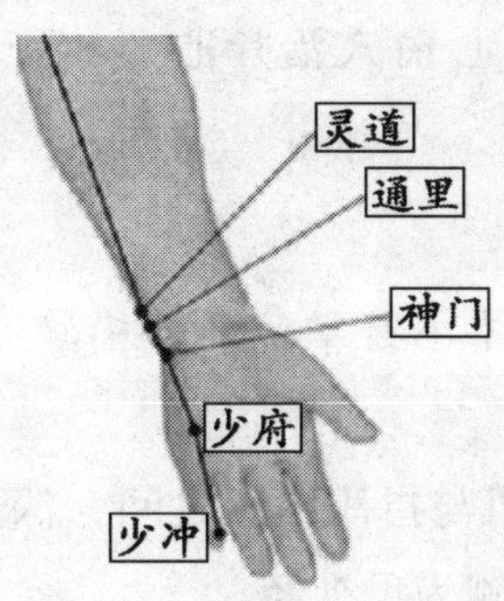

图 3－10　手少阴心经穴

少冲穴

少冲穴是手少阴心经上的重要腧穴之一，又名经始穴。

【取穴位置】该穴位于小指末节桡侧，距离内侧指甲角 0.1 寸。

【穴位解剖】有指掌侧固有动、静脉所形成的动、静脉网；布有指掌侧固有神经。

【主治病症】心痛、心悸、癫狂、热病、昏迷、喉咙痛等。

【功能作用】生发心气。

【穴位配伍】配太冲穴、中冲穴、大椎穴治、热病、昏迷等。

少府穴

少府穴是手少阴心经上的重要经穴之一，别名兑骨穴。

【取穴位置】位于手掌侧，无名指与小指的掌骨之间，握拳时，小指尖所到之处即是。

【穴位解剖】在第四、五掌骨间，有第四蚓状肌，指浅、深屈肌腱，深部为骨间肌；有指掌侧总动、静脉；布有第四指掌侧固有神经。

【主治病症】心悸、胸痛、遗尿、心律不齐、神经痛等。

【功能作用】发散心火，清热除湿。

【穴位配伍】配内关穴治疗心悸。

神门穴

神门穴是手太阴心经上的重要经穴之一，又名兑冲穴，中都穴，锐中穴。

【取穴位置】该穴位于腕部，手腕掌侧横纹区域尺侧，尺侧腕屈肌腱的桡侧凹陷处。

【穴位解剖】在尺侧腕屈肌与指浅屈肌之间，深层为指深屈肌；有尺动脉通过；布有前臂内侧皮神经，尺侧为尺神经。

【主治病症】心烦、失眠、神经衰弱、健忘、惊悸、癫狂痫症、胸胁痛等。

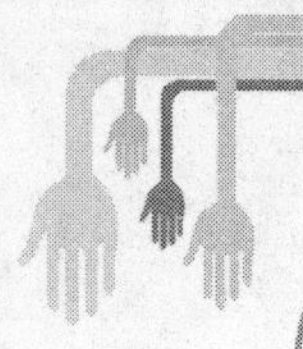

【功能作用】补心益气。

【穴位配伍】配内关穴、心俞穴治疗心痛；配三阳交、内关穴治疗健忘、失眠。

通里穴

【取穴位置】该穴位于人体小臂掌侧，腕横纹上1寸，尺侧腕屈肌腱的桡侧缘。

【穴位解剖】在尺侧腕屈肌与指浅屈肌之间，深层为指深屈肌；有尺动脉通过；布有前臂内侧皮神经，尺侧为尺神经。

【主治病症】心痛、心悸、暴喑、舌强不语、腕臂痛等。

【功能作用】沟通心肾。

【穴位配伍】配廉泉穴、哑门穴治不语。

灵道穴

【取穴位置】该穴位于人体小臂掌侧，尺侧腕屈肌腱的桡侧缘，腕横纹上1.5寸。

【穴位解剖】在尺侧腕屈肌与指浅屈肌之间，深层为指深屈肌；有尺动脉通过；布有前臂内侧皮神经，尺侧为尺神经。

【主治病症】心痛、瘈疭、暴喑、肘臂挛痛、慢性心脏病、心律不齐等。

【功能作用】生发心气。

【穴位配伍】配心俞穴治心痛及慢性心脏病。

③手厥阴心包经归属穴位

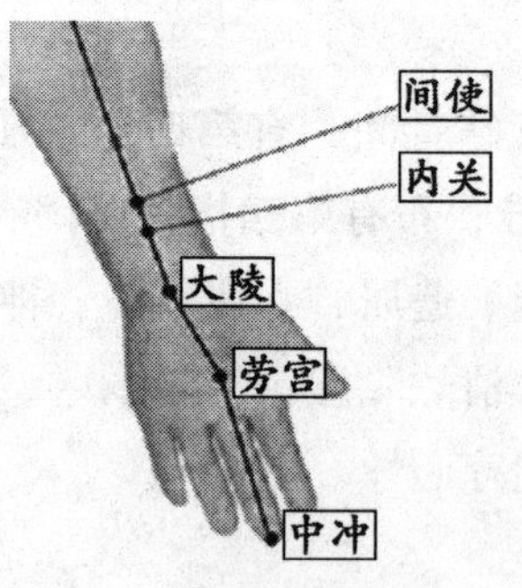

图3－11　手厥阴心包经穴

中冲穴

【取穴位置】该穴位于手掌中指尖端中央。

【穴位解剖】有指掌侧固有动、静脉所形成的动、静脉网；为正中神经之指掌侧固有神经分布处。

【主治病症】中风昏迷、中暑、休克、小儿惊风、热病、心慌、心痛、舌下

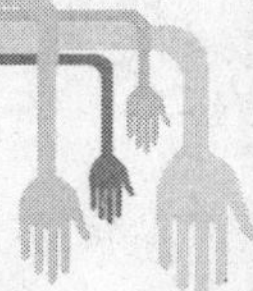

肿痛、舌强不语等。

【功能作用】发散内热。

【穴位配伍】配水沟穴、太冲穴、劳宫穴、曲泽穴治中风昏迷、舌强不语；配大椎穴、曲池穴、曲泽穴治中暑；配大椎穴、合谷穴、外关穴治小儿惊风；配商阳穴治耳聋、耳鸣。

劳宫穴

劳宫穴归属手厥阴心包经，又名五里穴，鬼路穴，掌中穴。

【取穴位置】该穴位于手掌心，食指和中指掌骨之间偏于中指掌骨，握拳屈指时中指尖处。

【穴位解剖】在第二、三掌骨间，下为掌腱膜，第二蚓状肌及指浅、深屈肌腱，深层为拇指内收肌横头的起端，有骨间肌；有指掌侧总动脉；布有正中神经的第二指掌侧总神经。

【主治病症】心痛、心悸、癫狂痫症、黄疸、中风昏迷、口疮、中暑等。

【功能作用】散热除湿。

【穴位配伍】配后溪穴治黄疸；配涌泉穴治痫症；配水沟穴、十宣穴、曲泽穴、委中穴治中暑昏迷；配金津穴、玉液穴、内庭穴治口疮、口臭。

大陵穴

【取穴位置】在手腕掌侧横纹的中点处，掌长肌腱与桡侧腕屈肌腱之间。

【穴位解剖】在掌长肌腱与桡侧腕屈肌腱之间，有拇长屈肌和指深屈肌腱；有腕掌侧动、静脉网；布有前臂内侧皮神经，正中神经掌皮支，深层为正中神经本干。

【主治病症】心痛、心悸、胃痛、呕吐、惊悸、癫狂、胸胁痛、手腕麻痛等。

【功能作用】镇惊安神，清心通络。

【穴位配伍】配劳宫穴治心绞痛、失眠；配外关穴、支沟穴治腹痛、便秘；配水沟穴、间使穴、心俞穴、丰隆穴治癫狂痫症、惊悸。

内关穴

内关穴归属手厥阴心包经，又名阴维穴。

【取穴位置】该穴位于前臂正中，手腕横纹区域上 2 寸，在桡侧腕屈肌腱同掌长肌腱之间。

【穴位解剖】在桡侧腕屈肌腱与掌长肌腱之间，有指浅屈肌，深层为指深屈肌；有前臂正中动、静脉，深层为前臂掌侧骨间动、静脉；布有前臂内侧皮神经，下为正中神经掌皮支，最深层为前臂掌侧骨间神经。

【主治病症】头痛、心痛、偏头痛、心悸、心律不齐、眩晕、呕吐、失眠、

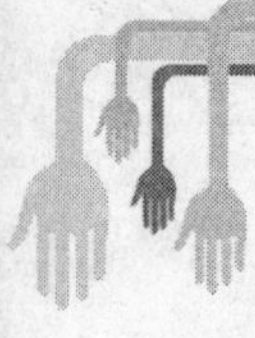

打嗝、痛经、腹泻等。

【功能作用】疏导水湿。

【穴位配伍】配公孙穴治肚痛；配中脘穴、足三里穴治胃脘痛、呕吐；配悬厘穴治偏头痛；配建里穴治胸闷。

间使穴

间使穴归属手厥阴心包经，又名鬼路穴。

【取穴位置】该穴位于人体小臂掌侧，曲泽穴与大陵穴的连线上，腕横纹上3寸，掌长肌腱与桡侧腕屈肌腱之间。

【穴位解剖】在桡侧腕屈肌腱与掌长肌腱之间，有指浅屈肌，深部为指深屈肌；有前臂正中动、静脉，深层为前臂掌侧骨间动、静脉；布有前臂内侧皮神经，前臂外侧皮神经，其下为正中神经掌皮支，最深层为前臂掌侧骨间神经。

【主治病症】感冒、咽喉炎、心痛、心悸、胃痛、胃炎、呕吐、癫狂痫症、心肌炎、烦躁、神经衰弱等。

【功能作用】散热生气。

【穴位配伍】配支沟穴治疟疾；配尺泽穴治反胃、呕吐、呃逆；配水沟穴、太冲穴治癔病。

④手阳明大肠经归属穴位

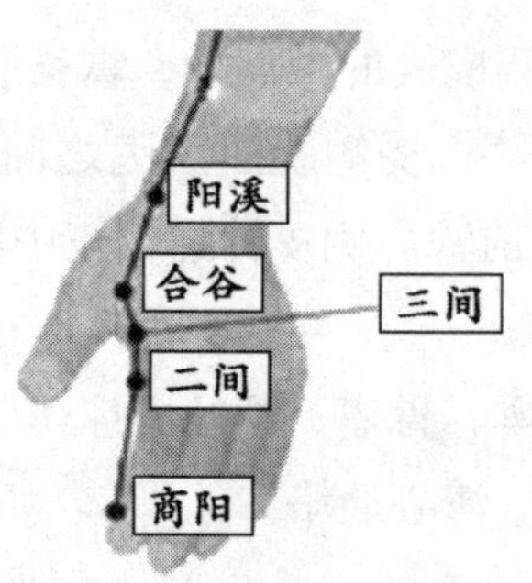

图3－12　手阳明大肠经穴

商阳穴

商阳穴归属手阳明大肠经，又名绝阳穴，而明穴。

【取穴位置】该穴位于食指末节桡侧，距指甲角0.1寸。

【穴位解剖】有指及掌背动、静脉网；布有来自正中神经的指掌侧固有神经，桡神经的指背侧神经。

【主治病症】牙痛、晕厥、中风昏迷、耳聋、热病、咽喉肿痛、手指麻木等。

【功能作用】疏导水湿。

【穴位配伍】配少商穴治热病、昏迷。

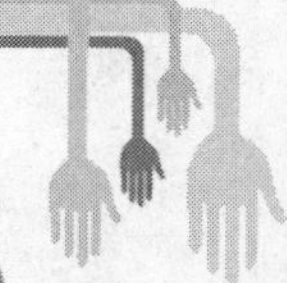

二间穴

二间穴是手阳明大肠经上的重要经穴之一，又名间谷穴，闻谷穴，周谷穴。

【取穴位置】微握拳，在食指第 2 关节前，桡侧凹陷处。

【穴位解剖】有指屈浅、深肌腱；有来自桡动脉的指背及掌侧动、静脉，布有桡神经的指背侧固有神经，正中神经的指掌侧固有神经。

【主治病症】咽喉肿痛、牙痛、目痛红肿、热病、鼻出血、口歪、面神经炎、三叉神经痛等。

【功能作用】分清降浊。

【穴位配伍】配合谷穴治牙痛。

三间穴

【取穴位置】轻握拳，食指本节后方桡侧凹陷处。

【穴位解剖】有第一骨间背侧肌，深层为拇内收肌横头；有手背静脉网（头静脉其示部），指掌侧有固有动脉；布有桡神经浅支。

【主治病症】牙痛、唇口干、咽喉肿痛、目急痛、肩痛、气喘、大便不通、嗜睡、疟疾、寒热、手指麻木、三叉神经痛、失眠等。

【功能作用】泄热利咽，调腹通便。

【穴位配伍】配间使穴治咽喉肿痛；配肾俞穴治肩背浮风劳；配后溪穴治手背肿痛。

合谷穴

合谷穴是手阳明大肠经上的重要经穴，又名虎口穴，容谷穴，合骨穴，含口穴。

【取穴位置】该穴位于人体的手背部位，拇指与食指掌骨之间，食指掌骨桡侧中点。

【穴位解剖】在第一、二掌骨之间，第一骨间背侧肌中，深层有拇收肌横头；有手背静脉网，为头静脉的起部，腧穴近侧正当桡动脉从手背穿向手掌之处；布有桡神经浅支的掌背侧神经，深部有正中神经的指掌侧固有神经。

【主治病症】头痛、牙痛、咽喉肿痛、目赤肿痛、鼻出血、口眼歪斜、耳聋、腹痛、便秘、闭经等。

【功能作用】疏导水气，舒筋通络。

【穴位配伍】配太冲穴治目赤肿痛；配太阳穴治头痛；配迎香穴治鼻出血、鼻炎；配少商穴治咽喉肿痛。

阳溪穴

【取穴位置】该穴位于人体的腕背横纹桡侧，手拇指向上翘时，拇短伸肌腱

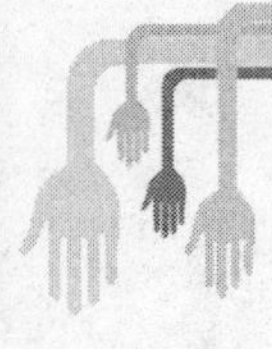

与拇长伸肌腱之间的凹陷中。

【穴位解剖】当拇短、长伸肌腱之间；有头静脉、桡动脉的腕背支；布有桡神经浅支。

【主治病症】头痛、目赤肿痛、耳聋、耳鸣、牙痛、咽喉肿痛等。

【功能作用】传送水湿。

【穴位配伍】配合谷穴治头痛。

⑤手少阳三焦经归属穴位

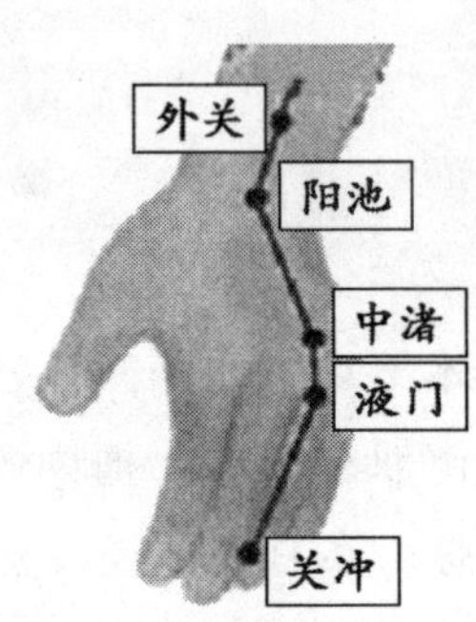

图 3－13　手少阳三焦经穴

关冲穴

【取穴位置】该穴位于无名指末节尺侧，距指甲角 0.1 寸。

【穴位解剖】有指掌固有动、静脉形成的动、静脉网；布有来自尺神经的指掌侧固有神经。

【主治病症】头痛、耳聋、耳鸣、咽喉肿痛、舌强、目赤肿痛、中暑、昏迷、心烦、热病等。

【功能作用】散热生气。

【穴位配伍】配内关穴、人中穴治中暑、昏迷。

液门穴

【取穴位置】该穴位于手背部，无名指与小指之间，指蹼缘后方赤白肉际处。

【穴位解剖】有来自尺动脉的指背动脉；布有来自尺神经的手背支。

【主治病症】头痛、耳鸣、耳聋、咽喉肿痛、目赤肿痛、疟疾、发热无汗等。

【功能作用】降浊升清。

【穴位配伍】配鱼际穴治咽喉肿痛。

中渚穴

【取穴位置】该穴位于手背侧，小指与无名指根间下 2 厘米手背凹陷处，液门穴后 1 寸。

【穴位解剖】有第四骨间肌；皮下有手背静脉网及第四掌背动脉；布有来自

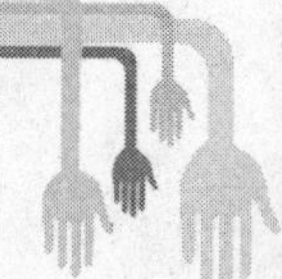

尺神经的手背支。

【主治病症】头痛、目眩、目赤、耳聋、耳鸣、咽喉肿痛、肩背肘臂酸痛、脊膂痛、热病等。

【功能作用】传递气血，生发风气。

【穴位配伍】配角孙穴治耳鸣、耳聋；配太白穴治便秘。

阳池穴

【取穴位置】该穴位于手腕背侧横纹中，指伸肌腱的尺侧缘凹陷处。

【穴位解剖】皮下有手背静脉网，第四掌背动脉；布有尺神经手背支及前臂背侧皮神经末支。

【主治病症】头痛、耳聋、目赤肿痛、腕痛、女性手脚冰凉等。

【功能作用】补阳益气。

【穴位配伍】配外关穴、曲池穴治前臂疼痛麻木；配少商穴、廉泉穴主咽喉肿痛；配胃管下俞穴、脾俞穴、太溪穴治糖尿病。

外关穴

【取穴位置】该穴位于小臂背侧，手腕横纹向上 1 寸宽处。

【穴位解剖】在桡骨与尺骨之间，指总伸肌与拇长伸肌之间，屈肘俯掌时则在指总伸肌的桡侧；深层有前臂骨间背侧动脉和掌侧动、静脉；布有前臂背侧皮神经，深层有前臂骨间背侧及掌侧神经。

【主治病症】头痛、偏头痛、目赤肿痛、耳鸣、耳聋、手脚麻痹、肘部酸痛、手臂疼痛、胸胁痛、高血压等。

【功能作用】联络气血，补阳益气。

【穴位配伍】配足临泣穴治颈项强痛、肩背痛；配大椎穴、曲池穴治外感热病；配阳陵泉穴治胸胁痛。

⑥手太阳小肠经归属穴位

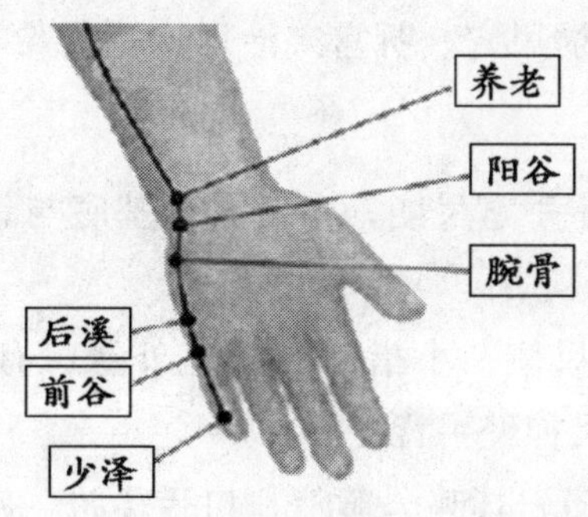

图 3－14　手太阳小肠经穴

少泽穴

少泽穴归属手太阳小肠经，又名小吉穴，少吉穴。

【取穴位置】该穴位于小指末节尺侧，指甲角旁0.1寸。

【穴位解剖】有指掌侧固有动、静脉，指背动脉形成的动、静脉网；布有尺神经手背支。

【主治病症】头痛、耳鸣、耳聋、咽喉肿痛、昏迷、热病、乳痈、乳汁少等。

【功能作用】生发金气。

【穴位配伍】配膻中穴、乳根穴治乳汁少、乳痈。

前谷穴

【取穴位置】该穴位于手掌尺侧，微握拳，小指本节前的掌指横纹头赤白肉际处。

【穴位解剖】有指背动、静脉；布有尺神经手背支。

【主治病症】头痛、目痛、耳鸣、咽喉肿痛、颈项痛、肩周炎、落枕、乳少、热病等。

【功能作用】降浊升清。

【穴位配伍】配耳门穴、翳风穴治耳鸣。

后溪穴

【取穴位置】稍握拳，小指掌关节后尺侧，横纹头赤白肉际。

【穴位解剖】在小指尺侧，第五掌骨小头后方，当小指展肌起点外缘；有指背动、静脉，手背静脉网；布有尺神经手背支。

【主治病症】颈项强直、耳聋、目赤、咽喉肿痛、腰背痛、落枕、肩周炎、癫狂痫症、疟疾、手指及肘臂挛痛等。

【功能作用】活血化瘀，补阳益气。

【穴位配伍】配列缺穴、悬钟穴治项强痛；配人中穴治急性腰扭伤；配天柱穴治颈项强直、落枕；配翳风穴、听宫穴治耳鸣、耳聋。

腕骨穴

【取穴位置】该穴位于手掌尺侧，小指掌骨基底与钩骨之间的凹陷处，赤白肉际。

【穴位解剖】在手背尺侧，小指展肌起点外缘；有腕背侧动脉（尺动脉分支），手背静脉网；布有尺神经手背支。

【主治病症】头项强痛、耳鸣、黄疸、口舌生疮、疟疾、热病、糖尿病、指挛腕痛等。

【功能作用】生发经气，泌别清浊。

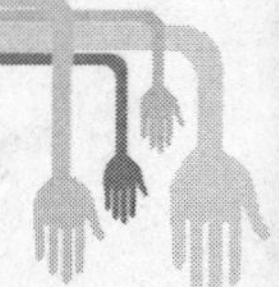

【穴位配伍】配阳陵泉穴、肝俞穴、胆俞穴治黄疸。配胰俞穴、脾俞穴、足三里穴、三阴交穴治糖尿病；配通里穴治惊风。

阳谷穴

【取穴位置】该穴位于手腕尺侧，尺骨茎突与三角骨之间的凹陷处。

【穴位解剖】穴下为皮肤、皮下组织、手掌筋膜、钩骨骨膜。皮肤由尺神经手背支和前臂内侧皮神经分布。在手掌筋膜深面，尺神经的深支和尺动脉的掌深支行于小鱼际肌浅面，支配并营养该肌群，动脉还组成掌深弓。

【主治病症】头痛、目眩、耳鸣、耳聋、热病癫痫、肋间神经痛、热病、尺神经痛等。

【功能作用】生发养气。

【穴位配伍】配阳池穴治腕痛。

养老穴

【取穴位置】该穴位于小臂背面尺侧，尺骨小头近端桡侧凹陷中。

【穴位解剖】穴下为皮肤、皮下组织、前臂筋膜、前臂骨间膜。皮肤由前臂后皮神经分布。皮下组织内除此神经外，有贵要静脉和头静脉的起始行经。针由皮肤、皮下筋膜穿前臂深筋膜，在指伸肌腱和小指伸肌腱之间经过，穿经其深面的骨间背侧动、静脉及神经，而达桡、尺骨下端骨间膜。

【主治病症】近视、落枕、头痛、急性腰扭伤、肩臂酸痛等。

【功能作用】充养阳气，清头明目。

【穴位配伍】配天冲穴、足三里穴治目视不明。

（5）手部的按摩保健

双手通过经络系统与脏腑保持着密切的关系。经络系统以经脉、络脉为气血运行散布的通道，在体内同有关脏腑相连，在体表与筋肉、皮肤等联系，内外贯通，纵横交错，把人体各组织、各器官紧密连接起来，组成一个统一的有机整体。

人体的十二条经脉中，有六条经脉贯穿手部，即手太阳小肠经、手少阳三焦经、手阳明大肠经、手太阴肺经、手厥阴心包经、手少阴心经。这六条经脉均与手部有直接联系，手三阳经起于手大指端，分布于上肢外侧而到达头面；手三阴经起于胸部，分布于上肢内侧而到达手部。手部的六条经脉又与足部的六条经脉相联系，十二条经脉分布于胸背、头面、四肢，均为左右对称。其中，每一条阴经都同另一条阳经在体内与脏腑相互络属，在体表是内侧和外侧表里相配，经脉的循行分布多有交叉和交会关系，这样加强了手部与机体各部分的联系，构成了

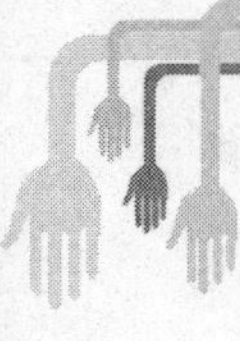

手部与全身的统一性与整体性，于是使脏腑功能的变化能反映于手部。如大肠经的起始点是食指商阳穴，在出现消化不良的病变时，食指上就会出现压痛；又如心经在手掌有循行分布，当出现心悸怔忡等症状时，手掌的相应部位就会有压痛，这些都说明手掌是内脏的指示计。手掌保健可通过刺激手部穴位改善内脏功能，消除紧张情绪，消除身体的不良反应和症状，预防和治疗疾病。

手掌互搓

现代快节奏的生活，使人们工作紧张，工作压力增大，所以睡眠时间相应减少。由于工作的惯性、思维的惯性以及精神过度紧张等等，人们睡眠质量普通不高，但是又必须在规定的时间内起床去上班。所以能够很快地入睡是大家的愿望，睡得深沉又可以最大限度地消除疲劳那将是最好的睡眠状态。那么不妨试一试手掌互搓的办法，这样不但可以很快入睡，而且一觉醒来，顿感神清气爽、精力充沛。

在睡前的1～2分钟，躺在床上，双手手掌相对，稍用力前后搓擦约1～2分钟，至手掌心发红最好。这样可刺激掌心血管，加快血液循环以达到安神镇静的作用。这种方法对防治失眠、疲乏无力、精神紧张症都很有效（图3－15）。

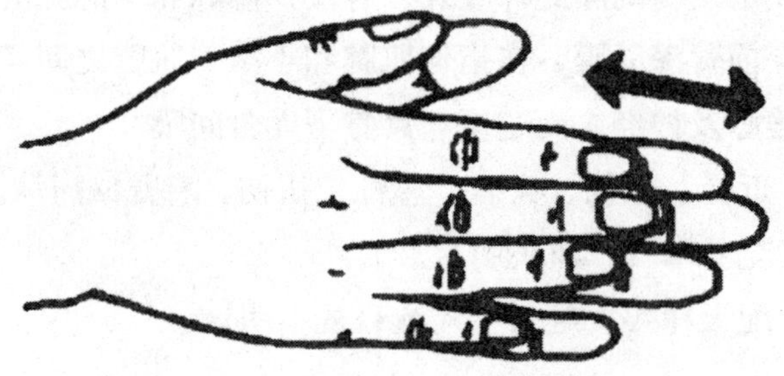

图3－15

旋转大拇指

经过一天紧张的工作，精神疲惫，身体劳累，整个人就像要散架一样，什么也不愿做。这里有一个简单而有效的消除疲劳的方法，那就是旋转一下大拇指。

当然要双手大拇指一齐转动，拇指翘起，其余4指并拢，从拇指根部旋转，转一圈360度，其他四指不动。拇指尖转的幅度应尽量大些，要努力做到这一点，因为这是关键。拇指按顺时针方向转30圈，再按逆时针方向转30圈。要领是从拇指的根部慢慢旋转，拇指指尖尽量划大圈，这样做可以补虚提神，用于体力不足、昏昏欲睡等症，并能治疗拇指麻木、疼痛。

开始做时，转起来可能不灵活，也很费力，但是经过反复练习后，便会随心所欲，旋转自如。此时应注意充分转动拇指根部，分别向内外两个方向交替旋转，每次大约转1～2分钟（图3－16）。

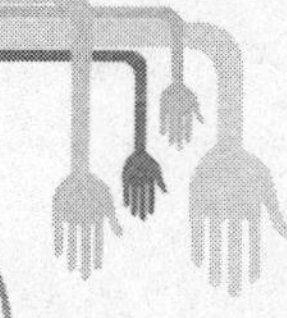

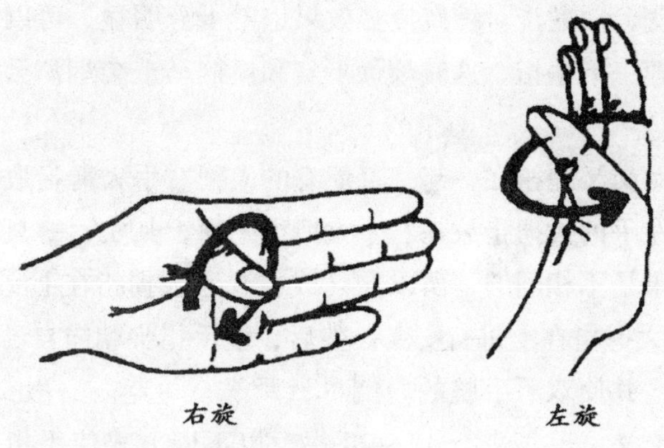

图 3－16

这个动作能够刺激拇指根部，也就是刺激大鱼际。大鱼际是拇指根部手掌上肌肉发达的部位，占手掌相当大的部分。此动作不仅可以刺激与拇指有关系的呼吸系统，而且也会刺激消化系统。健康人的大鱼际会高高隆起，弹性很好。通过锻炼大鱼际，会产生力量，使人精力充沛。

另外，大拇指指腹是头脑全息反射区之所在，转动大拇指也有改善大脑血液循环之功效。

交叉手指

从中医全息学来说，头部的反射区位于手指，刺激手指能有效地改善大脑的供氧与供血，从而恢复大脑的工作效率。

长时间地学习和工作，效率肯定会下降，甚至有头昏脑胀的感觉。短暂的休

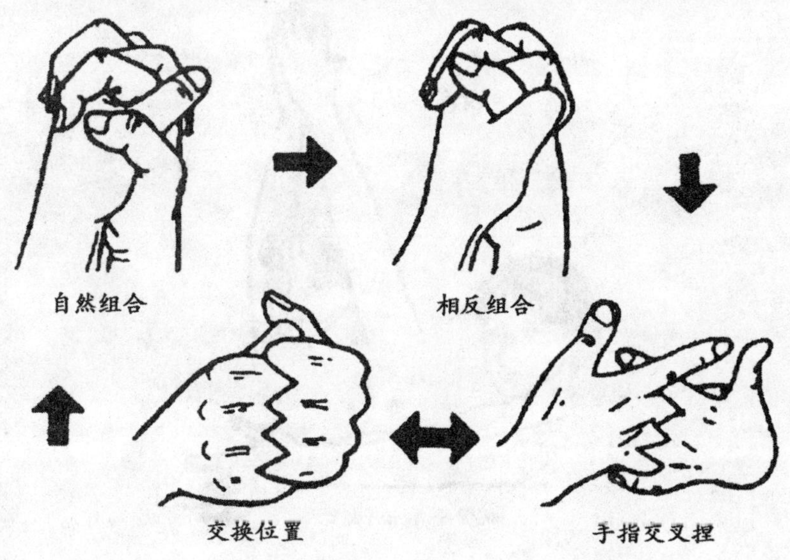

图 3－17

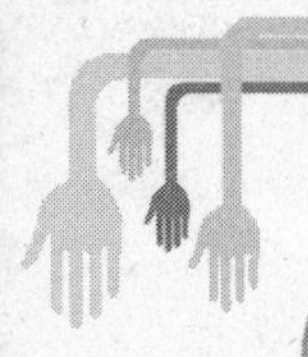

息和到室外透透气、散散步对缓解疲劳效果也不十分明显，可以利用较短的时间作一下手指操，捏一下手指，这时烦躁不安和懊恼马上会烟消云散，效率又可恢复了。

双手手指自然交叉地扭在一起。可能有的人把右手大拇指放在左手大拇指上面，有的人则把左手的大拇指放在右手大拇指上面，其实，哪只手的大拇指放在上面，产生的效果是不相同的，所以左（或右）手大拇指在上交叉一会后，要换成右（或左）手大拇指在上进行交叉。然后，使手指尖朝向自己，从手指根部把双手交叉在一起，并使双手手腕的内侧尽量紧靠在一起。一般交叉 3 秒钟左右，就可更换下一种交叉，反复进行 10 ~ 20 次。以不同方式使手指互相交叉，不仅使大脑的思维活跃，而且可以醒脑提神，刺激脑神经。对于防治健忘、精力不易集中、大脑迟钝、嗜睡等都有显著的效果（图 3 – 17）。

拍击手掌

如果一夜未眠或者夜间睡眠时间太短，早晨起床后仍感到头昏脑胀，不妨做一下这种简单而有效的拍手掌操。这种拍手操，会使人头脑清醒。

把手掌合起来拍击，发出“啪啪”的声音。一般在晨起时作此法，可以把双手向上方伸展，强烈地拍击手掌 3 次，接着，把向上方伸展的双臂放在与脑成 90°的部位，再拍击 3 次。拍击时，手腕要用力伸展，尽量双手掌对齐。手掌心是人体许多脏器反射区之所在，拍手掌可以宁心醒脑，有助于增强心脏功能，开发大脑潜力。对于防治晨起时睡懒觉、白天精神萎靡不振、记忆力不佳、注意力不集中、手麻、手凉等均有较好的效果（图 3 – 18）。

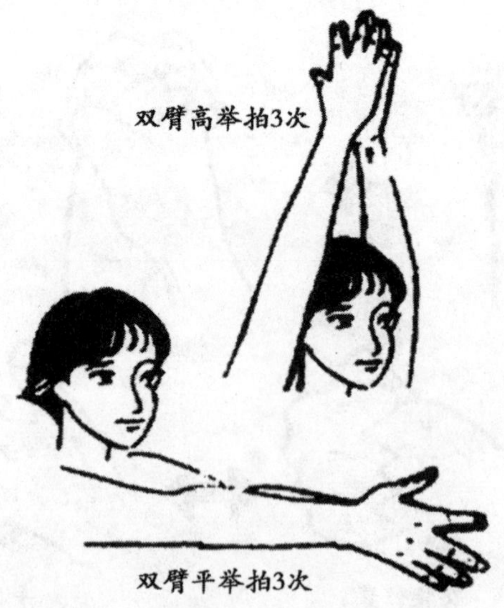

图 3 – 18

拍手掌的要点是手掌合上时，尽量让两手的手掌以及手指互相贴合，这样能刺激到手掌上的尽可能多的穴位。

手指节奏操

通过有节奏的手指刺激，可以活跃大脑，增强大脑的记忆和思考能力。通过不断刺激指尖，可促进神经末梢的血液循环、调节人体内脏的节律，对工作繁重的人来说相当有效。

用大拇指依次向其余4指做有节奏的对指运动，先从食指→中指→无名指→小指做对指运动，然后从小指→无名指→中指→食指做对指动作，共20次。有节奏地进行对指运动，可以有效地缓解大脑的疲劳。通过作这种指尖的精细动作，可以提高记忆力，灵活大脑，防沿指尖麻木、疼痛（图3－19）。

手指节奏操要一边做一边数数，双手要同时进行。

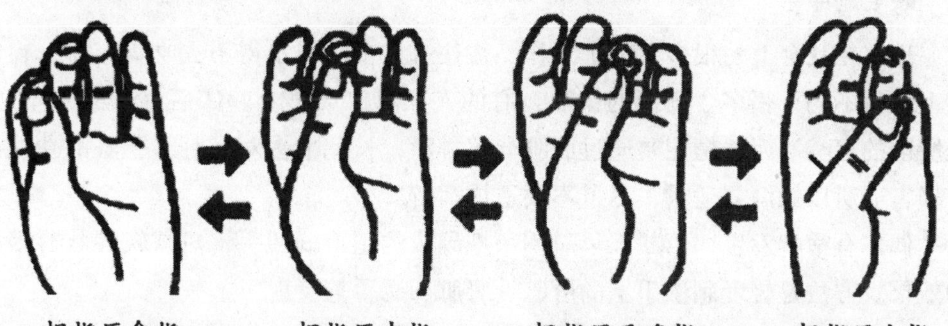

图3－19

手掌吹风

有的人由于气血不调或阴阳不和，会发生手脚冰冷的现象。特别是在冬天，手脚异常冰凉。有的人因长期疲劳工作或伏案工作，会造成全身血液循环不畅，身体劳乏，即使再继续做什么，效率也不会高。这个时候用温风吹一下手，效果就大不一样了，马上能改善脑血管供氧和血液循环，对于消除疲劳、恢复大脑的活力是简单而有效的方法。

在早晨或睡前用电吹风吹手掌，当手掌稍热时就把电吹风移开，然后再继续上述程序，这样反复进行5～10次，使整个手掌都被温风刺激到，然后，对指端部也同样地进行刺激。热风吹完后，再用冷风吹3次，然后再用此法吹手背。温风吹手可以温运气血，调节内脏功能的平衡。对于劳累过度、精神紧张、记忆力下降，用温风刺激是理想的方法之一。另外这种方法对手掌及手指麻木、冷痛等均有疗效（图3－20）。

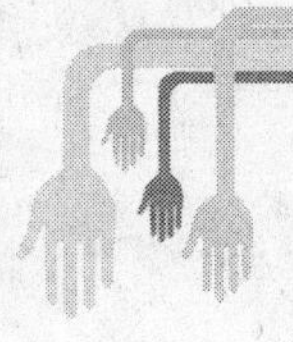

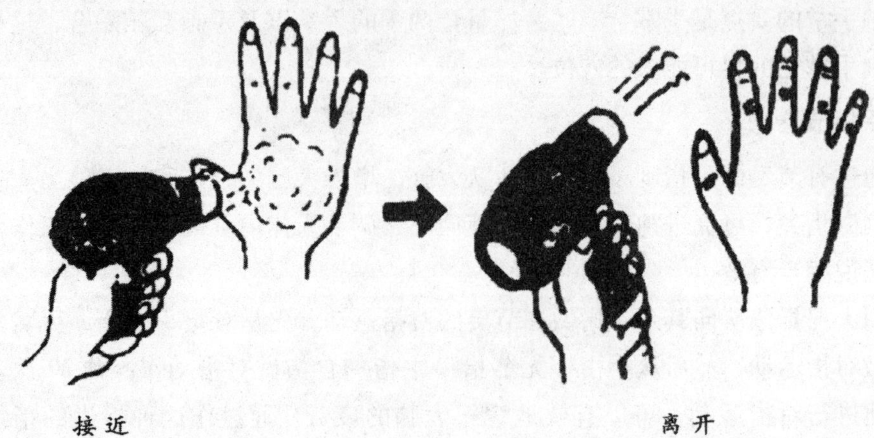

图 3－20

硬毛刷叩手

现在在社会上的很多人为了工作，往往有许多时候不得不去吃喝应酬，在饭桌上不得不喝下很多含酒精的饮品，有的人在第二天早上起床后仍然感到不适，即所谓的宿醉。而酒精主要通过肝脏分解排泄，长此下去对肝脏、胰脏的功能都有损害。所以饮酒要适量，尽量不要造成宿醉。

偶尔有宿醉发生，第二天早晨用一把硬质的粗毛刷叩手，对减轻症状有很好的效果。方法是轻度刺激手上的肝脏、肾脏、肠胃等反射区。

也可用一把发梳对手掌、手背进行力度适中的叩击，先在手掌部进行叩击 20 次，然后换成另一只手。手掌叩完后叩击手背，用力略轻些，同样叩 20 次，再换手。叩击手掌和手背能刺激到手掌和手背上的许多人体内脏反射区，同按摩的原理和效果是一样的，但却简便得多（图 3－21）。

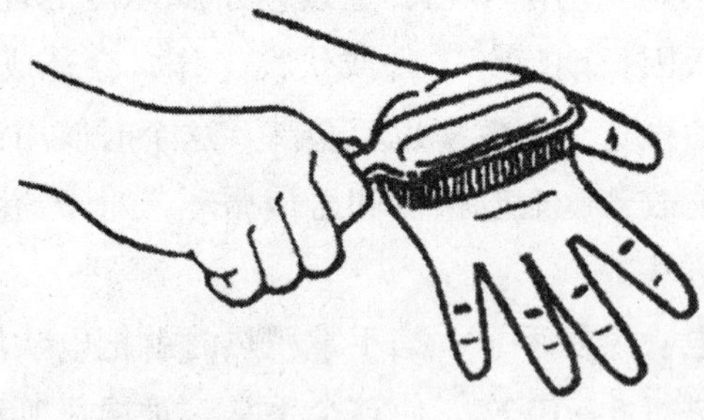

图 3－21

高尔夫球滚掌

每个人都会有不愉快、心情低落或情绪焦躁的时候，每当这时候就取出一个高尔夫球在手掌中滚动按压，可以起到稳定情绪，提高工作效率的作用。经常做这种掌上滚动，还有利于身体的保健。

方法是将高尔夫球夹在双掌之间，双掌略微用力，使高尔夫球在双掌之间滚动，也可以停在手掌的某个部位，然后用力按压3秒钟之后再继续滚动或按压。旋转高尔夫球能刺激手掌上的各处反射区，对于消除疲劳，缓和情绪，提高精力有很好的效果（图3－22）。

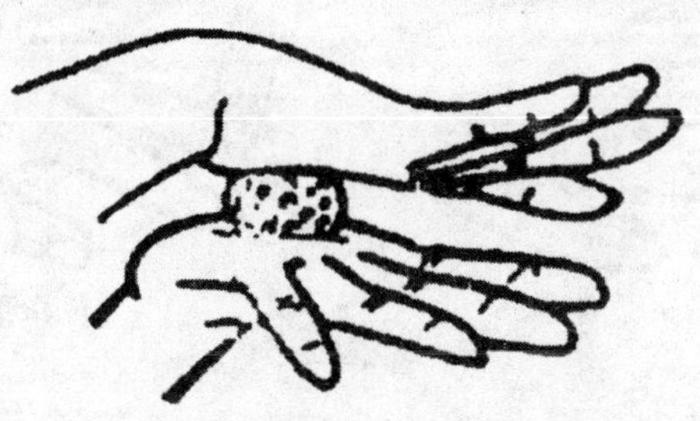

图3－22

牙签束刺手

手掌和手背上有很多穴位，刺激这些穴位可以疏通穴位所在的经络，防治身体相应部位的病变，适用于防治多种病症。

选10只牙签，用橡皮筋束在一起，用来刺激手背、手指和手掌，这是一种刺激穴位的按摩法，针对性强，刺激性强，用来刺激整个手掌有很好的效果（图3－23）。

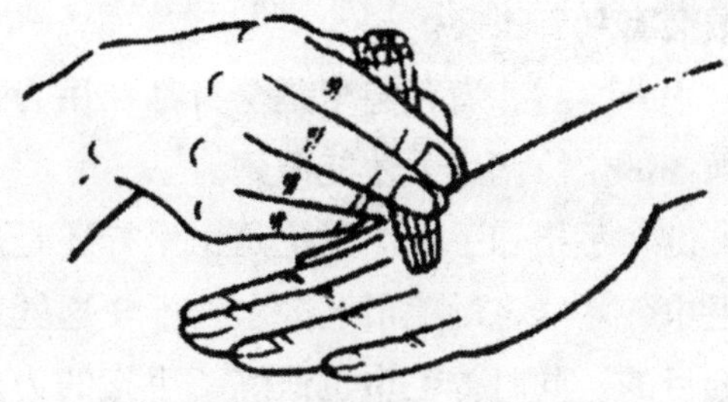

图3－23

刺激的方法是用牙签束按顺序按压手部，每次持续约3秒钟，然后再去刺其他地方，直到把手心、手背和手指全部刺激到。要注意刺激的程度，不可伤及皮肤。

如果身体某一部位不适或有疾病，则可重点刺激一下它在手上的反射区。

夹手指

夹手指，是指给手指一定力度的刺激，这种方法对于改善神经系统的功能，提高大脑的活力很有效。

十指的指端上有一些穴位与五脏六腑相通，用晒衣夹或文具夹夹手指，可以刺激内脏，提高内脏的机能。衣夹的刺激作用较强，夹住手指就像进行穴位刺激一样。

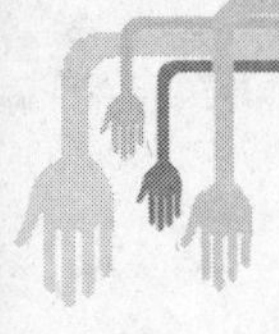

衣夹夹手指的具体操作方法是用夹子夹住指头3秒钟，反复夹5~8次，交替夹上、松开，这样不但可刺激穴位，也可改变手指上的血液循环，调整内脏功能（图3－24）。

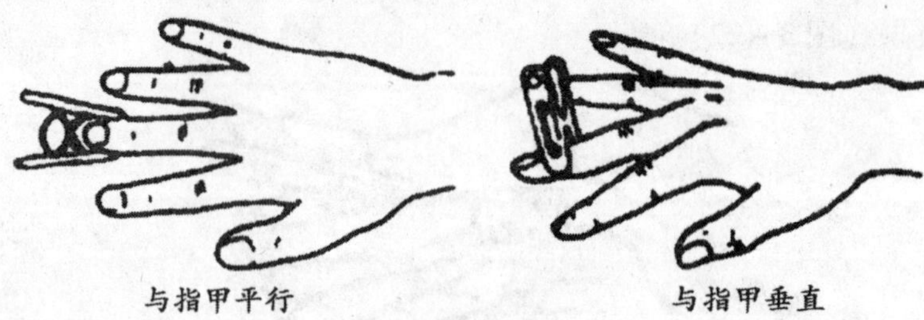

图3－24

当然也可以用夹子夹住全指，坚持10秒钟后，换夹其他的手指，要以手指所承受的压力不感觉到难以忍受为准。若夹子过紧，则应换成弹力略小的；反之夹子弹簧松弛，则要用新夹子。如想要对手指的某一部位进行强刺激，只要夹的时间略长就可以了。

拧毛巾

拧毛巾也是通过对手臂和手掌反射区的刺激来达到保健的目的，有心脑血管系统病症的人，经常做会有利于康复。

拧毛巾时，手指、手腕、肘、肩臂甚至是全身都在用力，虽然强度不大，各部用力也不同，但必须各部位协调用力才能做到。

其实拧毛巾窍门关键在手指和手掌。无论是正手拧还是反手拧，十个手指和手掌都必须紧紧抓住毛巾，才能将湿毛巾上的水拧干。这就刺激了手指和手掌上的穴位，达到了健身的目的。同时拧毛巾也锻炼了手指的力度和灵活性，进而通过手，对大脑进行了刺激，有利于活跃大脑的思维。

拧毛巾的要领是先正手方向拧，后反手方向拧，双手手指和手掌都要用力（图3－25）。

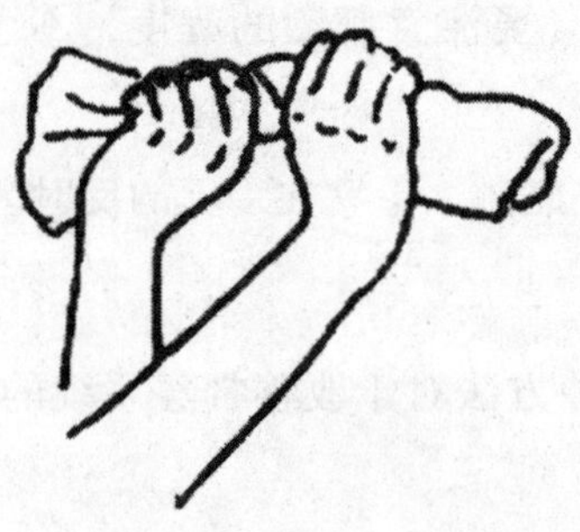

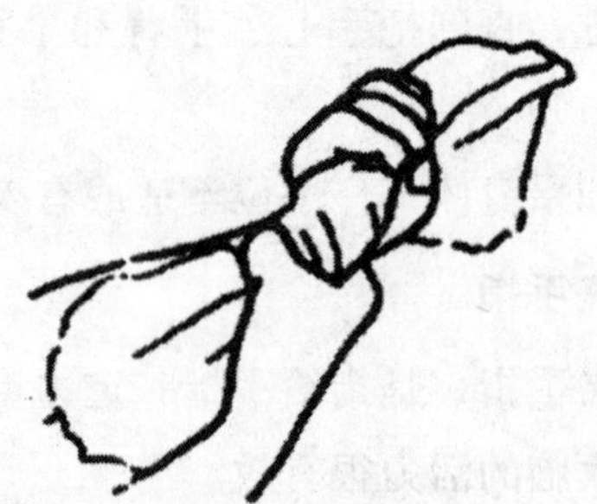

图3－25

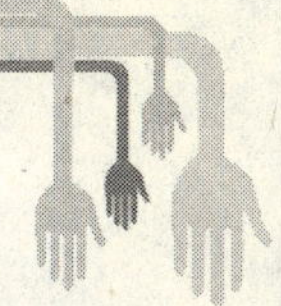

手指吊环

手指上有肝经（无名指）、肾经（小指）、心脏（中指侧）反射区，还有许多穴位。手指吊环能够刺激相应穴区，提高脏腑功能，防治相应疾病。

手指吊环是一个因具体情况而设的按摩法。我们在乘车上下班或外出时，习惯用整个手掌抓住车厢内的吊环，以防汽车摇晃。我们也可以利用这段时间来健身。只不过是我们把抓吊环的一只手变成一个手指。用一只手指（大拇指除外）勾住吊环，要用指根部抓住，用力地握5～10秒钟，然后再换其他手指抓握。

当然，在很颠簸的时候，也可以2个手指去抓握，以防止跌倒，可以这样反复进行（图3－26）。

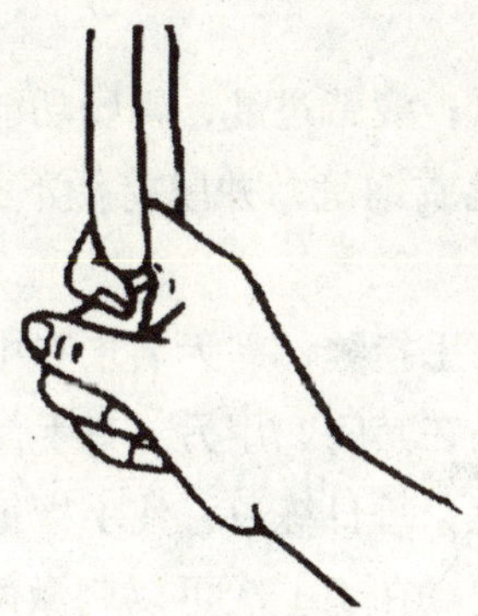

图3－26

抓握吊环，使所有的手指都受到强力的刺激，使手指与相关的内脏得到了锻炼。所以您只要留心生活中的事情，健身就可随时随地进行。

打倒立

打倒立对治疗和改善脑缺血，预防下肢静脉曲张有很好的效果。长期站立工作的人和持续用脑、疲劳过度的人比较适合做这种运动。

倒立时，血液由于重力的作用迅速流向大脑和双手，可以改善大脑昏昏欲睡的状态。

倒立时，手掌支撑整个体重，使手得到了有力的刺激，改善了手部的血液循环，使内脏功能得到了很大的提高，也锻炼了手、臂、肘和手指的肌肉。

当然，并非人人都适合打倒立，由于体质不同，有些人打不成倒立，有些人有脑部疾病也不适合打倒立。对于臂力不足，一次立不起来的人，在双臂间放个枕头，用头帮助承担一部分身体重量也可以。打倒立每天1～2次就够了。具体方法是找一处靠墙的地方打个倒立，头下脚上，双手支撑在地面上，持续3秒钟（图3－27）。

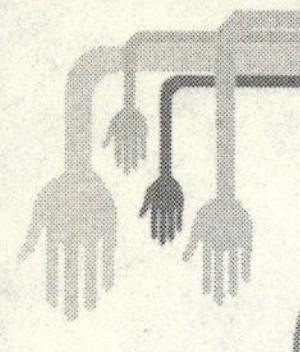

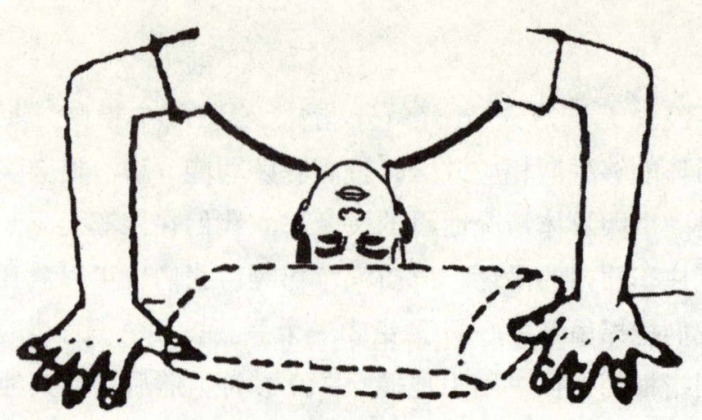

图 3－27

手指夹钢笔

连续工作，工作效率降低；疲劳过度，胃肠功能减弱。出现上述情况时，不妨暂时停下工作，夹一下铅笔或钢笔，并坚持做下去，这样可以改善胃肠功能、消除疲劳。

手指夹钢笔的做法是利用手指缝，即无名指和中指，无名指和小指，中指和食指，分别组合，把细钢笔夹在其间。用另一只手使夹笔的两指指尖靠拢，靠拢时两指会觉得胀痛。坚持夹笔，每日练习，使手指每天都得到刺激，反复练习后就不觉得痛了。这种刺激的优点在于 1 次可以刺激两根手指，每次使指尖并拢 3 秒钟，一日做 7～10 次，也可以 1 次用 3 根指夹两支细钢笔，4 根指头夹 3 支细钢笔。每次使多个手指受到刺激，其效果可成倍地增加。开始先夹细笔，习惯了再夹粗笔（图 3－28）。

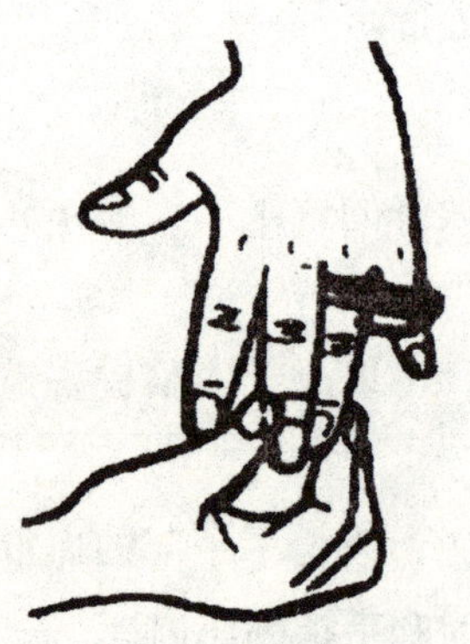

两根手指夹一支笔

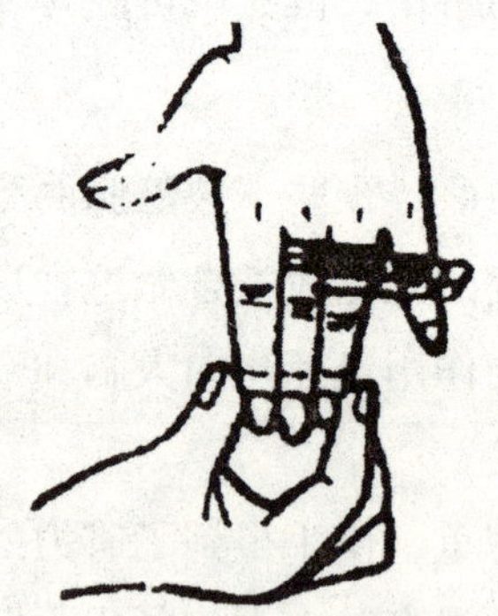

三根手指夹两支笔

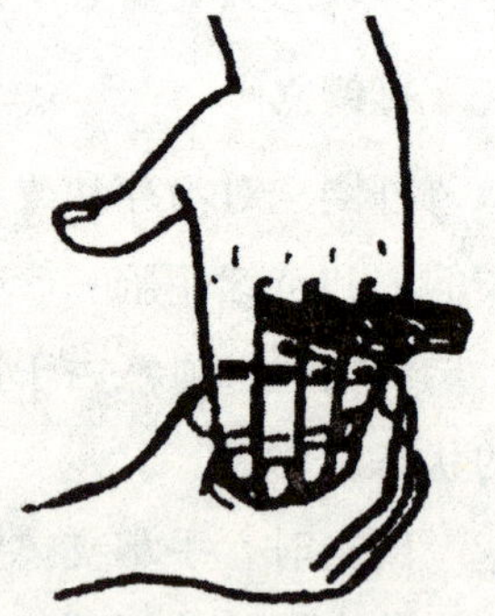

四根手指夹三支笔

图 3－28

勾拉手指

五指分别与人体内的不同内脏器官相连，而双手同一手指互相牵拉，对提高内脏的机能很有好处。

轮流地把双手的各个相同手指相互勾住，稍用力，用手指根部勾拉，3 秒钟后松开，反复进行 10 次左右。这样可以使左右手的手指同时获得刺激，短期内可以增强内脏功能，行气活血。对于防治脏腑功能低下的病症，以及手指麻木、屈伸不利等症都有较好的效果（图 3－29）。

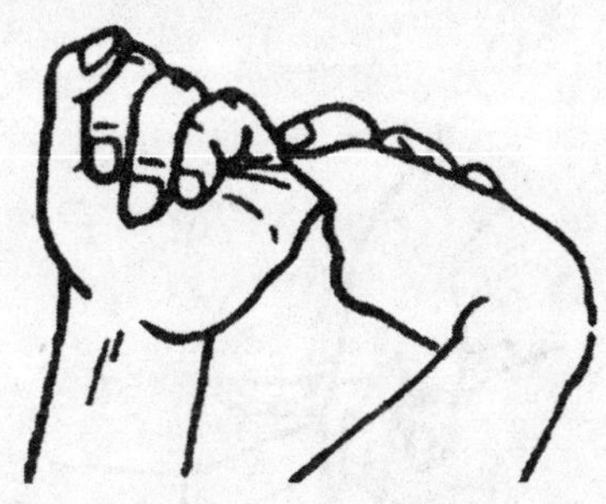

图 3－29

双手互勾的力度自己也便于掌握，要点是要用指根部互相牵拉，而不是指头，这样才能刺激整个手指和其上的反射区、穴位。

搓鱼际

拇指根部的大鱼际与呼吸系统密切相关，可以防治感冒、鼻塞、气短、咽喉肿痛等病症。

用一只手使劲摩擦另一只手的大鱼际，两侧交替进行，约 3～5 分钟，以局部发热为止。摩擦大鱼际会使手掌变暖，加快血液循环，也增加了内脏血液循环速度，促进了机体新陈代谢（图 3－30）。

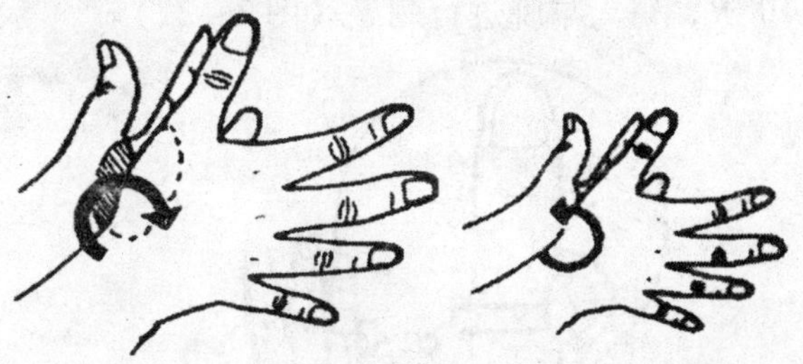

图 3－30

小指直角功

小指直角功不但可加强肾脏机能，对于身体虚弱或有夜尿症的孩子也有效。小孩由于心肾不交或肝肾不足等原因夜尿，有的上初中了还偶尔发生尿床的现象，这完全可以在课间或吃午餐时，用小指直角功来进行治疗，但不必时间太长，一般每次压 3 秒钟后，略微间隔一下，再压。用力也不可过大，只要坚持刺激就会有好转的。另外，老年人排尿不畅也可用刺激小指来治疗，因为它对泌尿生殖系统也有保健作用。

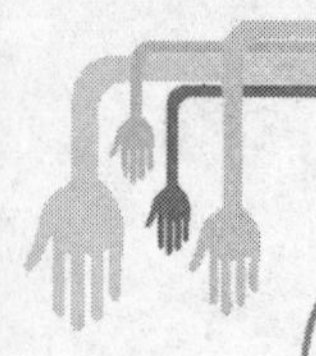

其做法为利用桌子的边缘，把小指放在桌子上面，其他4指从桌子边缘垂下来，与小指构成90°的直角，把力量放在小指上，反复刺激10～15次。小指是肾经所在，用力紧压小指可以调节心脏及泌尿生殖系统（包括子宫、睾丸、肾脏等）的功能。对于防治心悸、心前区疼痛、月经不调、遗精、阳痿、遗尿、尿频等症有明显的效果（图3－31）。

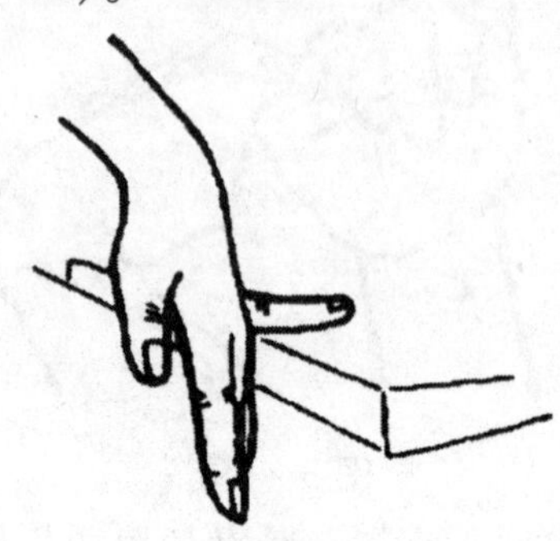

图3－31

戒指功

无名指上有内分泌的反射区，同血液循环也有关。刺激无名指可以调节激素分泌，促进血液循环，改善消化系统功能。研究表明，不断地对无名指进行按压，生殖系统功能也可得到强化，可以防治痛经、月经不调、阳痿、早泄等疾病。

将戒指戴在无名指或中指、食指上，先把戒指推上第2关节处，然后从旁边按压戒指，约7～10次，每天早晚进行刺激（图3－32）。

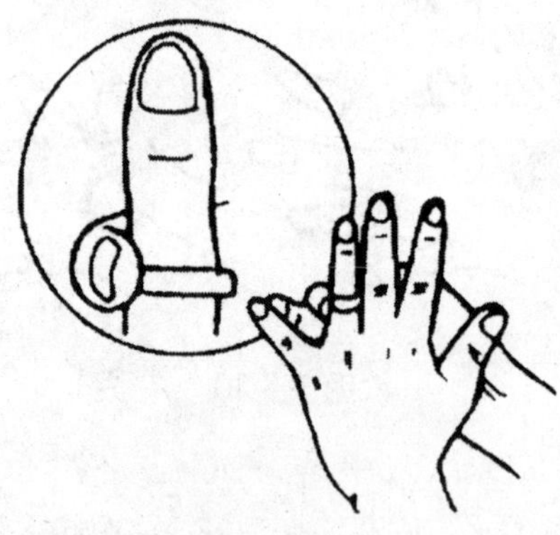

图3－32

另外，用戒指戴压无名指，就可刺激生殖器官，提高其功能。

自我握手

对手互握，会促进全部内脏器官的血液循环，对于性机能降低的人也有益处。

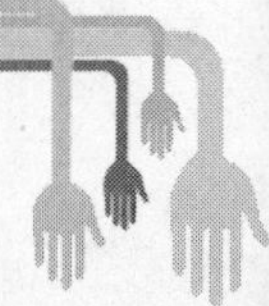

小鱼际主要与心脏、小肠等内脏相连，与生殖系统也有关。握手刺激小鱼际，长期施此法，可以达到加强内脏功能的目的，使体质增强，提高人体的抗病能力。自我握手，就是左右手的手掌靠拢在一起进行握手，右手拇指要用力抓住左手的小鱼际，左手的拇指也要用力抓住右手的小鱼际，紧握 10 秒钟后放开，再重复上述动作，共握 5 ~8 次（图 3 –33）。

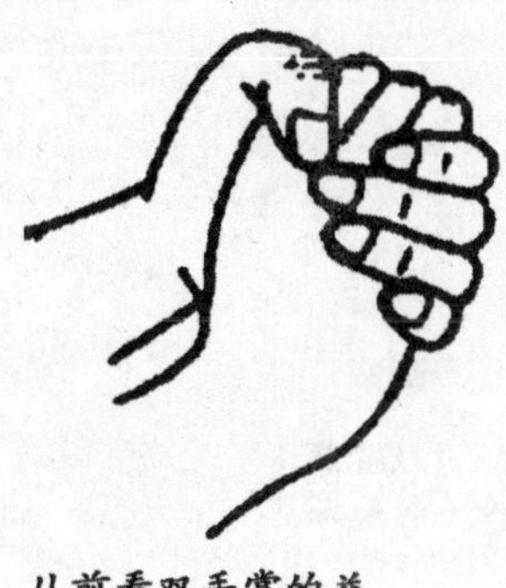

从前看双手掌的益

从后看双手掌的益

图 3 –33

自我握手的要领是要像与久违了的老朋友握手一样，用力握住小鱼际，如果自己每天坚持这种保健方法，体力和精力会得到很大提高。

手掌伸展法

双手的拇指和食指分别捏住按摩对象左手两侧，向上提起，保持掌面向上。拇指位于按摩对象手掌中央，相互接触。牵动拇指缓缓分开，同时双手向后外方稍微弯曲。当双手拇指相互分开的时候，可以向外伸展按摩对象的手掌。该手法可以消除手部肌肉和软组织的紧张和劳损，增加灵活性。

手指牵拉

左手支撑按摩对象左前臂，肘部弯曲，肌肉保持放松。右手的四指自然弯曲，用拇指和食指捏住按摩对象的食指。牵引自己的手脱离按摩对象的食指过程中，对食指施加轻微的牵拉。拇指牵拉按摩对象食指的手掌面，其余四指牵拉按摩对象食指的手背面。按照顺序对每一个手指进行同样的牵拉。该手法可以逐渐消除双手的紧张。

拇指根部揉捏法

按摩对象左手掌面向上。右手虎口与按摩对象左手虎口交叉放置。调整右手位置，直至拇指位于按摩对象拇指根部的大鱼际，其余四指支撑按摩对象左手拇指根以下的部位。右手拇指在按摩对象的左手拇指根周围进行顺时针方向的环形揉捏，力度达到肌肉内部。该手法可以深入作用于拇指根部的大鱼际。

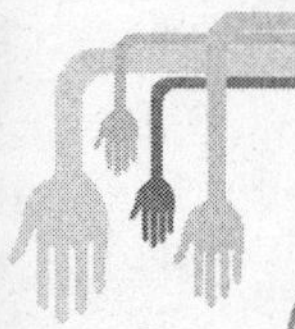

2. 足部是“第二心脏”，保健养生必不可少

（1）足部血管

足部血管包括足动脉和足静脉。

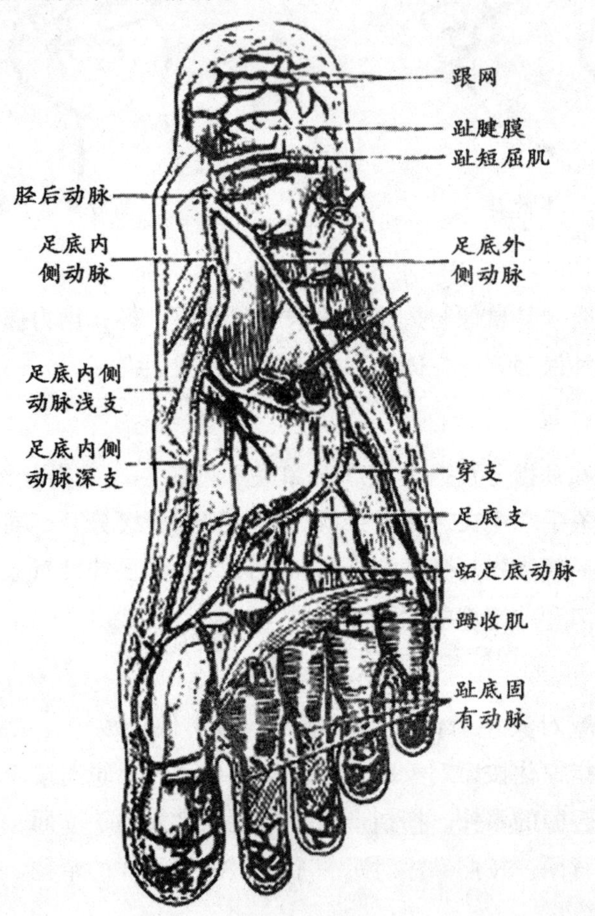

图3－34

①足动脉

足动脉包括足底内侧动脉、足底外侧动脉（图3－34）和足背动脉（图3－35）。

足底内侧动脉：为胫后动脉较小的一支，经展肌与趾短屈肌之间前行，沿途分支分布于足底内侧部。

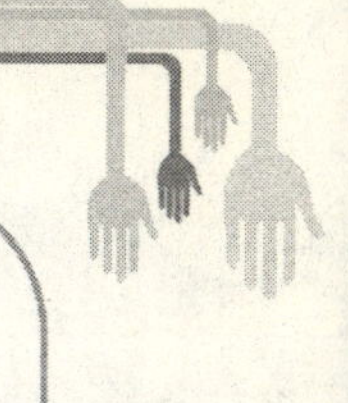

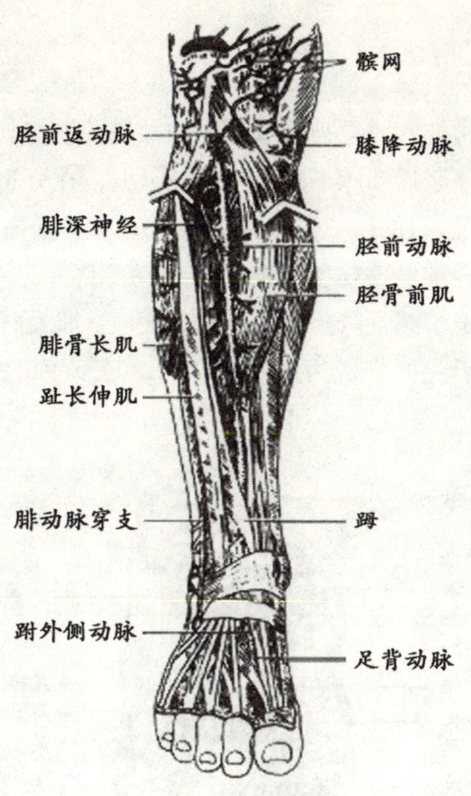

图 3－35

足底外侧动脉：较足底内侧动脉粗大，先斜行向前外方，继沿趾短屈肌和足底方肌之间前行，至第 5 跖骨底附近再弯向内侧，达第 1 跖骨间隙近侧部与足背动脉的足底深支吻合，形成足底弓。自足底弓向前发出数条跖足底动脉，足跖趾关节附近，各支再分为 2 条趾底固有动脉，分布于相邻足趾的相对缘。足底外侧动脉在途中分支至足底外侧部。

足背动脉：为胫前动脉的直接延续，在跨长伸肌腱与趾长伸肌腱之间前行，在第 1 跖骨间隙近侧端分出足底深支和跖背动脉。足底深支经第 1 跖骨间隙至足底，与足底外侧动脉吻合，形成足底弓。跖背动脉又分为细小的趾背动脉，分布于各趾背。足背动脉沿途分支营养跗骨及足背结构。足背动脉的位置浅表，于长伸肌腱的外侧可触知其搏动。

②足静脉

足静脉属下肢静脉的一部分，有浅、深静脉之分。下肢的浅静脉，主要有起于足背静脉弓的小隐静脉和大隐静脉。足背静脉弓由趾背静脉汇合形成，位于跖骨远侧端的背侧。下肢的深静脉，都与同名动脉伴行。在小腿以下，每条动脉都有两条伴行静脉。

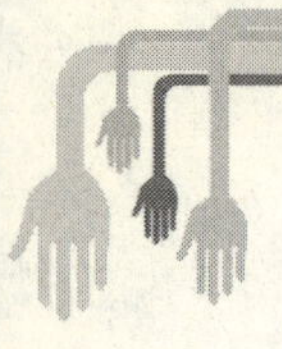

(2) **足部神经**

足部神经是从胫神经和腓总神经分出。胫神经在腘窝与腘动、静脉伴行。在小腿经比目鱼肌深面伴胫后动脉下降，过内踝后方，在分裂韧带深面分为足底内侧神经和足底外侧神经（图3－36），二终支入足底，肌支支配足底诸肌，皮支分布于足底的皮肤；胫神经损伤引起的主要运动障碍是足不能跖屈，内翻力弱，不能用足尖站立或行走，感觉障碍区主要在足底面。腓总神经经过足背和趾背的皮肤；腓总神经受损后主要表现为足不能背屈，足下垂，并有内翻，趾不能伸，感觉障碍主要在足背。

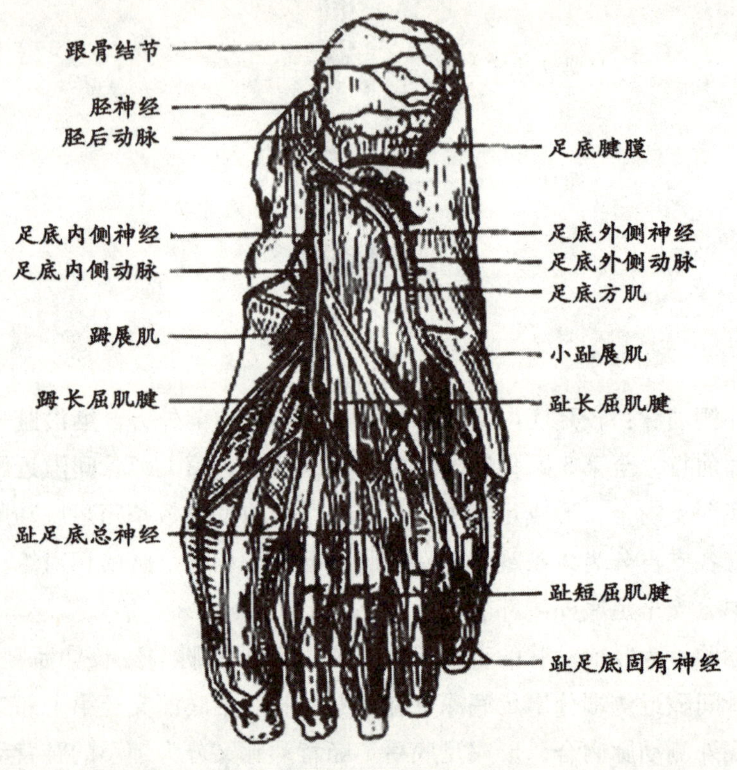

图3－36

(3) **足部反射区**

人体重要脏腑、器官在足部均有各自的对应区，当双足并拢在一起时，人体脏器在足部的对应区，就像一个从后上方向下看到的一个屈腿盘坐并向前俯伏的投影人形。人体脏器在足部的对应区，基本是同侧相对应，即身体右侧的器官，其对应区在右足；身体左侧的器官，其对应区在左足。

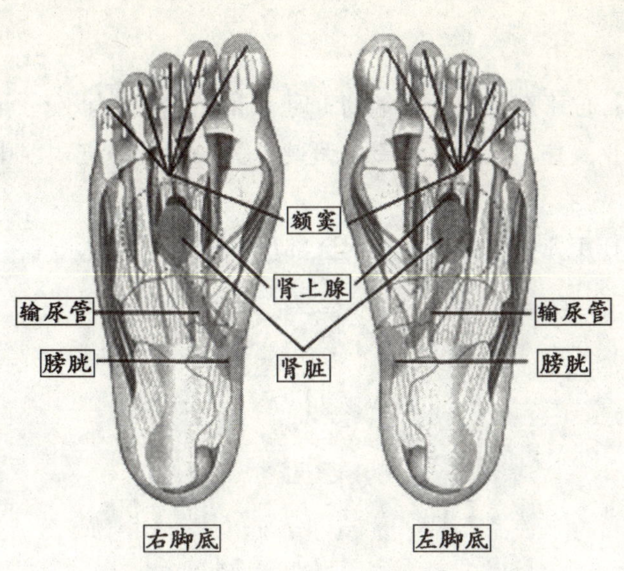

图 3－37

肾上腺

【取穴位置】位于双足底脚二趾与脚中趾跖骨与趾骨关节所形成的“人”字形交叉靠近外侧处。

【主治病症】心悸、心慌、哮喘、昏迷、心律不齐等。

【按摩要领】用指尖或指关节由足尖向足跟方向进行推按。

肾脏

【取穴位置】位于双足足底中央脚二趾与脚中趾跖骨与趾骨关节所形成的“人”字形交叉后方中央凹陷处。

【主治病症】肾结石、肾功能不全、水肿、尿毒症、糖尿病、风湿性、关节炎、高血压等。

【按摩要领】用手指或指关节用力点按或揉按。

输尿管

【取穴位置】位于足底肾反射区与膀胱反射区之间的斜带状区域。

【主治病症】输尿管结石、输尿管炎、排尿困难、关节炎、高血压等。

【按摩要领】用手指指端或指关节沿带状反射区向膀胱反射区用力推按。

膀胱

【取穴位置】位于双足足底内侧舟状骨下方，拇展肌内侧。

【主治病症】肾结石、膀胱结石、膀胱炎、水肿、尿道炎、高血压病等。

【按摩要领】用手指指端或指关节用力点按或揉按。

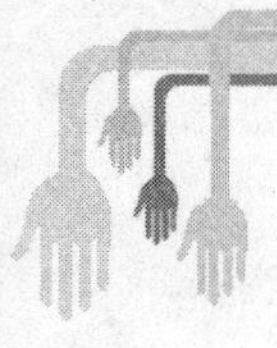

额窦

【取穴位置】位于双足五趾顶端约 1 厘米直径的范围内。

【主治病症】头痛、头晕、耳聋、耳鸣、失眠、神经衰弱、中风、牙痛、口腔溃疡等。

【按摩要领】用拇指与食指对反射区部位平稳用力掐按。

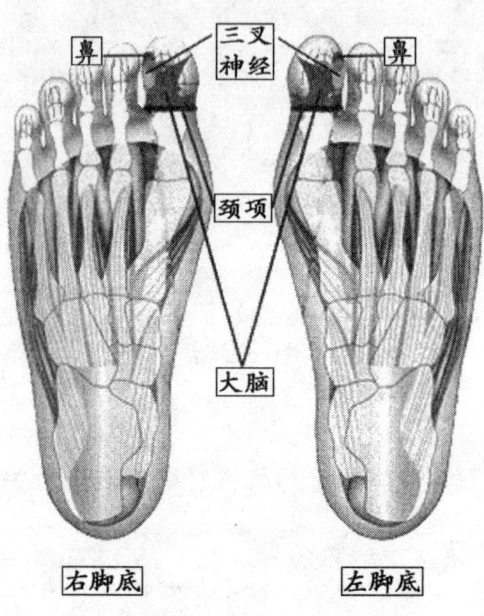

图 3－38

鼻

【取穴位置】位于双足足底拇趾远侧节底部的内侧处，右足反射区对应左耳，左足反射区对应右耳。

【主治病症】鼻炎、鼻出血、鼻窦炎、鼻息肉、感冒等。

【按摩要领】用指端或指关节用力揉按。

大脑

【取穴位置】位于双足拇趾趾腹处。右足反射区对应左半脑，左足反射区对应右半脑。

【主治病症】头痛、头晕、失眠、健忘、神经衰弱、眼睛疲劳、脑震荡等。

【按摩要领】用手指指端或指关节由足拇指向足跟方向压按或揉按，动作稍慢，且有节奏感。

三叉神经

【取穴位置】双足拇趾第 1 节的内侧处。左足反射区对应右侧三叉神经，右足反射区对应左侧三叉神经。

【主治病症】三叉神经痛、偏头痛、失眠、神经衰弱、腮腺炎等。

【按摩要领】用手指指腹或指关节由趾端向趾根方向推按，力度适中。

颈项

【取穴位置】位于双足足底，拇趾骨间关节处。左足反射区对应右侧颈项，右足反射区对应左侧颈项。

【主治病症】颈椎病、落枕、颈项强急、高血压、颈项扭伤等。

【按摩要领】用手指指端由外侧向内侧推按，力度适中，速度平稳。

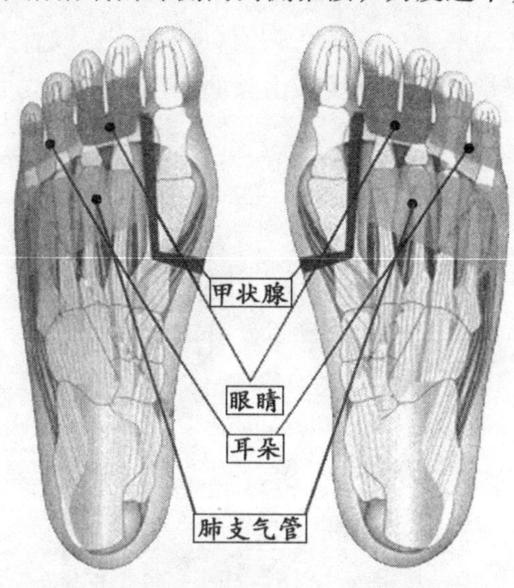

图 3－39

甲状腺

【取穴位置】位于双足足底第 1 趾骨和第 2 趾骨之间及第 1 跖骨远端部连成带状的区域。

【主治病症】慢性甲状腺炎、地方性甲状腺肿大、高血压等。

【按摩要领】用拇指指腹或指关节由趾跟向趾端方向用力推按或揉按。

眼睛

【取穴位置】位于双足足底第 2 与第 3 趾骨之间，左足反射区对应右眼，右足反射区对应左眼。

【主治病症】眼睛疲劳、近视、假性近视、远视、角膜炎、结膜炎、视网膜出血、目视不清等。

【按摩要领】用手指指端或指关节定点按压，或由趾端向趾根方向用力推按。

耳朵

【取穴位置】双足足底第 4 趾骨与第 5 趾骨之间，左足反射区对应右耳，右

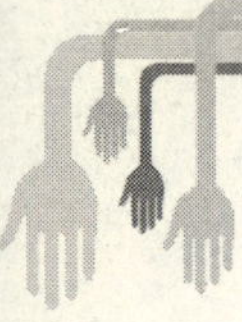

足反射区对应左耳。

【主治病症】中耳炎、耳鸣、耳聋、腮腺炎等。

【按摩要领】用拇指指腹或指关节由趾跟向趾端方向用力推按或揉按。右耳反射区在左脚，左耳反射区在右脚。

肺、支气管

【取穴位置】位于自甲状腺反射区向外到肩反射区处约一横指宽的带状区域。左足反射区对应右肺，右足反射区对应左肺。

【主治病症】感冒、咳嗽、哮喘、胸闷、肺结核、气管炎等。

【按摩要领】用拇指指腹或指关节由外向内用力压按或推按。

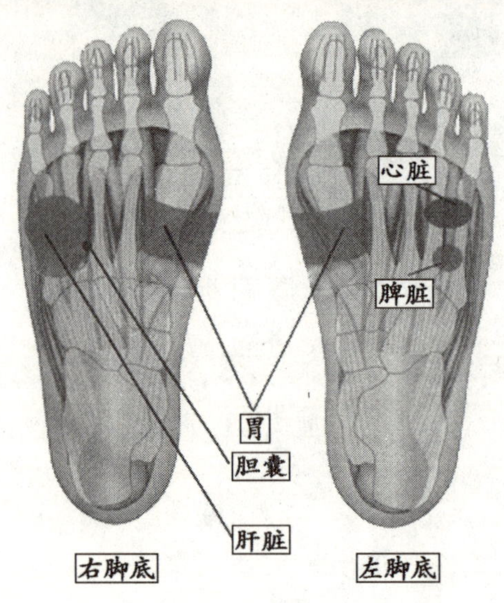

图 3－40

心脏

【取穴位置】位于左足底第 4 跖骨与第 5 跖骨之间，在肺反射区下方。

【主治病症】冠心病、心肌炎、心律不齐、高血压、高血脂、神经衰弱、失眠等。

【按摩要领】用拇指指腹或指关节沿固定方向进行推按或压按，力量逐渐增大，速度平稳。

脾脏

【取穴位置】位于左足底心脏反射区的下方约 1 厘米处。

【主治病症】食欲不振、消化不良、腹泻、便秘、贫血、免疫力低下等。

【按摩要领】用拇指指腹或指关节用力点按或压按，速度要缓慢有节奏感。

胃

【取穴位置】位于双足底第1跖趾关节后方约1厘米处。

【主治病症】食欲不振、消化不良、胃炎、胃下垂、胃溃疡、胃积食、胃脘痛等。

【按摩要领】用拇指指腹或指关节进行点按或揉按，速度稍慢。

肝脏

【取穴位置】位于右足足掌第4跖骨与第5跖骨之间，肺反射区下方。

【主治病症】慢性肝炎、肝硬化、脂肪肝、肝肿大、肝功能下降等。

【按摩要领】用拇指指腹或指关节由下向上进行推按。

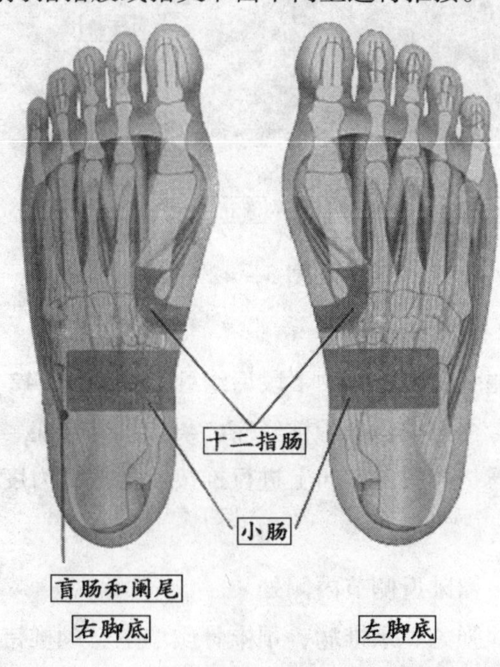

图3－41

十二指肠

【取穴位置】位于双足足底第1楔状骨与第1跖骨关节的前方。

【主治病症】十二指肠溃疡、消化不良、胃积食、小腹胀满、呕吐酸水等。

【按摩要领】用拇指指腹或指关节由下向上进行推按，速度由慢到快，力度由小到大。

小肠

【取穴位置】位于双脚掌足弓的凹陷处。

【主治病症】小腹胀气、腹痛、腹泻、便秘、消化不良等。

【按摩要领】握拳，用全面的关节处对反射区进行揉按或推按。

盲肠、阑尾

【取穴位置】位于右足足底跟骨前缘靠近外侧一端，小肠反射区左下方。

【主治病症】急慢性阑尾炎、盲肠炎、小腹胀气、腹痛等。

【按摩要领】用拇指指腹或指关节对反射区进行点按或压按。

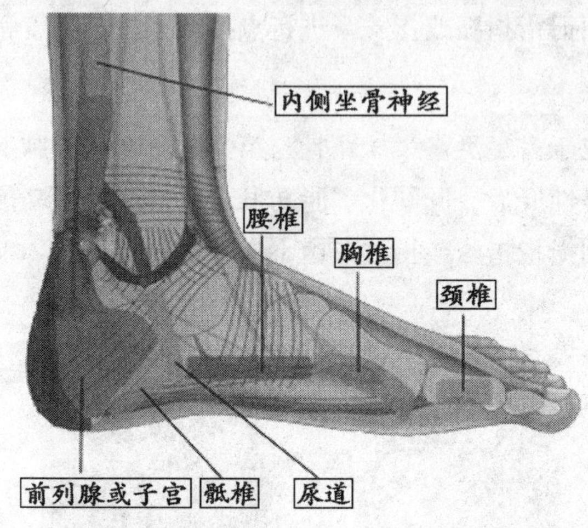

图 3－42

内侧坐骨神经

【取穴位置】双腿胫骨和腓骨中下段后缘处。如图 3－42 所示。

【主治病症】坐骨神经炎、坐骨神经痛、梨状肌综合症、腓总神经损伤等。

【按摩要领】用拇指指腹由下向上进行推按或揉按，力度适中，速度稍慢。

颈椎

【取穴位置】双足拇趾近侧节内侧处。

【主治病症】颈项强急、颈椎病、颈椎骨质增生、颈椎错位等。

【按摩要领】用拇指指腹由前向后推按或揉按，力度适中，速度平稳。

胸椎

【取穴位置】双足足弓内侧。如图 3－42 所示。

【主治病症】胸椎骨折、胸椎关节疼痛及炎症等。

【按摩要领】用拇指指腹由前向后推按或压按，速度由慢到快，力度渐渐增大。

腰椎

【取穴位置】双足足弓内侧缘，楔骨至舟骨下方。

【主治病症】腰肌劳损、腰椎间盘突出、腰椎关节疼痛等。

【按摩要领】用拇指指腹由前向后推压，速度稍慢，力度渐渐增大。

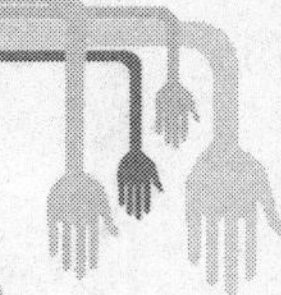

骶椎

【取穴位置】双足足弓内侧缘，距骨下方至跟骨内侧前缘。如图 3－42 所示。

【主治病症】梨状肌综合症、腰骶部酸痛、骶髂关节炎、关节疼痛等。

【按摩要领】用拇指指腹由前向后推压，力度均匀，速度平缓。

前列腺、子宫

【取穴位置】脚踝内侧下方区域，跟骨前方。

【主治病症】前列腺炎、前列腺增生、前列腺肥大、子宫肌瘤、宫颈炎、宫颈糜烂等。

【按摩要领】沿反射区斜带状区域，拇指指腹由下向上推按或揉按，力度稍大，速度稍缓。

尿道

【取穴位置】位于前列腺反射区前方。

【主治病症】尿道炎、阴道炎、尿频、尿急、尿不尽等。

【按摩要领】用拇指指腹由上向下进行推按或揉按，力度缓和，速度稍慢。

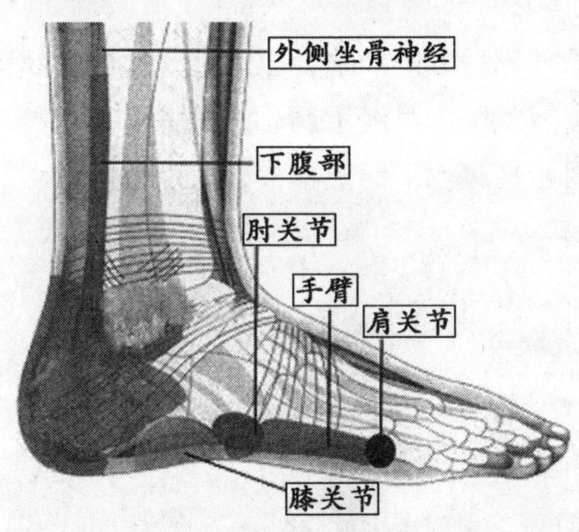

图 3－43

外侧坐骨神经

【取穴位置】胫骨和腓骨外侧中下段后缘处。如图 3－43 所示。

【主治病症】坐骨神经炎、坐骨神经痛、梨状肌综合症、腓总神经损伤、腰肌劳损等。

【按摩要领】用拇指指腹由下向上进行推按或揉按，力度适中，速度稍慢。

肩关节

【取穴位置】双足底第 5 跖趾关节外缘凸起的后方。

【主治病症】肩周炎、颈肩酸痛、肱二头肌肌腱炎等。

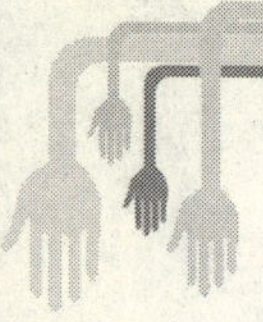

【按摩要领】用拇指指腹在反射区进行揉按，速度缓慢，力度稍大。

手臂

【取穴位置】肩部和肘关节反射区之间的带状区域。

【主治病症】上肢酸痛无力、肩周炎、关节疼痛等。

【按摩要领】用拇指指腹或食指桡侧由前向后刮按或推按。

肘关节

【取穴位置】双足外侧第 5 跖骨与骰骨相连接处。

【主治病症】肘关节发炎、肘关节酸痛、网球肘等。

【按摩要领】用食指指关节在反射区进行点按或揉按。

膝关节

【取穴位置】位于双足跟骨外侧下方。

【主治病症】膝关节炎、膝关节韧带损伤等。

【按摩要领】用拇指指腹或指关节进行揉按或压按，力度稍大，速度均匀。

下腹部

【取穴位置】脚踝外侧后方的凹陷处至踝上 3 寸的带状区域。

【主治病症】腹痛、腹胀、月经不调、痛经等。

【按摩要领】用拇指指腹由下向上推按，力度逐渐增大，速度稍慢。

（4）足部穴位

①足少阴肾经归属穴位

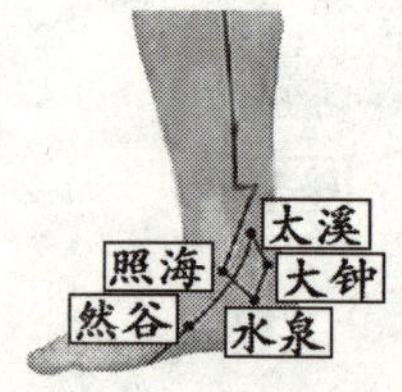

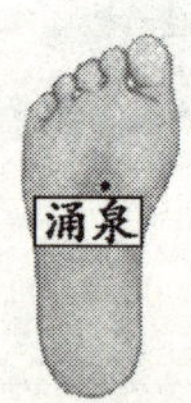

图 3－44

涌泉穴

涌泉穴是肾经的首穴，又名地冲穴。

【取穴位置】该穴位于足前部凹陷处第 2 第 3 趾趾缝与足跟连线的前 1/3 处。

【穴位解剖】有指短屈肌腱，指长屈肌腱，第二蚓状肌，深层为骨间肌；有来自胫前动脉的足底弓；布有足底内侧神经支。

【主治病症】头晕、头痛、失眠、神经衰弱、嗜睡、咽喉肿痛、鼻炎、视物不清、昏迷、高血压、糖尿病等。

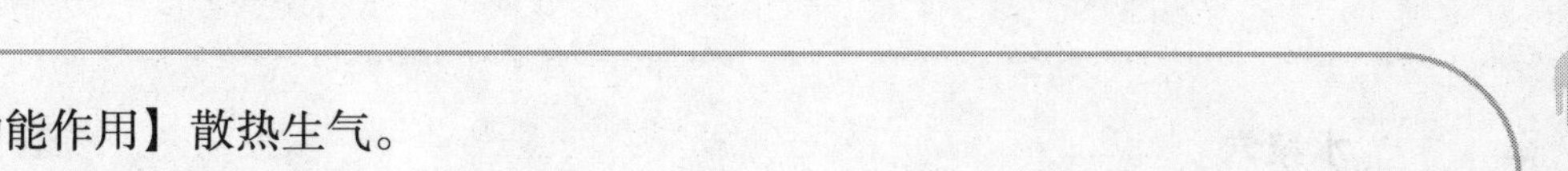

【功能作用】散热生气。

【穴位配伍】配阴陵泉穴治热胸胁满；配水沟穴、照海穴治癫痫；配太冲穴、百会穴治头项痛。

然谷穴

【取穴位置】该穴位于足内侧缘，舟骨粗隆下缘的凹陷中。

【穴位解剖】在拇展肌处；有趾内侧动，静脉分布；布有跗内侧神经和足底内侧神经。

【主治病症】咽喉肿痛、口噤不开、月经不调、遗精、阳痿、腹泻、小儿脐风等。

【功能作用】补阳益气。

【穴位配伍】配肾俞穴、太溪穴、关元穴、三阴交治月经不调；配肾俞穴、志室穴、气海穴治遗精；配太溪穴治热病烦心。

太溪穴

太溪穴归属足少阴肾经，又名大溪穴，吕细穴。

【取穴位置】该穴位于足内侧，脚踝内侧后方与跟腱之间的凹陷处。

【穴位解剖】有胫后动、静脉；布有小腿内侧皮神经，当胫神经之经过处。

【主治病症】头痛、眩晕、耳聋、耳鸣、胸闷、气喘、失眠、神经衰弱、健忘、月经不调、阳痿、遗精、咯血等。

【功能作用】清热生气。

【穴位配伍】配尺泽穴、鱼际穴、孔最主治咯血；配大陵穴、神门穴、太冲穴、志室穴主治失眠。

大钟穴

【取穴位置】该穴位于足内侧，脚踝下方，跟腱附着部内侧前方的凹陷处。

【穴位解剖】穴下为皮肤、皮下组织、跖肌腱和跟腱的前方、跟骨。皮肤由隐神经的小腿内支分布。皮下组织疏松，其内的浅静脉向前注入大隐静脉，跟腱前及两侧脂肪组织较多。在跟腱前，有胫后动、静脉和胫神经。针经皮肤，皮下筋膜穿小腿深筋膜刺入跟腱和胫神经干之间，或刺于神经干上，神经的前方即是与该神经伴行的胫后动脉和静脉。

【主治病症】嗜睡、失眠、神经衰弱、哮喘、咽喉肿痛、口腔溃疡、月经不调、便秘、咳血等。

【功能作用】益肾平喘。

【穴位配伍】配太溪穴、神门穴治失眠；配行间穴治易惊善怒；配鱼际穴治咽喉肿痛。

水泉穴

【取穴位置】该穴位于足内侧，脚踝后下方，太溪穴直下1寸。

【穴位解剖】在跟腱附着的内前缘，有胫后动脉跟内侧支；布有小腿内侧皮神经及胫神经的跟骨内侧神经。

【主治病症】月经不调、痛经、闭经、阴挺、小便不利、膀胱炎、前列腺炎等。

【功能作用】补阳益气。

【穴位配伍】配中极穴、水道穴治肾气亏虚；配气海穴、血海穴、肾俞穴、三阴交穴治肾结石；配肾俞穴、中极穴、血海穴治血尿。

照海穴

【取穴位置】位于足内侧，脚踝正下方的凹陷处。

【穴位解剖】在胫骨后肌腱处；有胫后动、静脉分布；布有小腿内侧皮神经、胫神经。

【主治病症】失眠、神经衰弱、目赤肿痛、咽喉肿痛、月经不调、痛经、尿频、尿急等。

【功能作用】补阳益气。

【穴位配伍】配水泉穴、大钟穴治痛经、月经不调。

②足太阴脾经归属穴位

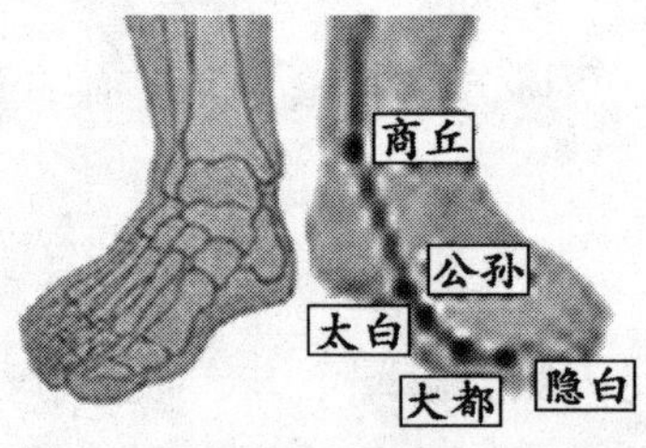

图3-45

隐白穴

【取穴位置】该穴位于足大趾末节内侧，距趾甲角0.1寸。

【穴位解剖】有趾背动脉；为腓浅神经的足背支及足底内侧神经。

【主治病症】腹胀、腹痛、心烦、心痛、胸满、胸痛、月经过多、尿血、便血、癫狂痫症、多梦、惊厥、惊风等。

【功能作用】生发脾气。

【穴位配伍】配地机穴、三阴交穴治疗出血症。

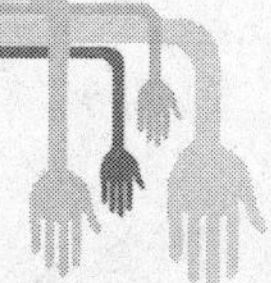

大都穴

大都穴归属足太阴脾经，又名太都穴。

【取穴位置】大都穴位于足内侧，足大趾本节前下方赤白肉际的凹陷处。

【穴位解剖】在拇展肌止点；有足底内侧动、静脉的分支；布有足底内侧神经的趾底固有神经。

【主治病症】腹胀、腹痛、腹泻、呕吐、消化不良、打嗝、便秘、胃积食、水肿、心烦等。

【功能作用】散发脾热。

【穴位配伍】配足三里穴治腹胀。

太白穴

太白穴又名大白穴，是足太阴脾经上的重要经穴。

【取穴位置】该穴位于足内侧，足大趾本节后下方赤白肉际的凹陷处。

【穴位解剖】在拇展肌中；有足背静脉网，足底内侧动脉及足跗内侧动脉分支；布有隐神经及腓浅神经分支。

【主治病症】腹痛、腹胀、胃痛、食欲不振、消化不良、呕吐、便秘、胸胁痛、脚气鞥。

【功能作用】生发阳气。

【穴位配伍】配中脘穴、足三里穴治胃痛。

公孙穴

【取穴位置】该穴位于足内侧缘，第一跖骨基底部的前下方，赤白肉际处。

【穴位解剖】在拇展肌中；有跗内侧动脉分支及足背静脉网；布有隐神经及腓浅神经分支。

【主治病症】胃痛、呕吐、腹痛、腹泻、烦心、失眠、嗜睡、消化不良、肠鸣腹胀、腹痛等。

【功能作用】补阳益气。

【穴位配伍】配内关穴治呕吐。

商丘穴

【取穴位置】该穴位于足内踝前下方凹陷中，舟骨结节与内踝尖连线的中点处。

【穴位解剖】跗内侧动脉，大隐静脉；布有隐神经及腓浅神经分支丛。

【主治病症】腹胀、便秘、消化不良、痔疮、癫狂、咳嗽、小儿惊厥、嗜睡、水肿等。

【功能作用】健脾化湿，通调肠胃。

【穴位配伍】配气海穴、足三里穴治腹胀肠鸣。

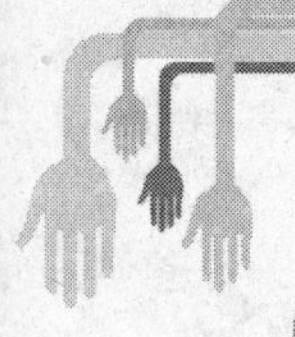

③足厥阴肝经归属穴位

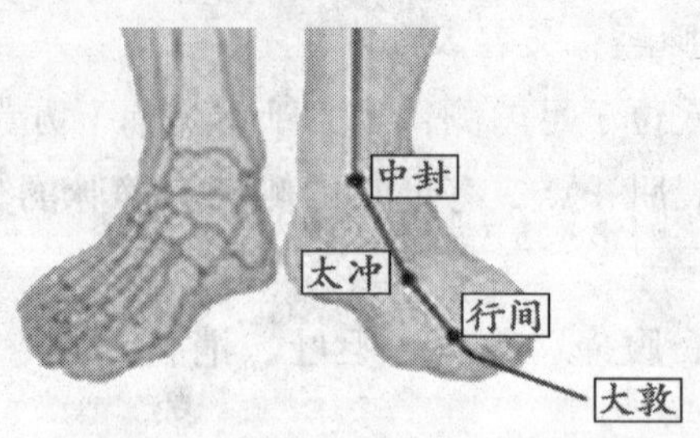

图 3－46

大敦穴

【取穴位置】该穴位于足大趾末节外侧，距离趾甲角 0.1 寸。

【穴位解剖】有足趾背动、静脉；布有腓神经的趾背神经。

【主治病症】月经不调、闭经、腹痛、血崩、尿血、癫狂痫症、疝气等。

【功能作用】生发风气。

【穴位配伍】配内关穴、水沟穴治癫狂痫症、中风昏厥。

行间穴

【取穴位置】该穴位于足背侧，第一、二趾趾蹼缘的后方赤白肉际处。

【穴位解剖】有趾背动、静脉；布有腓深神经的趾背神经。

【主治病症】头痛、目眩、目赤肿痛、呃逆、咳嗽、月经不调、痛经、闭经、遗尿、中风、癫痫、胸胁胀痛等。

【功能作用】协调阴阳。

【穴位配伍】配睛明穴治青光眼；配太冲穴、合谷穴、风池穴、百会穴治头痛、眩晕；配中府穴、孔最穴治干咳或咯血。

太冲穴

【取穴位置】该穴位于足背侧，第一、二跖骨间隙后方凹陷处。

【穴位解剖】在母短伸肌腱的外侧；浅层布有足背静脉网，足背内侧皮神经等。深层有腓深神经和第 1 趾背动、静脉。

【主治病症】头痛、眩晕、目赤肿痛、中风、癫痫、腹胀、呃逆、月经不调、痛经、闭经等。

【功能作用】生发阳气。

【穴位配伍】配合太冲穴治肝脏郁结。

中封穴

【取穴位置】该穴位于足背侧，足内踝前，胫骨前肌腱的内侧凹陷处。

【穴位解剖】在胫骨前肌腱的内侧；有足背静脉网；布有足背侧皮神经的分支及隐神经。

【主治病症】疝气、阴茎痛、遗精、小便不利、黄疸、胸腹胀满、腰痛、足冷、内踝肿痛等。

【功能作用】息风化气。

【穴位配伍】配胆俞穴、阳陵泉穴、太冲穴、内庭穴治黄疸、疟疾；配足三里穴、阴廉穴治阴茎痛、遗精。

④足阳明胃经归属穴位

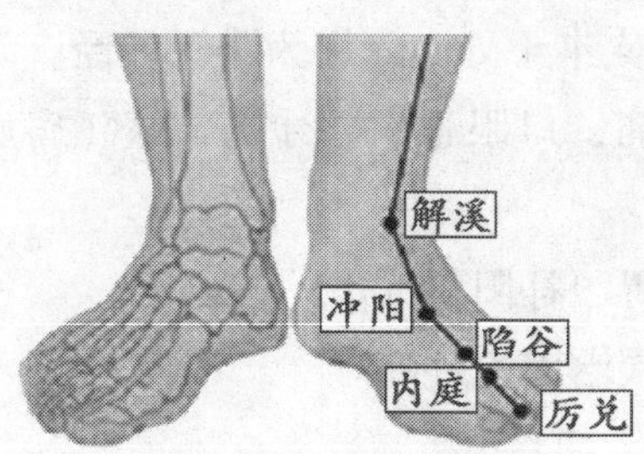

图 3－47

厉兑穴

【取穴位置】该穴位于足第二趾末节外侧，距趾甲角 0.1 寸。

【穴位解剖】有趾背动脉形成的动脉网；布有腓浅神经的足背支。

【主治病症】牙痛、鼻衄、咽喉肿痛、腹胀、腹痛、热病、多梦、嗜睡、癫狂等。

【功能作用】沟通表里、交换气血。

【穴位配伍】配内关穴、神门穴治多梦。

内庭穴

【取穴位置】该穴位于足背侧，第二、三趾间，趾蹼缘后方赤白肉际处。

【穴位解剖】有足背静脉网；布有腓浅神经足背支。

【主治病症】腹痛、腹胀、腹泻、便秘、痢疾、胃痛、消化不良、牙痛、牙龈肿痛、目赤肿痛、耳鸣、发热、恶寒、口眼歪斜、足背肿痛、瘾病等。

【功能作用】清肠调胃，清热利窍。

【穴位配伍】配合谷穴、浮白穴、阳白穴、三间穴治牙痛；配三里穴、天枢穴治腹泻；配阴交穴、气海穴、三里穴、太白穴、大敦穴、中封穴治腹胀、腹痛。

陷谷穴

【取穴位置】该穴位于足背侧，第二、三跖趾关节后凹陷处。

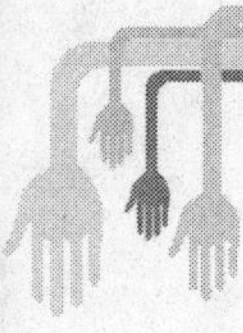

【穴位解剖】有第二跖骨间肌；有足背静脉网；布有足背内侧皮神经。

【主治病症】面赤肿痛、水肿、腹痛肠鸣、足背肿痛等。

【功能作用】疏导气血。

【穴位配伍】配上星穴、囟会穴、前顶穴、公孙穴治面赤肿痛。

冲阳穴

【取穴位置】该穴位于足背最高处，拇长伸肌腱和趾长伸肌腱之间，足背动脉搏动处。

【穴位解剖】在趾长伸肌腱外侧；有足背动、静脉及足背静脉网；当腓浅神经的足背内侧皮神经第二支本干处，深层为腓深神经。

【主治病症】面赤肿痛、口眼歪斜、牙痛、癫狂痫症、胃痛、胃炎、下肢无力等。

【功能作用】调理肠胃、补阳益气。

【穴位配伍】配陷谷穴治面赤肿痛。

解溪穴

【取穴位置】该穴位于足背与小腿交界处的横纹中央凹陷处，拇长伸肌腱与趾长伸肌腱之间。

【穴位解剖】在拇长伸肌膜与趾长伸肌胫之间；有胫前动、静脉；浅部当腓浅神经，深层当腓深神经。

【主治病症】头痛、眩晕、腹胀、便秘、下肢无力等。

【功能作用】分流经水。

【穴位配伍】配阳陵泉穴、悬钟穴治下肢痿痹；配昆仑穴、太溪穴治踝部痛；配商丘穴、血海穴治腹胀、腹痛。

⑤足少阳胆经归属穴位

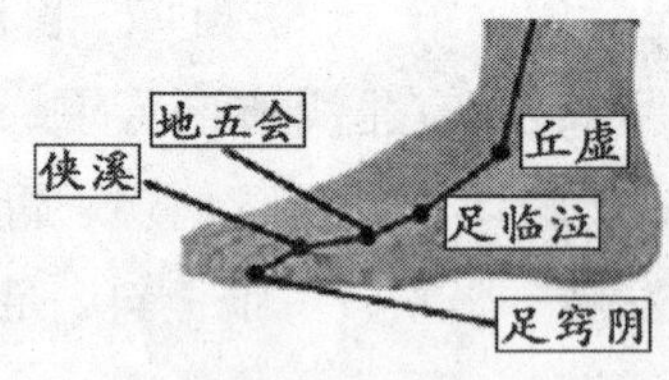

图 3－48

足窍阴穴

【取穴位置】该穴位于第四趾末节外侧，距趾甲角 0.1 寸。

【穴位解剖】有趾背侧动、静脉和趾跖动脉形成的动脉网；布有趾背侧神经。

【主治病症】头痛、偏头痛、眩晕、耳聋、耳鸣、咽喉肿痛、目赤肿痛、胸

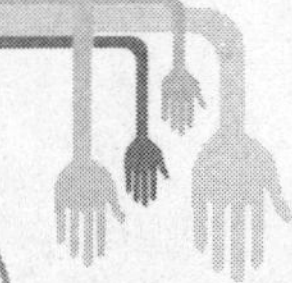

胁痛、多梦、热病等。

【功能作用】沟通表里，疏导气血。

【穴位配伍】配太冲穴、太溪穴、内关穴、太阳穴、风池穴、百会穴治神经性头痛、高血压；配水沟穴、太冲穴、中冲穴、百会穴、风池穴治中风昏迷。

侠溪穴

【取穴位置】该穴位于足背外侧，第四、五趾间，趾蹼缘后方赤白肉际处。

【穴位解剖】有趾背侧动、静脉；布有足背中间皮神经之趾背侧神经。

【主治病症】头痛、眩晕、耳鸣、耳聋、惊悸、目赤肿痛、胸胁痛、坐骨神经痛、高血压、足跗肿痛、疟疾等。

【功能作用】平肝熄风，消肿止痛。

【穴位配伍】配太阳穴、太冲穴、阳白穴、风池穴、头临泣穴治眩晕、偏头痛、耳鸣耳聋。

地五会穴

地五会穴是足少阳胆经上的重要腧穴之一，又名地五穴。

【取穴位置】该穴足背外侧，四趾本节的后方，在第四、五跖骨之间，小趾伸肌腱的内侧缘处。

【穴位解剖】有足背动、静脉网，第四跖背侧动、静脉；布有足背中间皮神经。

【主治病症】头痛、目赤肿痛、耳鸣、耳聋、胸胁痛、腋肿等。

【功能作用】收降水液。

【穴位配伍】配耳门穴、足三里穴治耳鸣、腰痛。

足临泣穴

【取穴位置】该穴位于足背外侧，足四趾本节后方，小趾伸肌腱的外侧凹陷处。

【穴位解剖】有足背静脉网，第四趾背侧动、静脉；布有足背中间皮神经。

【主治病症】头痛、目眩、目赤肿痛、乳痈、瘰疬、肌肉痉挛、疟疾、中风偏瘫、痹痛不仁、足跗肿痛、胆囊炎等。

【功能作用】运化风气，冷降水湿。

【穴位配伍】配丘墟穴、解溪穴、昆仑穴治足跗肿痛。配风池穴、太阳穴、外关穴治偏头痛。配乳根穴、肩井穴治乳痈。

丘墟穴

【取穴位置】该穴位于足外踝前下方，趾长伸肌腱的外侧凹陷处。

【穴位解剖】在趾短伸肌起点；有外踝前动、静脉分支；布有足背中间皮神经分支及腓浅神经分支。

【主治病症】胸胁痛、下肢痿痹、颈项痛、腋下肿、外踝肿痛、疟疾、疝气、目赤肿痛、中风偏瘫等。

【功能作用】生发风气。

【穴位配伍】配昆仑穴、绝骨穴治踝跟足痛；配中渎穴治胁痛；配日月穴、期门穴、肝俞穴、胆俞穴、阳陵泉穴、腕骨治黄疸、胆道疾患。

⑥足太阳膀胱经归属穴位

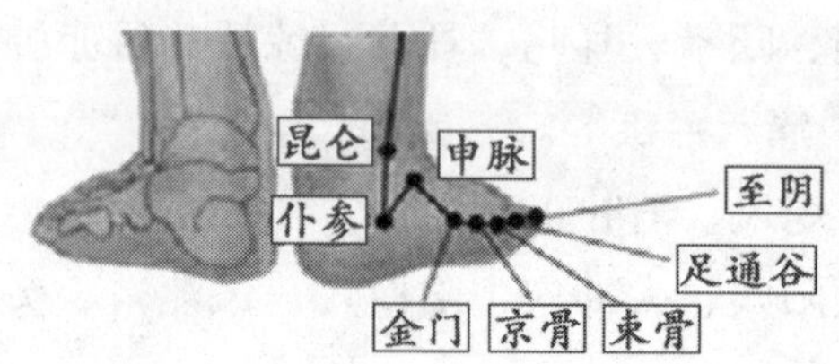

图 3－49

至阴穴

【取穴位置】该穴位于足小趾末节外侧，趾甲角外展 0.1 寸。

【穴位解剖】有趾背动脉及趾跖侧固有动脉形成的动脉网；布有趾跖侧固有神经及足背外侧皮神经。

【主治病症】头痛、鼻塞、鼻衄、目赤肿痛、足下热、胎位不正、难产等。

【功能作用】补阳益气，祛湿降浊。

【穴位配伍】配足临泣穴治头痛。

足通谷穴

【取穴位置】该穴位于足外侧，小趾本节前方赤白肉际处。

【穴位解剖】有趾跖侧动、静脉；布有趾跖侧固有神经及足背外侧皮神经。

【主治病症】头痛、颈项强急、目眩、鼻衄、癫狂痫症、子宫出血等。

【功能作用】降浊升清。

【穴位配伍】配大椎穴治颈项强急。

束骨穴

【取穴位置】该穴位于足外侧，足小趾本节后方赤白肉际处。

【穴位解剖】在小趾外展肌下方；有第四趾跖侧总动、静脉；有第四趾跖侧神经及足背外侧皮神经分布。

【主治病症】头痛、目眩、颈项强痛、耳聋、耳鸣、腰背酸痛、癫狂、高血压等。

【功能作用】输布水湿，清头明目。

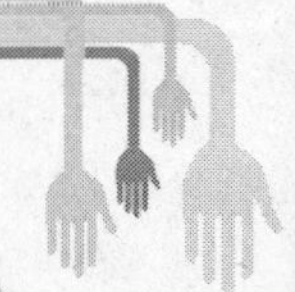

【穴位配伍】配肾俞穴、太冲穴治目眩。

京骨穴

【取穴位置】该穴位于足外侧，第5跖骨粗隆下方赤白肉际处。

【穴位解剖】在小趾外展肌下方；有足底外侧动、静脉；布有足背外侧皮神经，深层为足底外侧神经。

【主治病症】头痛、目翳、项强、腰腿痛、足挛、癫痫、小儿惊风、疟疾、心肌炎等。

【功能作用】生发气血。

【穴位配伍】配百会穴、太冲穴治头痛。

金门穴

【取穴位置】该穴位于足外侧，外踝前缘直下，骰骨下缘处。

【穴位解剖】在腓骨长肌腱和小趾外展肌之间；有足底外侧动、静脉；布有足背外侧皮神经，深层为足底外侧神经。

【主治病症】头痛、腰痛、下肢痿痹、外踝痛、癫痫、小儿惊风、膝关节炎、踝扭伤、足底痛、疝气等。

【功能作用】安神开窍，通经活络。

【穴位配伍】配太阳穴、合谷穴治头痛；配跗阳穴、委中穴、环跳穴治关节疼痛。

申脉穴

【取穴位置】该穴位于足外侧，脚踝直下方凹陷中。

【穴位解剖】在腓骨长短肌腱上缘；有外踝动脉网及小隐静脉；布有腓肠神经的足背外侧皮神经分支。

【主治病症】头痛、眩晕、失眠、神经衰弱、项强、目赤肿痛、癫狂痫症、腰腿酸痛、足胫寒等。

【功能作用】清热安神，利腰膝。

【穴位配伍】配后溪穴、前谷穴治癫狂；配金门穴、足三里穴治头痛目眩。

仆参穴

仆参穴是足太阳膀胱经、阳跷脉的交会穴，别名安邪穴，安耶穴，安邦穴。

【取穴位置】该穴位于足外侧，脚踝后下方，跟骨外侧赤白肉际处。

【穴位解剖】有腓动、静脉的跟骨外侧支；布有腓肠神经跟骨外侧支。

【主治病症】下肢无力、足跟痛、膝肿、小腿转筋、脚气、癫痫、霍乱等。

【功能作用】散热化气。

【穴位配伍】配太溪穴治足跟痛。

昆仑穴

【取穴位置】该穴位于足部外侧，脚踝后方，外踝尖与跟腱之间凹陷处。

【穴位解剖】有腓骨短肌；布有小隐静脉及外踝后动、静脉；有腓肠神经经过。

【主治病症】头痛、目眩、项强、腰背痛、足跟痛、足踝肿痛、癫痫、高血压、腹胀、腹痛等。

【功能作用】散热化气。

【穴位配伍】配风池穴治目眩。

（5）足部的按摩保健

足部与人体的健康关系密切。有人说“足是第二心脏”，“脚是根”，确有一定道理。局部包含整体的全部信息，在足底部，生物全息理论可将人整体缩小、投影、反射出来，足部存在着与人体各组织器官相对应的反射区，足部的每一个反射区都与其同名的器官有相似的生物学特性。器官有病变在反射区就有所表现，根据反射区变化可以判断相应器官的病痛。此外，推拿相应器官的反射区，也可起到治疗作用。可见反射区即为诊断点，同时又是推拿的施术部位。

足部保健一般是在家庭中休息时进行的，经常进行足部的按摩保健须要注意足部卫生，每日用温水洗脚，经常修剪脚趾甲。

按摩时可全身放松，需要重手法刺激时可借助于器械，如按摩棒、健身球等。

搓足底

双手扳住足部，用一只手的大拇指揉按涌泉穴 3 分钟，然后用一只手掌快速搓擦足底，至发热时，将手掌劳宫穴对足涌泉穴，停留半分钟，以使热量深透足内，反复操作 3 ~5 次。这样可以调节肾脏功能，平衡身体阴阳，防止心血管疾病，提高身体的免疫力（图 3 –50）。

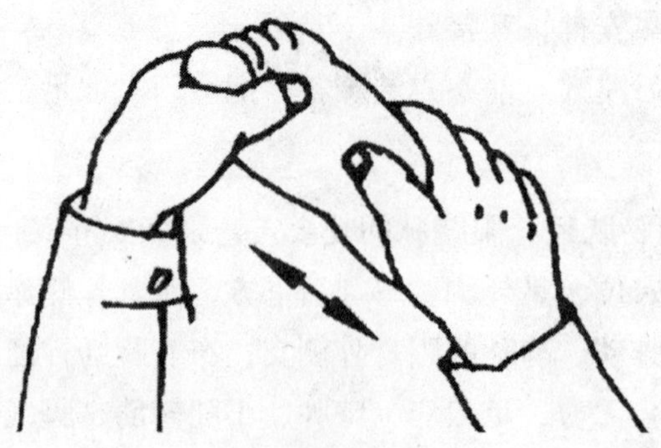

图 3 –50

捻揉五趾

一手握足部，另一手拇食指逐一捻揉五趾，轻度牵拉并旋转足趾 3～5 次；用食指弹击各足趾腹面 3～5 次（图 3－51、图 3－52）。足趾是头部的反射区，疏通足趾对预防高血压、眩晕等头部症状和脑血管疾病有效。还可以清脑提神，增强记忆力。

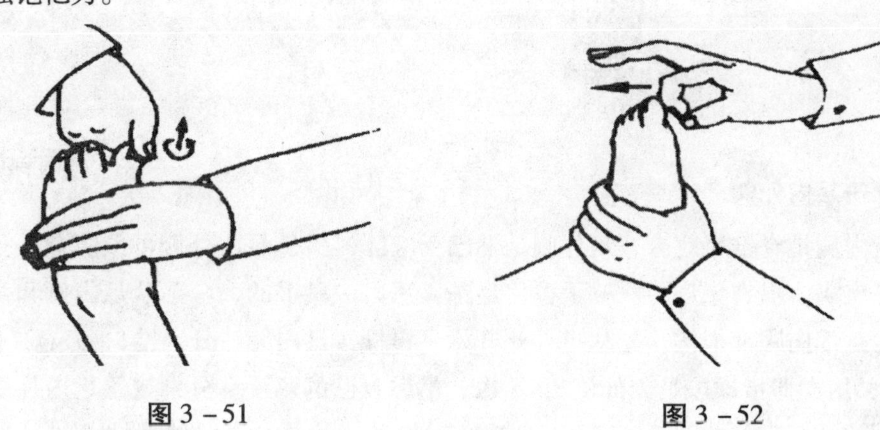

图 3－51　　　　图 3－52

旋动足前部

一手握拿足中部，另一只手拿捏足五趾做顺时针和逆时针的旋转，并向脚背方向牵伸五趾 3～5 次。活动足第一节趾骨关节，可以改善足底血液循环，提高呼吸系统、循环系统和消化系统的功能（图 3－53）。

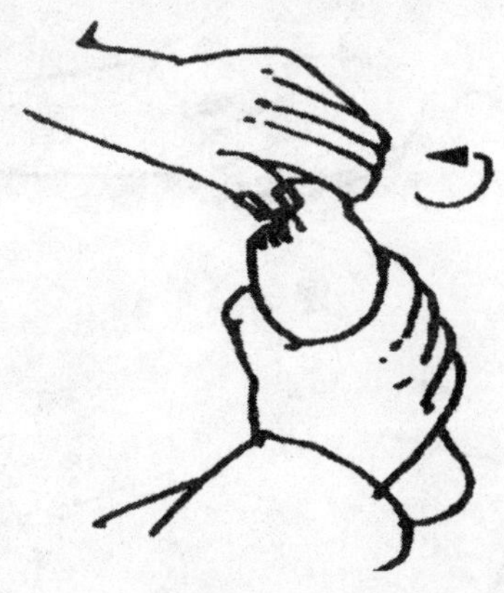

图 3－53

揉按足底五条线

一只手抓住五个足趾，另一只手从五个足趾的趾根向后压按至足后跟，先从大足趾按起，顺序按压 3～5 遍，这样有利于疏通经络，防止疾病，提高身体的抗病能力（图 3－54）。

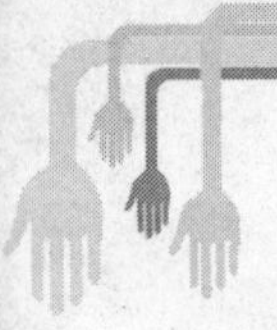

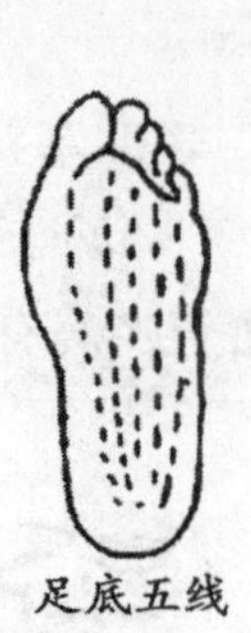

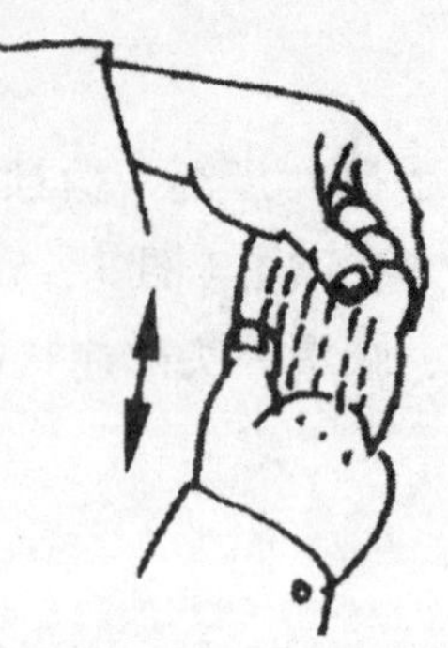

图 3－54

揉挤足内外侧

足内侧是脊椎反应区，足外侧是淋巴反应区，揉挤足内外侧可预防脊椎和淋巴系统疾病，提高免疫力。一手握住足趾，用另一只手的大鱼际从足内侧和足外侧的足趾部向跟部推按。先从足外侧开始，再推按足内侧，分别推5～7遍（图3－55）；用大拇指揉按足内外侧3～5次；然后自己的双手掌分别放置足内外侧做用力压挤3～5次（图3－56）；双掌同时以相反方向下擦搓足内外侧5～7次（图3－57）。

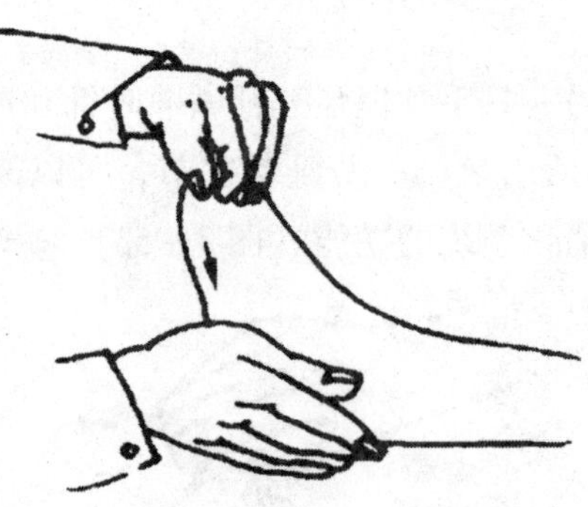

图 3－55

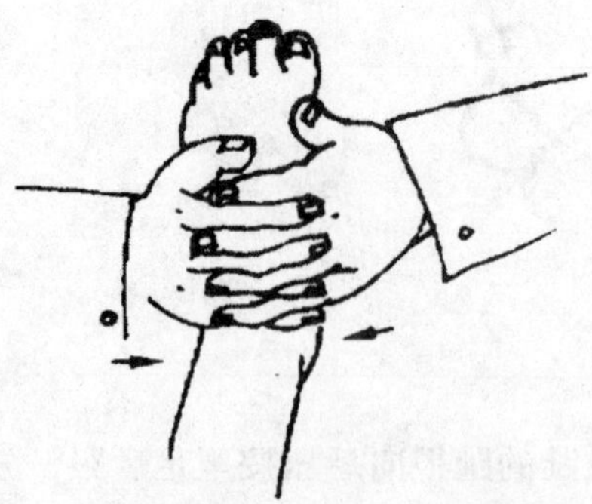

图 3－56

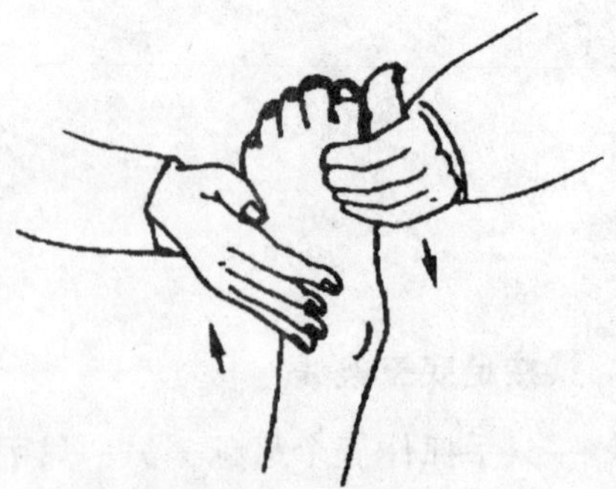

图 3－57

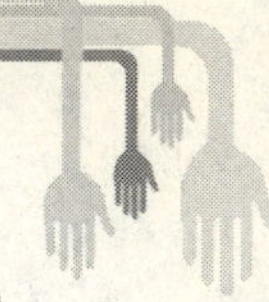

捏揉足背趾缝

一手握住五趾，另一手食指第2关节压趾缝1遍，用大拇指和食指捏住趾缝并向足趾外牵拉捏提每个趾缝3次。足背趾缝是八风穴所在，此穴对脚气、脚肿痛、头痛、牙痛均有效。足底趾缝为眼、耳的反射区，对预防和治疗眼疾、耳病均有较好效果（图3－58）。

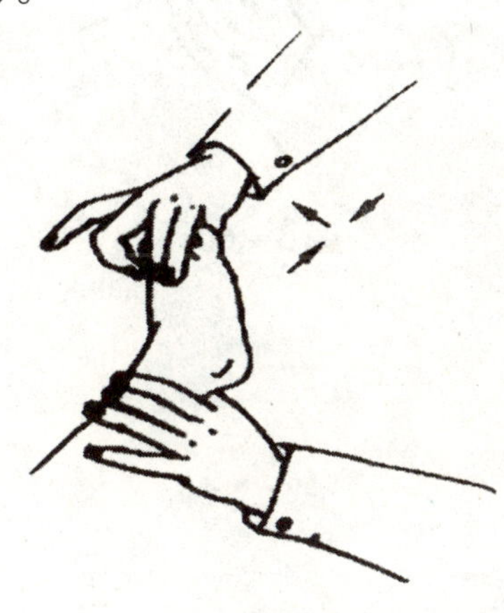

图3－58

推擦足背

一只手抓住足趾，另一只手从足趾向后推擦足背，以温热感为度。胸部和胆、横膈的反射区均在足背，推擦足背有利于肝胆的保健（图3－59）。

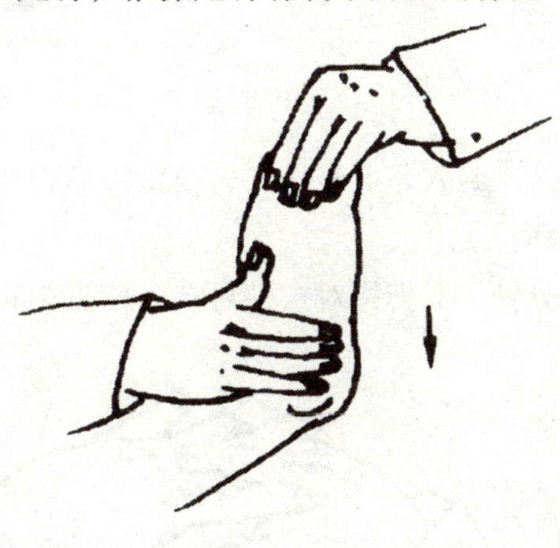

图3－59

捏足跟

用大拇指与食指侧面对捏揉按足后跟两侧，用力可大些，并对捏昆仑穴、太溪穴两个穴位约3分钟，然后用拳头扣打足后跟数次。足后跟是生殖系统反射区，经常按摩有利于性保健（图3－60、图3－61、图3－62）。

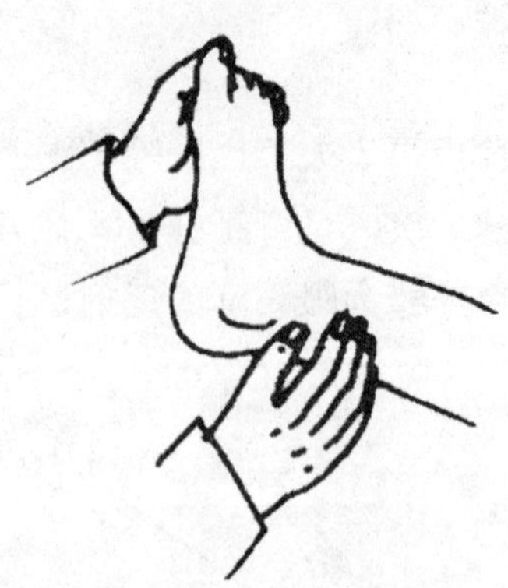

图 3－60

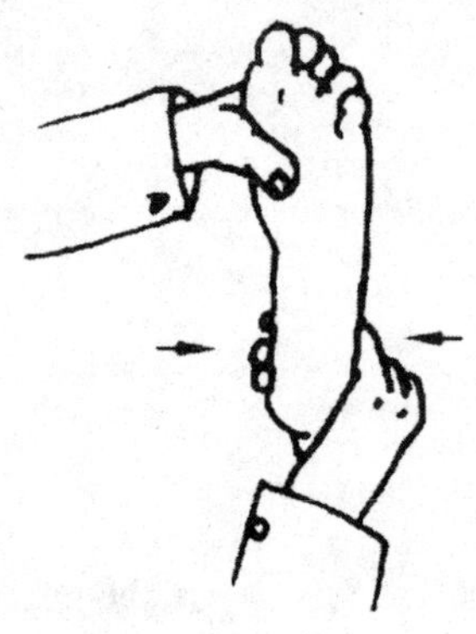

图 3－61

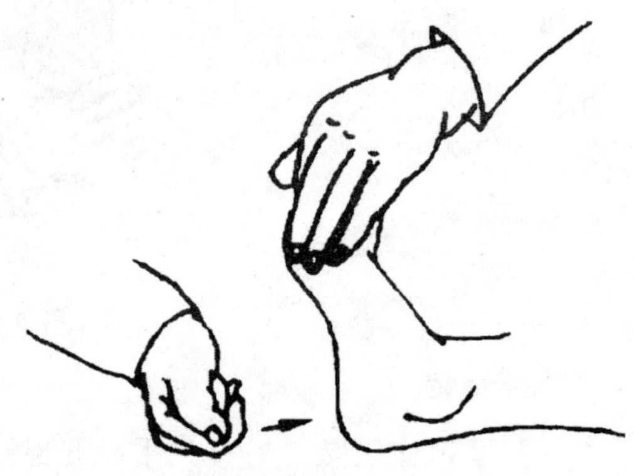

图 3－62

按压踝前穴

解溪穴是胃经经穴、中封穴是肝经经穴、丘墟穴是胆经经穴，按摩此 3 穴可疏通脉络，防治肝胆疾病。

拇指按压解溪穴 1 分钟，双拇指对按中封穴、丘墟穴 1 分钟（图 3－63）。

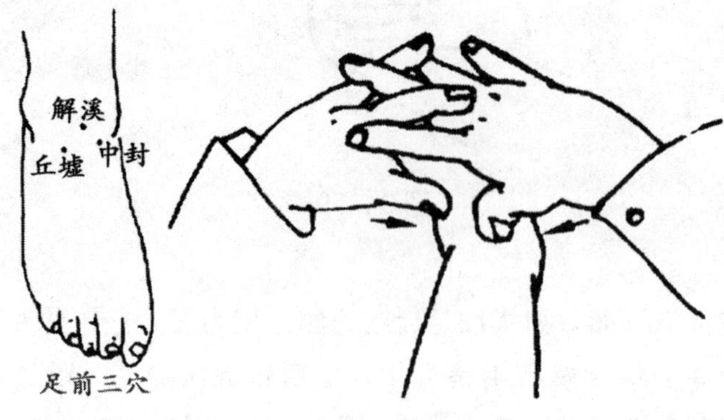

图 3－63

一手握住自己的脚腕，一手握住足前掌，做顺时针和逆时针方向的转动数次，前后活动踝关节，最后用大拇指推压足底涌泉穴 3 次结束。活动踝关节和增加脚部血液循环，具有改善内脏器官的功能。

旋动踝关节

一手扣拿踝关节上方，另手握拿足掌，做顺时针和逆时针旋转踝关节数次（图 3－64），屈伸踝关节，拇指推揉足涌泉结束。此法对于缓解踝关节的扭伤及韧带拉伤有很好的效果。

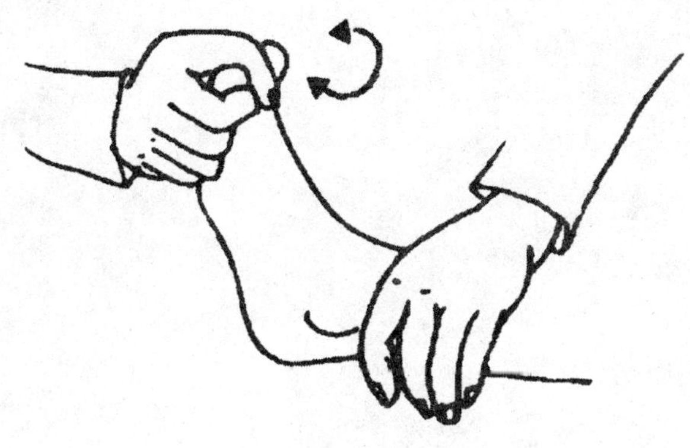

图 3－64

足背部牵引

右手握住左脚踝部，拇指位于脚背上，手掌和其余四指托住脚底。左手稳定地握住小腿。保持手腕、双臂和双肩的位置。按摩师以双脚为支点向后摇摆，同时双手拇指向不同的方向用力推动。右手横向拉伸左脚，左手纵向拉伸左脚。该手法可以拉伸足部的肌肉，韧带和肌腱，减轻肌肉紧张。

脚趾的拉伸法

左手抓住左脚的脚后跟，向上提起，右手食指弯曲，用拇指和食指捏住左脚小趾根部。以食指为支点，用拇指轻柔缓慢地向外拉伸左脚小趾，直到拇指从小趾上面滑落。按照同样的方法，拉伸每一个脚趾。该手法可以增加对脚趾的神经刺激，提高平衡能力和皮肤再生能力。

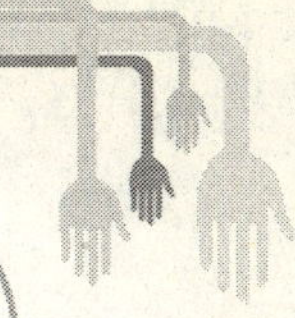

第四章　头颈部按摩
——惬意享受，更加放松

1. 头部按摩帮你提神醒脑

（1）头部按摩作用

头是人体最重要的部位。头颅内的脑是人体最重要的器官，是支配全身功能活动的最高司令部，对人体的思维、语言、运动等生命活动功能进行着整体协调。头是十二经络的诸阳经脉及任督二脉的会聚之处，是百脉之所通，是身体的主宰。头皮上有很多穴位，如百会穴、玉枕穴、脑户穴、前顶穴等，这些穴位分属于不同的经脉，每一个穴位都能够起到牵一发而动全身的作用。头皮上的神经末梢距离大脑很近，能够将接收到的信息迅速地传递给大脑。

头部按摩，从中医的角度来看，可以使经络通畅，气血运行，从而起到提神醒脑、放松神经的作用。从西医角度来看，按摩头部可以加快血液循环，提高脑部的供氧量，有效地刺激神经系统，从而达到健脑护脑的作用。

头部的保健按摩可以促进清气上升、浊气下降，促使百脉调和、头脑清醒，增强记忆力、脑力活动力。当头部的血管、神经、脑膜等组织受到各种不良影响，而出现头晕、头痛、失眠、多梦、记忆力下降、精神萎靡不振时，都可以通过头部按摩来达到缓解上述症状的作用。在缓解病症的同时，按摩还能改善面部皮肤状况，使面部红润有光泽，让人精神振奋。此外，头部按摩还能预防多种疾病的产生，如神经衰弱、高血压、低血压、神经性头痛等疾病。

按摩头皮能够有效地对头皮的神经末梢进行刺激，将近距离的刺激信息源源不断地传递给大脑，可以增强大脑的思维功能、反应能力。通过按摩这种缓和的刺激还能使头皮的毛细血管扩张，加快脑部的血液循环，使大脑组织获得更多的氧气和营养。

对头皮上的穴位进行按摩，虽然不像针灸那样有很强的针对性，但是通过对穴位及其周边大面积的轻柔按摩，同样能够起到舒筋通络、缓解疲劳、健脑益智的作用，同时也能预防一些常见病，如头痛、头晕、神经衰弱等。如对百会穴进行按摩，能够清热开窍，通络健脑。对失眠、头痛、高血压、低血压、精神不振等病症均有很好的预防治疗效果。对风池穴按摩能够壮阳益气、通脑活络，能够治疗落枕、颈部酸痛、眼睛疲劳等病症，同时配合百会穴、太冲穴、水沟穴、足三里穴、十宣穴等可治中风，配合合谷穴、丝竹空穴等可治偏正头痛。

头部的放松按摩是相当有必要的，可以说是必须的。

（2）认识头部穴位

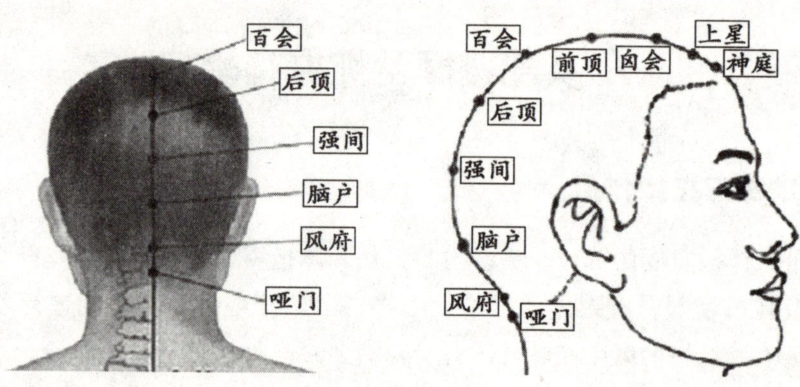

图 4－1

①督脉归属穴位

神庭穴

神庭穴是人体督脉上的重要穴位，又名天庭穴。

【取穴位置】该穴位于头部，前发际正中向上 1.5 厘米左右。

【穴位解剖】在左右额肌之交界处；有额动、静脉分支；布有额神经分支。

【主治病症】头痛、头晕、失眠、目赤肿痛、目翳、泪出、鼻渊、鼻出血、癫狂痫症、中风等。

【功能作用】除湿化湿，益气壮阳。

【穴位配伍】配人中穴治头痛；配行间穴治泪出；配囟会穴治中风不语；配承浆穴、兑端穴治癫狂痫症；配阴郄穴、太溪穴、太冲穴、风池穴治眩晕、失眠等病症。

上星穴

上星穴归属督脉，又名鬼堂穴，明堂穴，神堂穴。

【取穴位置】该穴位于人体头部，前发际正中向上3厘米左右即是。

【穴位解剖】在左右额肌交界处；有额动、静脉分支，颞浅动、静脉分支；有额神经分支。

【主治病症】头痛、目眩、泪出、目赤肿痛、面赤肿，鼻渊、鼻出血、鼻息肉、癫狂痫症、小儿惊风、疟疾。

【功能作用】降浊升清。

【穴位配伍】配水沟穴治癫狂；配太冲穴、合谷穴治头痛；配陷谷穴、丘墟穴治疟疾；配大椎穴治鼻息肉、鼻出血；配印堂穴、迎香穴、百会穴、合谷穴、支沟穴、曲池穴、素髎穴、列缺穴治酒渣鼻。

囟会穴

囟会穴是人体督脉上的重要经穴之一，别名鬼门穴，天窗穴，顶门穴。

【取穴位置】该穴位于人体头部，前发际正中向上2寸即是。

【穴位解剖】在帽状腱膜中；有左右颞浅动、静脉吻合网；布有额神经分支。

【主治病症】头痛、目眩、面赤肿痛、鼻渊、鼻出血、鼻息肉、癫狂痫症、小儿惊风、嗜睡、精神不振等。

【功能作用】补肺益气，传导湿气。

【穴位配伍】配玉枕穴治头风；配百会穴治嗜睡；配太阳穴、合谷穴、头维穴治头痛目眩；配上星穴、列缺穴、迎香穴、合谷穴治鼻渊、鼻出血；配天柱穴、前顶穴、本神穴治小儿惊痫；配人中穴、十宣穴治癫狂痫症。

前顶穴

前顶穴归属于督脉经穴。

【取穴位置】该穴位于人体头部，前发际正中向上3.5寸即是。

【穴位解剖】在帽状腱膜中；有左右颞浅动、静脉吻合网；布有额神经分支和枕大神经分支会合处。

【主治病症】头痛、头晕、目眩、鼻渊、鼻出血、面赤肿痛、癫狂痫症、小儿惊风等。

【功能作用】补气益肺，传导水湿。

【穴位配伍】配水沟穴治面赤肿痛；配后顶穴、颔厌穴治目眩、头痛；配五处穴治头风目眩。

百会穴

百会穴是督脉上的重要穴位，为人体阳气聚会之地，别名“三阳五会”，是人体百脉之所会，故得名。百会穴又名巅上、天满，都因百会穴位于头顶而得名。

【取穴位置】该穴位于头部，头顶正中心，两耳廓尖端连线与头正中线交叉点，头顶窝陷处即是。

【穴位解剖】在帽状腱膜中；有左右颞浅动、静脉及左右枕动、静脉吻合网；布有枕大神经及额神经分支。

【主治病症】头痛、头晕、失眠、耳鸣、健忘、高血压、低血压、精神不振、中风失语等。

【功能作用】清热开窍，宁神安心，益气升阳，舒筋活络。

【穴位配伍】配肾俞穴治炎症；配素髎穴、足三里穴治低血压休克；配天窗穴治中风失语；配脑空穴、天枢穴治头风；配长强穴、大肠俞穴治小儿脱肛；配人中穴、京骨穴治癫痫。

后顶穴

后顶穴归属督脉穴位，因所处之位为头部后方而得名后顶穴。又名交冲穴，是指督脉气血在交冲穴交会并相互冲撞。

【取穴位置】该穴位于头部，后发际正中直上5.5寸。

【穴位解剖】在浅筋膜、帽状腱膜中；有左右枕动、静脉网；布有枕大神经分支。

【主治病症】头痛、头晕目眩、失眠、健忘、颈部酸痛等。

【功能作用】清气上升，浊气下降。

【穴位配伍】配玉枕穴、颔厌穴治风眩；配外丘穴治颈项痛、恶风寒；配率骨穴、太阳穴治偏头痛；配风池穴、大椎穴、头维穴治脱发。

强间穴

强间穴是督脉上的穴位，又名大羽穴。

【取穴位置】该穴位于人体头部，后发际正中直上4寸。

【穴位解剖】在浅筋膜、帽状腱膜中；有左右枕动、静脉吻合网；布有枕大神经分支。

【主治病症】头痛、目眩、呕吐、心烦、失眠、颈项强痛、癫狂痫症等。

【功能作用】益气升阳，宁神静心。

【穴位配伍】配丰隆穴治头痛；配阴郗穴治心烦、心痛；配百会穴、风府穴、承灵穴可调和气血，减压除躁。

脑户穴

脑户穴为督脉上第十七穴位，别名会额穴，合颅穴，仰风穴等。

【取穴位置】位于人体头部，后发际正中直上2.5寸，枕外隆凸的上缘凹陷处。

【穴位解剖】在左右枕骨肌之间；有左右枕动、静脉分支，深层常有导血管；布有枕大神经分支。

【主治病症】头痛、头重脚轻、眩晕、颈项强痛、甲状腺肿瘤、音哑、癫狂痫症、面赤目黄等。

【功能作用】升清降浊。

【穴位配伍】配丰隆穴、太冲穴、人中穴治癫狂痫症；配脑空穴、通天穴治头重、头痛。

风府穴

风府穴归属督脉，因气血在此为风气而得名。此穴对于多种颈部疾病、头部疾病很有疗效。

【取穴位置】位于项部，后发际正中直上 1 寸，枕外隆凸直下，两侧斜方肌之间凹陷处。（也可触摸耳垂后面的凸骨，从此骨下方沿后缘，触摸上方的骨头，有一浅凹即是）

【穴位解剖】在项韧带和项肌中，深部为环枕后膜和小脑延髓池；有枕动、静脉分支及棘间静脉丛；布有第三颈神经和枕大神经支。

【主治病症】头痛、眩晕、四肢不举、中风失语、颈项强痛、咽喉肿痛、癫狂痫症、半身不遂等。

【功能作用】吸湿散热，开窍醒脑。

【穴位配伍】配昆仑穴治多言、癫狂；配二间穴、迎香穴治鼻衄；配廉泉穴、玉液穴、金津穴治舌强难言。

哑门穴

哑门穴为督脉所属穴位，在治疗头部、颈部疾病及神经疾病时有很好的治疗效果，极具医学研究价值。

【取穴位置】该穴位于颈部后方的正中线上，第一颈椎棘突下即是。

【穴位解剖】在项韧带和项肌中，深部为弓间韧带和脊髓；有枕动、静脉分支及棘间静脉丛；布有第三颈神经和枕大神经支。

【主治病症】头痛、头重、失眠、舌缓、重舌、颈项强急、中风尸厥、癫狂痫症、瘫痪、精神紧张烦躁、呕吐等。

【功能作用】收引阳气。

【穴位配伍】配风池穴、风府穴治中风失语；配廉泉穴、人中穴治舌强不语、咽喉炎；配百会穴、人中穴、丰隆穴、后溪穴治癫狂痫症；配脑户穴、百会穴、风池穴、太溪穴、昆仑穴、肾俞穴治大脑发育不全。

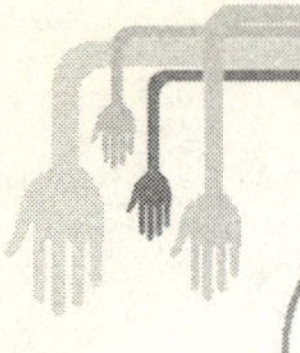

②足少阳胆经归属穴位

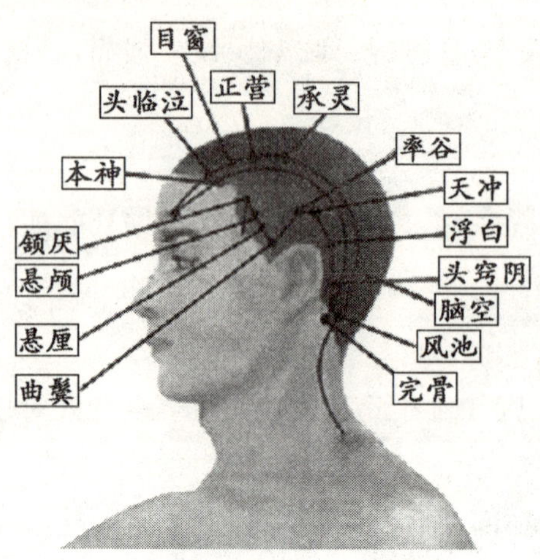

图 4－2

风池穴

风池穴归属足少阳胆经，别名热府穴。

【取穴位置】颈项后枕骨下，与乳突下缘相平，项肌外侧凹陷处。

【穴位解剖】在胸锁乳突肌与斜方肌上端附着部之间的凹陷中，深层为头夹肌；有枕动、静脉分支；布有枕小神经之支。

【主治病症】头痛、眩晕、颈部酸痛、眼睛疲劳、失眠健忘、落枕、耳聋、感冒、瘿气、高血压、风湿病、中风等。

【功能作用】祛风解表，清头明目，通脑活络，壮阳益气。

【穴位配伍】配丝竹空穴、合谷穴治偏正头痛；配玉枕穴、上星穴、脑户穴、风府穴治目痛；配水沟穴、百会穴、足三里穴、太冲穴、十宣穴治中风。

脑空穴

脑空穴是足少阳胆经上的重要腧穴之一，又名颞颥穴。

【取穴位置】脑空穴位于人体头部，枕外隆凸的上缘外侧，头正中线旁开 2.25 寸，平脑户穴。

【穴位解剖】在枕肌中；有枕动、静脉分支；布有枕大神经之支。

【主治病症】头痛、眩晕、颈项强痛、目赤肿痛、耳聋、鼻痛、癫狂痫症、惊悸等。

【功能作用】降浊升清。

【穴位配伍】配印堂穴、风池穴、太冲穴治头痛、眩晕；配照海穴、大椎穴、申脉穴治癫狂痫症；配悬钟穴、后溪穴治颈项强痛。

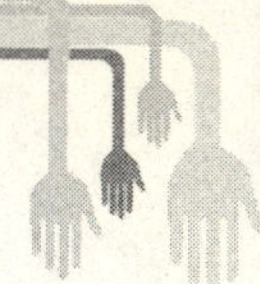

承灵穴

承灵穴归属为足少阳胆经，是足少阳胆经、阳维脉交会穴。

【取穴位置】承灵穴位于人体头部，前发际上4寸，头正中线旁开2.25寸。

【穴位解剖】在帽状腱膜中；有枕动、静脉分支；布有枕大神经之支。

【主治病症】头晕、眩晕、目痛、眼睛疲劳、鼻出血、多涕、鼻窒等。

【功能作用】吸湿冷降。

【穴位配伍】配风门穴、后溪穴、风池穴治鼻出血。

正营穴

正营穴为足少阳胆经上的经穴之一，胆经的阳气在此穴处吸湿散热缩合。

【取穴位置】该穴位于人体头部，前发际上2.5寸，头正中线旁开2.25寸。

【穴位解剖】在帽状腱膜中；有颞浅动、静脉顶支和枕动、静脉吻合网；布有额神经和枕大神经的会合支。

【主治病症】头晕、眩晕、目痛、唇吻强急、牙痛等。

【功能作用】吸湿冷降。

【穴位配伍】配太冲穴、阳白穴、风池穴治疗头痛、眩晕。

目窗穴

目窗穴归属于足少阳胆经，又名至荣穴、至宫穴，胆经气血在此穴吸热后化为阳气。

【取穴位置】目窗穴位于人体头部，前发际上1.5寸，头部正中线旁开2.25寸。

【穴位解剖】在帽状腱膜中；有颞浅动、静脉额支；布有额神经内、外侧支会合支。

【主治病症】头痛、头晕、目眩、眼睛疲劳、面赤肿痛、牙龈肿痛、小儿惊悸等。

【功能作用】壮阳补气。

【穴位配伍】配风池穴、关冲穴治头痛、头晕；配陷谷穴治面赤肿痛。

头临泣穴

头临泣穴归属于足少阳胆经，别名临池穴。

【取穴位置】该穴位于人体头部，瞳孔直上前发际0.5寸，神庭穴与头维穴的连线中点即是。

【穴位解剖】在额肌中；有额动、静脉；布有额神经内、外支会合支。

【主治病症】头痛、眩晕、目赤肿痛、泪出、目翳、鼻塞、鼻渊、耳聋、耳鸣、小儿惊悸等。

【功能作用】降浊升清。

【穴位配伍】配肝俞穴治白翳；配腕骨穴、阳谷穴、申脉穴治风眩、眩晕；配大椎穴、腰奇穴、人中穴、十宣穴治中风昏迷；配大椎穴、间使穴、胆俞穴、肝俞穴治疟疾。

本神穴

本神穴是足少阳胆经上的重要腧穴之一。

【取穴位置】该穴位于人体头部，前发际向上0.5寸，头部正中线旁开3寸。

【穴位解剖】在额肌中；有颞浅动、静脉额支和额动、静脉外侧支；布有额神经外侧支。

【主治病症】头痛、眩晕、癫狂痫症、胸胁痛、小儿惊悸、半身不遂、中风不省人事、失眠、神经衰弱等。

【功能作用】宁神静心，舒筋祛风，吸湿降浊。

【穴位配伍】配颅息穴治胸胁痛；配身柱穴治癫痫；配前顶穴、囟会穴、天柱穴治小儿惊痫；配水沟穴、太阳穴、合谷穴、大椎穴、天柱穴、百会穴治中风不省人事。

完骨穴

完骨穴为足少阳胆经上的经穴之一。

【取穴位置】从耳后凸骨下方沿后缘，触摸上方骨头，有一浅凹即是。

【穴位解剖】在胸锁乳突肌附着部上方，有耳后动、静脉之支；布有枕小神经本干。

【主治病症】头痛、偏头痛、三叉神经痛、颈项强痛、失眠、落枕、牙痛、口眼歪斜、癫狂痫症、疟疾等。

【功能作用】疏导水液。

【穴位配伍】配风池穴治癫狂痫症；配风池穴、大杼穴治疟疾；配风池穴、合谷穴治牙痛、口眼歪斜。

头窍阴穴

头窍阴穴归属足少阳胆经，又名窍阴穴、枕骨穴。

【取穴位置】该穴位于人体头部，耳后乳突的后上方，天冲穴与完骨穴弧形连线的中1/3与下1/3交点处。

【穴位解剖】有耳后动、静脉之支；布有枕大神经和枕小神经会合支。

【主治病症】头痛、头晕、口苦、耳聋、耳鸣、耳痛、颈项酸痛、胸胁痛、三叉神经痛、喉炎、支气管炎、中耳炎等。

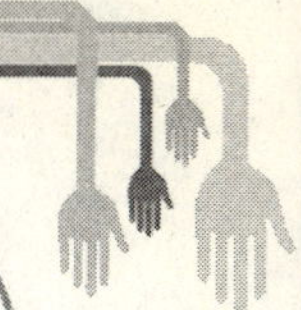

【功能作用】降浊去寒。

【穴位配伍】配强间穴治头痛；配支沟穴、风池穴、太冲穴治偏头痛。

浮白穴

浮白穴是足少阳胆经上的重要腧穴。

【取穴位置】浮白穴位于人体头部，耳后乳突后上方，天冲穴与完骨穴弧形连线的中1/3与上1/3交点处。

【穴位解剖】有耳后动、静脉分支；布有耳大神经之分支。

【主治病症】头痛、耳聋、耳鸣、颈项强痛、牙痛、瘿气、瘰疬、臂痛不举、足痿不行。

【功能作用】清热除湿。

【穴位配伍】配风行间穴、池穴治头痛、目赤肿痛；配中渚穴、听会穴治耳聋耳鸣；配太溪穴、肾俞穴、耳门穴治耳聋、耳鸣。

天冲穴

天冲穴归属于足少阳胆经。

【取穴位置】该穴位于人体头部，耳根后缘直上入发际2寸，率谷穴后0．5寸。

【穴位解剖】有耳后动、静脉；布有耳大神经支。

【主治病症】头痛、牙龈肿痛、癫狂痫症、惊恐、瘿气、耳鸣、震颤性麻痹等。

【功能作用】益气补阳，祛风定惊。

【穴位配伍】配目窗穴、风池穴、百会穴、角孙穴、合谷穴治头痛、癫痫；配合谷穴、足三里穴、气舍穴、列缺穴、风池穴治瘿气。

率谷穴

率谷穴归属足少阳胆经。

【取穴位置】该穴位于人体头部，耳尖直上入发际1.5寸，角孙穴直上方。

【穴位解剖】在颞肌中；有颞动、静脉顶支；布有耳颞神经和枕大神经会合支。

【主治病症】头痛、头晕、眼睛疲劳、目痛、呕吐、小儿惊风等。

【功能作用】收降湿浊。

【穴位配伍】配合谷穴、太冲穴、印堂穴治小儿惊风、头晕；配足三里穴、合谷穴治腮腺炎。

曲鬓穴

曲鬓穴是足少阳胆经上的腧穴之一，别名曲发穴。

【取穴位置】该穴位于人体头部，耳前鬓角发际上缘垂线与上耳廓水平线交点处。

【穴位解剖】在颞肌中；有颞浅动、静脉额支；布有耳颞神经颞支。

【主治病症】头痛、偏头痛、颔颊肿痛、牙关紧闭症、呕吐、牙痛、目赤肿痛、眼睛疲劳、颈项强急等。

【功能作用】吸湿降浊，补气壮阳。

【穴位配伍】配太冲穴、风池穴治目赤肿痛；配太冲穴、下关穴、合谷穴治疗头痛、牙关紧闭症。

悬厘穴

悬厘穴归属于足少阳胆经，该穴对胆经气血具有分理治理作用，故得名。

【取穴位置】该穴位于人体头部鬓角处，在发际后0.5寸。

【穴位解剖】在颞肌中；有颞浅动、静脉额支；布有耳颞神经颞支。

【主治病症】头痛、偏头痛、面赤肿痛、目痛、耳聋、耳鸣、牙痛、三叉神经痛、神经衰弱等。

【功能作用】降浊升清，安心宁神，祛风镇惊。

【穴位配伍】配束骨穴治癫狂痫症；配鸠尾穴治热病偏头痛；配人中穴、迎香穴、下关穴、合谷穴治三叉神经痛。

悬颅穴

悬颅穴是足少阳胆经上的经穴之一，别名髓孔穴，髓中穴、米啮穴。

【取穴位置】该穴位于人体头部的鬓发上，曲鬓穴与头维穴弧形连线的中点即是该穴。

【穴位解剖】在颞肌中；有颞浅动、静脉额支；布有耳颞神经颞支。

【主治病症】头痛、偏头痛、面肿、目赤肿痛、牙痛、中风偏瘫等。

【功能作用】除湿降浊，祛风明目、清热消肿。

【穴位配伍】配颔厌穴、治头痛；配头维穴、天冲穴、合谷穴治偏头痛；配曲池穴、合谷穴治热病。

颔厌穴

颔厌穴归属于足少阳胆经。

【取穴位置】该穴位于头部鬓发上部，头维穴与曲鬓穴弧形连线的1/4点上，发际后0.5寸即是。

【穴位解剖】在颞肌中；有颞浅动、静脉额支；布有耳颞神经颞支。

【主治病症】头痛、眩晕、耳鸣、牙痛、惊悸、中风偏瘫等。

【功能作用】祛风镇惊，舒筋通络。

【穴位配伍】配悬颅穴治偏头痛；配外关穴、风池穴、悬颅穴、悬厘穴治眩晕。

上关穴

上关穴是足少阴胆经上的腧穴之一，又名客主人穴。

【取穴位置】该穴位于头部侧面，颧弓上缘的凹陷处，戴眼镜时脸侧的骨洼处即为此穴。

【穴位解剖】在颞肌中；有颧眶动、静脉；布有面神经的颧眶支及三叉神经小分支。

【主治病症】头痛、耳鸣、耳聋、眼睛疲劳、牙痛、惊悸、手脚痉挛、口眼歪斜、中风等。

【功能作用】祛风镇惊，聪耳健脑。

【穴位配伍】配兑端穴治唇吻强急；配下关穴治中风口眼歪斜；配听会穴、太溪穴、肾俞穴、翳风穴治耳聋耳鸣；配合谷穴、颊车穴治牙关紧闭、噤口不言。

③足太阳膀胱经归属穴位

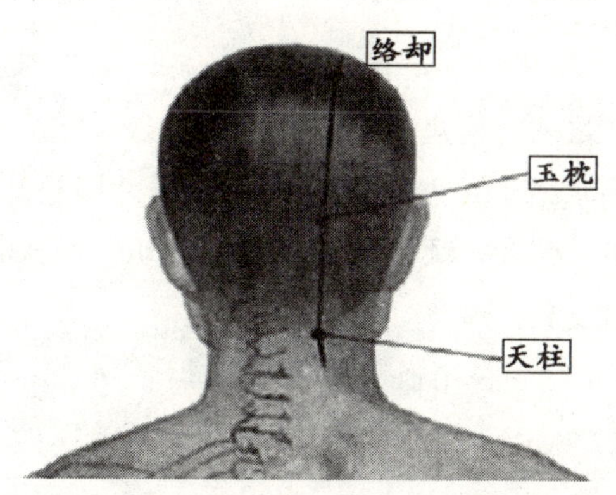

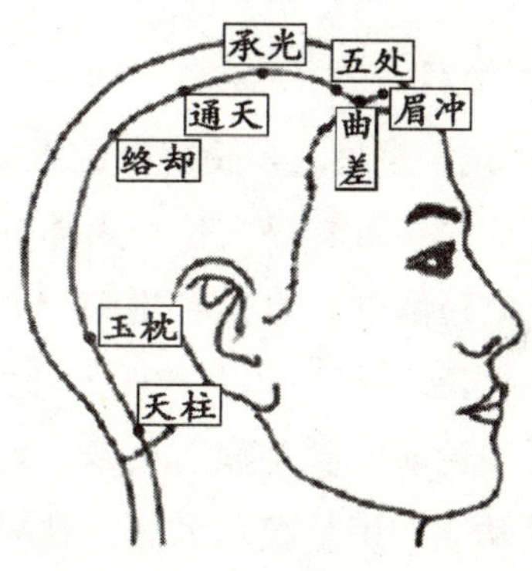

图 4－3

眉冲穴

眉冲穴是足少阳膀胱经上的重要经穴之一，又名小竹穴、星穴。

【取穴位置】眉冲穴位于人体头部，眉毛内侧边缘直上入发际0.5寸。

【穴位解剖】有额肌；当额动、静脉处；布有额神经内侧支。

【主治病症】头痛、头晕、鼻塞、癫狂痫症等。

【功能作用】吸热生气，壮阳益气。

【穴位配伍】配太阳穴治头痛。

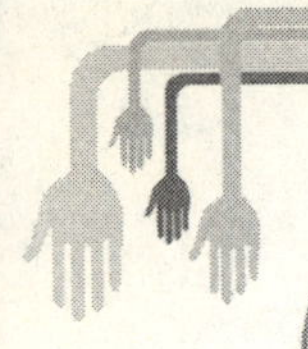

曲差穴

曲差穴归属足少阳膀胱经穴位，又名鼻冲穴。

【取穴位置】曲差穴位于人体头部，前发际正中直上0.5寸，旁开1.5寸即是此穴。

【穴位解剖】有额肌；当额动、静脉处；布有额神经内侧支。

【主治病症】头痛、头晕、鼻塞、鼻出血、目视不明、目赤肿痛。

【功能作用】清热降浊。

【穴位配伍】配合谷穴治头痛、鼻塞。

五处穴

五处穴是足太阳膀胱经上的重要腧穴之一，别名巨处穴。

【取穴位置】该穴位于人体头部，前发际正中直上1寸，旁开1.5寸。

【穴位解剖】有额肌；当额动、静脉处；布有额神经内侧支。

【主治病症】头痛、头晕、目眩、癫狂痫症等。

【功能作用】汇聚浊气，降冷除湿。

【穴位配伍】配合太冲穴、合谷穴治头痛、目眩。

承光穴

承光穴是足太阳膀胱经的重要经穴之一，是众多经脉及神经的交会处。

【取穴位置】该穴位于人体头部，前发际直上2.5寸，旁开1.5寸即是。

【穴位解剖】有帽状腱膜；有额动、静脉，颞浅动、静脉及枕动、静脉的吻合网；当额神经外侧支和枕大神经会合支处。

【主治病症】头痛、头晕、目眩、鼻塞、鼻出血、热病等。

【功能作用】疏风散热，祛风解表。

【穴位配伍】配百会穴治头痛、头晕。

通天穴

通天穴为足太阳膀胱经上重要腧穴之一，又名天日穴、天目穴、天白穴、天归穴等。

【取穴位置】该穴位于人体头部，前发际正中直上4寸，旁开1.5寸。

【穴位解剖】有帽状腱膜；有颞浅动、静脉和枕动、静脉的吻合网；布有枕大神经分支。

【主治病症】头痛、眩晕、鼻塞、鼻衄、鼻出血、鼻渊等。

【功能作用】清热除湿。

【穴位配伍】配合谷穴、迎香穴治鼻塞、鼻渊等。

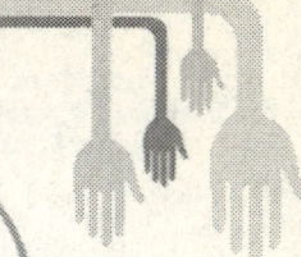

络却穴

络却穴归属足太阳膀胱经，别名强阳穴、脑盖穴、及行穴。

【取穴位置】络却穴位于人体头部，前发际正中直上5.5寸，旁开1.5寸。

【穴位解剖】在枕肌停止处；有枕动、静脉分支；布有枕大神经分支。

【主治病症】头痛、头晕、目视不明、眼睛疲劳、耳聋、耳鸣。

【功能作用】传输头部浊气。

【穴位配伍】配风池穴治头晕。

玉枕穴

玉枕穴是足太阳膀胱经上的重要穴位。

【取穴位置】该穴位于人体头部后方，后发际正中直上2.5寸，旁开1.3寸平枕外隆凸上缘的凹陷处。

【穴位解剖】有枕肌；有枕动、静脉；布有枕大神经分支。

【主治病症】头痛、颈部酸痛、目痛、眼睛疲劳、鼻塞。

【功能作用】升清降浊。

【穴位配伍】配大椎穴治颈部酸痛。

天柱穴

天柱穴归属足太阳膀胱经，是治疗头部、颈部、肩背部以及神经系统疾病的重要穴位之一。

【取穴位置】该穴位于头骨正下方的凹陷处，后发际正中旁开2厘米左右。

【穴位解剖】在斜方肌起部，深层为头半棘肌：有枕动、静脉干；布有枕大神经干。

【主治病症】头痛、眩晕、颈部酸痛、肩背痛、落枕、癫狂痫症等。

【功能作用】化气壮阳。

【穴位配伍】配大椎穴治颈部酸痛。

④手少阳三焦经归属穴位

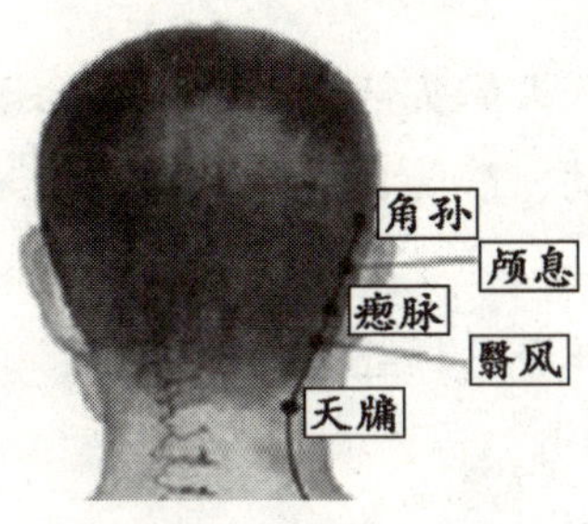

图4－4

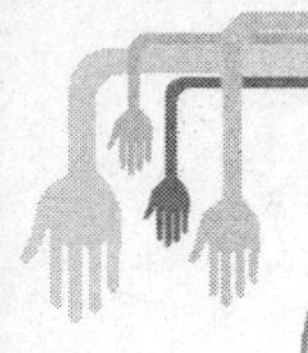

角孙穴

角孙穴是手少阳三焦经上的腧穴之一，是三焦经经脉上的最高点。

【取穴位置】该穴位于人体头部侧面，沿耳廓向前，在耳尖直上的发际处。

【穴位解剖】有耳上肌；颞浅动、静脉耳前支；布有耳颞神经分支。

【主治病症】头痛、偏头痛、眩晕、颈项强急、目翳、目赤肿痛、眼睛疲劳、牙痛等。

【功能作用】收湿降浊。

【穴位配伍】配足临泣穴治眩晕。

颅息穴

颅息穴归属足少阳三焦经，别名颅骢穴。

【取穴位置】该穴位于人体头部，耳根与耳后的发际之间，约与耳门穴平行。

【穴位解剖】有耳后动、静脉；布有耳大神经和枕大神经的吻合支。

【主治病症】头痛、眩晕、小儿惊悸、呕吐、耳鸣、耳聋、耳肿流脓等。

【功能作用】清热镇惊，通窍聪耳。

【穴位配伍】配太冲穴治小儿惊悸、呕吐；配天冲穴、风池穴、太阳穴、脑空穴治头痛、偏头痛；配角孙穴、风池穴、合谷穴、太阳穴治视网膜出血。

瘈脉穴

瘈脉穴位于人体头部，归属手少阳三焦经，别名资脉穴，体脉穴，资生穴。

【取穴位置】该穴位于人体头部，耳后乳突，耳廓线下 1/3 处。

【穴位解剖】在耳后肌上；有耳后动、静脉；布有耳大神经耳后支。

【主治病症】头痛、耳聋、耳鸣、小儿惊悸、呕吐等。

【功能作用】燥湿化气。

【穴位配伍】配百会穴、听宫穴、耳门穴、听会穴、翳风穴治耳硬化症。

翳风穴

翳风穴是手少阳三焦经上的重要穴位，该穴附近有耳大神经，穴位深处为面神经。

【取穴位置】该穴位于人体头部侧面，耳垂的遮盖处。

【穴位解剖】有耳后动、静脉，颈外浅静脉；布有耳大神经，深部为面神经干从颅骨穿出处。

【主治病症】耳鸣、耳聋、耳红肿痛、牙痛、口眼歪斜、暴喑、面瘫、颊肿、瘰疬、腮腺炎等。

【功能作用】益气补阳。

【穴位配伍】配听会穴治耳聋；配通里穴治暴喑不能言；配颊车穴、合谷穴

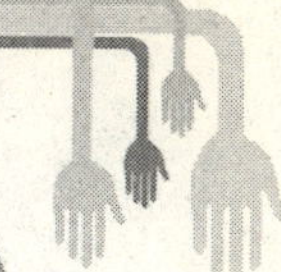

治急性腮腺炎；配天井穴、足临泣穴治颈部颈部瘰疬。

天牖穴

天牖穴归属手少阳三焦经，别名天听穴。

【取穴位置】该穴位于人体颈部侧面，乳突的后下方，与下颌角齐平。

【穴位解剖】在胸锁乳突肌后缘；有枕动脉的肌支，耳后动、静脉及颈后浅静脉；布有枕小神经本干，深层为副神经、颈神经。

【主治病症】头晕、头痛、眩晕、目昏、面肿、暴聋、急性腮腺炎、颈项强急等。

【功能作用】补阳化湿。

【穴位配伍】配率骨穴、外关穴治头痛、耳聋、腮腺炎。

(3) 头部按摩手法

头部按摩常用的方法有按法、揉法、摩法、勾点法、挤法、弹法、击法等。按法适用于头部各个穴位；揉法、摩法轻柔缓和，刺激较小，适用于头部各穴位；勾点法适用于头部经穴和经外奇穴，对头痛、头晕、失眠等有很好的治疗效果；挤法多用于太阳穴、风池穴等，对感冒、中暑有很好的疗效；弹法适用于头面部各穴位，能够醒脑安神、舒筋活络；击法对治疗头痛、头晕效果明显。

五指梳头法：双手五指自然分开，指端用力，由前向后、由中间向两侧，均匀梳头，反复进行2分钟左右，能够改善脑部的血液循环，增加大脑的供氧量，使头脑放松清醒。

双手掌根用力，从双鬓开始向头部下方的风池穴进行摩擦，上下来回摩擦均匀，使双鬓部出现微热的感觉即可。这种手法可以改善头部血液循环，缓和头部神经，解除疲劳。

点压头部经穴：以中指为主，以食指、无名指为辅，从前额开始依次点压督脉各经穴直至颈部的督脉哑门穴，再以攒竹穴开始点压足太阳膀胱经各经穴直至天柱穴，反复点压3次，能够清脑止痛。

用指端轻轻叩击头皮，反复3次，依次加重，再以指面拍击头皮，持续2分钟，最后以掌面轻轻拍打头皮约1分钟。这种手法可以促进脑部的血液循环，治疗头痛，缓解疲劳。

双手握拳置于头部下方，支撑其头部重量。双手四指位于颅骨基底部，枕骨的粗隆下方。双手四指的指腹沿着颅骨基底部做轻柔微小的环状揉动，注意不要用过大的压力。沿着整个颅骨基部，从中央开始向两侧按摩至耳根部，再从耳根部按摩至中央。该手法能够缓解枕部肌肉的压力和紧张，预防由于这些原因引起

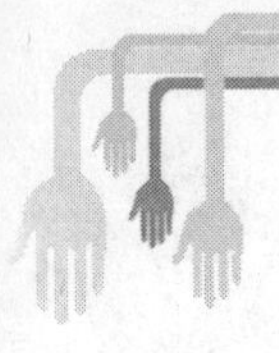

的头痛、颈部和背部疼痛。

按摩对象面向左侧，头颈部保持在一条直线上。右手拇指置于枕部的颈中央位置，右手的其他四个手指保持拇指稳定，沿着枕骨粗隆向下揉按，直至耳根部结束。该手法能够深入按摩枕部肌肉。

双手拇指的指腹放在身体同侧耳根部，双手其余四指向上置于脑后部。拇指沿着颅骨底部向脊柱方向推按，直到手指触到颅骨下方的柔软部位。双手拇指柔和地按压枕部，先向上按压靠近脊柱，再向下按压靠近耳部。继续进行枕部的揉按，至少持续一分钟。

双手遮住双耳，手掌接触身体同侧的颈部侧面肌肉，四指向上指向枕部。食指和中指对枕部施加压力。牵引食指和中指横过脊柱边缘向耳后移动。手掌在颈部侧面固定不动。下颌内收，使颈部在整个牵引过程中保持拉伸状态。当手指到达耳后时，停止牵引。

双手拇指放于同侧的耳上，指向颈后方向。双手其余四指伸开，置于同侧头皮上。用拇指指腹进行揉按，按摩几秒钟后，移动双手，按摩不同的部位。该手法可以减少头皮紧张，促进身体放松。

（4）头部按摩的注意事项

①头部按摩过程中，按摩手法一般是由轻到重，由表及里，由慢到快，逐渐加重按摩手法，并且在结束时配有放松按摩。

②按摩手法要轻柔而又节奏，用力均匀平稳，不用蛮力，手法自然。

③按摩要达到产生热感、胀感、麻感为止，这样才能达到按摩的效果。

④按摩头部时，要避免牵扯头发，引起不适感。

⑤严重高血压患者不适宜头部按摩，否则会加重循环系统的负担。

⑥疲劳过度、严重醉酒、饥饿及饭后半小时内不适宜按摩。

⑦有严重心脏病、肺病等危重病人不适宜按摩。

⑧头部皮肤有破损时不宜按摩。

2. 颈部很重要，按摩不能少

（1）颈部按摩的作用

颈部对于人体来说非常重要，它上接头部，下连躯干，颈椎管内的脊髓与人的生命息息相关，支配全身的大部分神经都通过脊髓，是脑与全身各部位相互传递信息的枢纽，也是血液、氧气上送头部，饮食营养进入人体的主要通道。

颈椎既要支撑头部的重量，又要进行频繁的活动，所以颈部易于劳损和退化。颈部的保健按摩，可改善颈部的血液循环，增加颈部肌肉的力量，保持颈部韧带的弹性，加强颈椎小关节的稳定性。

颈部按摩让肌肉得到了放松，进而让脑血管里的血液流通顺畅，增加脑部供血与氧气供给，这样就不会压迫到大脑的思维，血液顺畅可以加快人的思考速度，让人感觉轻松舒服。

长期坚持颈部按摩可使颈部活动灵活，能有效防治落枕、颈椎病、头痛头晕、颈肩臂疼痛麻木等病症。

（2）认识颈部穴位

①任脉归属穴位

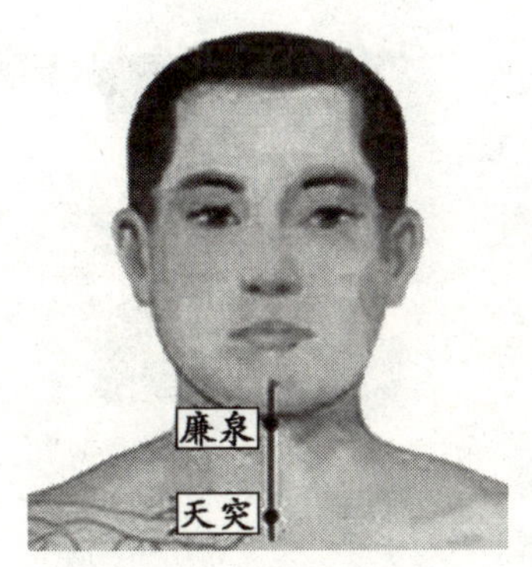

图4－5

廉泉穴

廉泉穴是任脉上重要的腧穴之一，又名本池穴，舌本穴，结本穴。

【取穴位置】该穴位于颈部前方的正中线上，喉结上方的凹陷处。

【穴位解剖】在甲状软骨和舌骨之间，深部为会厌，下方为喉门，有甲状舌骨肌、舌肌；有颈前浅静脉，甲状腺上动、静脉；布有颈皮神经，深层有舌下神经分支。

【主治病症】咳嗽、哮喘、喉咙肿痛、暴喑、中风失语、口干舌燥、口舌生疮、舌下肿痛、舌强等。

【功能作用】吸湿降浊，祛除湿气。

【穴位配伍】配玉液穴、金津穴、少商穴、天突穴治中风失语、舌下肿痛。

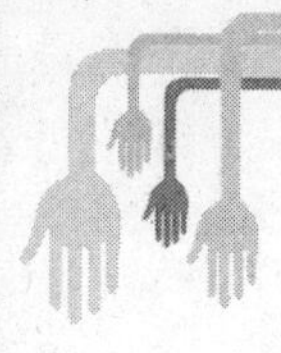

天突穴

天突穴是任脉与阴维脉的交会穴，又名玉户穴，天瞿穴。

【取穴位置】该穴位于人体的颈部，前正中线上，两锁骨中间，胸骨上方凹陷处。

【穴位解剖】在左右胸锁乳突肌之间，深层左右为胸骨舌骨肌和胸骨甲状肌；皮下有颈静脉弓、甲状腺下动脉分支；深部为气管，再向下，在胸骨柄后方为无名静脉及主动脉弓；布有锁骨上神经前支。

【主治病症】咳嗽、咽喉炎、扁桃体炎、喉咙肿痛、打嗝、呕吐等。

【功能作用】吸热生气。

【穴位配伍】配定喘穴、鱼际穴治咳嗽；配内关穴、中脘穴治打嗝；配廉泉穴、涌泉穴治暴喑；配少商穴、天容穴治咽喉肿痛；配气舍穴、合谷穴治地方性甲状腺肿大。

②手阳明大肠经归属穴位

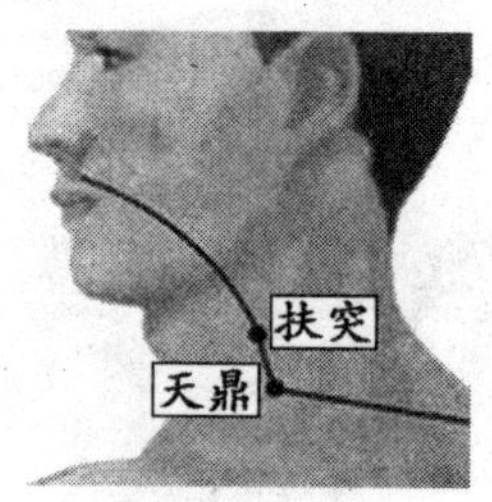

图 4－6

天鼎穴

天鼎穴归属手阳明大肠经，别名天顶穴，天项穴，天盖穴。

【取穴位置】该穴位于颈外侧部，胸锁乳突肌后缘，结喉旁边。

【穴位解剖】在胸锁乳突肌下部后缘，浅层为颈阔肌，深层为中斜角肌起点；有颈外浅静脉；为副神经、颈皮神经在胸锁乳突肌后缘穿出处，深层为膈神经的起点。

【主治病症】暴喑气梗、咽喉肿痛、扁桃体炎、瘰疬、瘿气等。

【功能作用】疏导气血，清咽利喉。

【穴位配伍】配少商穴治咽喉肿痛；配合谷穴治瘿气。

扶突穴

扶突穴是手阳明大肠经的重要腧穴之一，又名水穴，水泉穴。

【取穴位置】该穴位于颈外侧部，结喉旁，胸锁乳突肌前、后缘之间。

【穴位解剖】在胸锁乳突肌胸骨头间颈阔肌中，深层为肩胛提肌起始点；深层内侧有颈升动脉；布有耳大神经，颈皮神经，枕小神经及副神经。

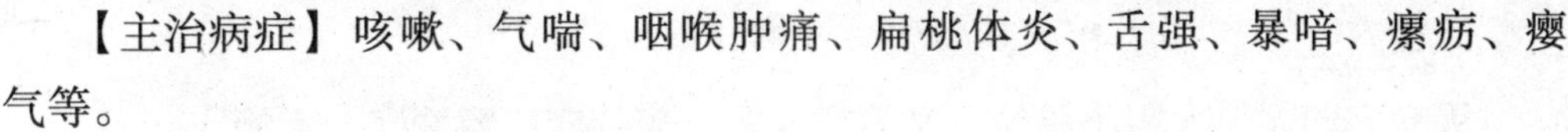

【主治病症】咳嗽、气喘、咽喉肿痛、扁桃体炎、舌强、暴喑、瘰疬、瘿气等。

【功能作用】提供水湿，清润肺气。

【穴位配伍】配合谷穴治瘿气。

③手少阳三焦经归属穴位

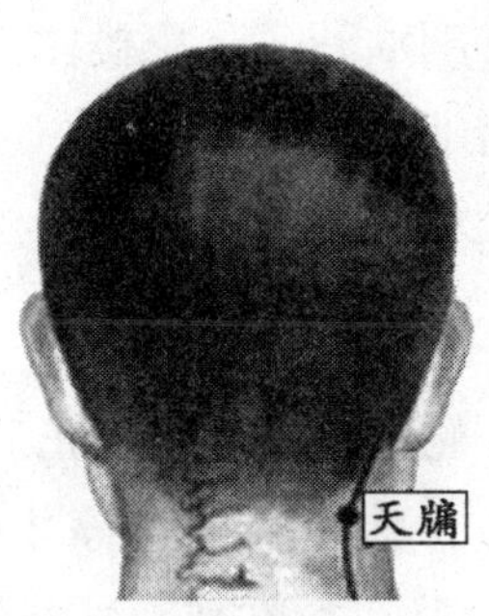

图4－7

天牖穴

天牖穴归属手少阳三焦经，又名天听穴。

【取穴位置】该穴位于颈侧部，乳突的后下方，平下颌角，胸锁乳突肌的后缘。

【穴位解剖】在胸锁乳突肌胸骨头间颈阔肌中，深层为肩胛提肌起始点；深层内侧有颈升动脉；布有耳大神经，颈皮神经，枕小神经及副神经。

【主治病症】头晕、头痛、偏头痛、面赤肿痛、目眩、耳聋、耳鸣、暴喑、颈项强急等。

【功能作用】补阳化湿。

【穴位配伍】配外关穴、率骨穴治偏头痛、耳鸣、耳聋。

④手太阳小肠经归属穴位

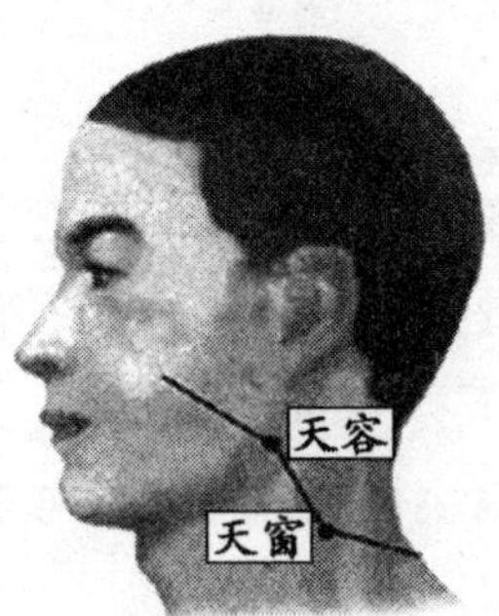

图4－8

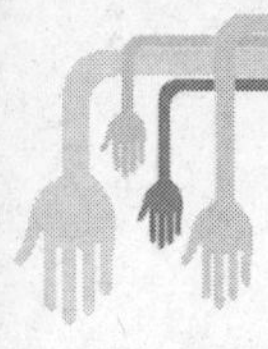

天窗穴

天窗穴归属手太阳小肠经，又名窗笼穴，窗聋穴，窗簧穴，天笼穴。

【取穴位置】该穴位于颈外侧部，胸锁乳突肌的后缘，与喉结相平。

【穴位解剖】在斜方肌前缘，肩胛提肌后缘，深层为头夹肌；有耳后动、静脉及枕动、静脉分支；布有颈皮神经，正当耳大神经丛的发出部及枕小神经。

【主治病症】耳鸣、耳聋、咽喉肿痛、扁桃体炎、颈项强急等。

【功能作用】疏散内热，清咽利喉。

【穴位配伍】配列缺穴治颈项强急。

天容穴

【取穴位置】该穴位于颈外侧部，下颌角的正后方，如图4－8所示。

【穴位解剖】在下颌角后方，胸锁乳突肌停止部前缘，二腹肌后腹的下缘；前方有颈外浅静脉、颈内动、静脉；布有耳大神经的前支，面神经的颈支、副神经，其深层为交感神经干的颈上神经节。

【主治病症】耳鸣、耳聋、咽喉肿痛、舌强、暴喑、颈项强急等。

【功能作用】传递水湿。

【穴位配伍】配列缺穴治颈项强急。

⑤足阳明胃经归属穴位

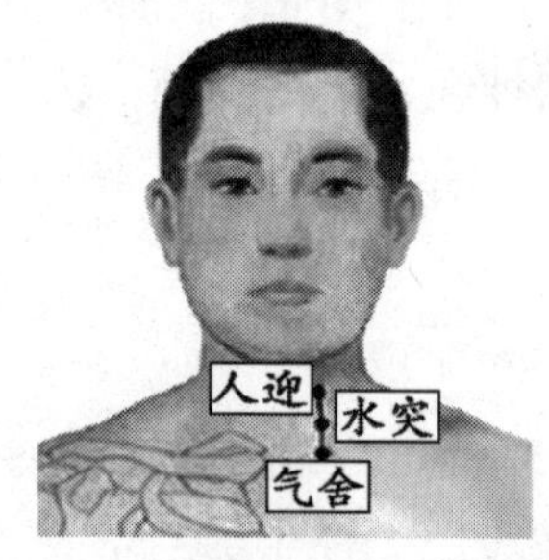

图4－9

气舍穴

【取穴位置】该穴位于胸部上方，锁骨根部正中线旁。

【穴位解剖】有颈阔肌，胸锁乳突肌起始部；有颈前浅静脉，深部为颈总动脉；布有锁骨上神经前支，舌下神经的分支。

【主治病症】咽喉肿痛、扁桃体炎、气喘、咳嗽、打嗝、瘿瘤、瘰疬、颈项强急等。

【功能作用】吸湿降浊，补阳益气。

【穴位配伍】配水突穴治瘿瘤；配天窗穴治喉咙肿痛。

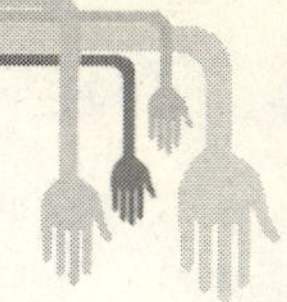

水突穴

【取穴位置】该穴位于颈部，人迎穴与气舍穴连线的中点，胸锁乳突肌前缘，与甲状软骨下缘相平处。

【穴位解剖】有颈阔肌，在甲状软骨外侧，胸锁乳突肌与肩胛舌骨肌上腹的交叉点；外侧为颈总动脉；布有颈皮神经，深层为交感神经发出的心上神经及交感神经干。

【主治病症】咽喉肿痛、咳嗽、气喘、瘰疬、瘿气、甲状腺肿大、膈肌痉挛、中风偏瘫等。

【功能作用】降逆利咽。

【穴位配伍】配气舍穴治咽喉肿痛；配天突穴治咳嗽、气喘；配膻中穴、巨阙穴、关元穴治膈肌痉挛；配风门穴、百会穴、气户穴治百日咳。

人迎穴

人迎穴是足阳明胃经上的重要经穴之一，又名天五会穴，五会穴。

【取穴位置】位于人体颈部，喉结旁，颈总动脉搏动处。

【穴位解剖】有颈阔肌，在胸锁乳突肌前缘与甲状软骨接触部；有甲状腺上动脉；当颈内、外动脉分歧处，有颈前浅静脉，外为颈内静脉；布有颈皮神经，面神经颈支，深层颈动脉球，最深层为交感神经干，外侧有舌下神经降支及迷走神经。

【主治病症】咽喉肿痛、气喘、咳嗽、瘰疬、瘿气、高血压等。

【功能作用】疏导气血。

【穴位配伍】配大椎穴、太冲穴治高血压。

（3）颈部按摩手法

①双手手掌相互搓擦预热，预热后，立即搓擦颈部后外侧，反复进行多次，对颈部受冷酸痛极为有效。

②两手四指并拢在颈部由上到下依次推揉颈后斜方肌、胸锁乳突肌上段，推揉斜方肌、胸锁乳突肌之间偏后部位的副神经非常重要，因为副神经容易受风，此按摩手法对副神经有缓解风痛的作用。手法应由轻到重，逐渐加大按摩力度。这种按摩方法能够有效缓解落枕和颈椎病带来的颈部酸痛。

③双手交叉绕过颈前拿揉对侧岗上肌和提肩胛肌，也可用对侧手四指从颈后按揉对侧提肩胛肌和斜方肌，时间不宜过长。此按摩手法能够有效缓解肌肉痉挛带来的疼痛。

④当胸锁乳突肌上段发凉时，表示该部位血液循环不畅，同时会有酸痛感。

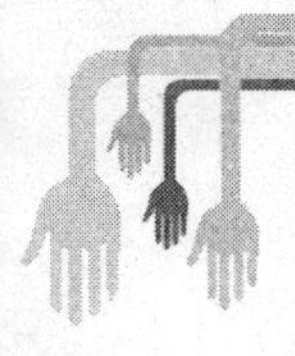

双手四肢并拢同时推揉同侧胸锁乳突肌上段，其实动作轻柔而且缓慢，逐渐加重按摩力度，按摩时间相对较长。这种按摩手法能够缓解肌肉痉挛。

⑤双手十指交叉互握，先用双手手掌掌根夹住颈部后方，动作稍轻，让颈部做前伸、后屈、左右晃动和绕转活动，预热后，双手加紧颈部，是颈部尽量做拉伸动作。这种按摩方法可以放松颈部肌肉，同时也可以恢复颈椎。

⑥双手包肩，滑至颈部后方，双手提拉脊椎至风池穴，然后对风池穴进行点按按摩。双手握拳用手指的第 2 关节处来回推拉疲劳的颈部肌、肌肉或点按巨骨穴。

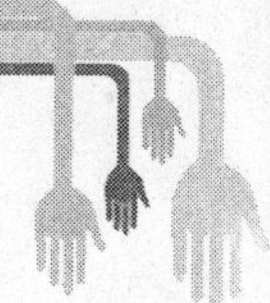

第五章　面部五官按摩——健康与美丽同在

1. 缓解眼疲劳，擦亮心灵之窗的眼部按摩

（1）眼部按摩的作用

眼为人体的视觉器官，人们都说眼睛是心灵的窗口。我们通过眼睛认识了这个多姿多彩的世界，它是人体最直观的“导航系统”。中医认为“肝开窍于目”，眼睛与人体脏腑经络的关系极为密切。眼部按摩，通过对眼部及其周围部位的适宜刺激，能促进眼部的血液循环，改善眼内房水循环，调节眼压，解除用眼疲劳，并可反射性地调节神经中枢，加强视神经的功能，从而有助于防治近视、远视、视神经萎缩等病症。

（2）眼部穴位

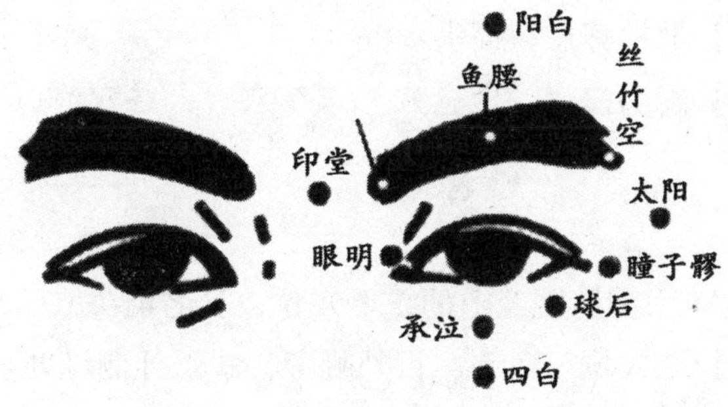

图 5 – 1

丝竹空穴

丝竹空穴是手少阳三焦经上的重要经穴，又名巨窌穴，日窌穴。

【取穴位置】位于人体面部，眉梢的凹陷处。

【穴位解剖】有眼轮匝肌；颞浅动、静脉额支；布有面神经颧眶支及耳颞神

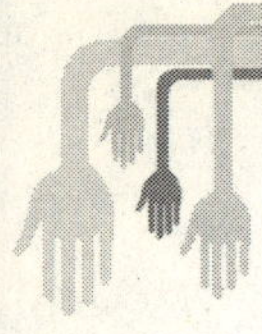

经分支。

【主治病症】头晕、头痛、目赤肿痛、眼睑跳动、牙痛、癫狂痫症等。

【功能作用】祛湿降浊。

【穴位配伍】配地仓穴治牙痛。

承泣穴

承泣穴是足阳明胃经、阳跷脉、任脉的交会穴，又名鼷穴，面髎穴，溪穴。

【取穴位置】该穴位于人体面部，瞳孔直下方，眼球与下眼眶边缘之间。

【穴位解剖】在眶下缘上方，眼轮匝肌中，深层眶内有眼球下直肌，下斜肌；有眶下动、静脉分支，眼动、静脉的分支；布有眶下神经分支及动眼神经下支的肌支，面神经分支。

【主治病症】近视、假性近视、眼睛疲劳、夜盲症、眼睑痉挛、视神经萎缩、青光眼、白内障等。

【功能作用】疏导气血。

【穴位配伍】配太阳穴治目赤肿痛；配阳白穴治口眼歪斜。

四白穴

四白穴归属足阳明胃经。

【取穴位置】该穴位于面部，瞳孔直下，眼眶下凹陷处。

【穴位解剖】在眶下孔处，当眼轮匝肌和上唇方肌之间；有面动、静脉分支，眶下动、静脉有面神经分支，当眶下神经处。

【主治病症】目赤肿痛、目翳、眼睑跳动、口眼歪斜、头痛、眩晕、近视、色盲等。

【功能作用】散发脾热，提供水湿。

【穴位配伍】配阳白穴、地仓穴、颊车穴、合谷穴治口眼歪斜；配攒竹穴治眼睑跳动。

瞳子髎穴

瞳子髎穴是手太阳膀胱经上的重要穴位，又名前关穴，后曲穴。

【取穴位置】该穴位于面部，目外眦旁，眼眶外侧缘处。

【穴位解剖】有眼轮匝肌，深层为颞肌；当颧眶动、静脉分布处；布有颧面神经和颧颞神经，面神经的额颞支。

【主治病症】头痛、目赤肿痛、迎风流泪、远视、目翳、怕光等。

【功能作用】降浊去湿。

【穴位配伍】配合谷穴、头临泣穴、睛明穴治眼内障；配养老穴、肝俞穴、光明穴、太冲穴治视物不清。

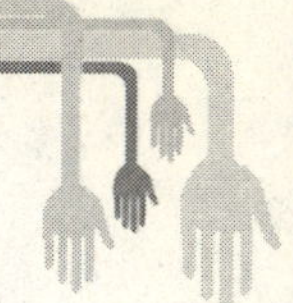

阳白穴

阳白穴是足少阳胆经与阳维脉的交会穴。

【取穴位置】该穴位于面部，瞳孔直上方，离眉毛上缘约 2 厘米处。

【穴位解剖】在额肌中；有额动、静脉外侧支；布有额神经外侧支。

【主治病症】头痛、眩晕、目赤肿痛、三叉神经痛、眼睛疲劳等。

【功能作用】补阳益气

【穴位配伍】配太阳穴、睛明穴、鱼腰穴治目赤肿痛、视物不清。

睛明穴

睛明穴是足太阳膀胱经、阴跷脉、阳跷脉的交会穴，别名泪孔穴、泪空穴。

【取穴位置】该穴位于面部，眼睛内侧上方的凹陷处。

【穴位解剖】在眶内缘睑内侧韧带中，深部为眼内直肌；有内眦动、静脉和滑车上下动、静脉，深层上方有眼动、静脉本干；布有滑车上、下神经，深层为眼神经，上方为鼻睫神经。

【主治病症】目眩、目翳、目视不明、近视、眼睛疲劳、夜盲、目赤肿痛、迎风流泪等。

【功能作用】清热明目。

【穴位配伍】配攒竹穴、丝竹空穴治近视。

攒竹穴

【取穴位置】该穴位于人体面部，眉毛内侧边缘的凹陷处即是。

【穴位解剖】有额肌及皱眉肌；当额动、静脉处；布有额神经内侧支。

【主治病症】头痛、眼睛疲劳、目视不明、眼睑跳动、目赤肿痛、口眼歪斜、迎风流泪等。

【功能作用】吸热生气。

【穴位配伍】配睛明穴治近视、眼睛疲劳。

印堂穴

【取穴位置】该穴位于人体面部，两眉头连线中点即是。

【穴位解剖】穴下有皮肤、皮下组织和降眉间肌。皮肤由额神经的滑车上神经分布。肌肉由面神经的颞支支配，血液供应来自滑车上动脉和眶上动脉的分支及伴行同名静脉。

【主治病症】头痛、头晕、失眠、神经衰弱、鼻炎、鼻塞、三叉神经痛、高血压、目赤肿痛等。

【功能作用】清头明目，通鼻开窍。

【穴位配伍】配攒竹穴、丝竹空穴、四白穴、太阳穴治目痛；配迎香穴、合

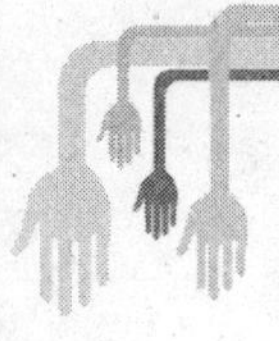

谷穴、风府穴、鱼际穴治鼻塞；配丝竹空穴、头维穴治眩晕；配中冲穴、百会穴、大敦穴、合谷穴治中风昏迷。

鱼腰穴

【取穴位置】该穴位于面部，瞳孔直上，眉毛中间部位即是。

【穴位解剖】穴下有皮肤、皮下组织、眼轮匝肌和枕额肌额腹。分布有眶上神经外侧支，面神经的分支和眶上动、静脉的外侧支。

【主治病症】目赤肿痛、眼睑跳动、头痛、偏头痛、三叉神经痛、近视、眼睛疲劳等。

【功能作用】明目利窍，疏风清热。

【穴位配伍】配耳尖穴治目中生翳；配合谷穴治近视；配百会穴、风府穴、风池穴、头维穴、攒竹穴、丝竹空穴治口眼歪斜。

球后穴

【取穴位置】该穴位于面部，眼眶下缘外1/4与内3/4交界处即是。

【穴位解剖】穴下有皮肤、皮下组织、眼轮匝肌、眶脂体、下斜肌与眶下壁之间。分布有颞浅动、静脉的耳前支，耳后动、静脉的耳后支，耳颞神经耳前支、枕小神经耳后支和面神经耳支等。

【主治病症】近视、斜视、视神经炎、玻璃体混浊、白内障、青光眼、眼底出血等。

【功能作用】清热泻火，明目利窍。

【穴位配伍】配睛明穴、风池穴、养老穴、光明穴治视神经炎；配翳明穴、睛明穴治视神经萎缩。

太阳穴

【取穴位置】该穴位于耳廓前面，前额两侧，外眼角延长线的上方。

【穴位解剖】穴下有皮肤、皮下组织、眼轮匝肌、颞筋膜和颞肌。分布有颧神经的分支颧面神经，面神经的颞支和颧支，下颌神经的颞神经和颞浅动、静脉的分支或属支。

【主治病症】头痛、偏头痛、眼睛疲劳、牙痛、神经衰弱等。

【功能作用】祛湿清热。

【穴位配伍】配百会穴治头痛；配睛明穴、丝竹空穴治眼睛疲劳。

（3）眼部按摩手法

①抹眉弓：双手食指屈指，用食指桡侧，由内向外轻抹眉骨，速度平稳，力度由轻到重，逐渐增强。所过攒竹穴、鱼腰穴、丝竹空穴，能够改善血液循环、

明目、清脑。

②揉按眼眶：食指指腹从睛明穴开始，沿下眼睑由内眼角向外眼角进行揉按，经承泣穴、球后穴到瞳子髎穴，由瞳子髎穴开始沿上眼睑，由外眼角向内眼角进行揉按，来回数次。此种按摩手法能够改善眼部周围的血液循环，调节眼部神经，缓解眼部疲劳。

③闭上眼睛，用食指桡侧由内眼角向外眼角进行推按，适当用力，力度不宜过大，速度缓慢。此种按摩方法可有效缓解眼睛疲劳、眼部不适。

④揉按睛明穴：单手拇指与食指分居鼻梁两侧，对双眼角部位的睛明穴进行揉按，力度适中，速度稍慢。此按摩方法可有效缓解眼部疲劳、迎风流泪等。

2. 鼻道畅七窍才通，通经活络，调整气血

(1) 鼻部按摩的作用

鼻是人体的嗅觉器官，有嗅气味、助呼吸和辅发音的作用。空气进入人体的呼吸道首先通过鼻，所以鼻对人体吸入的空气有调节作用。中医认为，“肺开窍于鼻”，鼻通过经络与肺、气管及其他脏腑有密切的关系。

鼻部的保健按摩，可以调节鼻和肺的生理功能，增强呼吸系统的免疫力，有效地防治感冒、咳嗽、各类鼻炎、鼻出血等病。

(2) 鼻部穴位

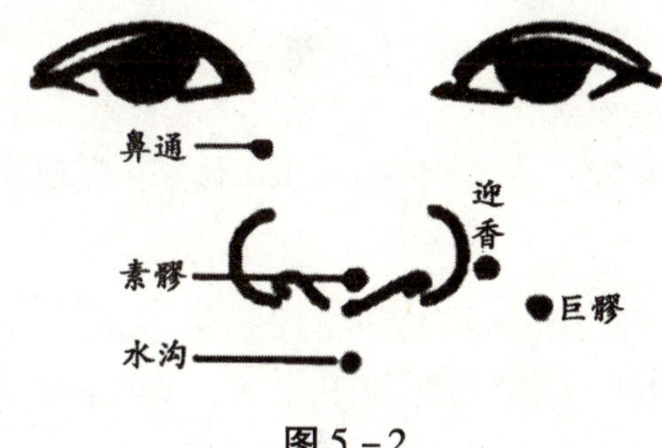

图5－2

鼻通穴

鼻通穴是面部的经外奇穴，又名上迎香穴。

【取穴位置】该穴位于鼻翼软骨与鼻甲的交界处，近鼻唇沟上端。

【穴位解剖】穴下有皮肤、皮下组织、提上唇鼻翼肌。在上唇方肌中，有面

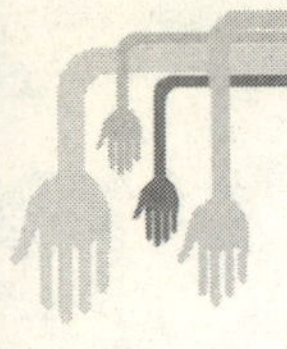

动、静脉分支；布有筛前神经，眶下神经分支及滑车下神经；面神经的颊支和内眦动、静脉。

【主治病症】鼻塞、鼻出血、鼻息肉、鼻炎、多涕、鼻窦炎、嗅觉减退、鼻部生疮疖、头面疔疮、头痛、感冒、口眼歪斜等。

【功能作用】清利鼻窍，疏风清热。

【穴位配伍】配上星穴、印堂穴、合谷穴治慢性鼻炎；配攒竹穴、列缺穴治鼻窦炎；配地合穴、插花穴、细推观穴治头面疔疮。

迎香穴

【取穴位置】该穴位于面部，鼻翼旁开约1厘米的皱纹中，即在鼻翼外缘中点旁。

【穴位解剖】在上唇方肌中，深部为梨状孔的边缘；有面动、静脉及眶下动、静脉分支；布有面神经与眶下神经的吻合丛。

【主治病症】鼻塞、鼻炎、鼻出血、嗅觉减退、面神经麻痹、口歪、面部肌肉痉挛、胆道蛔虫症等。

【功能作用】交换气血。

【穴位配伍】配印堂穴、合谷穴治急慢性鼻炎；配四白穴、地仓穴治面神经麻痹、面肌痉挛；配阳陵泉穴、丘墟穴治胆道蛔虫症。

素髎穴

素髎穴归属督脉经穴，又名面王穴，面正穴，正面穴，面土穴。

【取穴位置】该穴位于面部，鼻尖的正中央。

【穴位解剖】在鼻尖软骨中；有面动、静脉鼻背支；布有筛前神经鼻外支。

【主治病症】鼻塞、鼻出血、流鼻涕、鼻息肉、鼻渊、惊厥、昏迷、新生儿窒息、喘息等。

【功能作用】除湿降浊。

【穴位配伍】配百会穴、足三里穴治低血压休克；配迎香穴、合谷穴治鼻渊。

巨髎穴

巨髎穴是足阳明胃经与阳跷脉交会穴。

【取穴位置】该穴位于人体面部，瞳孔直下，鼻翼下缘平行处。

【穴位解剖】浅层为上唇方肌，深层为犬齿肌；有面动、静脉及眶下动、静脉；布有面神经及眶下神经的分支。

【主治病症】口眼歪斜、眼睑跳动、鼻出血、牙痛、唇颊肿痛等。

【功能作用】冷降胃浊，调理肠胃。

【穴位配伍】配合谷穴治牙痛；配地仓穴、颊车穴治口歪。

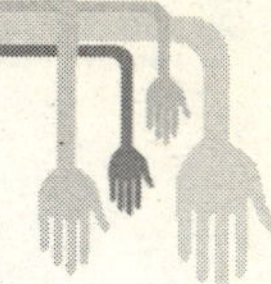

水沟穴

【取穴位置】该穴位于人中沟的上1/3与中1/3交点处。

【穴位解剖】在口轮匝肌中；有上唇动、静脉；布有眶下神经支及面神经颊支。

【主治病症】中风、昏迷、晕厥、中暑、癫狂痫症、小儿惊风、口眼歪斜等。

【功能作用】吸湿降浊，补阳益气。

【穴位配伍】配百会穴、十宣穴、涌泉穴治昏迷；配上星穴、风府穴治鼻流清涕；配委中穴治急性腰扭伤；配三阴交穴、血海穴治月经不调、崩漏。

（3）鼻部按摩手法

双手对掌相互搓擦，直至手掌发热，用单手手掌心捂住鼻子并进行揉按，反复进行多次，能够温暖鼻部，促进鼻部血液循环的功能，还可以通过对鼻部穴位的刺激调整经络，预防感冒。

用双手手指指腹分居鼻梁两侧，由上至下进行压按，速度稍快，力度适中，直至鼻梁两侧产生热感为佳。这种按摩手法能够有效地缓解鼻疾，通经润肺，同时对眼睛及面部都有很好的按摩效果。

洗鼻：手掌心呈勺状，捧清水低头轻轻捂入鼻内，不要吸入清水，缓慢旋揉，随即将水连同鼻内污物分两侧先后擤出，反复进行几次。此法对防治各种鼻炎、清洁鼻腔及预防感冒都有很好的效果。

双手食指分别按压同侧鼻根部，闭上眼睛，双手食指柔和用力，在鼻根两侧做环形运动，食指的环形运动至少保持一分钟。该手法可以消除眼睛的疲劳和紧张，减轻头痛。

3. 滋润更年轻，面部的优质“SPA”

（1）面部按摩的作用

对面部进行按摩可以放松面部肌肉，缓解肌肉疲劳，消除面部的疼痛感，对面神经麻痹有很好的治疗效果。按摩面部促进面部的血液循环，可以加强对面部皮肤血液、氧气及营养的输送，使皮肤光泽红润，柔软润滑。经常按摩面部可以使面部的皮肤组织密实且富有弹性，减少多余油脂及水分的存在，使皮肤更加健康。面部按摩对口腔、呼吸道的多种疾病都有明显的缓解作用，同时还有清目降压、提神醒脑的作用。

（2）**面部穴位**

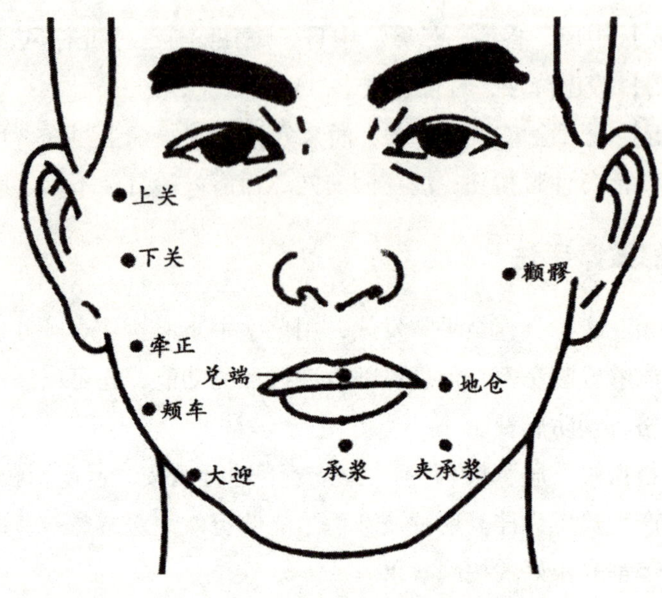

图5－3

上关穴

上关穴归属足少阳胆经，又名客主人穴，客主穴。

【取穴位置】该穴位于耳前，颧弓的上缘凹陷处。

【穴位解剖】在颞肌中；有颧眶动、静脉；布有面神经的颧眶支及三叉神经小分支。

【主治病症】头痛、头晕、耳鸣、耳聋、聤耳、口眼歪斜、面痛、面神经麻痹、牙痛、惊痫、瘛疭等。

【功能作用】升清降浊。

【穴位配伍】配肾俞穴、翳风穴、太溪穴、听会穴治耳鸣耳聋；配耳门穴、合谷穴、颊车穴治下颌关节炎。

下关穴

下关穴是足阳明胃经、足少阳胆经交会穴。

【取穴位置】该穴位于颧弓下缘，下腭切迹之间的凹陷处。

【穴位解剖】当颧弓下缘，皮下有腮腺，为咬肌起始部；有面横动、静脉，最深层为上颌动、静脉；正当面神经颧眶支及耳颞神经分支，最深层为下颌神经。

【主治病症】耳聋、耳鸣、眩晕、聤耳、牙痛、口噤、口眼歪斜、三叉神经

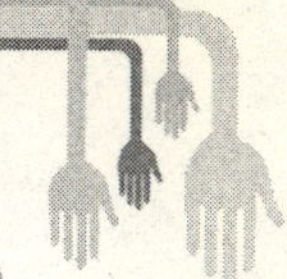

痛、颞颌关节炎等。

【功能作用】升清降浊，疏导气血。

【穴位配伍】配翳风穴治耳疾。

颧髎穴

颧髎穴是手太阳小肠经、足太阳膀胱经交会穴，又名椎髎穴，权髎穴。

【取穴位置】该穴位于面部，目外眦直下，颧骨下缘的凹陷处。

【穴位解剖】在颧骨下颌突的后下缘稍后，咬肌的起始部，颧肌中；有面横动、静分支；布有面神经及眶下神经。

【主治病症】面赤肿痛、口眼歪斜、口噤不开、眼睑跳动等。

【功能作用】冷降浊气。

【穴位配伍】配合谷穴治牙痛；配地仓穴、颊车穴治口歪；

牵正穴

牵正穴是面部的经外奇穴。

【取穴位置】该穴位于面颊部，耳垂前方0.5寸，与耳中点相平。

【主治病症】面神经麻痹、面赤肿痛、口疮、牙痛、腮腺炎、扁桃体炎等。

【功能作用】祛风清热，通经活络。

【穴位配伍】配地仓穴、风池穴、阳白穴治面瘫；配承浆穴、龈交穴、地仓穴、合谷穴治口疮；配翳风穴、合谷穴治腮腺炎。

兑端穴

兑端穴归属督脉，又名兑骨穴，唇上端穴，壮骨穴。

【取穴位置】该穴位于面部，上唇中央的尖端处。

【穴位解剖】在口轮匝肌中；有上唇动、静脉；布有面神经颊支及眶下神经分支。

【主治病症】昏迷、晕厥、癫狂、癔病、口噤不开、唇吻强急、牙痛、口腔炎、齿龈炎、目翳、鼻塞、鼻渊、糖尿病等。

【功能作用】开窍苏厥，清热泻火。

【穴位配伍】配内关穴、支沟穴、承浆穴、十宣穴治口内生疮；配目窗穴、正营穴、耳门穴治唇吻强急、牙龈疼痛。

地仓穴

地仓穴是足阳明胃经、手阳明大肠经与阳跷脉的交会穴，又名会维穴，胃维穴。

【取穴位置】该穴位于人体面部，口角外侧，瞳孔正下方。

【穴位解剖】在口轮匝肌中，深层为颊肌；有面动、静脉；布有面神经和眶

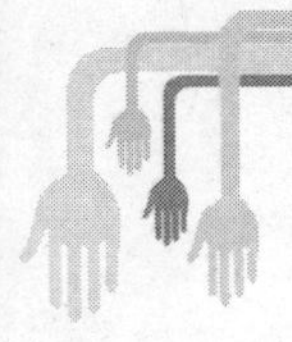

下神经分支，深层为颊肌神经的末支。

【主治病症】口歪、流涎、眼睑跳动、牙痛等。

【功能作用】分流气血，提供阳气。

【穴位配伍】配颊车穴、合谷穴治口歪、流涎。

颊车穴

颊车穴归属足阳明胃经，又名曲牙穴，机关穴，鬼床穴，牙车穴。

【取穴位置】该穴位于面颊部，距下颌角前上方约 1 横指，当咀嚼时咬肌隆起的凹陷处即是。

【穴位解剖】在下颌角前方，有咬肌；有咬肌动、静脉；布有耳大神经，面神经及咬肌神经。

【主治病症】口眼歪斜、牙痛、面赤肿痛、口噤不语、牙关紧闭、颈项强急等。

【功能作用】传输气血，补阳益气。

【穴位配伍】配地仓穴治口眼歪斜。

大迎穴

【取穴位置】该穴位于头部侧面下颌骨部位，嘴唇斜下，下巴骨的凹处。

【穴位解剖】在咬肌附着部前缘；前方有面动、静脉；布有面神经及颊神经。

【主治病症】口眼歪斜、口噤不开、面颊肿痛、牙痛、牙关紧闭、颈项强急等。

【功能作用】疏导气血。

【穴位配伍】配颊车穴治牙痛。

承浆穴

承浆穴是足阳明胃经与任脉的交会穴，又名天池穴，鬼市穴，悬浆穴，兼浆穴。

【取穴位置】该穴位于人体面部，颏唇沟的正中凹陷处。

【穴位解剖】在口轮匝肌和颏肌之间；有下唇动、静脉分支；布有面神经及颏神经分支。

【主治病症】口眼歪斜、牙痛、牙龈肿痛、流涎、暴喑不语、面赤肿痛、癫痫等。

【功能作用】沟通表里。

【穴位配伍】配委中穴治鼻血不止；配风府穴治牙痛。

夹承浆穴

【取穴位置】该穴位于下颌部，颏唇沟中点旁开 1 寸处。

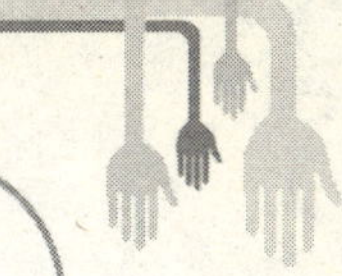

【穴位解剖】穴下有皮肤、皮下组织、降下唇肌和下颌骨的颏孔。皮肤有下颌神经的下牙槽神经终支、颏神经分支分布。皮下组织内布有面神经、面动脉的分支。降下唇肌由面神经的下颌缘支支配。

【主治病症】面肌痉挛、面神经麻痹、牙龈炎、口腔溃疡、三叉神经痛、面颊肿痛、中暑等。

【功能作用】清热疏风，解毒止痛。

【穴位配伍】配合谷穴、下关穴、颊车穴、承浆穴治牙痛；配攒竹穴、四白穴治面肌痉挛；配下关穴、合谷穴治三叉神经痛。

（3）面部按摩手法

①双手四指指腹轻压面颊部位，做由前向后的画圈运动，按摩到面颊的每个角落。可以放松面部肌肉，缓解棉结痉挛。也可双手握拳，用手背进行此动作。

②双手交替进行单侧弹，从下巴至外眼角拉至发际线。此种按摩方法可以放松头部，缓解压力。

③双手的食指和中指在承浆穴处揉按，可以缓解下颌疼痛。双手食指和中指从水沟穴开始分别向左右两侧推揉至嘴角，可以防止嘴部油脂聚集，改善肤色。

④两手掌相互搓擦预热，然后将手掌放到脸部，由下向上反复搓擦，可以去除面部皱纹，使脸部皮肤更紧绷，有弹性。

4. 耳为宗脉之所聚，养身延年耳部按摩很重要

（1）耳部按摩的作用

耳是人体重要的听觉器官，是人脑与外界沟通的重要通道。“肾开窍于耳”，耳通过经络与肾及其他脏腑有着密切的联系。人体发生任何病变，都可通过经络反映到耳朵的相应部位上。“耳为宗脉之所聚”，历来为中医学家所重视。耳是人体一个较为完整的全息系统，人体的各器官在耳部均有相应的反应区。所以，经常按摩双耳，可以促进血液循环、淋巴系统循环，加快新陈代谢，调理体内脏腑的机能。耳部按摩，不仅可以有效地防治耳鸣、耳聋等耳部病症，对神经衰弱、头晕等全身性疾病也有很好的防治作用。

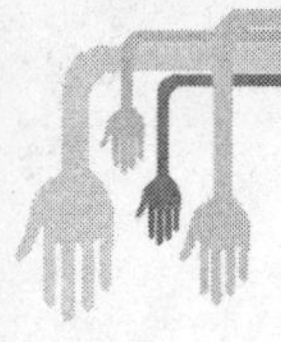

(2) 耳部穴位

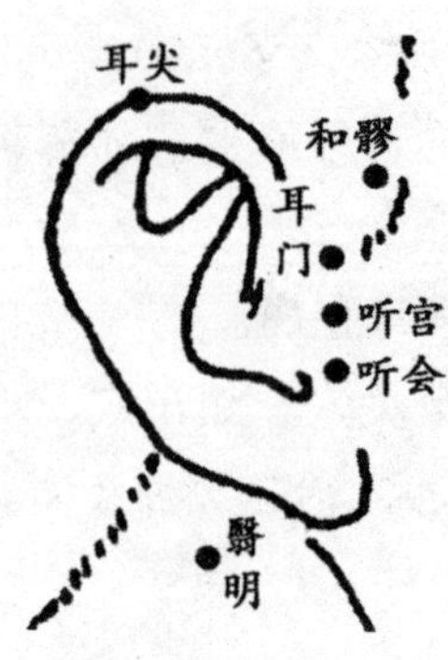

图5-4

耳尖穴

耳尖穴为经外奇穴，又名耳涌穴。

【取穴位置】该穴位于耳廓上方，折耳向前，耳廓上方的尖端处即是。

【穴位解剖】穴下有皮肤、皮下组织和耳廓软骨。分布有颞浅坳、静脉的耳前支，耳后动静脉的耳后支，耳颞神经耳前支、枕小神经耳后支和面神经耳支等。

【主治病症】目赤肿痛、急性结膜炎、角膜炎、偏头痛等。

【功能作用】清热祛风，解痉止痛。

【穴位配伍】配颅息穴治耳鸣、耳聋。

和髎穴

【取穴位置】该穴位于鬓发后缘，平耳廓根之前方，颞浅动脉的后缘。

【穴位解剖】有颞肌和颞浅动、静脉；布有耳颞神经分支，面神经颞支。

【主治病症】头重、头痛、耳鸣、牙关拘急、颔肿等。

【功能作用】清热降浊。

【穴位配伍】配养老穴、完骨穴治耳聋。

耳门穴

【取穴位置】该穴位于耳屏上切迹的前方，下颌骨髁状突后缘，张口有凹陷处。

【穴位解剖】有颞浅动、静脉耳前支；布有耳颞神经，面神经分支。

【主治病症】耳聋、耳鸣、聤耳、牙痛、颈颔痛等。

【功能作用】降浊升清。

【穴位配伍】配丝竹空穴治牙痛；配兑端穴治上齿龋。

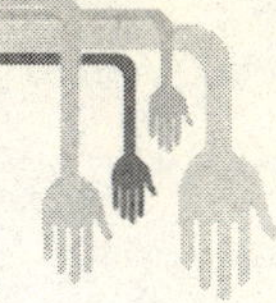

听宫穴

听宫穴是手、足少阳与手太阳经交会穴，又名多闻穴。

【取穴位置】该穴位于耳屏前，下颌骨髁状突的后方，张口时呈凹陷处。

【穴位解剖】有颞浅动、静脉的耳前支；布有面神经及三叉神经的第三支的耳颞神经。

【主治病症】耳鸣、耳聋、头痛、眩晕、三叉神经痛、面肌痉挛等。

【功能作用】回收水湿。

【穴位配伍】配翳风穴、中渚穴治耳鸣、耳聋。

听会穴

听会穴归属足少阳胆经，又名耳门穴，听呵穴，听诃穴，后关穴。

【取穴位置】该穴位于耳屏间切迹的前方，下颌骨髁突的后缘，张口有凹陷处。

【穴位解剖】有颞浅动脉耳前支，深部为颈外动脉及面后静脉；布有耳大神经，皮下为面神经。

【主治病症】耳鸣、耳聋、聤耳流脓、压痛、下颌脱臼、口眼歪斜、面痛、头痛等。

【功能作用】清降寒浊。

【穴位配伍】配颊车穴、地仓穴治中风口眼歪斜；配迎香穴治耳聋气痞；配耳门穴、听宫穴治下颌关节炎。

翳风穴

【取穴位置】该穴位于耳垂后耳根部，颞骨乳突与下颌骨下颌支后缘间的凹陷处。

【穴位解剖】后方由浅到深为锁乳突肌，头夹肌，头最长肌，二腹肌后腹；耳大神经，深层当面神经干从颅骨穿出处；耳后动、静脉和颈外浅静脉。

【主治病症】耳鸣、耳聋、口眼歪斜、口噤不语、牙痛、面颊肿痛、耳中湿痒、视物不清、面瘫、腮腺炎等。

【功能作用】清热聪耳。

【穴位配伍】配听会穴治耳聋、耳鸣；配通里穴治口噤不语；配颊车穴、合谷穴治腮腺炎。

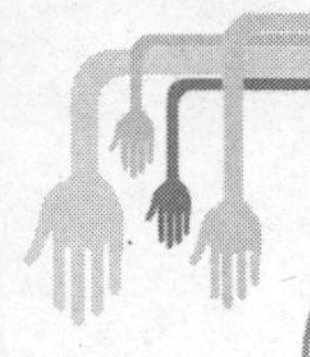

（3）**耳部反射区**

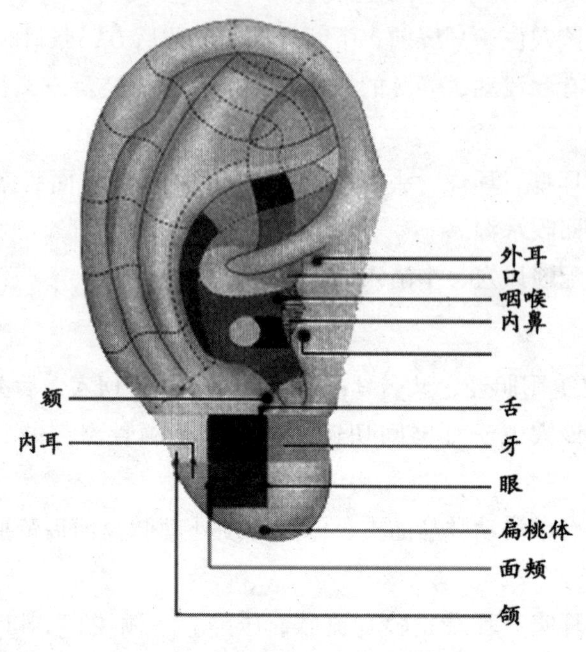

图 5-5

外耳

【位置】在外耳门前方软骨隆起部分与耳轮深入耳腔之间的凹陷处的前方，接近耳轮的部位。

【主治病症】耳聋、耳鸣、眩晕、听力衰减等。

内耳

【位置】位于耳垂正面的后部中央，如图 5-5 所示。

【主治病症】内耳眩晕、耳鸣、听力衰退等。

口

【位置】在耳轮深入耳腔部分的下方，前 1/3 处。

【主治病症】胆囊炎、胆石症、口腔溃疡等。

咽喉

【位置】在外耳门前方呈瓣状的软骨隆起部分的内侧面，上 1/2 处。

【主治病症】扁桃体炎、急性咽炎、咽喉肿痛等。

内鼻

【位置】在外耳门前方呈瓣状的软骨隆起部分的内侧面，下 1/2 处。

【主治病症】感冒、鼻炎、上颌窦炎、副鼻窦炎等。

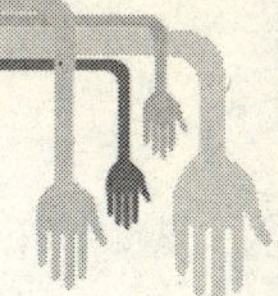

外鼻

【位置】在外耳门前方呈瓣状的软骨隆起部分的外侧面，正中稍前方。

【主治病症】鼻炎、鼻塞、鼻疖、单纯性肥胖等。

额

【位置】位于耳垂上方，与外耳门前方的瓣状软骨相对应的隆起的外侧面前方部位。

【主治病症】头昏、头疼、失眠、多梦、神经衰弱等。

舌

【位置】位于耳垂正面的中上部。

【主治病症】舌痛、口腔溃疡等。

牙

【位置】位于耳垂正面的前上部分。

【主治病症】牙痛、低血压等。

眼

【位置】位于耳垂正面。以外耳门前方的软骨隆起部位及耳垂上方的隆起部位之间的凹陷为起点，以耳垂底部为终点，画两条水平线、两条垂直线，将整个耳垂分为九份，眼位于九份的最中央。

【主治病症】结膜炎、青光眼、近视、麦粒肿等。

扁桃体

【位置】位于耳垂正面的下部中心位置。

【主治病症】急性扁桃体炎。

面颊

【位置】位于耳垂部位，眼穴位片后方。

【主治病症】三叉神经痛、口眼歪斜、腮腺炎、牙痛、痤疮等。

颌

【位置】位于耳垂正面的后上部。

【主治病症】牙痛、下颌淋巴结炎等。

髋

【位置】位于上部耳廓边缘卷曲部分的下 1/3 处。

【主治病症】臀部疼痛、坐骨神经痛等。

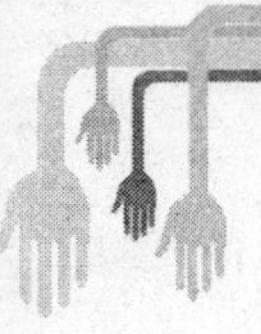

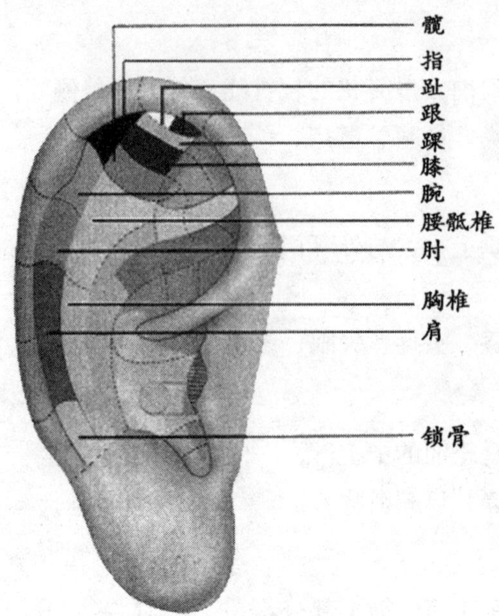

图 5－6

指

【位置】位于耳轮与对耳轮凹陷部分的顶部、耳轮结节上方。

【主治病症】手指外伤疼痛、关节炎、化脓性指甲沟炎、手指麻木疼痛等。

趾

【位置】位于耳廓下方的呈“Y”字形隆起的上部。

【主治病症】趾痛、甲沟炎等。

跟

【位置】位于耳廓下方的呈“Y”字形隆起的前上部，即趾的前方。

【主治病症】足跟痛、跟骨骨质增生、跟骨刺等。

踝

【位置】位于趾跟区下方，呈“Y”字形隆起上部的内上角。

【主治病症】踝关节扭伤。

膝

【位置】位于耳廓下方的呈“Y”字形隆起的上方 1/3 处。

【主治病症】膝部肿痛、风湿性关节炎、膝关节滑囊炎等。

腕

【位置】位于耳轮后上方结节状突起的前方的凹陷处。

【主治病症】腕部扭伤、疼痛、关节不利等。

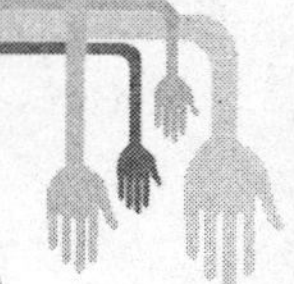

腰骶椎

【位置】位于耳廓下方成“Y”字形隆起的中部后侧。

【主治病症】腹痛、腰骶痛、坐骨神经痛等。

肘

【位置】位于耳廓下方凹陷处的中部偏上部分。

【主治病症】网球肘、肱骨外上髁炎等。

胸椎

【位置】位于耳廓下方呈“Y”字形隆起的后部中2/5处。

【主治病症】胸背痛及胸区疾病等。

肩

【位置】外耳门前方隆起软骨与耳轮深入耳腔之间的凹陷处齐平且相对的一方。

【主治病症】肩关节疼痛、肩关节周围炎、落枕、胆石症等。

锁骨

【位置】位于肩区的下方。

【主治病症】相应部位疼痛、急性阑尾炎、无脉症、肩关节周围炎等。

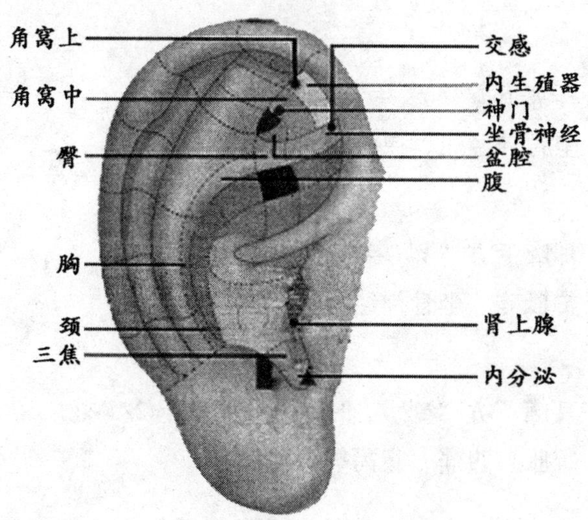

图5－7

角窝上

【位置】由耳轮、“Y”字形隆起的上下脚组成的三角区域就是三角窝，角窝上位于三角窝前1/3的上部。

【主治病症】高血压等。

角窝中

【位置】位于三角窝中1/3处。

【主治病症】哮喘等。

内生殖器

【位置】位于三角窝前1/3的中下部。

【主治病症】月经不调、痛经、带下、遗精、阳痿等。

神门

【位置】位于三角窝后1/3的上部。

【主治病症】麦粒肿、妊娠性呕吐、急性腰扭伤、小儿高热惊厥、阶段综合症等。

盆腔

【位置】位于三角窝后1/3的下部，即神门的下部。

【主治病症】急慢性盆腔炎。

交感

【位置】位于耳廓下方“Y”字形隆起的前端与耳轮内缘相交处。

【主治病症】胃痛、会阴部疼痛不适、胃肠痉挛。

坐骨神经

【位置】位于耳廓下方“Y”字形隆起的前2/3处。

【主治病症】坐骨神经痛、腰痛等。

臀

【位置】位于耳廓下方“Y”字形隆起的后1/3处。

【主治病症】臀骶痛、坐骨神经痛等。

腹

【位置】位于耳廓下方“Y”字形隆起的前部上2/5处。

【主治病症】腹胀、腹痛、腹泻等。

胸

【位置】位于耳廓下方“Y”字形隆起的前部中2/5处，和外耳门前方软骨隆起部分与耳轮深入耳腔之间的凹陷处齐平。

【主治病症】胸胁痛、经前紧张症、乳腺炎、产后缺乳、胸胁部带状疱疹等。

颈

【位置】位于耳廓下方“Y”字形隆起的前部下1/5处。

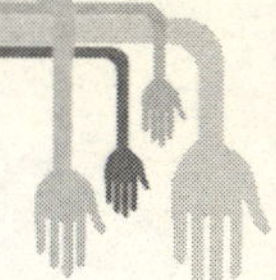

【主治病症】落枕、颈椎病、头昏、耳鸣等。

肾上腺

【位置】位于外耳门前方瓣状软骨隆起部分的下部尖端。

【主治病症】低血压、风湿性关节炎、腮腺炎、中毒性眩晕等。

内分泌

【位置】位于耳屏与对耳屏的凹陷处，耳甲腔的前下部。

【主治病症】间日疟、经前紧张症、更年期综合症、月经不调等。

三焦

【位置】在外耳门下，肺与内分泌穴之间。

【主治病症】上肢三焦经部位疼痛、单纯性肥胖、便秘等。

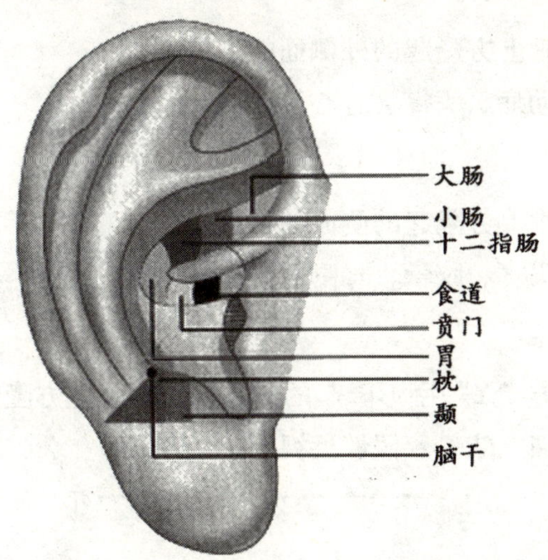

图 5－8

大肠

【位置】位于耳轮深入耳腔部位的内侧上方 1/3 处。

【主治病症】腹泻、便秘、痤疮、咳嗽等。

小肠

【位置】位于耳轮深入耳腔部位的上方中 1/3 处。

【主治病症】心律不齐、咽痛、腹痛、腹泻等。

十二指肠

【位置】位于耳轮深入耳腔部位的外侧上方 1/3 处。

【主治病症】十二指肠溃疡、胆囊炎、胆石症、上腹痛等。

食道

【位置】位于耳轮深入耳腔部位的下方中 1/3 处。

【主治病症】恶心、呕吐、食道炎、吞咽困难、胸闷等。

贲门

【位置】位于耳轮深入耳腔部位的下方后 1/3 处。

【主治病症】食欲不振、贲门痉挛、神经性呕吐、胃痛等。

胃

【位置】位于耳轮进入耳腔，耳轮消失的部位。

【主治病症】消化不良、牙痛、胃痛、失眠等。

枕

【位置】位于耳垂上方隆起的外侧面的后部。

【主治病症】晕动症、头疼、恶心等。

颞

【位置】位于耳垂上方隆起的侧面的中部。

【主治病症】偏头疼、眩晕、耳鸣、听力减退等。

脑干

【位置】耳廓下方“Y”字形隆起的最下端与耳垂上方隆起的之间的凹陷处。

【主治病症】头痛、眩晕、假性近视等。

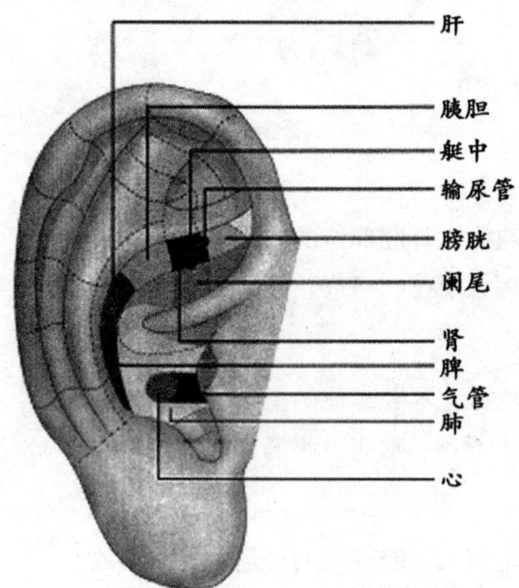

图 5－9

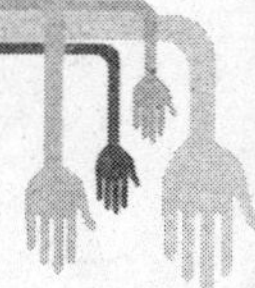

肝

【位置】在耳轮深入耳腔以上的耳甲部的后下部。

【主治病症】肝郁胁痛、高血压、青光眼、经前综合症、更年期综合症等。

胰胆

【位置】在耳轮深入耳腔以上的耳甲部的后上部，肝肾穴之间。左耳为胰，右耳为胆。

【主治病症】胁痛、胸胁部带状疱疹、胆囊炎、胆石症、耳鸣等。

艇中

【位置】在小肠区与肾区之间的中点。

【主治病症】胆管蛔虫症、腹胀、醉酒等。

输尿管

【位置】在肾区与膀胱区之间的区域。

【主治病症】肾输尿管结石绞痛等。

膀胱

【位置】位于耳廓下方“Y”字形隆起下脚的下方中部，大肠穴直上方。

【主治病症】后头痛、腰痛、坐骨神经痛、膀胱炎等。

阑尾

【位置】位于小肠区和大肠区之间。

【主治病症】阑尾炎、腹痛等。

肾

【位置】位于耳廓下方“Y”字形隆起下脚的下方后部，小肠穴直上方。

【主治病症】耳鸣、腰痛、遗尿、遗精等。

脾

【位置】位于人体左上腹内。

【主治病症】眩晕、纳呆、腹泻等。

气管

【位置】位于外耳孔与心穴之间的区域。

【主治病症】咳嗽、哮喘、面瘫等。

肺

【位置】心穴的上、下、外三面，包围心穴的部位。

【主治病症】呼吸系统疾病、皮肤病、单纯性肥胖等。

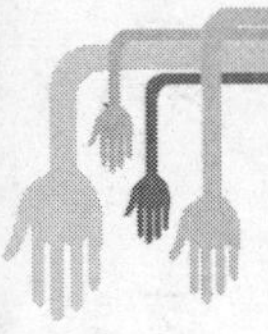

心

【位置】位于耳轮深入耳腔部位以下的耳甲部的正中凹陷处。

【主治病症】心血管系统疾病、声嘶、癔症、无脉症等。

（4）耳部按摩手法

①搓揉耳周：用食指和中指在耳根周围进行搓揉和推擦，直至产生热感，一般时间为1~2分钟。这种手法可以促进耳根的血液循环，增加供血，使耳朵变暖，并且可以防止耳朵病变的产生。

②双手摩擦耳廓：双手分别捂住同侧耳朵，由前向后摩擦耳廓，使耳朵产生微热感，一般时间为2分钟左右。这种按摩手法可以防止耳朵冻伤，同时这个动作能够按摩到耳朵上的大部分穴位，对保健非常有好处。

③抖动耳廓：用拇指、食指、中指捏住耳廓进行快速抖动，时间不宜过长。这种方法对耳道及其他疾病都有较好的防治作用。

④捏耳垂：用拇指与食指捏住耳垂，一捏一松，反复进行，时间约为1分钟。然后捏住耳垂向下拉，再让耳垂回到原形。这种按摩手法具有明目、清脑的作用，并且能够促进血液循环、缓解耳聋、耳鸣。

⑤拉耳法：右手绕过头顶，以食、拇指夹耳尖向上牵拉左耳，换左手同法。此法可提高免疫系统的功能，保护视力、减轻喉咙疼痛，防治慢性咽炎。

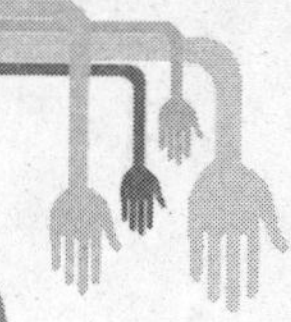

第六章 肩背腰部按摩——感受轻松，享受健康

1. 肩背是宽胸理气，行气通窍的关键

（1）肩背部按摩的作用

肩关节是全身最灵活的关节，同时也是周身活动范围最大的关节。肩部周围附着很多肌肉、肌腱、韧带，所以对肩部的保健按摩很重要，可以行气活血、舒理筋骨、祛风散寒、松解粘连、缓解痉挛、促进上肢血液循环，改善肌肉、韧带的血液供应，增强肌肉活力，使肩部活动更加灵活。

督脉循行路线贯穿背部正中，总司所有阳经，为阳脉之海，同时，督脉也是足太阳膀胱经下行的行经，众多腧穴汇聚之地。脊椎贯穿背部，对背部进行按摩可以促进血液循环，加强脊神经营养供给，同时通过对经络穴位的刺激，可以增强体内脏腑的功能，对一些内脏病变及背肌劳损有较好的防治作用。

（2）肩背部穴位

①督脉归属穴位

陶道穴

陶道穴是督脉与足太阳膀胱经的交会穴。

【取穴位置】该穴位于人体背部，背后正中线上，第 1 胸椎棘突下凹陷中。

【穴位解剖】在腰背筋膜、棘上韧带及棘间韧带中；有第 1 肋间动脉后支，棘间皮下静脉丛；布有第 1 胸神经后支内侧支。

【主治病症】头痛、项强、脊强、角弓反张、胸痛、脊背酸痛、恶寒发热、咳嗽、气喘、疟疾、癫狂等。

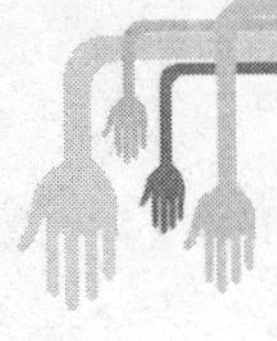

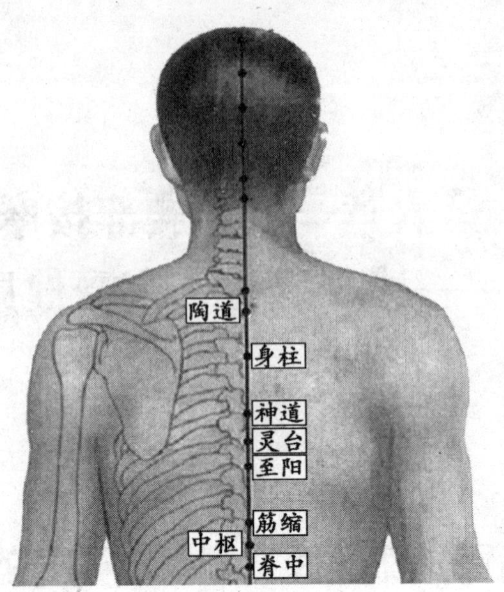

图 6－1

【功能作用】补益肺气。

【穴位配伍】配丰隆穴、水沟穴、神门穴、心俞穴治癫狂痫症；配大椎穴、间使穴、后溪穴治疟疾；配合谷穴、曲池穴、风池穴治外感病；配肾俞穴、腰阳关穴、委中穴治胸背痛。

身柱穴

【取穴位置】该穴位于人体背部，背后正中线上，第 3 胸椎棘突下凹陷中。

【穴位解剖】在腰背筋膜、棘上韧带及棘间韧带中；有第 3 肋间动脉后支，棘间皮下静脉丛；布有第 3 胸神经后支内侧支。

【主治病症】头痛、惊厥、咳嗽、气喘、热病、癫狂痫症、腰脊强痛、疔疮发背等。

【功能作用】补气壮阳。

【穴位配伍】配水沟穴、内关穴、丰隆穴、心俞穴治癫狂痫；配风池穴、合谷穴、大椎穴治肺热、咳嗽；配灵台穴、合谷穴、委中穴治疔毒。

神道穴

神道穴归属督脉，又名神通穴，冲道穴，脏俞穴。

【取穴位置】位于人体背部，当后正中线上，第 5 胸椎棘突下凹陷中。

【穴位解剖】在腰背筋膜、棘上韧带及棘间韧带中；有第 5 肋间动脉后支，棘间皮下静脉丛；布有第 5 胸神经后支内侧支。

【主治病症】心痛、心悸、失眠、神经衰弱、健忘、中风不语、癫痫、咳嗽、气喘、脊背强急等。

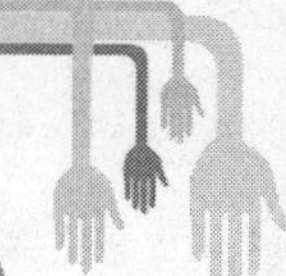

【功能作用】壮阳益气。

【穴位配伍】配关元穴治头痛；配神门穴治健忘惊悸；配百会穴、三阴交穴治失眠健忘、痫症；配心俞穴、厥阴俞穴、内关穴、通里穴、曲泽穴治胸痹。

灵台穴

灵台穴是督脉第十穴，又名灵阳穴，肺底穴。

【取穴位置】该穴位于人体背部，背后正中线上，第6胸椎棘突下凹陷中。

【穴位解剖】在腰背筋膜、棘上韧带及棘间韧带中；有第6肋间动脉后支，棘间皮下静脉丛；布有第6胸神经后支内侧支。

【主治病症】感冒、咳嗽、气喘、颈项强急、热病、疔疮等。

【功能作用】益气补阳。

【穴位配伍】配陶道穴、内关穴治间日疟；配合谷穴、委中穴治疔疮；配阳陵泉穴、支沟穴治胸胁痛；配身柱穴、至阳穴治背痛；配胆俞穴、阳陵泉穴、太冲穴治黄疸。

至阳穴

至阳穴是督脉第9穴，又名金阳穴。

【取穴位置】该穴位于背部，背后正中线上，第7胸椎棘突下凹陷中。

【穴位解剖】在腰背筋膜、棘上韧带及棘间韧带中；有第7肋间动脉后支，棘间皮下静脉丛；布有第7胸神经后支内侧支。

【主治病症】咳嗽、气喘、胸胁胀痛、肩脊强急、腰背酸痛、热病、黄疸等。

【功能作用】壮阳益气。

【穴位配伍】配曲池穴、阳陵泉穴、脾俞穴治黄疸；配天枢穴、大肠俞穴治腹满肠鸣、泄泻；配内关穴、神门穴治心悸、心痛。

筋缩穴

【取穴位置】该穴位于人体的背部，背后正中线上，第9胸椎棘突下凹陷中。

【穴位解剖】在腰背筋膜、棘上韧带及棘间韧带中；有第9肋间动脉后支，棘间皮下静脉丛；布有第9胸神经后支内侧支。

【主治病症】癫狂、惊痫、胃痛、筋挛拘急、腰背酸痛、黄疸、颈项强急、抽搐等。

【功能作用】息风定志。

【穴位配伍】配角孙穴、瘛脉穴治小儿惊痫、角弓反张；配通里穴治癫痫；配水道穴治脊强。

中枢穴

【取穴位置】该穴位于人体背部，背后正中线上，第10胸椎棘突下凹陷中。

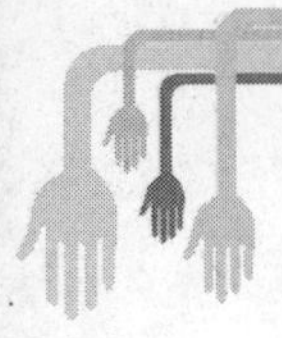

【穴位解剖】在腰背筋膜、棘上韧带及棘间韧带中；有第10肋间动脉后支，棘间皮下静脉丛；布有第10胸神经后支之内侧支。

【主治病症】黄疸、呕吐、腹满、胃痛、食欲不振、消化不良、腰背痛、颈肩强急等。

【功能作用】生发风气，运化水湿。

【穴位配伍】配命门穴、腰眼穴、阳陵泉穴、后溪穴治腰脊痛。

脊中穴

脊中穴为督脉第六穴，又名神宗穴，脊俞穴。

【取穴位置】该穴位于背部，背后正中线上，第11胸椎棘突下凹陷中。

【穴位解剖】在腰背筋膜、棘上韧带及棘间韧带中；有第11肋间动脉后支，棘间皮下静脉丛；布有第11胸神经后支内侧支。

【主治病症】腰脊强痛、黄疸、腹满肠鸣、腹泻、痢疾、小儿疳积、痔疾、脱肛、便血、癫痫等。

【功能作用】壮阳益气。

【穴位配伍】配上巨虚穴、下巨虚穴治腹泻痢疾；配中脘穴、足三里穴治腹胀胃痛；配肾俞穴、太溪穴治腰膝痛；配大椎穴、鸠尾穴、丰隆穴治癫痫；配阳陵泉穴、至阳穴、胆俞穴治黄疸。

②足太阳膀胱经归属穴位

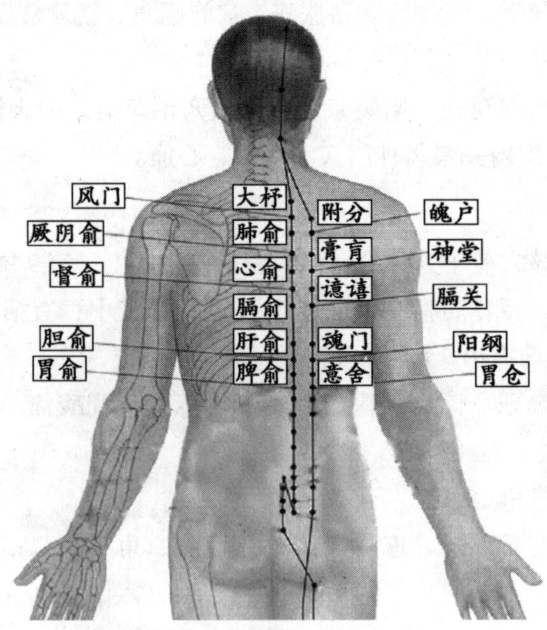

图6－2

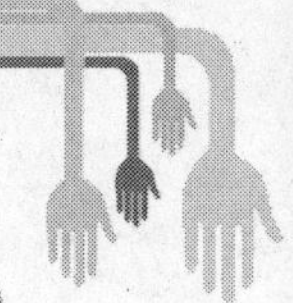

大杼穴

大杼穴是足太阳膀胱经上的重要经穴，又名背俞穴，本神穴，百旁穴，百劳穴。

【取穴位置】该穴位于人体背部，第1胸椎棘突下，旁开1.5寸。

【穴位解剖】有斜方肌，菱形肌，上后锯肌，最深层为最长肌；有第一肋间动、静脉后支布有第一胸神经后支的皮支，深层为第一胸神经后支外侧支。

【主治病症】头痛、眩晕、咳嗽、发热、鼻塞、喉痹、肩胛酸痛、颈项强急等。

【功能作用】清热除躁。

【穴位配伍】配肩中俞穴、肩外俞穴治肩背痛。

风门穴

风门穴是足太阳膀胱经与督脉交会穴，别名热府穴，背俞穴，热府俞穴。

【取穴位置】该穴位于人体背部，第2胸椎棘突下，旁开1.5寸。

【穴位解剖】有斜方肌，菱形肌，上后锯肌，深层为最长肌；有第2肋间动、静脉后支；布有2、3胸神经后支的皮支，深层为第3胸神经后支外侧支。

【主治病症】伤风咳嗽、感冒、头痛、目眩、发热、鼻塞、多涕、颈椎痛、肩膀酸痛等。

【功能作用】疏导气血。

【穴位配伍】配肺俞穴、大椎穴治咳嗽、气喘；配合谷穴治伤风咳嗽。

肺俞穴

【取穴位置】该穴位于人体背部，第3胸椎棘突下，旁开1.5寸。

【穴位解剖】有斜方肌、菱形肌，深层为最长肌；有第3肋间动、静脉后支；布有第3或第4胸神经后支的皮支，深层为第3胸神经后支外侧支。

【主治病症】咳嗽、气喘、鼻塞肺炎、支气管炎、肺结核、胸满、潮热、盗汗等。

【功能作用】散发湿热。

【穴位配伍】配风门穴治咳嗽喘；配合谷穴、迎香穴治鼻疾。

厥阴俞穴

【取穴位置】该穴位于背部，第4胸椎棘突下，旁开1.5寸。

【穴位解剖】有斜方肌、菱形肌，深层为最长肌；布有第4肋间动、静脉后支；正当第4或第5胸神经后支的皮支，深层为第4胸神经后支外侧支。

【主治病症】心痛、心悸、咳嗽、胸闷、呕吐等。

【功能作用】外泄心热。

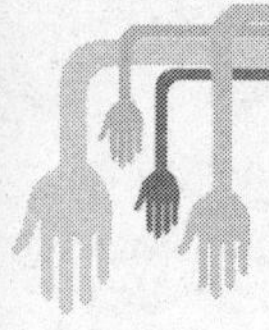

【穴位配伍】配内关穴治心痛、心悸。

心俞穴

【取穴位置】该穴位于人体背部，第5胸椎棘突下，旁开1.5寸。

【穴位解剖】有斜方肌，菱形肌，深层为最长肌；有第5肋间动、静脉后支；布有第5或第6胸神经后支的皮支，深层为第5胸神经后支外侧支。

【主治病症】头痛、心痛、心悸、心烦、失眠、健忘、神经衰弱、咳嗽、癫狂痫症等。

【功能作用】散发心热。

【穴位配伍】配巨阙穴、内关穴治心痛、惊悸；配内关穴、神门穴治失眠、健忘。

督俞穴

督俞穴归属足太阳膀胱经，又名高盖穴，商盖穴，高益穴。

【取穴位置】该穴位于人体背部，第6胸椎棘突下，旁开1.5寸。

【穴位解剖】有斜方肌，背阔肌肌腱，最长肌；有第6肋间动、静脉后支，颈横动脉降支；布有肩胛背神经，第6或第7胸神经后支的皮支，深层为第6胸神经后支外侧支。

【主治病症】心痛、心烦、胸痛、腹胀、肠鸣、腹痛、腹泻、呃逆、胃积食等。

【功能作用】补阳益气。

【穴位配伍】配内关穴治心痛、胸闷。

膈俞穴

【取穴位置】该穴位于人体背部，第7胸椎棘突下，旁开1.5寸。

【穴位解剖】在斜方肌下缘，有背阔肌，最长肌；布有第7肋间动、静脉后支；布有第7或第8胸神经后支的皮支，深层为第7胸神经后支外侧支。

【主治病症】咳嗽、气喘、呕吐、呃逆、食欲不振、胃脘胀痛、荨麻疹、皮肤病、潮热、盗汗、肩背酸痛、颈项强急等。

【功能作用】散热化血。

【穴位配伍】配内关穴、足三里穴治呕吐、呃逆；配足三里穴、血海穴、膏肓穴治贫血。

肝俞穴

【取穴位置】该穴位于人体背部，第9胸椎棘突下，旁开1.5寸。

【穴位解剖】在背阔肌、最长肌和髂肋肌之间；有第9肋间动、静脉后支；布有第9或第10胸神经后支的皮支，深层为第9胸神经后支外侧支。

【主治病症】目赤肿痛、目视不明、夜盲、眩晕、胃肠病、胸痛、腹痛、肝病、失眠、健忘等。

【功能作用】散发肝热。

【穴位配伍】配支沟穴、阳陵泉穴治胁痛；配太冲穴治目眩。

胆俞穴

【取穴位置】该穴位于人体背部，第10胸椎棘突下，旁开1.5寸。

【穴位解剖】在背阔肌，最长肌和腱肋肌之间；有第10肋间动、静脉后支；布有第10胸神经后支的皮支，深层为第10胸神经后支的外侧支。

【主治病症】呕吐、食欲不振、黄疸、口苦、舌干、咽喉肿痛、腋下肿、坐骨神经痛、关节炎等。

【功能作用】外散胆热。

【穴位配伍】配阳陵泉穴、太冲穴胆道疾病。

脾俞穴

【取穴位置】该穴位于人体背部，第11胸椎棘突下，旁开1.5寸。

【穴位解剖】在背阔肌，最长肌和髂肋肌之间；有第11肋间动、静脉后支；布有第11胸神经后支的皮支，深层为第11胸神经后支肌支。

【主治病症】呕吐、腹胀、腹泻、食欲不振、便血、痢疾、水肿、糖尿病等。

【功能作用】外散脾热。

【穴位配伍】配足三里穴治腹脱、便秘。

胃俞穴

【取穴位置】该穴位于背部，第12胸椎棘突下，旁开1.5寸。

【穴位解剖】在腰背筋膜，最长肌和髂肋肌之间；有肋下动、静脉后支；布有第12胸神经后支的皮支，深层为第12胸神经后支外侧支。

【主治病症】呕吐、腹胀肠鸣、胸胁痛、胃溃疡、胃炎、胃痉挛、胃脘痛等。

【功能作用】外散胃热。

【穴位配伍】配中脘穴、梁丘穴治胃痛。

附分穴

【取穴位置】该穴位于人体的背部，第2胸椎棘突下，旁开3寸。

【穴位解剖】在肩胛岗内端边缘，有斜方肌，菱形肌，深层为髂肋肌；有颈横动脉降支，当第2肋间动、静脉后支；布有第2胸神经后支。

【主治病症】颈项强急、肩背拘急、肘臂麻木等。

【功能作用】运化水湿。

【穴位配伍】配大椎穴治颈项强急。

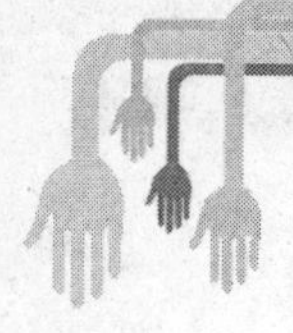

魄户穴

魄户穴归属足太阳膀胱经，又名魂户穴。

【取穴位置】该穴位于人体背部，第3胸椎棘突下，旁开3寸。

【穴位解剖】在肩胛骨脊柱缘，有斜方肌，菱形肌，深层为髂肋肌；有第3肋间动、静脉背侧支颈横动脉降支；布有第2、3胸神经后支。

【主治病症】咳嗽、气喘、颈项强急、肩背痛、肺痨等。

【功能作用】外散肺热。

【穴位配伍】配天突穴、膻中穴治喘咳。

膏肓穴

【取穴位置】该穴位于人体背部，第4胸椎棘突下，旁开3寸。

【穴位解剖】在肩胛骨脊柱缘，有斜方肌、菱形肌，深层为髂肋肌；有第4肋间动、静脉背侧支及颈横动脉降支；布有第3、4胸神经后支。

【主治病症】咳嗽、气喘、失眠、健忘、遗精、完谷不化、盗汗、肩胛背痛等。

【功能作用】散热排脂。

【穴位配伍】配尺泽穴、肺俞穴治喘咳。

神堂穴

【取穴位置】该穴位于人体背部，第5胸椎棘突下，旁开3寸。

【穴位解剖】在肩胛骨脊柱缘，有斜方肌，菱形肌，深层为髂肋肌；有第5肋间动静脉背侧支及颈横动脉降支；布有第4、5胸神经后支。

【主治病症】咳嗽、气喘、胸腹满闷、肩背痛、颈项强急等。

【功能作用】外散心热。

【穴位配伍】配膻中穴治胸闷。

譩譆穴

譩譆穴是足太阳膀胱经上的重要经穴，又名五胠俞穴。

【取穴位置】该穴位于人体背部，第6胸椎棘突下方，旁开3寸。

【穴位解剖】在斜方肌外缘，有髂肋肌；有第6肋间动、静脉背侧支；布有第5、6胸神经后支。

【主治病症】咳嗽、气喘、目眩、腹痛、肩背痛、疟疾等。

【功能作用】外散体热。

【穴位配伍】配大椎穴、肩外俞穴治肩背。

膈关穴

【取穴位置】该穴位于人体背部，第7胸椎棘突下，旁开3寸。

【穴位解剖】有背阔肌，髂肋肌；有第7肋间动、静脉背侧支；布有第6胸神经后支。

【主治病症】呕吐、食欲不振、胸闷、嗳气、脊背强痛等。

【功能作用】外散膈热。

【穴位配伍】配内关穴治嗳气。

魂门穴

【取穴位置】该穴位于人体背部，第9胸椎棘突下，旁开3寸。

【穴位解剖】有背阔肌，髂肋肌；有第9肋间动、静脉背侧支；布有第8、9胸神经后支。

【主治病症】呕吐、腹胀肠鸣、食不下、胸胁痛、背痛、泄泻等。

【功能作用】疏导阳气。

【穴位配伍】配阳陵泉穴、支沟穴治胸胁痛。

阳纲穴

【取穴位置】该穴位于人体背部，第10胸椎棘突下，旁开3寸。

【穴位解剖】有背阔肌，髂肋肌；有第10肋间动、静脉背侧支；布有第9、10胸神经后支。

【主治病症】腹痛、肠鸣、泄泻、黄疸等。

【功能作用】散热降火

【穴位配伍】配气海穴治腹胀。

意舍穴

【取穴位置】该穴位于人体背部，第11胸椎棘突下，旁开3寸。

【穴位解剖】有背阔肌，髂肋肌；有第11肋间动、静脉背侧支；布有第10、11胸神经后支。

【主治病症】腹胀、肠鸣、呕吐、泄泻、食不下等。

【功能作用】外散脾热。

【穴位配伍】配脾俞穴、胃俞穴治腹胀。

胃仓穴

【取穴位置】该穴位于人体背部，第12胸椎棘突下，旁开3寸。

【穴位解剖】有背阔肌，髂肋肌；有肋下动、静脉背侧支；布有第12、13胸神经后支。

【主治病症】腹胀、小儿食积、胃脘痛、背脊痛、水肿等。

【功能作用】外散胃热。

【穴位配伍】配足三里穴治胃痛。

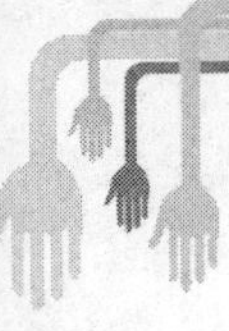

③足少阳胆经归属穴位

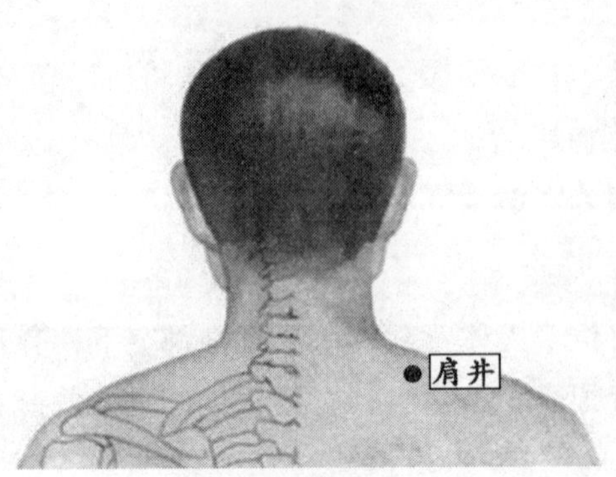

图6－3

肩井穴

肩井穴是手少阳胆经与阳维脉的交会穴，又名肩解穴，膊井穴。

【取穴位置】该穴位于肩上，直乳中穴，在大椎穴与肩峰端连线的中点上。

【穴位解剖】有斜方肌，深层为肩胛提肌与冈上肌；有颈横动、静脉分支；布有腋神经分支，深层上方为桡神经。

【主治病症】眼睛疲劳、耳鸣、颈肩酸痛、落枕、头重脚轻、中风、手臂不举、乳痈、瘰疬等。

【功能作用】疏导水液。

【穴位配伍】配足三里穴、阳陵泉穴治脚气。

④手太阳小肠经归属穴位

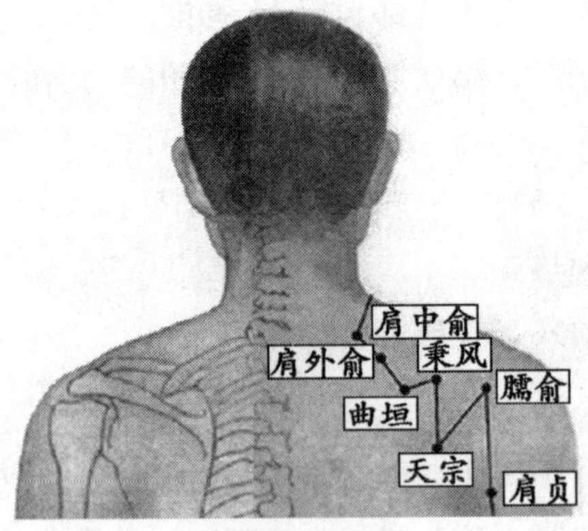

图6－4

肩贞穴

【取穴位置】该穴位于人体肩关节后下方，臂内收时，腋后纹头上1寸。

【穴位解剖】在肩关节后下方，肩胛骨外侧缘，三角肌后缘，下层是大圆肌；

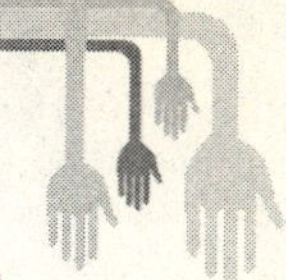

有旋肩胛动、静脉；布有腋神经分支，最深部上方为桡神经。

【主治病症】耳鸣、耳聋、瘰疬、肩臂疼痛、肩胛痛、手臂痛麻不仁等。

【功能作用】散化肠热。

【穴位配伍】配肩髃穴、肩髎穴治疗肩周炎；配手三里穴、曲池穴、肩井穴、肩髎穴、合谷穴治疗上肢不遂。

臑俞穴

臑俞穴是手太阳小肠经与阳维脉、阳跷脉的交会穴。，

【取穴位置】该穴位于人体肩部，腋后纹头直上，肩胛冈下缘凹陷中。

【穴位解剖】在肩胛骨关节窝后方三角肌中，深层为冈下肌；有旋肱后动、静脉；布有腋神经，深层为肩胛上神经。

【主治病症】肩臂疼痛、臂酸无力、上肢酸软、瘰疬等。

【功能作用】冷降浊气。

【穴位配伍】配肩髃穴、曲池穴治肩臂疼痛。

天宗穴

【取穴位置】该穴位于肩胛部，冈下窝中央凹陷处，与第4胸椎相平。

【穴位解剖】在岗下窝中央冈下肌中；有旋肩胛动、静脉肌支；布有肩胛神经。

【主治病症】五十肩、肩膀酸痛、肩胛痛、气喘、乳痈、肘臂外后侧痛等。

【功能作用】生发阳气。

【穴位配伍】配肩外俞穴治肩胛痛；配膻中穴、足三里穴治乳痈。

秉风穴

【取穴位置】该穴位于人体肩胛部，天宗穴直上，举臂凹陷处即是。

【穴位解剖】在肩胛冈上缘中央，表层为斜方肌，再下为冈上肌；有肩胛动、静脉；布有锁骨上神经和副神经，深层为肩胛上神经。

【主治病症】肩胛疼痛、上肢酸麻、肩膀酸痛等。

【功能作用】吸附水湿，冷降阴浊。

【穴位配伍】配天宗穴治肩胛疼痛。

曲垣穴

【取穴位置】该穴位于肩胛部，冈上窝内侧端，在臑俞穴与第2胸椎棘突连线的中点处。

【穴位解剖】在肩胛岗上缘，斜方肌和岗上肌中；有颈横动、静脉降支，深层为肩胛上动、静脉肌支；布有第2胸神经后支外侧皮支、副神经，深层为肩胛上神经肌支。

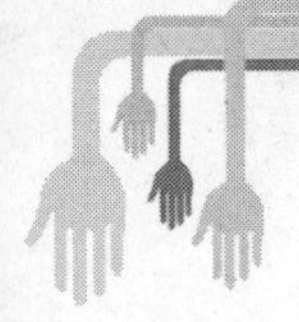

【主治病症】肩胛疼痛。

【功能作用】沉降浊气。

【穴位配伍】配天宗穴、秉风穴治肩胛疼痛。

肩外俞穴

【取穴位置】该穴位于背部，第1胸椎棘突下，旁开3寸。

【穴位解剖】在肩胛骨内侧角边缘，表层为斜方肌。

【主治病症】肩背酸痛、颈项强直、上肢冷痛。

【功能作用】卸减胸压。

【穴位配伍】配肩中俞穴、大椎穴、列缺穴治肩背疼痛。

肩中俞穴

【取穴位置】该穴位于人体背部，第7颈椎棘突下，旁开2寸。

【穴位解剖】在第1胸椎横突端，在肩胛骨内侧角边缘，表层为斜方肌，深层为肩胛提肌和菱形肌；有颈横动、静脉；布有第1胸神经后支内侧皮支，肩胛神经和副神经。

【主治病症】咳嗽、气喘、肩背疼痛、颈项强急、目视不明等。

【功能作用】卸减胸压。

【穴位配伍】配肩外俞穴，大椎穴治肩背疼痛。

⑤手阳明大肠经归属穴位

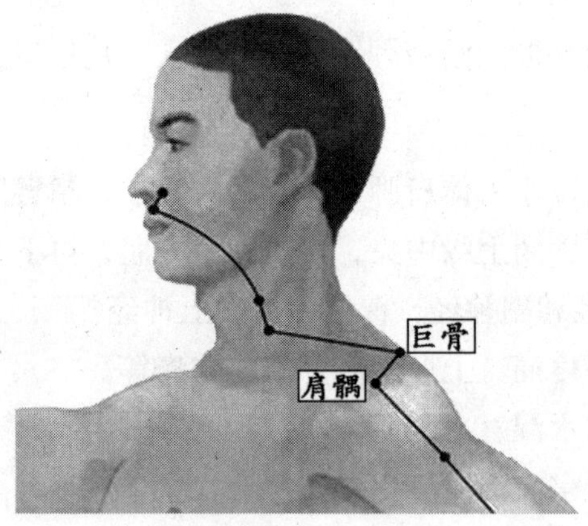

图6－5

肩髃穴

【取穴位置】该穴位于肩部三角肌上，臂外展或向前平伸时肩峰前下方凹陷处。

【穴位解剖】有旋肱后动、静脉；布有锁骨上神经，腋神经。

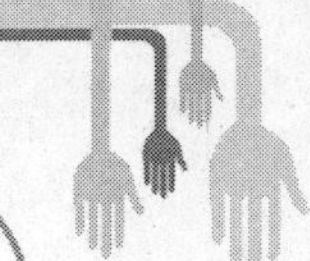

【主治病症】肩臂疼痛、手臂挛急、肩中热、瘰疬诸瘿、半身不遂等。

【功能作用】散发体热。

【穴位配伍】配肩贞穴、肩髎穴治疗肩周炎、配曲池穴治肩臂疼痛。

巨骨穴

巨骨穴是手阳明大肠经和阳跷脉的交会穴。

【取穴位置】该穴位于肩上部，锁骨肩峰端与肩胛冈之间凹陷处。

【穴位解剖】在斜方肌与冈上肌中；深层有肩胛上动、静脉；布有锁骨上神经分支，副神经分支，深层有肩胛上神经。

【主治病症】肩背疼痛、手臂酸痛、瘰疬、瘿气、惊痫、惊癫等。

【功能作用】疏导阳气。

【穴位配伍】配肩髃穴治肩背疼痛。

⑥手少阳三焦经归属穴位

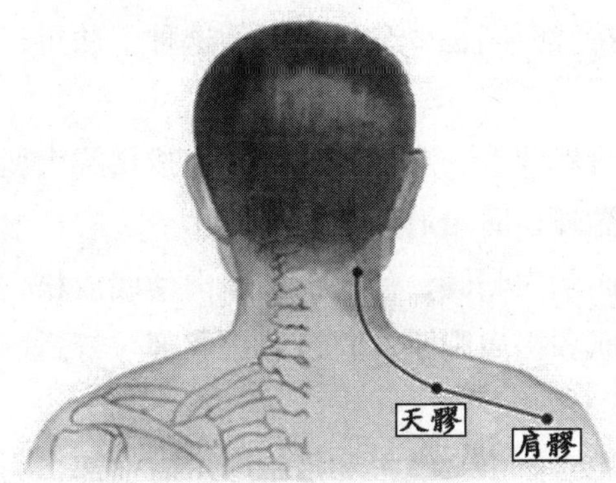

图 6－6

肩髎穴

【取穴位置】该穴位于肩髃穴后方，臂外展时肩峰下凹陷处。

【穴位解剖】在肩峰的后下方，三角肌中，深部有小圆肌、大圆肌和背阔肌腱；有旋肱后动、静脉分布；布有锁骨上外侧神经、腋神经、肩胛下神经。

【主治病症】肩臂痛、肩重不能举、中风瘫痪、风疹等。

【功能作用】疏散体热。

【穴位配伍】配肩髃穴、肩贞穴治疗肩周炎。配肩贞穴、曲池穴、肩井穴、手三里穴、合谷穴治疗上肢不遂。

天髎穴

天髎穴是手少阳三焦经与阳维脉的交会穴。

【取穴位置】该穴位于人体肩胛部，肩井穴与曲垣穴的中间，肩胛骨上角处。

【穴位解剖】有斜方肌、冈上肌；有颈横动脉降支，深层为肩胛上动脉肌支；布有第1胸神经后支外侧皮支，副神经，深层为肩胛上神经肌支。

【主治病症】肩臂痛、颈项强急、胸中烦满等。

【功能作用】收引湿浊。

【穴位配伍】配秉风穴、天宗穴、清冷渊穴、臑会穴治颈肩综合征、上肢不遂。

（3）肩背部按摩手法

双手手掌快速对搓直至发热，用发热的手掌捂住肩部，以掌心对准痛处或发凉的部位为宜。可以反复进行多次，直至该部位感到温暖、舒适。

一手伏案，伸直胳臂，另一手掌按揉对侧肩前部，时间稍长，直至产生微热感。这种按揉方法可使肩部血管扩张，加速血液循环，有消肿止痛的作用。

一手伏案，伸直胳臂，对侧手四指并拢左右弹拨肱二头肌长头肌腱，从上到下，力度由轻到重，持续时间在2分钟左右。这种手法可以有效防治肩周炎，消肿止痛。

一手伏案，胳臂自然伸直，对侧手四指并拢按揉胸大肌外上部。此法能够改善肩周围组织的血液循环，防治肩周疼痛。

一手伏案，肩部向前内侧倾，使肩部的肌肉彻底放松，对侧手四指并拢按揉肩胛骨内上角的斜方肌和提肩胛肌，直至感觉此部位舒适、松弛为止。此法是防治颈肩酸痛的常用手法。

双手手掌交错，用对侧手掌掌根和虚拳叩击肩前部，力度由轻到重，缓慢加强，直至感觉舒适为止。

右手掌心向下，置于脊柱右缘外侧的肩胛区，手指指向头部轻轻抬起，用手掌根部沿脊柱外缘向上进行推按，直至颈部。手呈环形沿一侧至肩部顶端进行揉按。这种按摩手法能够缓解压力和由于不良姿势所导致的肩部压力增大，肌肉紧张。

左手置于颈部右侧，右手置于颈部右侧底端的颈部和肩部交界处，揉捏这个部位。动作要轻柔缓慢，力度逐渐加重。左手拇指向右手的四指方向揉捏，右手拇指向左手的四指方向揉捏。这种手法能作用于颈部顶端，减少肌肉紧张，消除肌肉结节。

左手向前伸出，掌面向下，置于右侧肩胛骨底部。右手置于左手上面，手掌不能接触脊柱。根据肋骨的方向，双手沿肩胛底部向前按摩。直至身体侧面，停止按摩。这种按摩手法能够有效缓解肩胛部位的酸痛。

左手向外提起并支撑右臂，与身体形成90度角，肘部稍微弯曲，右手拇指

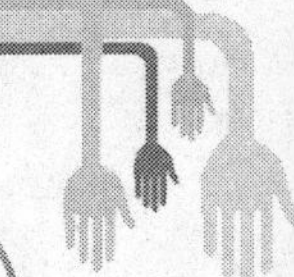

置于肩前部的肩关节处，从肩部向锁骨方向进行按摩，当拇指到达锁骨时，轻柔地停止按摩。该手法可以减少肩前部因保持姿势而造成的肌肉紧张，对长期使用电脑工作的人效果非常明显。

双手置于肩顶部，手掌包绕肩部的两个边缘，通过拇指和食指同时揉捏，施加向下的轻微压力，直到使皮肤红润。这种手法可以减少肩部和颈部的压力，缓解姿势的紧张。

右手掌面向上，右臂放在身体右侧。用左手握住肘弯部向上提起大约5厘米，暴露肩胛骨。右手掌置于右臂顶部靠近肩部的位置，四指指向肩部。手指向上翘起，用手掌进入肩胛区，向肩顶部方向进行按摩。当手掌到达腋窝水平时，停止按摩。重复进行多次，该手法可以减轻维持姿势的肌肉内的紧张，促进血液循环。

坐在椅子上，左臂向前伸出，右手横过胸前，右手腕接触到左上臂外侧。目视前方，右手臂横过胸前拉伸左肩部，左臂保持伸直。这种按摩方法可以拉伸上臂和肩部的背面，消除紧张。

右手的四指放在左肩关节和颈部的中点位置，做环形运动，按摩肩部肌肉。如果需要，四指形成钩状按压颈部，同时牵拉四指向身体前方移动。这种按摩方法可以减少由姿势不良和办公桌前重复动作导致的肌肉紧张。

按摩背肌，微握拳，用手背的指关节自上而下按摩背部肌肉，反复进行多次，可以改善背部血液循环，放松背部肌肉。

拍打后背，用手掌从上到下拍打后背部，以背部肌肉为重点，力度由轻到重，缓慢加强。此法可以加速背部血液循环，缓解背部肌肉疲劳。

点按膀胱经，双手拇指指腹从大杼穴开始自上而下进行点按，直至肾俞穴。力度由轻而重，且要有渗透力。

左手的食指和中指置于脊柱左侧的竖脊肌上。右手掌覆盖到左手的食指和中指上，双手用力，推动食指和中指沿着竖脊肌向上到达脊柱全长中点位置，再从中点到脊柱顶端。到达肩部后，用此手法对肩部进行有控制的按摩，该手法能够缓解或者消除脊柱区肌肉的紧张。

右手置于身体靠近右侧脊柱底部。除拇指外的其余四指并齐，指向身体前方。拇指紧贴脊柱右侧边缘，和食指之间形成适当角度。左手的拇指置于右手拇指上面，双手用力，推动拇指向上滑动。施加足够的压力，在手指前方形成小块皮肤隆起。左脚做前跃移动，身体重心也随之移到左脚，从而推动手指向前移动。该手法能够更加深入地作用于脊柱区的肌肉。

站在按摩对象左侧，面向其腰部方向，从背部底端开始按摩，右手拇指置于脊柱左缘外侧，左手拇指置于右手拇指上面，向按摩师一侧进行推按。该手法能

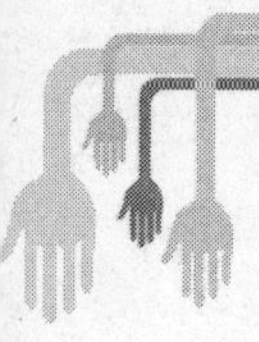

够舒展背部的横向肌肉，减少由不良姿势导致的肌肉紧张。

伸出右手拇指，指腹置于按摩对象的右颈背部，左手除拇指外的手指压于右手拇指上，从颈底部到肩顶部做直线按摩。该手法能够消除肩胛部的肌肉紧张。

左手抓住按摩对象的肩关节内侧向上提起，直至肩胛骨高于后背。保持左手的姿势，右手置于肩胛外侧，拇指和食指分开，紧贴肩胛边缘。用食指向内按摩，右手拇指应当随着右手的移动按摩肩胛边缘。这种按摩手法能够明显地提高身体活动的灵活性。

双手置于身体同一侧的相对位置，拇指指腹向下，置于紧邻脊柱的竖脊肌上。其余四指指向身体侧面，形成一个三角形。在三角形内进行前后左右方向的滚动，按摩要从腰部到肩胛部的整个背部中央区。该手法能够作用于各层皮肤，促进血液循环。

双臂交叉，双手掌心向下，置于右腰部中央区，双手的两个小指重叠，两手手掌根部位于脊柱旁，与脊柱无接触。推动重心向下，与此同时分开双手，伸展手掌下面的皮肤。该手法能够伸展腰背部的肌肉，消除由不良姿势造成的紧张。

2. 舒筋通络、生动经脉的腰部按摩

（1）腰部按摩的作用

“流水不腐，户枢不蠹”，我们的身体需要不断的运动才能保持动感活力。尤其是腰部，腰部功能的灵活性要求身体要经常进行锻炼。腰部是人体的枢纽，它承接着人体的上下两部分，是人体内力汇聚和传导的一个核心部位，运动复杂，负荷量大，所以对腰部的保健按摩十分重要。

按摩腰部能够使局部毛细血管扩张，增强血液循环，消除腰肌疲劳，缓解腰肌痉挛与腰部疼痛，增加肌肉、韧带、骨骼等组织的营养供给和新陈代谢，提高腰部肌肉的力量、韧带的柔韧性，同时又可刺激神经末梢，通过对神经系统的温和刺激，能够修复病变组织，提高腰肌的耐力，从而维持腰部稳定性、灵活性。所以，按摩腰部对慢性腰肌劳损、急性腰扭伤可起到较好的防治作用，对于腰椎间盘突出症、坐骨神经痛等病也有一定的疗效。

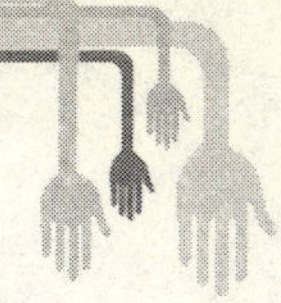

（2）腰部穴位

①督脉归属穴位

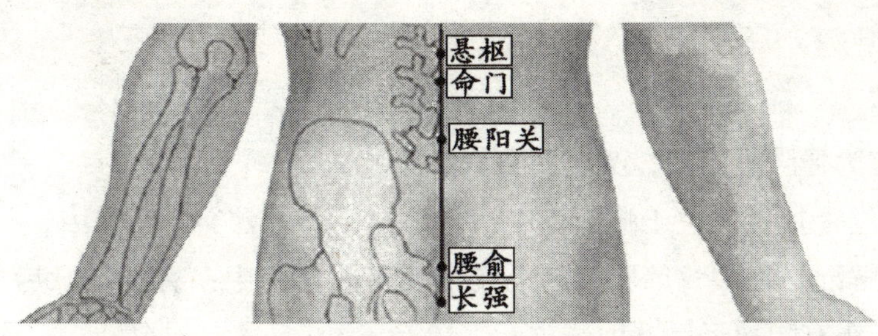

图6－7

长强穴

长强穴是督脉第一穴位，又名橛骨穴，穷骨穴，尾翠穴，骨骶穴，尾骶穴。

【取穴位置】该穴位于人体尾骨端下，尾骨端与肛门连线的中点处。

【穴位解剖】在肛尾膈中；有肛门动、静脉分支，棘间静脉丛之延续部；布有尾神经及肛门神经。

【主治病症】泄泻、痢疾、便血、便秘、痔疮、癫痫、阴部湿痒、尾骶骨痛等。

【功能作用】输送阳气。

【穴位配伍】配阴陵泉穴、三阴交穴、二白穴、上巨虚穴治痔疮；配二白穴、精官穴、百会穴治脱肛。

腰俞穴

腰俞穴是督脉第二穴位，又名腰户穴，腰柱穴，髓俞穴。

【取穴位置】该穴位于骶部，正中线上，适对骶管裂孔。

【穴位解剖】在骶后韧带、腰背筋膜中；有骶中动、静脉后支，棘间静脉丛；布有尾神经分支。

【主治病症】腹泻、便秘、便血、痔疾、脱肛、月经不调、腰脊强痛、癫痫等。

【功能作用】补益肾气。

【穴位配伍】配膀胱俞穴、长强穴、气冲穴、上髎穴、下髎穴、居髎穴治腰脊冷痛；配太冲穴治脊强反折、抽搐。

腰阳关穴

【取穴位置】该穴位于腰部，正中线上，第4腰椎棘突下凹陷中。

【穴位解剖】在腰背筋膜、棘上韧带及棘间韧带中；有腰动脉后支，棘间皮下静脉丛；布有腰神经后支的内侧支。

【主治病症】月经不调、带下、遗精、阳痿、腰骶疼痛、下肢痿痹等。

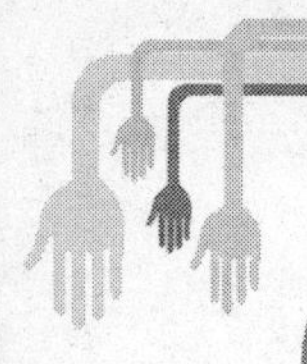

【功能作用】除湿降浊。

【穴位配伍】配膀胱俞穴、三阴交穴治遗尿、尿频；配肾俞穴、次髎穴、泻委中穴治腰脊痛、四肢厥冷；配腰夹脊穴、秩边穴、承山穴、飞扬穴治坐骨神经痛、腰腿痛。

命门穴

命门穴为督脉第四穴，又名属累穴，精宫穴。

【取穴位置】该穴位于腰部正中线上，第2腰椎棘突下凹陷中。

【穴位解剖】在腰背筋膜、棘上韧带及棘间韧带中；有腰动脉后支及棘间皮下静脉丛；布有腰神经后支内侧支。

【主治病症】头晕、耳鸣、腰痛、手足逆冷、脊强反折、泄泻、遗尿、尿频、遗精、阳痿、带下、癫痫、惊恐等。

【功能作用】疏导气血。

【穴位配伍】配肾俞穴、太溪穴治遗精、早泄、遗尿、癃闭；配百会穴、筋缩穴、腰阳关穴治破伤风抽搐；配十七椎穴、三阴交穴治痛经；配大肠俞穴、膀胱俞穴、阿是穴治寒湿痹腰痛。

悬枢穴

悬枢穴是督脉第五穴，又名悬柱穴。

【取穴位置】该穴位于人体腰部正中线上，第1腰椎棘突下凹陷中。

【穴位解剖】在腰背筋膜、棘上韧带及棘间韧带中；有腰动脉后支及棘间皮下静脉丛；布有腰神经后支内侧支。

【主治病症】泄泻、腹胀、腹痛、肠鸣、完谷不化、腰脊强痛等。

【功能作用】壮阳益气。

【穴位配伍】配委中穴、肾俞穴治腰脊强痛；配足三里穴、太白穴治完谷不化、泄泻。

②足太阳膀胱经归属穴位

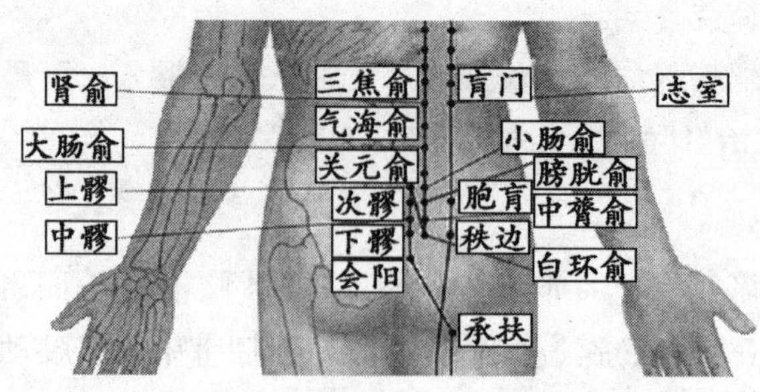

图6-8

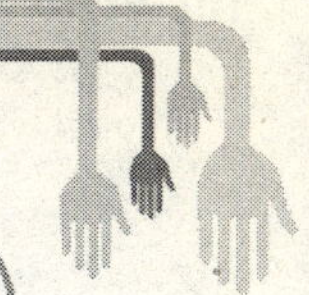

三焦俞穴

【取穴位置】该穴位于腰部，第1腰椎棘突下，旁开1.5寸。

【穴位解剖】在腰背筋膜，最长肌和髂肋肌之间；有第1腰动、静脉后支；布有第10胸神经后支的皮支，深层为第1腰神经后支外侧支。

【主治病症】腹胀、肠鸣、呕吐、完谷不化、腹泻、痢疾、水肿、小便不利、腹脊强痛等。

【功能作用】外散体热。

【穴位配伍】配气海穴、足三里穴治肠鸣、腹胀。

肾俞穴

肾俞穴归属足太阳膀胱经，又名高盖穴。

【取穴位置】该穴位于人体腰部，第2腰椎棘突下，旁开1.5寸。

【穴位解剖】在腰背筋膜，最长肌和髂肋肌之间：有第2腰动、静脉后支；布有第1腰神经后支的外侧支，深层为第1腰丛。

【主治病症】遗精、阳痿、月经不调、白带、遗尿、头晕、耳鸣、耳聋、高血压、低血压、肾脏病等。

【功能作用】外散肾热。

【穴位配伍】配翳风穴、耳门穴治耳鸣、耳聋；配太溪穴、三阴交穴治月经不调。

气海俞穴

【取穴位置】该穴位于人体腰部，第3腰椎棘突下，旁开1.5寸。

【穴位解剖】在腰背筋膜，最长肌和髂肋肌之间；有第2腰动、静脉后支；布有第2腰神经后支的外侧支，深层为第1腰丛。

【主治病症】腹胀肠鸣、痔瘘、痛经、腰痛、腿膝不利等。

【功能作用】外散腰腹内部之热。

【穴位配伍】配足三里穴、天枢穴治腹胀、肠鸣。

大肠俞穴

【取穴位置】该穴位于腰部，第4腰椎棘突下，旁开1.5寸。

【穴位解剖】在腰背筋膜，最长肌和髂肋肌之间；有第4腰动、静脉后支；布有第3腰神经皮支，深层为腰丛。

【主治病症】腹痛、腹胀、肠鸣、泄泻、便秘、腰背疼痛等。

【功能作用】外散大肠腑之热。

【穴位配伍】配气海穴、足三里穴、支沟穴治便秘。

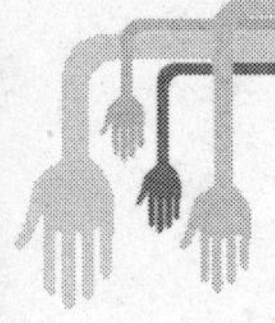

关元俞穴

【取穴位置】该穴位于腰部，第5腰椎棘突下，旁开1.5寸。

【穴位解剖】有骶棘肌，有腰最下动、静脉后支的内侧支；布有第5腰神经后支。

【主治病症】腹胀、泄泻、小便不利、遗尿、腰痛等。

【功能作用】外散小腹内部之热。

【穴位配伍】配气海穴治腹胀。

小肠俞穴

【取穴位置】该穴位于骶部，骶正中嵴旁1.5寸，平第1骶后孔。

【穴位解剖】在骶髂肌起始部和臀大肌起始部之间；有骶外侧动、静脉后支的外侧支；布有第1骶神经后支外侧支，第5腰神经后支。

【主治病症】遗精、遗尿、尿血、白带、少腹胀痛、泄泻、痢疾、痔疮、疝气、腰腿疼等。

【功能作用】外散小肠腑之热。

【穴位配伍】配天枢穴、足三里穴、上巨虚穴、关元穴治腹胀、便秘；配肾俞穴、三阴交穴、三焦俞穴、关元穴、曲泉穴治泌尿系统结石。

膀胱俞穴

【取穴位置】该穴位于人体骶部，骶正中嵴旁1.5寸，平第2骶后孔。

【穴位解剖】在骶棘肌起部和臀大肌起部之间；有骶外侧动、静脉后支；布有臀中皮神经分支。

【主治病症】小便不利、遗尿、遗精、腹胀、腹痛、便秘、泄泻、腰脊强痛、膝足无力等。

【功能作用】外散膀胱腑之热。

【穴位配伍】配肾俞穴治小便不利。

中膂俞穴

【取穴位置】该穴位于人体骶部，骶正中嵴旁1.5寸，平第3骶后孔。

【穴位解剖】有臀大肌，深层为骶结节韧带起始部；当臀下动、静脉的分支处，布有臀下皮神经。

【主治病症】痢疾、疝气、腰脊强痛、消渴、泄泻等。

【功能作用】外散脊骨之热。

【穴位配伍】配大敦穴治疝气。

白环俞穴

【取穴位置】该穴位于人体骶部，骶正中嵴旁1.5寸，平第4骶后孔。

【穴位解剖】在臀大肌，骶结节韧带下内缘；有臀下动、静脉，深层为阴部内动、静脉；布有皮神经，深层为阴部神经。

【主治病症】遗尿、遗精、疝气、月经不调、腰部疼痛等。

【功能作用】疏导气血。

【穴位配伍】配三阴交穴、肾俞穴治月经不调。

上髎穴

【取穴位置】该穴位于人体骶部，髂后上棘与中线之间，适对第1骶后孔处。

【穴位解剖】在骶棘肌起始部及臀大肌起始部；当额外侧动、静脉后支处；布有第一髂神经后支。

【主治病症】月经不调、带下、阴挺、遗精、阳痿、大小便不利、便秘、腰痛等。

【功能作用】疏导水液，健脾除湿。

【穴位配伍】配中极穴、三阴交穴治小便不利。

次髎穴

【取穴位置】该穴位于人体骶部，髂后上棘内下方，适对第2骶后孔处。

【穴位解剖】在臀大肌起始部；当骶外侧动、静脉后支处；为第二骶神经后支通过处。

【主治病症】月经不调、白带下、痛经、遗精、阳痿、疝气、小便不利、便秘、腰痛等。

【功能作用】疏导水液，健脾除湿。

【穴位配伍】配中极穴、三阴交穴、肾俞穴治遗尿；配血海穴治痛经。

中髎穴

【取穴位置】该穴位于人体骶部，次髎穴内下方，适对第4骶后孔处。

【穴位解剖】在臀大肌起始部；当骶外侧动、静脉后支处；为第2骶神经后支通过处。

【主治病症】月经不调、赤白带下、痛经、阳痿、遗精、疝气、腰痛、小便不利、下肢痿痹等。

【功能作用】疏导水液，健脾除湿。

【穴位配伍】配足三里穴治便秘。

下髎穴

【取穴位置】该穴位于人体骶部，中髎穴内下方，适对第4骶后孔处。

【穴位解剖】在臀大肌起始部；有臀下动、静脉分支；当第四骶神经后支通过处。

【主治病症】腹痛、肠鸣、月经不调、带下、遗精、阳痿、便秘、小便不利、腰痛等。

【功能作用】疏导水液，健脾除湿。

【穴位配伍】配气海穴治腹痛。

会阳穴

会阳穴是足太阳膀胱经上的重要经穴，又名利机穴。

【取穴位置】该穴位于人体骶部，尾骨端旁开0.5寸。

【穴位解剖】有臀大肌；有臀下动、静脉分支；布有尾骨神经；深部有阴部神经干。

【主治病症】带下、阳痿、泄泻、痢疾、便血、痔疮等。

【功能作用】散发水湿，补阳益气。

【穴位配伍】配承山穴治痔疮。

承扶穴

【取穴位置】该穴位于大腿后面，臀下横纹的中点。

【穴位解剖】在臀大肌下缘；有坐骨神经伴行的动、静脉；布有股后皮神经，深层为坐骨神经。

【主治病症】腰骶臀股部疼痛、痔疮等。

【功能作用】燥湿生气。

【穴位配伍】配委中穴治腰骶疼痛。

肓门穴

【取穴位置】该穴位于人体腰部，第1腰椎棘突下，旁开3寸。

【穴位解剖】有背阔肌，髂肋肌；有第1腰动、静脉背侧支；布有第12胸神经后支。

【主治病症】腹痛、便秘、痞块、乳疾等。

【功能作用】积脂降浊。

【穴位配伍】配气海穴、天枢穴治便秘。

志室穴

志室穴归属足太阳膀胱经，又名精宫穴。

【取穴位置】该穴位于腰部，第2腰椎棘突下，旁开3寸。

【穴位解剖】有背阔肌、髂肋肌；有第2腰动、静脉背侧支；布有第12胸神经后支外侧支，第1腰神经外侧支。

【主治病症】遗精、阳痿、小便不利、水肿、腰脊强痛等。

【功能作用】内散肾脏之热，外降体表之温。

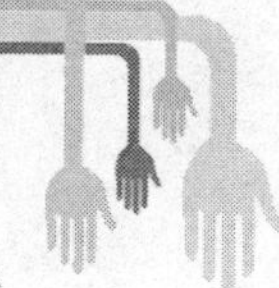

【穴位配伍】配命门穴治遗精。

胞肓穴

【取穴位置】该穴位于人体臀部，平第2骶后孔，骶正中嵴旁开3寸。

【穴位解剖】有臀大肌，臀中肌及臀小肌；正当臀上动、静脉；布有臀上皮神经，深层为臀上神经。

【主治病症】肠鸣、腹痛、腰脊痛、大小便不利、阴肿痛、便秘、癃闭等。

【功能作用】积脂散热。

【穴位配伍】配委中穴治腰痛。

秩边穴

【取穴位置】该穴位于人体臀部，平第4骶后孔，骶正中嵴旁开3寸。

【穴位解剖】有臀大肌，在梨状肌下缘；正当臀下动、静脉深层当臀下神经及股后皮神经，外侧为坐骨神经。

【主治病症】小便不利、便秘、痔疮、腰骶痛、下肢无力等。

【功能作用】降温生水。

【穴位配伍】配委中穴、大肠俞穴治腰腿疼痛。

（3）腰部按摩手法

双手对掌快速搓擦至发热，然后迅速将热掌捂于腰部肾区，进行上下摩擦，动作快速有力，此法可以祛风散寒、舒经通络。

按揉痛点，握拳用第一指间关节或第二掌指关节对压痛处进行从轻到重的压按，时间稍长。此法可以缓解腰部肌肉紧张，放松腰部。

握拳，用食指指间关节自上而下，沿骶棘肌外侧推揉，力度由轻渐重。这是腰部保健的常用手法。双手握拳，用尺侧面叩击腰部，也可用手掌虚拍腰部，用力由小至大，逐渐加强。这种手法有很好的活血化瘀、消肿止痛的作用。

拿捏腰部肌肉，用拇指与其余四指相对置于腰部两侧肌肉，对两侧俞穴进行拿捏。一紧一送，一拿一揉，反复进行数次，动作连贯有利。此种手法能够有效缓解腰部肌肉酸痛。

坐或站立，使腰部肌肉放松，两手叉腰，用两手拇指按揉两侧肾俞穴，由轻到重，再由重到轻，到感觉腰部酸胀发热为止。

右手掌面向下，置于脊柱底端V形的骶骨上，掌根部对着骶骨，四指方向与此相反。左手置于右手上。手掌慢慢向下用力，双手向臀顶部方向按摩。到达臀部顶端时，减轻用力，然后轻轻拖动手指穿过皮肤表面回到起始位置。该手法能够减轻腰部的肌肉疼痛和紧张。

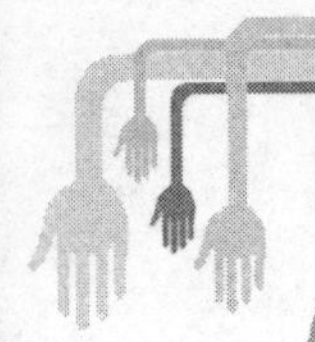

双手相对，掌面向下，置于脊柱右侧，双手四指指向按摩对象身体右侧边缘，双手拇指和其余四指交替揉捏，按摩要富有节奏感，由脊柱区揉捏至身体右侧边缘，之后向下揉捏到腰部，重复进行多次。该手法能够促进腰部皮肤和肌肉的血液循环。

右手掌面向下，置于腰部脊柱上方，拇指以适当的角度指向头部，左手握住右手拇指，不要移动拇指位置。右脚向前迈出一步，身体重心慢慢移至右脚上，由下向上进行施压。右手作为向导，左手进行深度按摩。

坐在椅子上，身体自然坐直，面向正前方，双膝分开，双手向前伸出，缓慢弯腰，使头部向下移动到两膝之间，双手伸到椅子下面。腰部的拉伸状态持续几秒钟后，身体缓慢恢复自然坐姿。这种方法可以消除腰部肌肉的紧张。

坐在椅子上，身体保持正直，面向正前方。右手向上举起，使右臂尽量伸直，放下右手，恢复中立姿势。当右手到达顶端的时候，重复进行两次呼气。左臂采取同样的方法进行伸展，该手法可以消除肋部的紧张，减缓呼吸，促进身体放松，也可以通过扩张椎骨间隙拉伸腰部。

坐在椅子上，身体保持正直，臀部紧贴椅子的靠背，一只手的手背放在腰部曲线位置。利用下腹部和骨盆的肌肉推动腰部挤压手背，持续几秒钟，腰以上的身体部分不能活动。放松腰部，进行两到三次拉伸动作。这种按摩方法可以拉伸腰部，减少姿势不良导致腰部紧张。

左手掌面向下置于按摩对象右臀侧面，四指指向臀部前缘，四指末端自然弯曲成钩状，左手的四指应该能够接触到臀部的前缘。右手置于左手上面，用来增加压力，保持稳定。保持双臂和手腕处于适当位置。腰部向后上方摆动，双膝伸直，控制身体重心移动，牵拉包绕臀部的双手向脊柱底端的骶骨移动。向臀部中央移动的过程中，逐渐松开呈钩状的手指，当手掌根部到达脊柱底部的时候，伸平手掌，重复进行按摩。该手法能够消除腰部中央及侧面肌肉的紧张和肌肉硬块。

右手掌面向下，置于臀部顶端，四指指向前方，四指末端自然弯曲成钩状。左手置于右手上面，用来增加力量，以保持稳定。腰部向后上方摆动，双膝伸直，控制身体重心移动，牵拉环绕臀部的双手，经臀部顶端向脊柱底端的骶骨方向移动。当双手到达臀部顶端时，逐渐松开呈钩状的手指。当手掌根部到达脊柱底端时，手掌应当伸平并置于腰部，然后重复整个按摩过程。该手法能够减轻臀部顶端肌肉的紧张和肌肉硬块。

右手拇指置于脊柱底端的骶骨上面，其余四指指向按摩对象身体侧面。左手掌根部置于右手拇指上面，经臀部顶端向髋骨方向进行深度按摩。右手拇指保持与皮肤的轻触，然后向后方拉伸。该手法能够深入作用于臀部肌肉。

站在按摩对象左侧，左手置于脊柱底部右侧，拇指指向右脚，其余四指指向按摩对象身体右侧。右手握住左手拇指，使得右手的指关节位于臀部顶端。沿着从臀部顶端到髋部的方向进行小范围的深度按摩。该手法能够作用于支撑腰部最深层的软组织。

站立或者坐在椅子上，腰部放松。双手虎口分开，置于髋部，拇指放在腰部的脊柱两侧。拇指做轻柔揉按动作，最后按摩腰部的加压点。这种按摩方法有助于减轻月经痛和肌肉痉挛引起的疼痛。

两脚分开，与腰同宽，笔直站立，面向正前方。从胸部向上提起身体，双手置于同侧髋部，拇指放在腰部和臀部交接处。双手其余四指指向身体前面，拇指做环形的揉按动作，按摩臀大肌。这种手法可以有效缓解臀部的紧张。

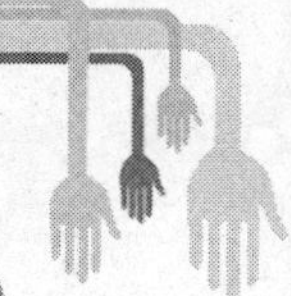

第七章　胸腹部按摩
——理气行血，安抚脏器

1. 胸部是理气通血，舒畅全身的关键

（1）胸部按摩的作用

胸部内有心肺等重要器官，进行积极有效的保健按摩，不仅能预防局部肌肉的酸痛痉挛、骨骼的异常变化，还能对内脏疾病有一定的防治作用。按摩胸部能够增强胸部的血液循环，加快新陈代谢，使交感神经与副交感神经系统活跃，加快乳腺的发育，使脑下垂体与卵巢分泌激素的能力加强，以加强血液循环，让胸部组织发育得更好。最终起到宽胸理气、和胃宁心、有效增强心肺功能的效果。

（2）胸部穴位

①任脉归属穴位

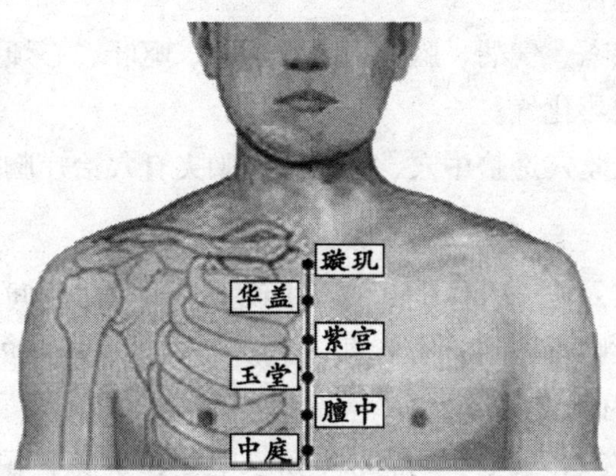

图7－1

中庭穴

【取穴位置】该穴位于胸部的正中线上，平第 5 肋间。

【穴位解剖】有胸廓（乳房）内动、静脉的前穿支；布有第 5 肋间神经前皮支的内侧支。

【主治病症】胸腹胀满、胸胁痛、心痛、呕吐、梅核气等。

【功能作用】聚集气血。

【穴位配伍】配俞府穴、意舍穴治呕吐。

膻中穴

膻中穴是任脉第十七穴，又名胸堂穴，上气海穴，元见穴。

【取穴位置】该穴位于人体胸部正中线上，平第 4 肋间，两乳头连线的中点。

【穴位解剖】在胸骨体上；有胸廓（乳房）内动、静脉的前穿支；布有第 4 肋间神经前皮支的内侧支。

【主治病症】咳嗽、气喘、气短、呼吸困难、胸闷、胸痹心痛、心悸、心烦、噎嗝、乳腺炎、缺乳症等。

【功能作用】募集气血。

【穴位配伍】配中脘穴、气海穴治呕吐反胃；配厥阴俞穴、内关穴治心烦、心痛；配肺俞穴、丰隆穴、内关穴治咳嗽痰喘；配曲池穴、合谷穴治急性乳腺炎；配天突穴治哮喘。

玉堂穴

玉堂穴是任脉第十八穴，又名玉英穴。

【取穴位置】该穴位于人体胸部的正中线上，平第 3 肋间。

【穴位解剖】在胸骨体中点；有胸廓（乳房）内动、静脉的前穿支；布有第 3 肋间神经前皮支的内侧支。

【主治病症】咳嗽、气喘、胸痛、喉痹咽肿、呕吐、心烦等。

【功能作用】散热化气。

【穴位配伍】玉堂穴透膻中穴、内关穴、胸夹脊穴治疗胸痹。

紫宫穴

【取穴位置】该穴位于人体胸部的正中线上，平第 2 肋间。

【穴位解剖】在胸骨体上；有胸廓（乳房）内动、静脉的前穿支；布有第 2 肋间神经前皮支的内侧支。

【主治病症】咳嗽、气喘、胸痛、喉痹、呕吐、饮食不下等。

【功能作用】散热益气。

【穴位配伍】配玉堂穴、太溪穴治呃逆、心烦。

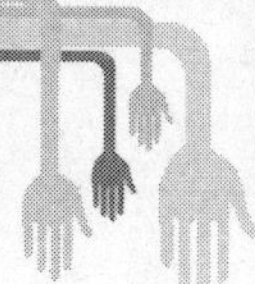

华盖穴

【取穴位置】该穴位于人体胸部的正中线上，平第1肋间。

【穴位解剖】在胸骨角上；有胸廓（乳房）内动、静脉的前穿支；布有第1肋间神经前皮支的内侧支。

【主治病症】咳嗽、气喘、胸痛、胸胁痛、胸胁胀满、喉痹、咽肿等。

【功能作用】收引水湿。

【穴位配伍】配气户穴治胁肋疼痛。

璇玑穴

【取穴位置】该穴位于人体胸部的正中线上，天突穴下1寸。

【穴位解剖】在胸骨柄上；有胸廓（乳房）内动、静脉的前穿支；布有锁骨上神经前支。

【主治病症】咳嗽、气喘、胸满痛、胃中积食、咽喉肿痛、喉痹等。

【功能作用】生发清气。

【穴位配伍】配鸠尾穴治喉痹咽肿。

②手厥阴心包经归属穴位

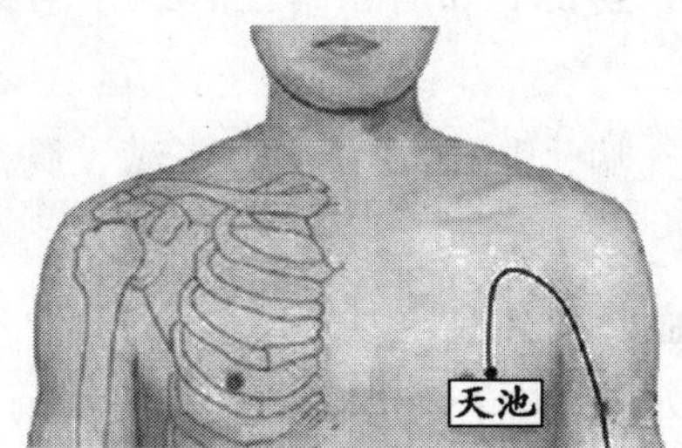

图7－2

天池穴

天池穴是手厥阴、足少阳的交会穴，又名天会穴。

【取穴位置】该穴位于人体胸部的第4肋间隙，乳头外1寸，正中线旁开5寸。

【穴位解剖】在胸大肌外下部，胸小肌下部起端，深层为第4肋间内、外肌；有胸腹壁静脉，胸外侧动、静脉分支；布有胸前神经肌支及第4肋间神经。

【主治病症】胸闷、胸痛、心烦、咳嗽、气喘、痰多、腋下肿痛、瘰疬、疟疾、乳痈等。

【功能作用】散热降浊。

【穴位配伍】配列缺穴、丰隆穴治咳嗽；配内关穴治心痛；配支沟穴治胸胁痛。

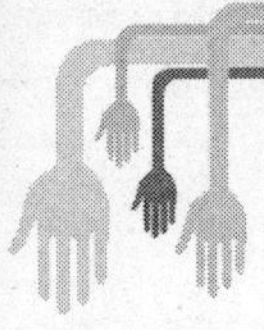

③手太阴肺经归属穴位

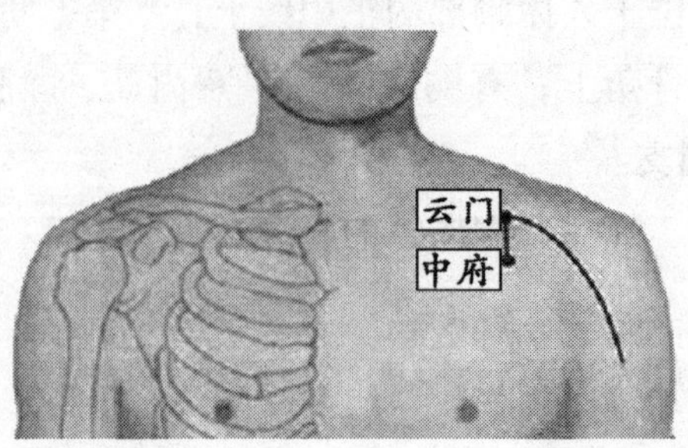

图 7－3

中府穴

中府穴是手太阴肺经与足太阴脾经的交会穴，又名膺中府穴，膺俞穴，府中俞穴。

【取穴位置】该穴位于人体胸外侧部，云门穴下 1 寸，平第 1 肋间隙处，正中线旁开 6 寸。

【穴位解剖】当胸大肌、胸小肌处，内侧深层为第 1 肋间内、外肌；上外侧有腋动、静脉，胸肩峰动、静脉；布有锁骨上神经中间支，胸前神经分支及第 1 肋间神经外侧皮支。

【主治病症】咳嗽、气喘、胸中烦满、肺胀满、胸痛、腹胀、喉痹、浮肿、肩背痛等。

【功能作用】疏导气血，调节温压。

【穴位配伍】配尺泽穴治咳嗽；配肩髎穴治肩背痛。

云门穴

【取穴位置】该穴位于人体胸外侧部，肩胛骨喙突上方，锁骨下窝凹陷处，距前正中线 6 寸。

【穴位解剖】有胸大肌，皮下有头静脉通过，深部有胸肩峰动脉分支；布有胸前神经的分支臂丛外侧束、锁骨上神经中后支。

【主治病症】咳嗽、气喘、胸痛、肩背痛、胸中烦闷等。

【功能作用】传输调节气血。

【穴位配伍】配中府穴、隐白穴、期门穴、肺俞穴、魂门穴、大陵穴治胸中痛。

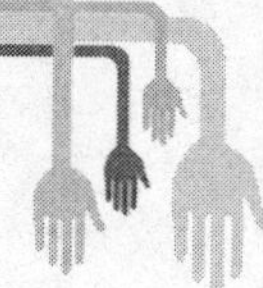

④足太阴脾经归属穴位

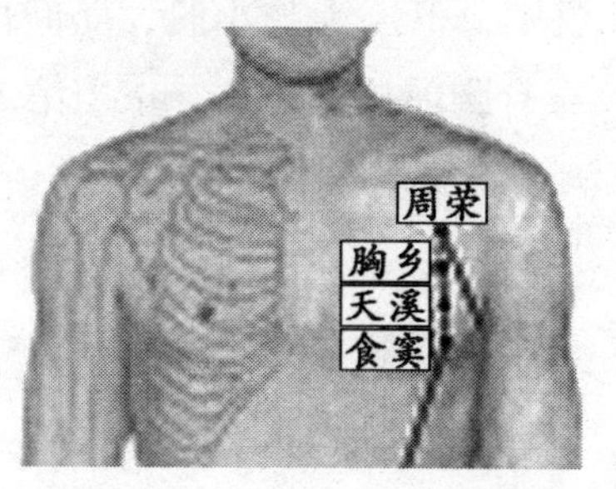

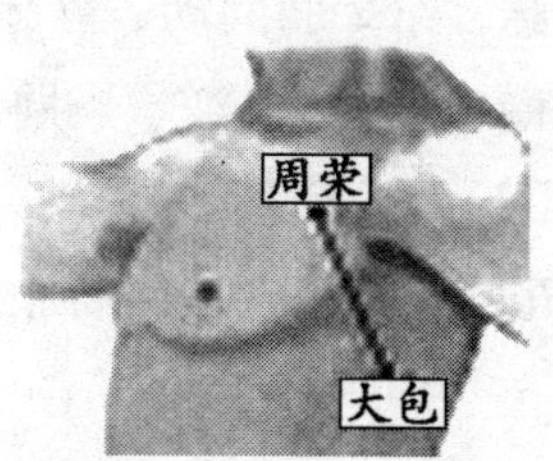

图7－4

食窦穴

【取穴位置】该穴位于人体胸外侧部，第5肋间隙，距前正中线6寸。

【穴位解剖】在第5肋间隙，前锯肌中，深层有肋间内、外肌；布有胸外侧动、静脉，胸腹壁动、静脉；布有第5肋间神经外侧皮支。

【主治病症】胸胁胀满、噫气、反胃、呕吐、腹胀肠鸣、水肿等。

【功能作用】回流气血。

【穴位配伍】配膻中穴治胸胁胀痛。

天溪穴

【取穴位置】该穴位于人体胸外侧部的第4肋间隙，前正中线旁开6寸。

【穴位解剖】在第4肋间隙，胸大肌外下缘，下层为前锯肌，再深层为肋间内、外肌；有胸外侧动、静脉分支，胸腹壁动、静脉；第4肋间动、静脉；布有第4肋间神经。

【主治病症】乳痛、乳汁少、咳嗽、胸胁疼痛等。

【功能作用】生发脾气。

【穴位配伍】配膻中穴治胸胁疼痛。

胸乡穴

【取穴位置】该穴位于人体胸外侧部，第3肋间隙，距前正中线6寸。

【穴位解剖】在第3肋间隙，胸大肌、胸小肌外缘，前锯肌中，下层为肋间内、外肌；有胸外侧动、静脉，第3肋间动、静脉；布有第3肋间神经。

【主治病症】胸胁胀痛。

【功能作用】外传脾气。

【穴位配伍】配膻中穴治胸胁胀痛。

周荣穴

周荣穴是足太阴脾经的重要经穴之一，又名周营穴，周管穴。

【取穴位置】该穴位于人体胸外侧部，第2肋间隙，前正中线旁开6寸。

【穴位解剖】在第2肋间隙，胸大肌中，下层为胸小肌，肋间内、外肌；有胸外侧动、静脉，第2肋间动、静脉；布有胸前神经分叉，正当第1肋间神经。

【主治病症】咳嗽、气逆、胸胁胀满、胸胁痛等。

【功能作用】生发脾气。

【穴位配伍】配膻中穴治胸胁胀满。

大包穴

【取穴位置】该穴位于侧胸部，腋中线上，第6肋间隙处。

【穴位解剖】在第2肋间隙，胸大肌中，下层为胸小肌，肋间内、外肌；有胸外侧动、静脉，第2肋间动、静脉；布有胸前神经分叉，正当第1肋间神经。

【主治病症】气喘、胸胁满、胸胁痛、全身疼痛、四肢无力等。

【功能作用】生发脾气。

【穴位配伍】配三阳络穴、阳辅穴、足临泣穴治胸胁痛；配足三里治四肢无力。

⑤足厥阴肝经归属穴位

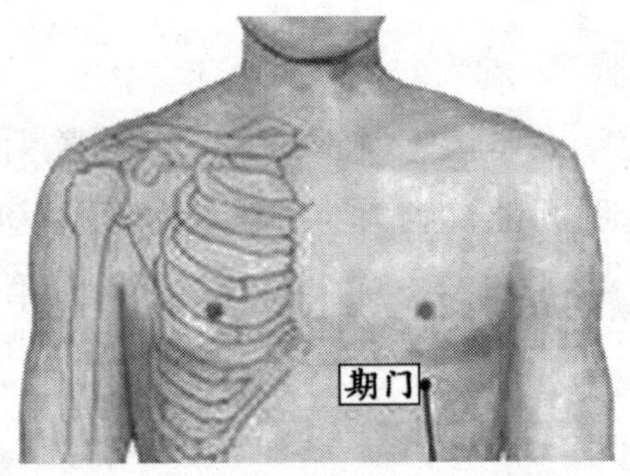

图7-5

期门穴

期门穴是足厥阴肝经的募穴，又名肝募穴。

【取穴位置】该穴位于乳头直下方，第6肋间隙，正中线旁开4寸。

【穴位解剖】有腹直肌，肋间肌；有肋间动、静脉；布有第6、7肋间神经。

【主治病症】喘咳、呕吐、呃逆、腹胀、泄泻、疟疾、食欲不振、胸胁胀满疼痛、胸中热等。

【功能作用】收引水湿风气

【穴位配伍】配大敦穴治疝气。

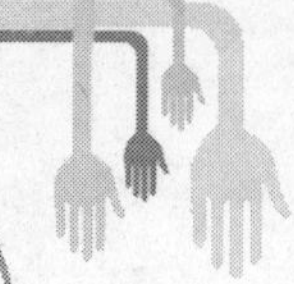

⑥足少阴肾经归属穴位

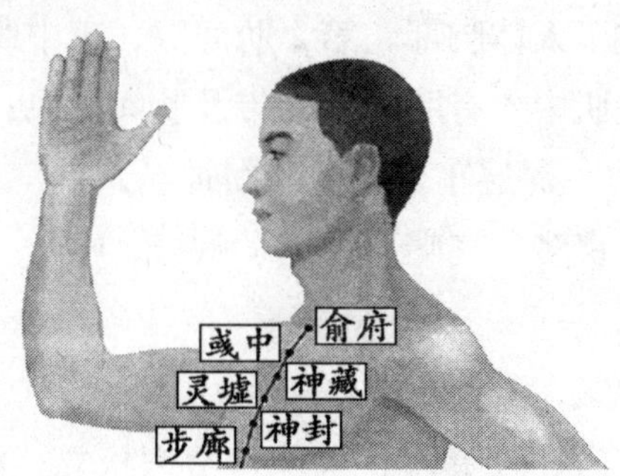

图 7－6

步廊穴

步廊穴是足少阴肾经上的重要经穴之一，又名步郎穴。

【取穴位置】该穴位于人体胸部第 5 肋间隙，正中线旁开 2 寸。

【穴位解剖】在胸大肌起始部，有肋间外韧带及肋间内肌；有第 5 肋间动、静脉；布有第 5 肋间神经前皮支，深部为第 5 肋间神经。

【主治病症】胸痛、咳嗽、气喘、呕吐、不嗜食、厌食、乳痈等。

【功能作用】运化脾土。

【穴位配伍】配列缺穴、定喘穴治外感和内伤喘咳；配心俞穴、内关穴治胸痹、心悸。

神封穴

【取穴位置】该穴位于人体胸部，第 4 肋间隙，正中线旁开 2 寸。

【穴位解剖】在胸大肌中，有肋间外韧带及肋间内肌；有第 4 肋间动、静脉；布有第 4 肋间神经前皮支，深部为第 4 肋间神经。

【主治病症】咳嗽、气喘、胸胁支满、胸痛、呕吐、不嗜食、厌食、乳痈等。

【功能作用】降浊升清。

【穴位配伍】配阳陵泉穴、支沟穴治胸胁胀痛。

灵墟穴

【取穴位置】该穴位于人体胸部的第 3 肋间隙，正中线旁开 2 寸。

【穴位解剖】在胸大肌中，有肋间外韧带及肋间内肌；有第 3 肋间动、静脉；布有第 3 肋间神经前皮支，深层为第 3 肋间神经。

【主治病症】咳嗽、痰多、气喘、胸胁胀痛、不嗜食、呕吐、乳痈等。

【功能作用】壮阳益气。

【穴位配伍】配足三里穴、中脘穴、内关穴治呕吐；配神门穴、神藏穴治失眠健忘。

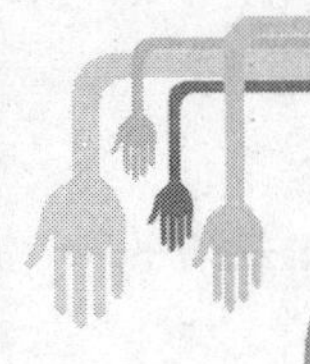

神藏穴

【取穴位置】该穴位于人体胸部，第2肋间隙，正中线旁开2寸。

【穴位解剖】在胸大肌中，有肋间外韧带及肋间内肌；有第2肋间动、静脉；布有第2肋间神经前皮支，深层正当第2肋间神经。

【主治病症】咳嗽、痰多、气喘、烦满、胸痛、呕吐、厌食、不嗜食、失眠、健忘等。

【功能作用】收敛神气，安神定志。

【穴位配伍】配内关穴、天突穴、太冲穴治梅核气；配心俞穴、玉堂穴治胸痹、噎嗝。

彧中穴

【取穴位置】该穴位于胸部，第1肋间隙，正中线旁开2寸。

【穴位解剖】在胸大肌中，有肋间外韧带及肋间内肌；有第1肋间动、静脉；布有第1肋间神经前皮支，深层为第1肋间神经，皮下有锁骨上神经前支。

【主治病症】咳嗽、气喘、痰壅、胸胁胀满、胸痛、不嗜食、厌食、呕吐等。

【功能作用】生气壮阳。

【穴位配伍】配间使穴、华盖穴、天突穴治咽喉肿痛。

俞府穴

俞府穴是足少阴肾经的重要经穴之一，又名腧中穴。

【取穴位置】该穴位于胸部锁骨下缘，正中线旁开2寸。

【穴位解剖】在胸大肌中；有胸内动、静脉的前穿支；布有锁骨上神经前支。

【主治病症】咳嗽、气喘、胸满痛、呕吐、不嗜食、厌食等。

【功能作用】回收体表液体。

【穴位配伍】配肺俞穴、天突穴、鱼际穴治咳嗽、咽痛；配合谷穴、足三里穴治呕吐、呃逆。

⑦足阳明胃经归属穴位

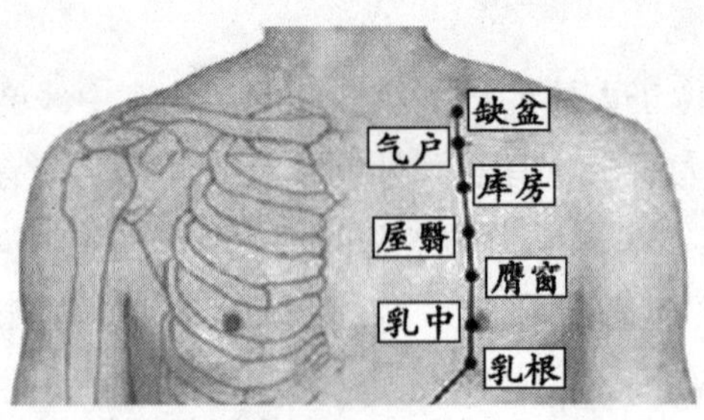

图7－7

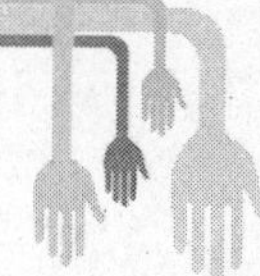

缺盆穴

缺盆穴是足阳明胃经的重要经穴，又名天盖穴，尺盖穴。

【取穴位置】该穴位于人体锁骨上窝中央，距前正中线4寸。

【穴位解剖】在锁骨上窝之中点，有颈阔肌，肩胛舌骨肌；上方有颈横动脉；布有锁骨上神经中支，深层正当肩丛的锁骨上部。

【主治病症】咳嗽、气喘、咽喉肿痛、缺盆中痛、瘰疬等。

【功能作用】供给胸部水湿精微。

【穴位配伍】配肺俞穴治咳嗽。

气户穴

【取穴位置】该穴位于人体胸部，锁骨中点下缘，距前正中线4寸。

【穴位解剖】在锁骨下方，胸大肌起始部，深层上方的锁骨下肌；有胸肩峰动、静脉分支，外上方为锁骨下静脉；为锁骨上神经，胸前神经分支分布处。

【主治病症】咳嗽、气喘、呃逆、胸胁支满、胸胁痛等。

【功能作用】燥化水湿，输送阳气。

【穴位配伍】配肺俞穴治咳喘。

库房穴

【取穴位置】该穴位于人体胸部，第1肋间隙，距前正中线4寸。

【穴位解剖】在第1肋间隙有胸大肌、胸小肌，深层为肋间内、外肌，有胸肩峰动、静脉及胸外侧动、静脉分支；布有胸前神经分支。

【主治病症】咳嗽、气喘、咳唾脓血、胸胁胀痛等。

【功能作用】存储脾土微粒，燥化脾土水湿。

【穴位配伍】配屋翳穴治胸胁胀痛。

屋翳穴

【取穴位置】该穴位于人体胸部，第2肋间隙，距前正中线4寸。

【穴位解剖】在第2肋间隙，有胸大肌，胸小肌，深层为肋间内外肌；有胸肩峰动、静脉分支；布有胸前神经分支。

【主治病症】咳嗽、气喘、气短、咳唾脓血、胸胁胀痛、乳痈等。

【功能作用】散化胸部之热，提供阳热之气。

【穴位配伍】配天宗穴治乳痈。

膺窗穴

膺窗穴归属足少阳胃经，又名膺中穴。

【取穴位置】该穴位于人体胸部，第3肋间隙，距前正中线4寸。

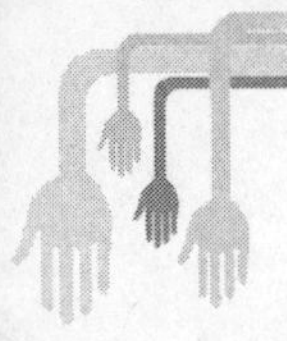

【穴位解剖】第 3 肋间隙，有胸大肌，深层为肋间内、外肌；有胸外侧动、静脉；布有胸前神经分支。

【主治病症】咳嗽、气喘、气短、胸胁胀痛、乳痈等。

【功能作用】减卸胸腔压力，释放胸腔能量。

【穴位配伍】配屋翳穴治乳痈。

乳中穴

【取穴位置】该穴位于人体胸部，第 4 肋间隙，乳头中央。

【主治病症】小儿惊痫、中暑、热渴等。

【功能作用】苏厥醒神，清热祛暑。胸腹部腧穴的定位标志。

乳根穴

乳根穴归属足阳明胃经，又名薜息穴。

【取穴位置】该穴位于人体胸部，乳头直下，乳房根部，距前正中线 4 寸。

【穴位解剖】在第 5 肋间隙，胸大肌下部，深层有肋间内、外肌；有肋间动脉，胸壁浅静脉；有第 5 肋间神经外侧皮支，深层为肋间神经干。

【主治病症】咳嗽、气喘、气短、呃逆、胸痛、乳痈、乳汁少等。

【功能作用】燥化脾湿。

【穴位配伍】配少泽穴、膻中穴治乳痈；配少泽穴、足三里穴治乳汁少。

⑧足少阳胆经归属穴位

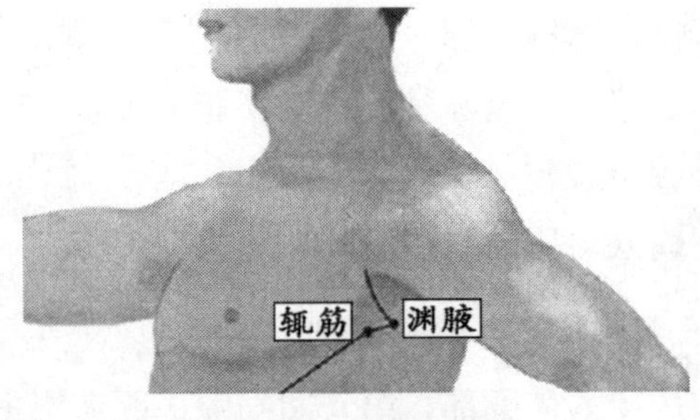

图 7 – 8

渊腋穴

【取穴位置】该穴位于侧胸部，当腋中线上，腋下 3 寸，第 4 肋间隙中。

【穴位解剖】有前锯肌和肋间内、外肌；有胸腹壁静脉，胸外侧动、静脉及第 4 肋间动、静脉；布有第 4 肋间神经外侧皮支，胸长神经之支。

【主治病症】恶寒、发热、咳嗽、胸满、胁痛、腋下肿、臂痛不举、腋下淋巴结炎、胸肌痉挛、胸膜炎、肋间神经痛等。

【功能作用】理气宽胸，活络止痛。

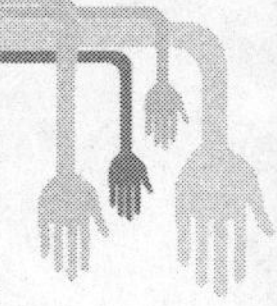

【穴位配伍】配肩井穴、肩髃穴、后溪穴、曲泽穴、曲池穴、太渊穴治臂痛不举；配渊腋、阳陵泉穴治胸胁痛。

辄筋穴

【取穴位置】该穴位于侧胸部，腋中线前1寸，横平乳头第4肋间隙中。

【穴位解剖】在胸大肌外缘，有前锯肌，肋间内、外肌；有胸外侧动、静脉及第4肋间动、静脉；布有第4肋间神经外侧皮支。

【主治病症】胸胁痛、气喘、支气管哮喘、胃炎、呕吐、痢疾、吞酸、多涎、胸满、失眠、神经衰弱、腋肿、胸膜炎、肩臂痛、四肢痉挛抽搐、肋间神经痛等。

【功能作用】降逆平喘，理气止痛，疏肝和胃。

【穴位配伍】配肺俞、定喘穴治胸闷喘息；配阳陵泉穴、支沟穴治胸胁痛；配肺俞穴、定喘穴、孔最穴治喘息不得卧。

（3）胸部按摩手法

用一手掌或两手重叠，从颈部天突穴向下推按到肚脐，手法灵活，力度逐渐加重，反复进行多次。这种按摩手法有宽胸顺气、解郁作用。

用一手掌在上胸部反复摩擦，从胸骨到乳头水平以上为止。这种按摩方法能够促胸部的血液循环，加快新陈代谢。

左臂伏案，使胸大肌放松，用右手从上到下拿捏左胸大肌外侧，再用右手并拢的四指从内到外揉按左胸大肌。左手按摩右大胸肌方法相同。这种按摩方法可以改善胸大肌的血液循环，增加弹性，改善胸壁情况。

用四指指端推揉胸骨旁，重点揉按和压按胸骨旁2～5肋间处，力度由轻而重。该手法对解除胸骨痛和防治心肺疾患有较好的效果。

左手捂住前胸膻中穴，用右手掌根击左手背，动作要富有弹性，力度不宜过大，次数不宜过多。这种方法可调节和改善心肺功能，刺激有关神经，使人心胸舒畅。

用双手掌根推摩双侧胁部，直至有微热感产生。此法有疏肝健脾之功。再用双手手掌由胸部中间向两侧肋骨分推，来回进行数次，直至有微热感。此法可促进局部血液循环，改善心肺功能。

右手放在右肋部，使四指位于身体侧面的肋间，左手放在右手四指上面，保持四指位于肋间，由两侧向中间的方向进行按摩。当右手到达胸部中央时，翻转右手方向，手指在前，带动手掌向左侧方向进行按摩。

右手拇指放在胸廓下缘，用左手四指支持右手拇指，深吸气，在呼气的同时，拇指稳固地沿着肋骨上下按压，不能用力太大。呼气结束时，消除压力。重复进行多次，并按照同样的方式，在身体对侧位置重复按压过程。

右手的四指放在左胸上，从胸部中央开始，四指朝左肩方向做环形按摩。按摩时放缓呼吸。呼气时，稍微加重按摩。这种按摩方法可以减轻前胸横向的肌肉紧张，减缓呼吸，放松颈部、胸部。

2. 腹部是五脏六腑之宫，阴阳气血之源

(1) 腹部按摩的作用

腹部是五脏六腑之宫，阴阳气血之源。腹部居于人体中部，除心肺外，其余脏器均藏于腹内，全身有诸多经脉循行、汇聚、终结于腹内。腹部的保健按摩不仅对局部有保护作用，还能对全身各组织器官起到调节的作用，达到舒肝理气、健脾和胃、益气升阳、补肾固涩、理气调经的功效，对脾、肝、肾均有保健作用。同时，对消化不良、膈肌痉挛、月经不调、遗尿、阳痿等疾病均有很好的防治作用。

(2) 腹部穴位

①任脉归属穴位

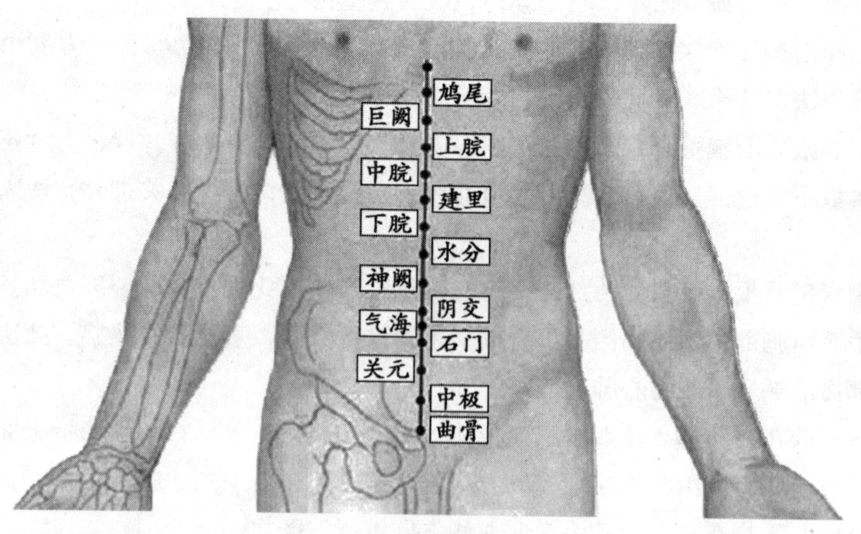

图 7－9

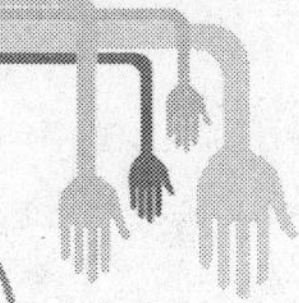

曲骨穴

曲骨穴是任脉与足厥阴肝经的交会穴，又名骨端穴，屈骨端穴，回骨穴。

【取穴位置】该穴位于人体下腹部，前正中线上，耻骨联合上缘的中点处。

【穴位解剖】在腹白线上；有腹壁下动脉及闭孔动脉的分支；布有髂腹下神经分支。

【主治病症】小腹胀满、小便不利、遗尿、遗精、阳痿、阴囊湿痒、月经不调、赤白带下、痛经等。

【功能作用】收降浊气。

【穴位配伍】配肾俞穴、关元穴、大赫穴、志室穴、命门穴治阳痿、遗精；配肾俞穴、关元穴、中极穴、治遗尿、小便不利；配阴交穴、命门穴、关元穴、治痛经。

中极穴

中极穴是人脉与足三阴经的交会穴，又名气原穴，玉泉穴，膀胱募穴。

【取穴位置】该穴位于下腹部，正中线上，脐中下4寸。

【穴位解剖】在腹白线上，深部为乙状结肠；有腹壁浅动、静脉分支，腹壁下动、静脉分支；布有髂腹下神经的前皮支。

【主治病症】小便不利、阳痿、早泄、遗精、月经不调、阴痛、阴痒、痛经、带下、崩漏、水肿等。

【功能作用】募集膀胱经水湿。

【穴位配伍】配大赫穴、肾俞穴、阴交穴、三阴交穴、次髎穴治阳痿、遗精、月经不调、痛经；配大敦穴、关元穴、三阴交穴治疝气；配水分穴、三焦俞穴、三阴交穴、气海穴、委阳穴治水肿。

关元穴

关元穴是任脉第四穴，又名下纪穴，次门穴，三结交穴，丹田穴，关原穴。

【取穴位置】该穴位于人体下腹部，正中线上，脐中下3寸。

【穴位解剖】在腹白线上，深部为小肠；有腹壁浅动、静脉分支，腹壁下动、静脉分支；布有第十二肋间神经前皮支的内侧支。

【主治病症】小便不利、遗尿、小便频数、遗精、阳痿、早泄、疝气、月经不调、痛经、带下、闭经、崩漏、阴门瘙痒、恶露不止、小腹疼痛等。

【功能作用】募集小肠经气血，传导任脉水湿。

【穴位配伍】配太溪穴、肾俞穴治泄痢不止、五更泄；配血海穴、中极穴、三阴交穴、阴交穴治月经不调；配大肠俞穴、足三里穴、公孙穴、脾俞穴治虚劳、里急、腹痛；配中极穴、大赫穴、肾俞穴、次髎穴、命门穴、三阴交穴治男子不育症、阳萎、遗精、早泄、尿频、尿闭、遗尿。

石门穴

石门穴是任脉与手少阳三焦经的交会穴，同时也是三焦经的募穴，又名利机穴，精露穴。

【取穴位置】该穴位于人体下腹部，正中线上，脐中下2寸。

【穴位解剖】在腹白线上，深部为小肠；有腹壁浅动、静脉分支，腹壁下动、静脉分支；布有第十一肋间神经前皮支的内侧支。

【主治病症】腹胀、小腹痛、绕脐疼痛、奔豚疝气、水肿、泄利、小便不利、遗精、阳痿、闭经、带下、崩漏、产后恶露不止等。

【功能作用】募集三焦经气血。

【穴位配伍】配关元穴、阴陵泉穴、阴交穴治四肢水肿、小便不利；配肾俞穴、三阴交穴治遗尿；配天枢穴、关元穴、气海穴、足三里穴治腹胀泄泻、绕脐疼痛；配大敦穴、归来穴治疝气；配三阴交穴、带脉穴治崩漏、带下。

气海穴

【取穴位置】该穴位于人体下腹部，正中线上，脐中下1.5寸。

【穴位解剖】在腹白线上，深部为小肠；有腹壁浅动脉、静脉分支，腹壁下动、静脉分支；布有第十一肋间神经前皮支的内侧支。

【主治病症】绕脐腹痛、小腹痛、脘腹胀满、水肿鼓胀、大便不通、遗尿、遗精、阳痿、疝气、月经不调、痛经、闭经、崩漏、带下、产后恶露不止、中风脱症、气喘、脏气虚惫、形体羸瘦、四肢无力等。

【功能作用】生发阳气。

【穴位配伍】配三阴交穴治遗精；配关元穴治产后恶露不止；配灸关元穴、膏肓穴、足三里穴治喘息短气；配足三里穴、脾俞穴、胃俞穴、天枢穴、上巨虚穴治胃腹胀痛、呃逆、呕吐、便秘；配足三里穴、合谷穴、百会穴治胃下垂、子宫下垂、脱肛。

阴交穴

阴交穴是任脉与冲脉的交会穴，又名少关穴，横户穴，少目穴。

【取穴位置】该穴位于人体下腹部，前正中线上，脐中下1寸。

【穴位解剖】在腹白线上，深部为小肠；有腹壁浅动脉、静脉分支，腹壁下动、静脉分支；布有第十肋间神经前皮支的内侧支。

【主治病症】腹痛、绕脐冷痛、腹满水肿、泄泻、疝气、小便不利、带下、产后恶露不止、腰膝拘挛等。

【功能作用】收引浊气。

【穴位配伍】配阴陵泉穴、带脉穴治赤白带下；配子宫穴、三阴穴交治月经不调、崩漏；配大肠俞穴、曲池穴治绕脐冷痛；配天枢穴、气海穴治腹胀肠鸣、泄泻。

神阙穴

【取穴位置】该穴位于人体腹中部，脐中央。

【穴位解剖】在脐窝正中，深部为小肠；有腹壁下动、静脉；布有第十肋间神经前皮支的内侧支。

【主治病症】绕脐腹痛、水肿鼓胀、泄泻、中风虚脱、小便不禁、脱肛、便秘、尸厥、疯痫、不孕等。

【功能作用】收降浊气。

【穴位配伍】配公孙穴、天枢穴、水分穴、足三里穴治便秘、绕脐腹痛；配长强穴、气海穴、关元穴治脱肛、小便不禁；配关元穴、气海穴治中风脱。

水分穴

水分穴是任脉第九穴，又名中守穴，中管穴，分水穴。

【取穴位置】该穴位于上腹部，前正中线上，脐中上 1 寸。

【穴位解剖】在腹白线上，深部为小肠；有腹壁下动脉、静脉分支，腹壁下动、静脉分支；布有第八、九肋间神经前皮支的内侧支。

【主治病症】绕脐痛、腹胀肠鸣、腹泻、浮肿水肿、腹水、小便不通、泄泻、反胃、呕吐等。

【功能作用】分流水湿。

【穴位配伍】配内关穴治反胃呕吐；配天枢穴、地机穴治腹水；配中封穴、曲泉穴治脐痛；配脾俞穴、三阴交穴治浮肿。

下脘穴

下脘穴是任脉与足太阴脾经的交会穴，又名下管穴。

【取穴位置】该穴位于人体上腹部，前正中线上，当脐中上 2 寸。

【穴位解剖】在腹白线上，深部为横结肠；有腹壁上、下动、静脉交界处的分支；布有第八肋间神经前皮支的内侧支。

【主治病症】腹痛、腹胀肠鸣、泄泻、呕吐、呃逆、食谷不化、痞块、虚肿等。

【功能作用】疏导水湿。

【穴位配伍】配气海穴、天枢穴、足三里穴、关元穴（针灸并用）治急性菌痢。

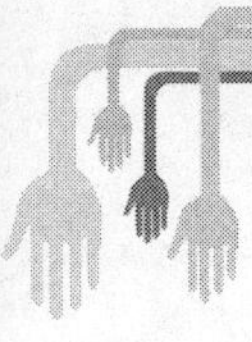

建里穴

【取穴位置】该穴位于人体上腹部，前正中线上，脐中上3寸。

【穴位解剖】在腹白线上，深部为横结肠；有腹壁上、下动、静脉交界处的分支；布有第八肋间神经前皮支的内侧支。

【主治病症】胃脘疼痛、腹胀、腹痛、肠中切痛、食欲不振、呕吐、呃逆、水肿等。

【功能作用】和胃健脾。

【穴位配伍】配内关穴治胸闷；配水分穴治肚腹浮肿。

中脘穴

中脘穴是任脉与手太阳、手少阳、足阳明的交会穴，又名上纪穴，胃脘穴，中管穴，中碗穴。

【取穴位置】该穴位于人体上腹部，前正中线上，脐中上4寸。

【穴位解剖】在腹白线上，深部为胃幽门部；有腹壁上动、静脉；布有第七、八肋间神经前皮支的内侧支。

【主治病症】腹胀肠鸣、腹泻、腹痛、胃脘痛、食欲不振、食不化、呕吐、呃逆、反胃、吞酸、便秘、便血、头痛、失眠、神经衰弱、精力不济、惊悸、怔忡、癫狂痫症、尸厥、惊风等。

【功能作用】聚集传导地部水液。

【穴位配伍】配百会穴、足三里穴、神门穴治失眠；配膻中穴、天突穴、丰隆穴治哮喘；配肝俞穴、太冲穴、三阴交穴、公孙穴治疗胃十二指肠溃疡；配阳池穴、胞门、子宫穴（针灸并用）治腰痛，痛经、月经不调；配内关穴、气海穴、百会穴、足三里穴治胃下垂。

上脘穴

上腕穴是任脉与足阳明胃经、手太阳小肠经的交会穴。

【取穴位置】该穴位于人体上腹部，前正中线上，脐中上5寸。

【穴位解剖】在腹白线上，深部为肝下缘及胃幽门穴部；有腹壁上动、静脉分支；布有第七肋间神经前皮支的内侧支。

【主治病症】胃脘疼痛、腹胀、腹痛、呕吐、食不化、呃逆、泄泻、泄利、咳嗽痰多、癫痫等。

【功能作用】聚集传导地部水液。

【穴位配伍】配丰隆穴治纳呆；配天枢穴、中脘穴治嗳气吞酸、腹胀肠鸣、泄泻。

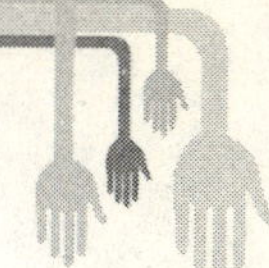

巨阙穴

巨阙穴是任脉与手少阴心经的交会穴，同时是心经的募穴，又名巨缺穴，巨送穴。

【取穴位置】该穴位于上腹部，前正中线上，脐中上6寸。

【穴位解剖】在腹白线上，深部为肝脏；有腹壁上动、静脉分支；布有第七肋间神经前皮支的内侧支。

【主治病症】腹胀、胸痛、胸满气短、心痛、心烦、惊悸、胃痛、反胃、噎嗝、吞酸、呃逆、呕吐、健忘、癫狂、痫症、尸厥等。

【功能作用】募集心经气血。

【穴位配伍】配内关穴治心绞痛；配神门穴治失眠健忘；配章门穴、中脘穴、合谷穴、内关穴、足三里穴治呃逆；配足三里穴、内关穴、膻中穴、心平穴、三阴交穴、心俞穴治疗急性心肌梗塞；配内关穴、人中治癫狂痫症。

鸠尾穴

【取穴位置】位于人体上腹部，前正中线上，胸剑结合部下1寸。

【穴位解剖】在腹白线上，腹直肌起始部，深部为肝脏；有腹壁上动、静脉分支；布有第六肋间神经前皮支的内侧支。

【主治病症】心痛、心悸、心烦、腹痛、腹胀、癫痫、胸中满痛、咳嗽气喘、呕吐、呃逆、反胃、胃痛等。

【功能作用】收引水湿。

【穴位配伍】配梁门穴、足三里穴治胃痛；配三关穴、足三里穴治呕吐。

②足太阴脾经归属穴位.

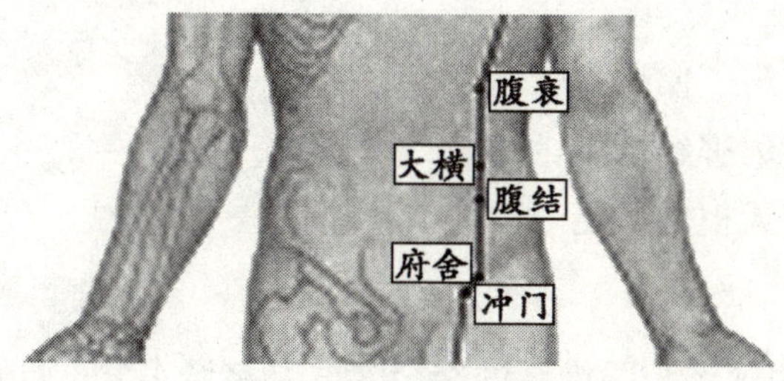

图7-10

冲门穴

【取穴位置】该穴位于人体腹股沟外侧，距耻骨联合上缘中点3.5寸，髂外动脉搏动处的外侧。

【穴位解剖】在腹股沟韧带中点外侧的上方，在腹外斜肌腱膜及内斜肌下部；内侧为股动、静脉；布有股神经。

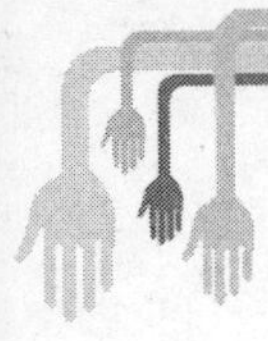

【主治病症】腹痛、疝气、崩漏、带下、痔痛、小便不利等。

【功能作用】运化脾土。

【穴位配伍】配大敦穴治疝气。

府舍穴

【取穴位置】该穴位于人体下腹部，脐中下4寸，距前正中线4寸。

【穴位解剖】在腹股沟韧带上方外侧，腹外斜肌腱膜及腹内斜肌下部，深层为腹横肌下部；布有腹壁浅动脉，肋间动、静脉；布有髂腹股沟神经（右当盲肠下部，左当乙状结肠下部）。

【主治病症】腹痛、疝气、腹满积聚、霍乱、吐泻等。

【功能作用】润脾之燥，生发脾气。

【穴位配伍】配气海穴治腹痛。

腹结穴

【取穴位置】该穴位于人体下腹部，大横穴下1.3寸，距前正中线4寸。

【穴位解剖】腹结穴位于人体的下腹部，大横穴下1.3寸，距前正中线4寸。

【主治病症】绕脐腹痛、腹寒泄泻、疝气等。

【功能作用】去湿健脾。

【穴位配伍】配气海穴、天枢穴治腹痛。

大横穴

大横穴是足太阴脾经与阴维脉的交会穴，又名肾气穴，人横穴。

【取穴位置】大横穴位于人体的腹中部，距脐中4寸。

【穴位解剖】在腹外斜肌肌部及腹横肌肌部；布有第十一肋间动、静脉；布有第十二肋间神经。

【主治病症】泄泻、便秘、腹痛等。

【功能作用】转运脾经水湿。

【穴位配伍】配天枢穴、足三里穴治腹痛。

腹哀穴

腹哀穴是足太阴脾经与阴维脉的交会穴，又名肠哀穴，肠屈穴。

【取穴位置】该穴位于人体上腹部，脐中上3寸，距前正中线4寸。

【穴位解剖】在腹内外斜肌及腹横肌肌部；布有第八肋间动、静脉；布有第八肋间神经。

【主治病症】消化不良、腹痛、便秘、痢疾等。

【功能作用】冷降脾浊。

【穴位配伍】配气海穴治肠鸣。

③足厥阴肝经归属穴位

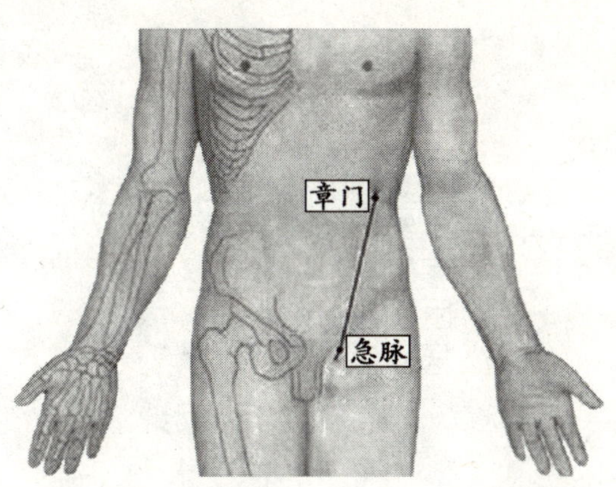

图 7 – 11

急脉穴

【取穴位置】该穴位于人体耻骨结节的外侧，气冲穴外下腹股沟股动脉搏动处，前正中线旁开 2.5 寸。

【穴位解剖】有阴部外动、静脉分支及腹壁下动、静脉的耻骨支，外方有股静脉；布有髂腹股沟神经，深层为闭孔神经的分支。

【主治病症】疝气、阴茎痛、小腹痛、阴挺、股内侧痛等。

【功能作用】生风化湿。

【穴位配伍】配大敦穴治疝气、阴挺、阴茎痛、阳痿；配箕门穴、阴包穴、曲泉穴、足五里穴治下肢痿瘫、小儿麻痹。

章门穴

章门穴是足厥阴肝经的募穴，又名脾募穴，长平穴。

【取穴位置】该穴位于人体侧腹部，第 11 肋游离端的下方。

【穴位解剖】有腹内、外斜肌及腹横肌；有肋间动脉末支；布有第 10、11 肋间神经；右侧当肝脏下缘，左侧当脾脏下缘。

【主治病症】腹痛、腹胀肠鸣、泄泻、呕吐、胸胁痛、黄疸、痞块、小儿疳积、腰脊痛等。

【功能作用】降浊固土。

【穴位配伍】配中脘穴、天枢穴、脾俞穴、足三里穴治腹胀、痞块、胁痛、泄泻；配肾俞穴、肝俞穴、阴陵泉穴、京门穴、水道穴、阳谷穴、三阴交穴、气海穴治肝硬化腹水、肾炎。

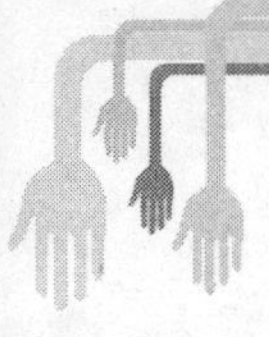

④足少阴肾经归属穴位

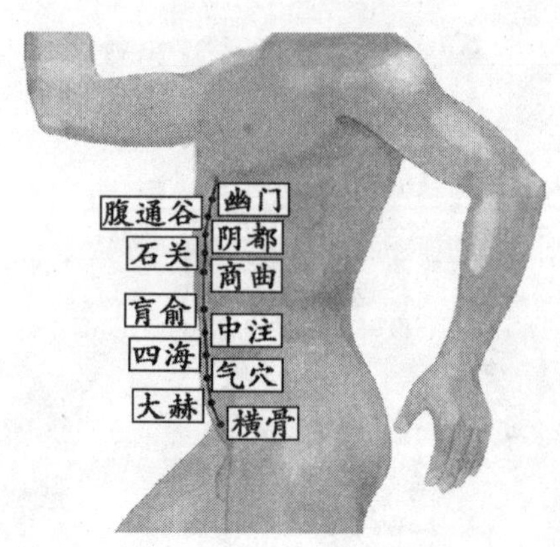

图 7－12

横骨穴

横骨穴是足少阴肾经与冲脉的交会穴，又名下极穴，屈骨穴，屈骨端穴，曲骨端穴。

【取穴位置】该穴位于人体下腹部，脐中下 5 寸，前正中线旁开 0.5 寸。

【穴位解剖】有腹内、外斜肌腱膜，腹横肌腱膜及腹直肌；有腹壁下动、静脉及阴部外动脉；布有髂腹下神经分支。

【主治病症】小腹痛、阴部痛、阳痿、遗精、遗尿、小便不通、疝气等。

【功能作用】清热除躁。

【穴位配伍】配中极穴、三阴交穴治癃闭；配大赫穴、关元穴、志室穴、肾俞穴治阳痿、遗精、月经不调。

大赫穴

大赫穴是足少阴肾经与冲脉的交会穴，又名阴维穴，阴关穴。

【取穴位置】该穴位于人体下腹部，脐中下 4 寸，前正中线旁开 0.5 寸。

【穴位解剖】在腹内、外斜肌腱膜，腹横肌腱膜及腹直肌中；有腹壁下动、静脉肌支；布有第 12 肋间神经及髂腹下神经。

【主治病症】阴部痛、遗精、阳痿、早泄、月经不调、痛经、带下、子宫脱垂、泄泻、痢疾等。

【功能作用】散热生气。

【穴位配伍】配阴交穴、肾俞穴、中极穴、大敦穴、带脉穴治阳痿、遗精；配命门穴、关元穴、肾俞穴、中极穴、志室穴治男科病、不育症。

气穴

气穴是足少阴肾经与冲脉的交会穴，又名胞门穴，子户穴。

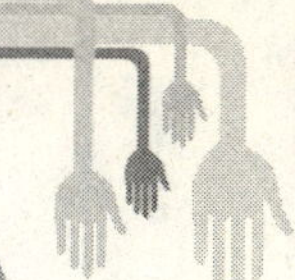

【取穴位置】该穴位于人体下腹部，脐中下3寸，前正中线旁开0.5寸。

【穴位解剖】在腹内、外斜肌腱膜，腹横肌腱膜及腹直肌中；有腹壁下动、静脉肌支；布有第12肋间神经及髂腹下神经。

【主治病症】小便不通、泄泻、痢疾、阳痿、月经不调、带下、腰脊痛等。

【功能作用】补益冲任。

【穴位配伍】配天枢穴、大肠俞穴主治消化不良；配中极穴、阴陵泉穴、膀胱俞穴治五淋、小便不利；配气海穴、肾俞穴、三阴交穴、血海穴治月经不调、阳痿、不育症。

四满穴

四满穴是足少阴肾经与冲脉的交会穴，又名髓府穴，髓中穴，髓海穴。

【取穴位置】该穴位于人体下腹部，脐中下2寸，前正中线旁开0.5寸。

【穴位解剖】在腹内、外斜肌腱膜，腹横肌腱膜及腹直肌中；有腹壁下动、静脉肌支；布有第11肋间神经。

【主治病症】小腹痛、遗精、遗尿、疝气、月经不调、崩漏、带下、不孕、产后恶露不净、便秘、水肿等。

【功能作用】除湿降浊。

【穴位配伍】配三阴交穴、气海穴、归来穴、大敦穴治疝气、睾丸肿痛；配气海穴、肾俞穴、血海穴、三阴交穴治月经不调、带下、遗精等病症。

中注穴

【取穴位置】该穴位于人体下腹部，脐中下1寸，前正中线旁开0.5寸。

【穴位解剖】在腹内、外斜肌腱膜，腹横肌腱膜及腹直肌中；有腹壁下动、静脉肌支；布有第10肋间神经。

【主治病症】腹胀、腰腹疼痛、大便燥结、泄泻、痢疾、月经不调等。

【功能作用】利湿健脾。

【穴位配伍】配委中穴、肾俞穴、气海俞穴治腰背痛；配血海穴、阴交穴、太冲穴、肾俞穴、三阴交穴、中极穴治月经不调、卵巢炎、附件炎。

肓俞穴

肓俞穴是足少阴肾经与冲脉的交会穴，又名盲俞穴，子户穴。

【取穴位置】该穴位于人体腹中部，脐中旁开0.5寸。

【穴位解剖】在腹内、外斜肌腱膜，腹横肌腱膜及腹直肌中；有腹壁下动、静脉肌支；布有第10肋间神经。

【主治病症】腹痛绕脐、腹胀、呕吐、痢疾、泄泻、便秘、疝气、月经不调、腰脊痛等。

【功能作用】积脂散热。

【穴位配伍】配天枢穴、大肠俞穴、足三里穴治便秘、泄泻、痢疾；配中脘穴、内庭穴、足三里穴、天枢穴治胃痛、腹痛等症。

商曲穴

商曲穴是足少阴肾经与冲脉的交会穴，又名高曲穴，商谷穴。

【取穴位置】该穴位于人体上腹部，脐中上 2 寸，前正中线旁开 0.5 寸。

【穴位解剖】在腹直肌内缘，有腹壁上下动、静脉分支；布有第 9 肋间神经。

【主治病症】腹痛、腹胀、呕吐、泄泻、便秘、腹中积聚等。

【功能作用】运化水湿，清热降温。

【穴位配伍】配中脘穴、大横穴治腹痛、腹胀；配支沟穴治便秘；配天枢穴、大肠俞穴、治泄泻、痢疾。

石关穴

石关穴是足少阴肾经与冲脉的交会穴，又名石门穴，食关穴。

【取穴位置】该穴位于人体上腹部，脐中上 3 寸，前正中线旁开 0.5 寸。

【穴位解剖】在腹直肌内缘，有腹壁上动、静脉分支；布有第 9 肋间神经。

【主治病症】腹痛、腹胀、泄泻、便秘、呕吐、产后腹痛、不孕等。

【功能作用】升清降浊。

【穴位配伍】配中脘穴、内关穴治胃痛、呕吐、腹胀；配阴交穴、三阴交穴、肾俞穴治先兆流产和不孕症。

阴都穴

阴都穴是足少阴肾经与冲脉的交会穴，又名食宫穴，通关穴，不宫穴。

【取穴位置】该穴位于人体上腹部，脐中上 4 寸，前正中线旁开 0.5 寸。

【穴位解剖】在腹直肌内缘，有腹壁上动、静脉分支；布有第 8 肋间神经。

【主治病症】腹胀肠鸣、腹痛、便秘、胸胁满、妇人不孕、疟疾、呕吐、泄泻等。

【功能作用】降浊升清。

【穴位配伍】配巨阙穴治心中烦满；配三阴交穴、血海穴治闭经；配中脘穴、天枢穴、足三里穴、四缝穴治纳呆及小儿疳积。

腹通谷穴

腹通谷穴是足少阴肾经与冲脉的交会穴，又名通骨穴。

【取穴位置】该穴位于人体上腹部，脐中上 5 寸，前正中线旁开 0.5 寸。

【穴位解剖】在腹直肌内缘，有腹壁上动、静脉分支；布有第 8 肋间神经。

【主治病症】腹痛、腹胀、呕吐、心痛、心悸、胸痛、暴喑、泄泻等。

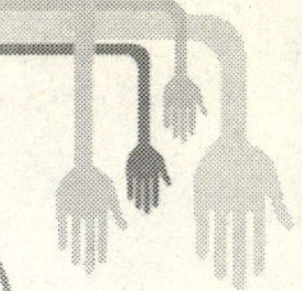

【功能作用】清降浊气，健脾除湿。

【穴位配伍】配内关穴、中脘穴治胃气逆；配申脉穴、照海穴治癫痫、惊悸；配上脘穴、足三里穴治纳呆。

幽门穴

幽门穴是足少阴肾经与冲脉的交会穴，又名上门穴，幽关穴。

【取穴位置】该穴位于人体的上腹部，当脐中上6寸，前正中线旁开0.5寸。

【穴位解剖】在腹直肌内缘，有腹壁上动、静脉分支；布有第7肋间神经。

【主治病症】腹痛、腹胀、呕吐、暴喑、消化不良、泄泻、痢疾等。

【功能作用】升清降浊。

【穴位配伍】配玉堂穴治烦心、呕吐；配中脘穴、建里穴治胃痛、噎嗝、呕吐；配天枢穴治腹胀、肠鸣、泄泻。

⑤足阳明胃经归属穴位

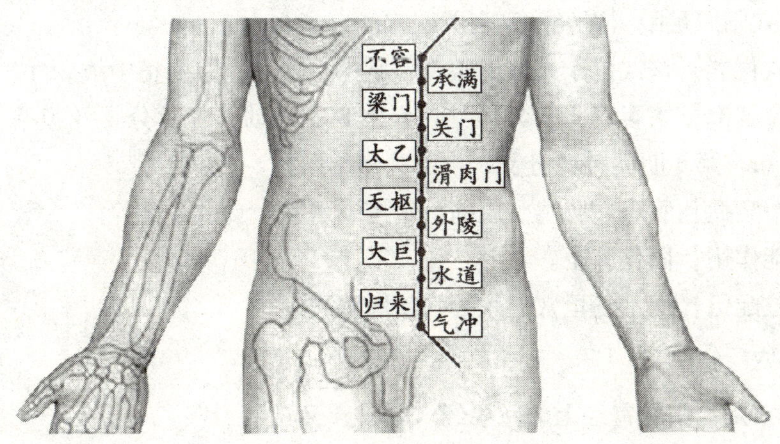

图7－13

不容穴

【取穴位置】该穴位于人体上腹部，脐中上6寸，距前正中线2寸。

【穴位解剖】当腹直肌及其鞘处，深层为腹横肌；有第7肋间动、静脉分支及腹壁上动、静脉；当第7肋间神经分支处。

【主治病症】呕吐、胃疼、食欲不振、腹胀、咳喘、胸背胁痛等。

【功能作用】承传胃经地部经水。

【穴位配伍】配中脘穴治胃病。

承满穴

【取穴位置】该穴位于人体上腹部，脐中上5寸，距前正中线2寸。

【穴位解剖】当腹直肌及其鞘处，深层为腹横肌；有第7肋间动、静脉分支

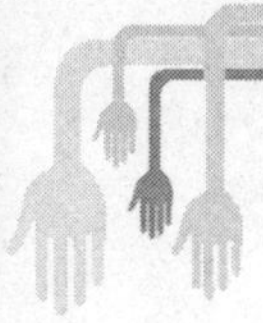

及腹壁上动、静脉；当第7肋间神经分支处。

【主治病症】胃痛、食欲不振、腹胀、呕吐、喘咳、胁下坚满等。

【功能作用】存储胃经腹部经水。

【穴位配伍】配足三里穴治胃痛。

梁门穴

【取穴位置】该穴位于人体上腹部，脐中上4寸，距前正中线2寸

【穴位解剖】当腹直肌及其鞘处，深层为腹横肌；有第7肋间动、静脉分支及腹壁上动、静脉；当第8肋间神经分支处，右侧深部当肝下缘，胃幽门穴部。

【主治病症】胃痛、呕吐、食欲不振、腹胀、泄泻、便溏等。

【功能作用】约束胃经地部经水。

【穴位配伍】配中脘穴、梁丘穴、足三里穴治胃痛。

关门穴

关门穴归属足阳明胃经，又名关明穴。

【取穴位置】该穴位于人体上腹部，脐中上3寸，距前正中线2寸。

【穴位解剖】当腹直肌及其鞘处；有第8肋间动、静脉分支及腹壁上动、静脉分支；布有第8肋间神经分支，内部为横结肠。

【主治病症】腹胀、肠鸣、腹痛、泄泻、水肿、食欲不振等。

【功能作用】固化脾土。

【穴位配伍】配足三里穴、水分穴治肠鸣腹泻。

太乙穴

太乙穴是足阳明胃经上的重要经穴之一，又名太一穴。

【取穴位置】该穴位于人体上腹部，脐中上2寸，距前正中线2寸。

【穴位解剖】当腹直肌及其鞘处；有第8肋间动、静脉分支及其腹壁下动、静脉分支；布有第8肋间神经分支，内部为横结肠。

【主治病症】胃痛、消化不良、心烦、癫狂等。

【功能作用】除湿散热。

【穴位配伍】配中脘穴治胃痛。

滑肉门穴

滑肉门穴归属足阳明胃经，又名滑肉穴，滑幽门穴。

【取穴位置】该穴位于人体上腹部，脐中上1寸，距前正中线2寸。

【穴位解剖】当腹直肌及其鞘处；有第9肋间动、静脉分支及腹壁下动、静分支；布有第9肋间神经分支，内部为小肠。

【主治病症】胃痛、呕吐、癫狂等。

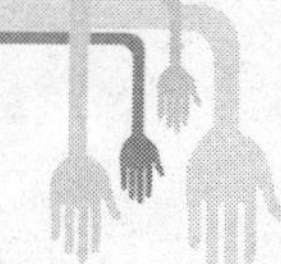

【功能作用】运化脾土。

【穴位配伍】配足三里穴治胃痛。

天枢穴

天枢穴归属足阳明胃经，同时也是手阳明大肠经的募穴，又名长溪穴，谷门穴，长谷穴。

【取穴位置】该穴位于人体腹中部，平脐中，距脐中2寸。

【穴位解剖】当腹直肌及其鞘处；有第9肋间动、静脉分支及腹壁下动、静脉分支；布有第10肋间神经分支，内部为小肠。

【主治病症】便秘、腹胀肠鸣、腹泻、绕脐痛、腹水、消化不良、呕吐、泄泻、痢疾、月经不调、痛经等。

【功能作用】募集大肠经气血物质。

【穴位配伍】配足三里穴治腹胀肠鸣；配气海穴治绕脐痛；配上巨虚穴、下巨虚穴治便秘、泄泻。

外陵穴

【取穴位置】该穴位于人体下腹部，脐中下1寸，距前正中线2寸。

【穴位解剖】当腹直肌及其鞘处；布有第10肋间动、静脉分支及腹壁下动、静脉分支；布有第10肋间神经分支，内部为小肠。

【主治病症】腹痛、疝气、痛经等。

【功能作用】沉降脾土尘埃。

【穴位配伍】配子宫穴、三阴交穴治痛经。

大巨穴

【取穴位置】该穴位于下腹部，脐中下2寸，距前正中线2寸。

【穴位解剖】当腹直肌及其鞘处；有第11肋间动、静脉分支，外侧为腹壁下动、静脉；布有第11肋间神经，内部为小肠。

【主治病症】小腹胀满、腹泻、便秘、小便不利、遗精、早泄、疝气、腰疼、痛经等。

【功能作用】传输胃经水液。

【穴位配伍】配中极穴、次髎穴治小便不利。

水道穴

【取穴位置】该穴位于人体下腹部，脐中下3寸，距前正中线2寸。

【穴位解剖】当腹直肌及其鞘处；有第12肋间动、静脉分支，外侧为腹壁下动、静脉；布有第12肋间神经，内部为小肠。

【主治病症】小腹胀满、小便不利、痛经、不孕、疝气等。

【功能作用】传输胃经地部经水。

【穴位配伍】配三阴交穴、中极穴治痛经、不孕。

归来穴

【取穴位置】该穴位于人体下腹部，脐中下4寸，距前正中线2寸。

【穴位解剖】在腹直肌外缘，有腹内斜肌，腹横肌腱膜；外侧有腹壁下动、静脉；布有髂腹下神经。

【主治病症】腹痛、疝气、月经不调、白带、闭经、阴挺、茎中痛等。

【功能作用】传输胃经下行经水，散化冲脉外传之热。

【穴位配伍】配大敦穴治疝气；配三阴交穴、中极穴治月经不调。

气冲穴

气冲穴是足阳明胃经与冲脉的交会穴。

【取穴位置】该穴位于腹股沟稍上方，脐中下5寸，距前正中线2寸。

【穴位解剖】在耻骨结节外上方，有腹外斜肌腱膜，在腹内斜肌、腹膜肌下部；有腹壁浅动、静脉分支，外壁为腹壁下动、静脉；布有髂腹股沟神经。

【主治病症】痛经、月经不调、功能性子宫出血、不孕症、前列腺炎、睾丸炎、疝气等。

【功能作用】理气止痛。

⑥足少阳胆经归属穴位

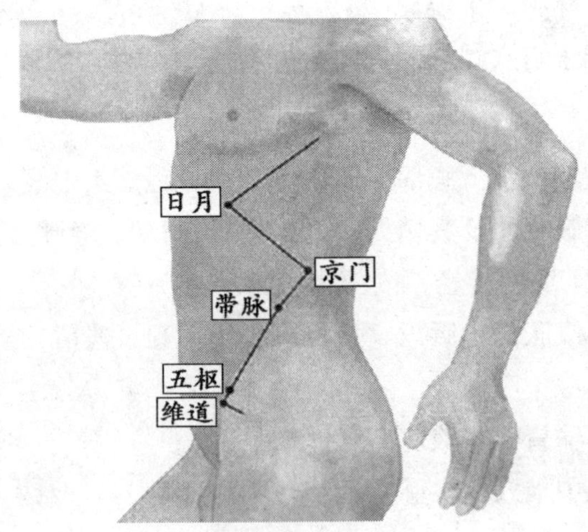

图7－14

日月穴

日月穴是足少阳胆经与足太阴脾经的交会穴，同时是胆经募穴，又名神光穴。

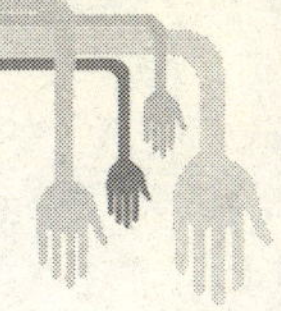

【取穴位置】该穴位于人体上腹部，乳头直下，第7肋间隙，前正中线旁开4寸。

【穴位解剖】有肋间内、外肌，肋下缘有腹外斜肌腱膜，腹内斜肌，腹横肌；有肋间动、静脉；布有第7或第8肋间神经。

【主治病症】胀满、吞酸、呕吐、呃逆、黄疸、胸胁痛、胃脘痛等。

【功能作用】收募胆经气血。

【穴位配伍】配胆俞穴治胆虚；配内关穴、中脘穴治呕吐；配期门穴、阳陵泉穴治胆石症；配支沟穴、丘墟穴治胁胀痛；配胆俞穴、腕骨穴治黄疸。

京门穴

【取穴位置】该穴位于侧腰部，第12肋骨游离端的下方。

【穴位解剖】有腹内、外斜肌及腹横肌，有第11肋间动、静脉；布有第11肋间神经。

【主治病症】呃逆、呕吐、腹胀、小腹痛、肠鸣、泄泻、小便不利、尿黄面肿、恶寒发热、脊强反折、肩胛内廉痛、腰胯痛、水肿等。

【功能作用】益肾健脾，化气利水，通络止痛。

【穴位配伍】配石关穴治脊强反折；配肾俞穴、膀胱俞穴、委中穴治腰痛；配三里穴、章门穴、厉兑穴、内庭穴、阴谷穴、络却穴、昆仑穴、商丘穴、阴陵泉穴、曲泉穴治腹胀。

带脉穴

【取穴位置】该穴位于侧腹部，第11肋骨游离端下方垂线与脐水平线的交点上。

【穴位解剖】皮肤、皮下组织、腹横筋膜、腹膜下筋膜。有腹内、外斜肌及腹横肌；有第12肋间动、静脉；布有第12肋间神经。腹横筋膜是腹内筋膜的一部分，它是由疏松结缔组织形成。

【主治病症】月经不调、闭经、赤白带下、阴挺、腹胀、腹痛、疝气、偏坠、腰胯痛、里急后重、瘫痪、下肢无力等。

【功能作用】健脾利湿，调经止带，益肾强腰。

【穴位配伍】配气海穴、三阴交穴、中极穴、肾俞穴治月经不调；配气海穴、关元穴、大肠俞穴治小腹痛；配关元穴、气海穴、三阴交穴、白环俞穴、间使穴治赤白带下；配关元穴、中极穴、中脘穴、三阴交穴治阴挺。

五枢穴

【取穴位置】该穴位于侧腹部，髂前上棘的前方0.5寸，约横平脐下3寸处。

【穴位解剖】有在髂前上棘内方，有腹内、外斜肌及腹横肌；有旋髂浅、深

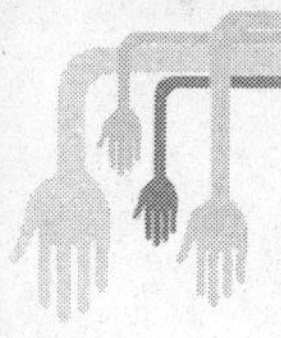

动、静脉；布有髂腹下神经。

【主治病症】阴挺、小腹痛、赤白带下、月经不调、男子疝气、阴囊上缩入腹、便秘、痃癖、里急后重、腰胯痛等。

【功能作用】清肝泻热，益肾调经。

【穴位配伍】配带脉穴、气海穴、三阴交穴治赤白带下；配曲泉穴、太冲穴、关元穴治睾丸炎；配临泣穴、委中穴、三阴交穴治寒疝；配气海穴、三里穴、三阴交穴、气门穴治痃癖；配归来穴治卵缩。

维道穴

维道穴是足少阳胆经与带脉的交会穴。

【取穴位置】该穴位于侧腹部，髂前上棘的前下方，五枢前下 0.5 寸。

【穴位解剖】在髂前上棘前内方，有腹内、外斜肌及腹横肌；有旋髂浅、深动、静脉；布有髂腹股沟神经。

【主治病症】小腹痛、腰胯痛、疝气、阴挺、带下、子宫脱垂、月经不调、盆腔炎、水肿、呕吐、不思食、肠痈、腹水、呃逆不止等。

【功能作用】调经止带，健脾和胃，利水消肿。

【穴位配伍】配气海穴、百会穴、足三里穴、三阴交穴治气虚下陷之阴挺或带下症；配五枢穴、中极穴、太冲穴、带脉穴、三阴交治卵巢囊肿、闭经；配横骨穴、冲门穴、气冲穴、大敦穴治疝气；配巨髎穴治腰胯痛；配脾俞穴、阴陵泉穴、关元穴治月经不调、带下。

（3）腹部按摩手法

用手掌从膻中穴到耻骨反复推摩直至感觉舒畅，按摩手法灵活，力度逐渐加重。此法有开胸顺气、消食散结的作用。

用左掌掌根着力在上腹部从左向右横摩，以推为主，帮助胃内容物排空；以左掌根轻推至右，又以左手四指从右至左推按，能够增加胃的消化功能，促进胆汁和胰液进入小肠。

左手四指并拢或用掌根按住脐部，按照顺时针方向进行揉按，再换右手以同样的方法按逆时针方向揉按。这种按摩方法能够促进小肠蠕动，帮助消化。

用两掌根着力，从腹部侧后方，向气海穴进行推挤，反复进行多次，使肠管尤其是盆腔内的器官受到挤摩，有助于防治这些器官的疾病。

用右手全掌捂住腹部中央，各指微屈，全掌做由小到大的全腹振颤。此法能够有帮助消化和刺激有关神经。

用一手或两手抓起腹壁进行抖动，反复进行数次。有利于解除肠粘连。

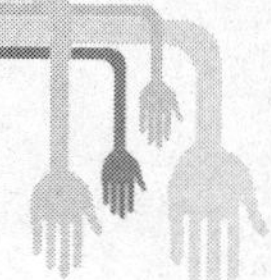

双手重叠，大鱼际和掌根着力，从上腹部推至下腹部。然后先中间后两边推遍全腹，反复进行数次，用力要均匀。

双手四指并拢置于上腕穴处，沿腹中线向下进行点按，经中脘穴、下脘穴、水分穴、气海穴、关元穴，至曲骨穴为止，反复进行多次，直至上腹产生酸胀感，下腹产生温热感。

左手虎口分开，四指向下，置于右下腹侧面，拇指位于腹肌上，右手位于左手的相对位置。双手拇指向腹肌内按压，向上推动腹肌。拇指沿腹部向上移动适当距离，以相同方式重复进行多次按压，拇指到达胸廓下方时停止按压，注意不能重复按压相同位置。

双手手掌置于右腹部，四指向下，拇指相对。双手拇指和食指揉捏方向相对，交替揉捏整个右侧腹部。双手移到左腹部。按照相同方式，揉捏整个左侧腹部。

站在左侧腹部旁边，右手握成松散的拳状，右手指节轻轻接触右下腹的皮肤。用右拳在右髋部上方的右下腹进行揉按，右手向上方移动，重复进行揉按动作，最后轻柔缓慢地按摩的整个腹部。

站在左侧，面向左腹部方向，双手掌面向下，双手四指接触右下腹皮肤。左手四指稍微施压，向右侧胸廓方向做逆时针按摩。双手沿着右腹向上移动较大距离，重复进行相同按摩。按照同样的方法，按摩胸廓底部和左腹部。

右手掌面向下，置于胸廓下方的腹部顶端，右手四指指尖可以触及肋骨。左手置于右手上面，沿着右侧胸廓下缘朝着身体左侧进行深层按摩。

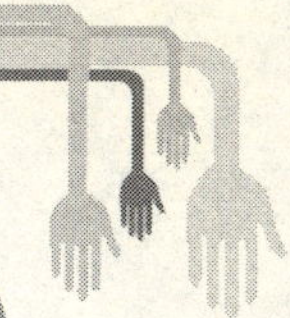

第八章　手臂腿部按摩
——舒筋通络，灵活四肢

1. 手臂，三阴三阳循行之路

（1）手臂按摩的作用

人的手臂关节众多，肌肉、肌腱鞘长。在日常生活和劳作过程中，手臂承担了大部分工作，所以，手臂是保健按摩不可忽视的一个部位。坚持手臂的保健按摩，可以改善血液循环，增强手臂肌肉的活力，缓解痉挛疼痛，舒筋通络，对全身的经络都有很好的活络作用。

（2）手臂穴位

①手少阴心经归属穴位

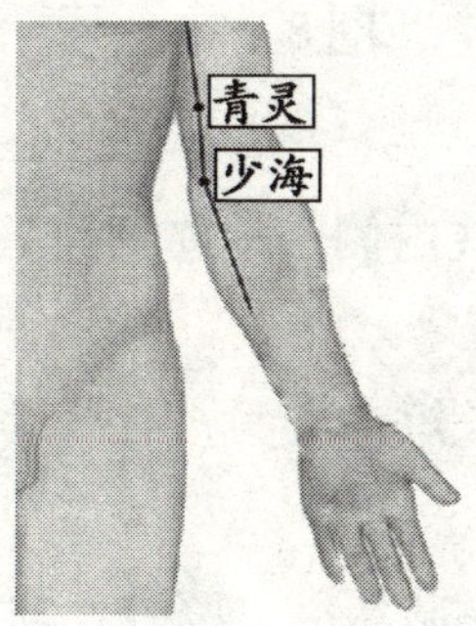

图 8－1

青灵穴

【取穴位置】该穴位于人体臂内侧，极泉穴与少海穴的连线上，肘横纹上3寸，肱二头肌的内侧沟中。

【穴位解剖】当肱二头肌内侧沟处，有肱三头肌；有贵要静脉，尺侧上副动脉；布有前臂内侧皮神经，尺神经。

【主治病症】头痛、振寒、目黄、胁痛、肩臂疼痛等。

【功能作用】运化心血。

【穴位配伍】配肩髃穴、曲池穴治肩臂痛。

少海穴

【取穴位置】屈肘，肘横纹内侧端与肱骨内上髁连线的中点处。

【穴位解剖】有旋前圆肌，肱肌；有贵要静脉，尺侧上下副动脉，尺返动脉；布有前臂内侧皮神经，外前方有正中神经。

【主治病症】心痛、肘臂挛痛、瘰疬、头项痛、腋胁痛等。

【功能作用】降浊升清。

【穴位配伍】配曲池穴治肘臂挛痛。

②手厥阴心包经归属穴位

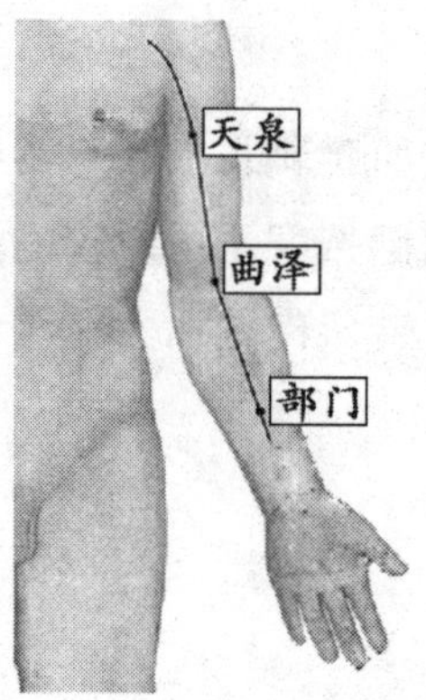

图 8－2

天泉穴

【取穴位置】该穴位于人体臂内侧，腋前纹头下 2 寸，肱二头肌的长、短头之间。

【穴位解剖】在肱二头肌的长短头之间；有肱动、静脉肌支；为臂内侧皮神经及肌皮神经分布处。

【主治病症】心痛、心悸、胸胁胀满、咳嗽、胸背及上臂内侧痛等。

【功能作用】散热增湿。

【穴位配伍】配内关穴、通里穴治心痛、心悸；配肺俞穴、支沟穴治咳嗽、胸胁痛；配侠白穴、曲池穴、外关穴治上肢痿痹瘫痛。

曲泽穴

【取穴位置】该穴位于人体肘横纹中，肱二头肌腱的尺侧缘。

【穴位解剖】在肱二头肌腱的尺侧；当肱动、静脉处；布有正中神经的本干。

【主治病症】心痛、心悸、善惊、胃疼、呕吐、转筋、热病、烦躁、肘臂痛、上肢颤动、咳嗽等。

【功能作用】散热降浊。

【穴位配伍】配神门穴、鱼际穴治呕血；配内关穴、大陵穴治心胸痛；配大陵穴、心俞穴、厥阴俞穴治心悸、心痛；配少商穴、尺泽穴、曲池穴治疗肘臂挛急、肩臂痛。

郄门穴

【取穴位置】该穴位于人体前臂掌侧，曲泽穴与大陵穴的连线上，腕横纹上5寸。

【穴位解剖】在桡侧腕屈肌腱与掌长肌腱之间，有指浅屈肌，深部为指深屈肌；有前臂正中动、静脉，深部为前臂掌侧骨间动、静脉；布有前臂内侧皮神经，其下为正中神经，深层有前臂掌侧骨间神经。

【主治病症】心痛、心悸、胸痛、心烦、咳血、呕血、鼻血、疔疮、癫疾、热病、肘臂痛等。

【功能作用】疏导水湿。

【穴位配伍】配大陵穴止咯血；配曲泽穴、大陵穴治心痛；配梁丘穴、足三里穴、太冲穴治神经性呕吐；配内关穴治急性缺血性心肌损伤。

③手太阴肺经归属穴位

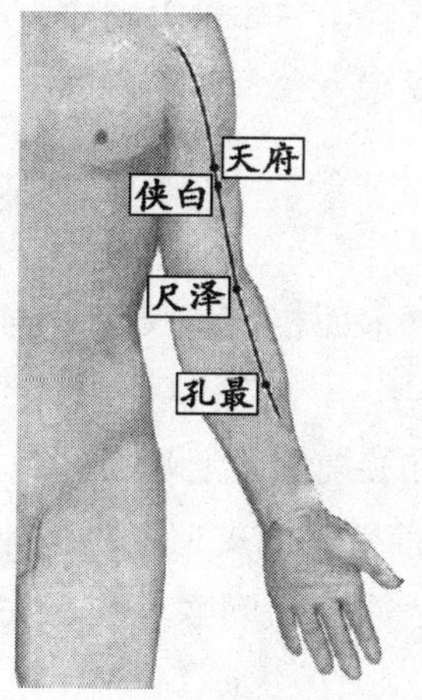

图 8－3

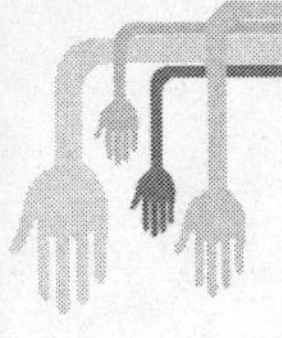

天府穴

【取穴位置】该穴位于人体臂内侧面，肱二头肌桡侧缘，腋前纹头下 3 寸处。

【穴位配伍】肱二头肌外侧沟中；有头静脉及肱动、静脉分支；分布着臂外侧皮神经及肌皮神经。

【主治病症】气喘、鼻出血、鼻衄、吐血、瘿气、臂痛等。

【功能作用】承传肺经气血，传递肺经阳气。

【穴位配伍】配曲池穴治疗臂痛。

侠白穴

【取穴位置】该穴位于人体臂内侧面，肱二头肌桡侧缘，腋前纹头下 4 寸，或肘横纹上 5 寸处。

【穴位解剖】肱二头肌外侧沟中；当头静脉及桡动、静脉分支；分布有臂外侧皮神经，当肌皮神经经过处。

【主治病症】咳嗽、气短、气喘、干呕、烦满、心痛、上臂内侧痛等。

【功能作用】清降肺浊，润脾除燥。

【穴位配伍】配曲池穴、肩髎穴治肩臂痛。

尺泽穴

【取穴位置】该穴位于肘横纹中，肱二头肌腱桡侧凹陷处。

【穴位解剖】在肘关节，当肘二头肌腱之外方，肱桡肌起始部；有桡侧返动、静脉分支及头静脉；布有前臂外侧皮神经，直下为桡神经。

【主治病症】咳嗽、气喘、咯血、咽喉肿痛、舌干、潮热、胸胁胀满、吐泻、小儿惊风、肘臂挛痛、乳痛等。

【功能作用】汇聚肺经阴液，循肺经渠道运行。

【穴位配伍】配太渊穴、经渠穴治咳嗽、气喘；配孔最穴治咳血、潮热；配曲池穴治肘臂挛痛。

孔最穴

【取穴位置】该穴位于前臂掌面桡侧，尺泽穴与太渊穴连线上，腕横纹上 7 寸处。

【穴位解剖】有肱桡肌，在旋前圆肌上端之外缘，桡侧腕长、短伸肌的内缘；有头静脉、桡动、静脉；布有前臂外侧皮神经，桡神经浅支。

【主治病症】咳嗽、气喘、咯血、咽喉肿痛、失音、热病无汗、头痛、肘臂挛痛、痔疮等。

【功能作用】冷降肺经水液，分润脾土。

【穴位配伍】配鱼际穴治咳血，配肺俞穴、尺泽穴治咳嗽、气喘。

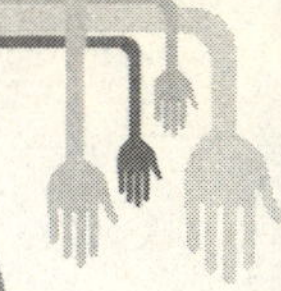

④手阳明大肠经归属穴位

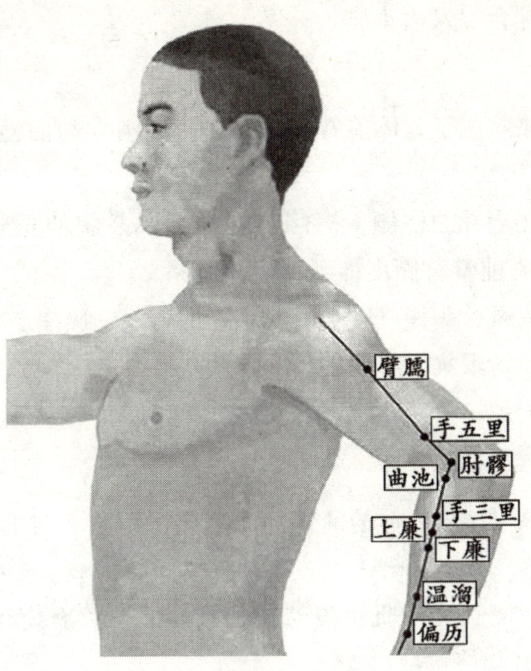

图8－4

偏历穴

【取穴位置】屈肘，在前臂背面桡侧，阳溪穴与曲池穴连线上，腕横纹上3寸处。

【穴位解剖】在桡骨远端，桡侧腕伸肌腱与拇长展肌腱之间；有头静脉；掌侧为前臂外侧皮神经和桡神经浅支，背侧为前臂背侧皮神经和前臂骨间背侧神经。

【主治病症】鼻衄、目赤、耳聋、耳鸣、手臂酸痛、喉肿、喉痛、水肿、口眼歪斜等。

【功能作用】向肺经输送大肠经的阳热之气，改善肺气之虚。

【穴位配伍】配曲池穴治手臂疼痛。

温溜穴

【取穴位置】屈肘，在前臂背面桡侧，阳溪穴与曲池穴连线上，腕横纹上5寸处。

【穴位解剖】在桡侧腕伸肌肌腹与拇长展肌之间；有桡动脉分支及头静脉；布有前臂背侧皮神经与桡神经深支。

【主治病症】头痛、面肿、咽喉肿痛、舌痛、鼻衄、肠鸣腹痛、呃逆、疔疮、肩背酸痛等。

【功能作用】散发大肠经气血之热，向天部提供水湿。

【穴位配伍】配合谷穴治头痛。

下廉穴

【取穴位置】该穴位于人体前臂背面桡侧，阳溪穴与曲池穴连线上，肘横纹下4寸处。

【穴位解剖】在桡骨的桡侧，桡侧有腕伸短肌及腕伸长肌，深层有旋后肌；有桡动脉分支；布有前臂背侧皮神经及桡神经深支。

【主治病症】头风、头痛、眩晕、目痛、肘臂痛、腹痛、食谷不化、乳痛等。

【功能作用】吸附聚集沉降浊物。

【穴位配伍】配足三里穴治腹胀、腹痛。

上廉穴

【取穴位置】该穴位于人体的前臂背面桡侧，阳溪穴与曲池穴连线上，肘横纹下3寸处。

【穴位解剖】在桡侧腕伸肌肌腹与拇长展肌之间；有桡动脉分支及头静脉；布有前臂背侧皮神经与桡神经深支。

【主治病症】头痛、腹痛、肠鸣、泄泻、肩膊酸痛、手臂麻木、偏瘫、半身不遂等。

【功能作用】吸附沉降水湿浊物。

【穴位配伍】配曲池穴治手臂麻木。

手三里穴

手三里穴归属手阳明大肠经，又名三里穴，鬼邪穴，上三里穴。

【取穴位置】该穴位于前臂背面桡侧，阳溪穴与曲池穴连线上，肘横纹下2寸处。

【穴位解剖】肌肉、神经同下廉穴，血管为桡返动脉的分支。

【主治病症】牙痛、颊肿、手臂麻木、手臂屈伸不利、肘挛、上肢不遂、腹痛、腹胀、吐泻等。

【功能作用】润化脾燥，生发脾气。

【穴位配伍】配曲池穴治上肢不遂。

曲池穴

【取穴位置】该穴位于人体肘横纹外侧端，屈肘，尺泽穴与肱骨外上髁连线中点。

【穴位解剖】桡侧腕长伸肌起始部，肱桡肌的桡侧；有桡返动脉的分支；布有前臂背侧皮神经，内侧深层为桡神经本干。

【主治病症】牙痛、目赤痛、眼疾、咽喉肿痛、上肢不遂、手臂肿痛、肘痛、腹胀、吐泻、瘰疬、瘾疹、癫狂、高血压、贫血等。

【功能作用】转化脾土之热，燥化大肠经湿热，提供天部阳气。

【穴位配伍】配血海穴、足三里穴治瘾疹；配手三里穴治上肢不遂；配太冲穴、大椎穴治高血压。

肘髎穴

肘髎穴是手阳明大肠经的重要经穴之一，又名肘尖穴。

【取穴位置】该穴位于人体臂外侧，屈肘，曲池穴上方 1 寸，肱骨边缘处。

【穴位解剖】在桡骨外上髁上缘肱肌起始部，肱三头肌外缘；有桡侧副动脉；布有前臂背侧皮神经及桡神经。

【主治病症】肘臂麻痛、手臂拘挛、手臂麻木、嗜卧、嗜睡等。

【功能作用】疏导肺及大肠经的冷降之水。

【穴位配伍】配曲池穴治肘臂疾病。

手五里穴

手五里穴归属足阳明大肠经，又名五里穴，尺之五间穴，尺之五里穴。

【取穴位置】该穴位于人体的臂外侧，曲池穴与肩髃穴连线上，曲池穴上 3 寸处。

【穴位解剖】在肱骨桡侧，为肱桡肌起点，外侧为肱三头肌前缘；稍深为桡侧副动脉；布有前臂背侧皮神经，深层内侧为桡神经。

【主治病症】肘臂挛急、手臂疼痛、瘰疬、咳嗽、吐血、嗜卧、嗜睡、疟疾等。

【功能作用】为脾土提供水湿，消除脾土之燥。

【穴位配伍】配曲池穴治肘臂挛痛。

臂臑穴

【取穴位置】该穴位于人体的臂外侧，三角肌止点处，曲池穴与肩髃穴连线上，曲池穴上 7 寸处。

【穴位解剖】在肱骨桡侧，三角肌下端，肱三头肌外侧头的前缘；有旋肱后动脉的分支及肱深动脉；布有前臂背侧皮神经，深层有桡神经本干。

【主治病症】肩臂疼痛、颈项拘挛、瘰疬、目疾等。

【功能作用】汇聚大肠经的阳热之气并上传。

【穴位配伍】配光明穴治目疾。

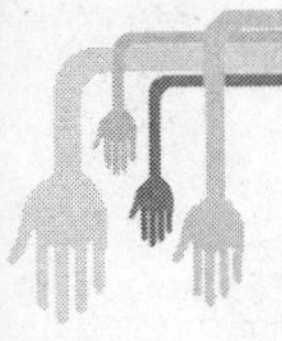

⑤手少阳三焦经归属穴位

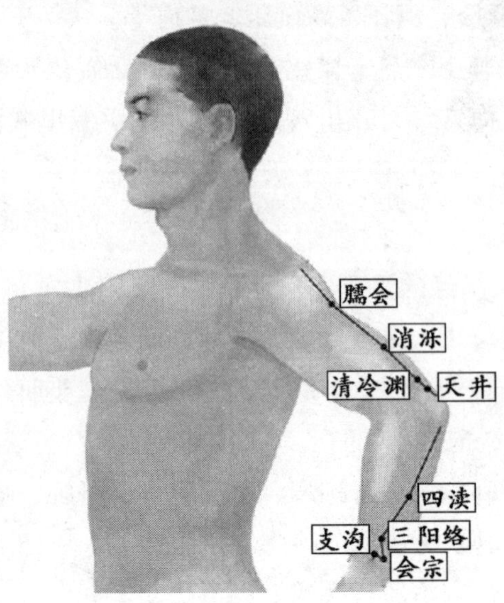

图 8 – 5

支沟穴

支沟穴是手少阳三焦经经穴，又名飞虎穴，飞处穴。

【取穴位置】穴位于人体前臂背侧，阳池穴与肘尖穴的连线上，腕背横纹上 3 寸，尺骨与桡骨之间。

【穴位解剖】在尺骨与桡骨之间，深部有小指伸肌、拇长伸肌和前臂骨间膜；布有头静脉、贵要静脉的属支以及骨间后动、静脉分布；有前臂后皮神经和骨间后神经分布。

【主治病症】头痛、暴喑、耳聋、耳鸣、肩背酸痛、胸胁痛、肘臂痛、呕吐、落枕、便秘、热病等。

【功能作用】生风化阳。

【穴位配伍】配天枢穴治大便秘结；配双侧支沟穴治急性腰扭伤、胁痛。

会宗穴

【取穴位置】该穴位于人体前臂背侧，腕背横纹上 3 寸，支沟穴尺侧，尺骨的桡侧缘。

【穴位解剖】在尺侧腕伸肌和小指固有伸肌之间，深层有食指固有伸肌；下有前臂背侧骨间动、静脉；布有前臂背侧皮神经，深层有前臂骨间背侧神经和骨间掌侧神经。

【主治病症】耳鸣、耳聋、上肢肌肤痛、上肢痹痛、痫症等。

【功能作用】吸湿降浊。

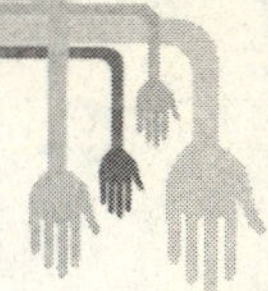

【穴位配伍】配听会穴、耳门穴治疗耳聋；配大包穴治上肢肌肉疼痛、软组织挫伤。

三阳络穴

【取穴位置】该穴位于前臂背侧，腕背横纹上4寸，尺骨与桡骨之间。

【穴位解剖】在指总伸肌、拇长展肌起端之间；有前臂骨间背侧动、静脉；布有前臂背侧皮神经，深层为前臂骨间背侧神经和骨间掌侧神经。

【主治病症】暴喑、耳鸣、耳聋、手臂痛、龋齿痛、热病等。

【功能作用】收引寒湿。

【穴位配伍】配曲池穴、合谷穴、肩井穴治中风后遗症上肢不遂。

四渎穴

【取穴位置】该穴位于前臂背侧，阳池穴与肘尖穴的连线上，肘尖下5寸，尺骨与桡骨之间。

【穴位解剖】在指总伸肌和尺侧腕伸肌之间；有前臂骨间背侧动、静脉；布有前臂背侧皮神经，深层为前臂骨间背侧神经和骨间掌侧神经。

【主治病症】暴喑、暴聋、耳鸣、耳聋、牙痛、呼吸气短、咽阻如梗、小臂痛等。

【功能作用】去湿降浊。

【穴位配伍】配三阳络穴、消泺穴、肩髎穴、天髎穴、肩外俞穴治肩臂痛；配三阳络穴、阳溪穴治手指伸展不利、上肢不遂。

天井穴

【取穴位置】该穴位于人体的臂外侧，屈肘时，肘尖直上1寸凹陷处。

【穴位解剖】在肱骨下端后面鹰嘴窝中，有肱三头肌腱；肘关节动、静脉网；布有臂背侧皮神经和桡神经肌支。

【主治病症】偏头痛、耳鸣、耳聋、胸胁痛、颈项痛、肩臂痛、瘰疬、瘿气、癫痫、肘臂痛等。

【功能作用】散热生气收湿降浊。

【穴位配伍】配率谷穴治偏头痛；配天突穴治瘿气；配臂治瘰疬、瘾疹；配巨阙穴、心俞穴治精神恍惚。

清冷渊穴

清冷渊穴归属手少阳三焦经，又名青灵穴，清冷泉穴，清昊穴。

【取穴位置】该穴位于人体的臂外侧，屈肘时，肘尖直上2寸，即天井穴上1寸。

【穴位解剖】在肱三头肌下部；有中侧副动、静脉末支；布有臂背侧皮神经

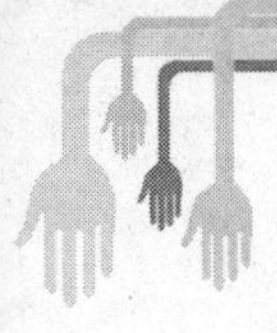

及桡神经肌支。

【主治病症】头痛、目黄、目痛、肩臂痛不能举、胁痛、黄疸等。

【功能作用】运化水湿。

【穴位配伍】配肩髎穴、天髎穴、臑俞穴、养老穴、合谷穴治上肢痿痹瘫痛。

消泺穴

【取穴位置】该穴位于人体的臂外侧，清冷渊穴与臑会穴连线中点处。

【穴位解剖】在肱三头肌肌腹的中间；有中侧副动、静脉；布有臂背侧皮神经及桡神经。

【主治病症】头痛、牙痛、颈项强痛、肩臂痛、肩胛肿痛、癫疾、癫痫等。

【功能作用】除湿降浊。

【穴位配伍】配肩髎穴、肩髃穴、臑会穴、清冷渊穴治肩臂痛、上肢不遂、肩周炎。

臑会穴

臑会穴是手少阳三焦经与手阳明大肠经的交会穴，又名臑窌穴，臑交穴。

【取穴位置】该穴位于人体的臂外侧，肘尖与肩髎穴的连线上，肩髎穴下3寸，三角肌的后下缘。

【穴位解剖】在肱三头肌长头与外侧头之间；有中侧副动、静脉；布有臂背侧皮神经，桡神经肌支，深层为桡神经。

【主治病症】肩臂痛、肩胛肿痛、瘿气、瘰疬、目疾等。

【功能作用】降浊除湿。

【穴位配伍】配肩俞穴、肩贞穴治肩周炎；配肘髎穴、外关穴治肘臂挛痛。

⑥手太阳小肠经归属穴位

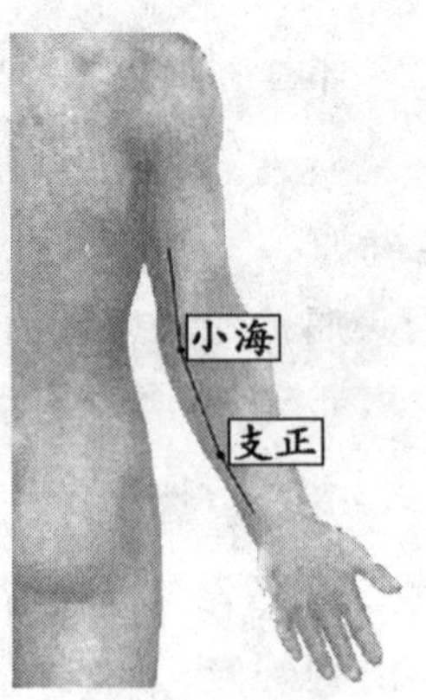

图8－6

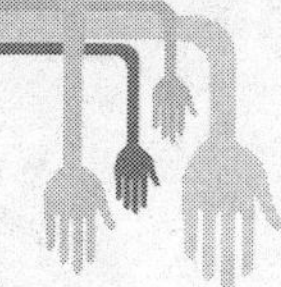

支正穴

【取穴位置】该穴位于前臂背面尺侧，阳谷穴与小海穴的连线上，腕背横纹上5寸。

【穴位解剖】在尺骨背面，尺侧腕伸肌的尺侧缘；布有骨间背侧动、静脉；布有前臂内侧皮神经分支。

【主治病症】头痛、目眩、项强、肘臂酸痛、指痛、肘挛、热病、癫狂等。

【功能作用】沟通心经与小肠经气血。

【穴位配伍】配合谷穴治头痛。

小海穴

【取穴位置】该穴位于人体的肘内侧，尺骨鹰嘴与肱骨内上髁之间凹陷处。

【穴位解剖】尺神经沟中，为尺侧腕屈肌的起始部；有尺侧上、下副动脉和副静脉以及尺返动、静脉；布有前臂内侧皮神经，尺神经本干。

【主治病症】头痛、目眩、耳聋、耳鸣、颈项痛、肘臂疼痛、肩臂外后侧痛、癫痫等。

【功能作用】生发小肠之气。

【穴位配伍】配手三里穴治肘臂疼痛。

（3）手臂按摩手法

一手伏案，放松手臂，用对侧手的鱼际按揉肘外侧，力度逐渐加重。这种手法对肘部有较好的疏筋活血作用。

一手伏案，用对侧手并拢的四指按揉肘外侧，由上而下，从轻到重。此法对改善小臂局部的血液循环和恢复肌肉弹性有较好的作用。

屈肘贴于胸部，用对侧拇指或中指做与前臂肌肉群垂直方向的较有力的弹拨，以能耐受为度。此法有解除粘连、活血化瘀的作用。

屈肘，用对侧手从上到下拿捏手臂肌肉，速度平稳，力度由轻到重。此法有疏经活血，解除疲劳的作用。

左手提起并支撑的左前臂，使肘部轻微弯曲，暴露上臂内侧的肱二头肌。右手自然握住上臂靠近肘部位置，手指放松。手掌小鱼际侧在前，沿着臂部向上进行有力的按摩，到达肘窝时停止按摩。该手法可以刺激上臂的血液和淋巴流动，促进循环。

左手握住的左手向上提起，使肘部弯曲，左手和左腕位于肘部的正上方，肌肉保持放松状态。右手以舒适的形状置于按摩对象手腕部，向肘部方向进行有力的按摩。然后再按摩手臂的另一侧，并重复这一过程。该手法可以促进手部的血

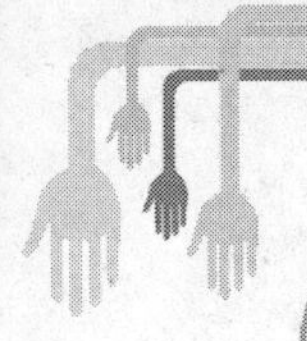

液和淋巴向心脏回流，提高前臂的血液循环。

右手根部按压前臂手腕部一端，持续数秒钟，之后消除压力，向肘部方向移动3～5厘米，按照相同的步骤重复按压过程。按压整个前臂后部的皮肤表面，右手到达肘部，结束按摩。该手法可以深入作用于前臂肌肉内部，有助于减少肌肉紧张，释放毒素。

用左手伸展按摩对象左手，使前臂前部的肌肉收缩。右手置于按摩对象的前臂前部，推动拇指直接对肌肉施加向下的按压。推动拇指向肘部方向移动大约1.5厘米，这样可以稍微拉伸拇指下面的肌肉。拇指保持适当的姿势，轻柔缓慢地向后移动右手。该手法可以伸展前臂肌肉的特定部分。

双手置于上臂的肱二头肌上，双手的四指向下握住上臂，抓住皮肤施加向下的柔和压力，双手的拇指和食指交替揉捏肱二头肌。揉捏从肘部到肩部的整个部位。该手法可以深入作用于上臂肌肉的内部，促进血液循环，消除肌肉紧张。

用左手抓住按摩对象右前臂，肘部向内弯曲。右手掌面向下，根据自然上臂的曲线，置于按摩对象右臂的肱三头肌部位。右手掌对肱三头肌施加压力，向肩部方向进行按摩。该手法可以促进上臂北面的淋巴和血液流动，并且促进毒素的消除。

面向按摩对象右肋部方向，和按摩对象的右臂形成45度角。按摩对象右手掌面向上，右臂放在身体右侧。右手拇指置于按摩对象肱三头肌部位靠近肘部位置，向肩部方向进行长距离的按摩。用拇指施加压力，其余四指根据上臂的曲线包绕上臂。右手轻微地左右晃动。重复按摩的过程。该手法可以消除上臂的紧张以及毒素。

坐在椅子上，右手放在桌面上。左手拇指放在右手腕上面，向肘部方向做小范围的按摩，作为这种按摩方法的延续，你也可以从手臂的一侧到另一侧进行横向按摩，更加深入地按摩肌肉。这种按摩方法可以消除肘部、前臂、手腕和手掌的紧张。

2. 腿部，调节阴阳气血的核心

（1）腿部按摩的作用

腿是人体运动系统的重要组成部分。血管、神经、经络在腿部分布广泛，腿部肌肉群相当发达，足三阴经和足三阳经贯穿腿部通往胸腹部及头面部，因此对腿部进行保健按摩十分重要。

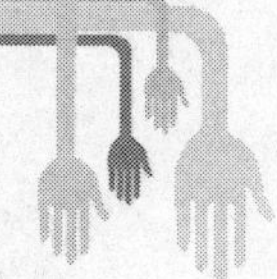

(2) 腿部穴位

①足阳明胃经归属穴位

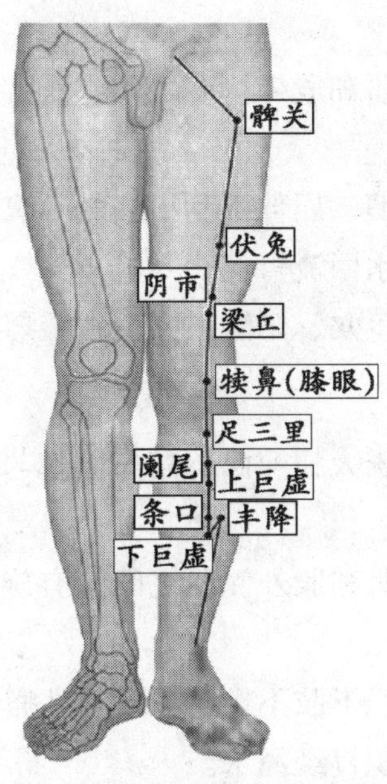

图 8－7

髀关穴

【取穴位置】该穴位于人体大腿前面，髂前上棘与髌底外侧端的连线上，屈髋时，平会阴，居缝匠肌外侧凹陷处。

【穴位解剖】髀关穴在缝匠肌和阔筋膜张肌之间；深层有旋股外侧动、静脉分支；布有股外侧皮神经。

【主治病症】腰痛、腹痛、腿痛、膝冷、髀股痿痹、足麻等。

【功能作用】健脾除湿，固化脾土。

【穴位配伍】配伏兔穴治痿痹。

伏兔穴

【取穴位置】该穴位于人体大腿前面，髂前上棘与髌底外侧端的连线上，髌底上 6 寸。

【穴位解剖】在股直肌的肌腹中有旋股外侧动、静脉分支；布有股前皮神经，股外侧皮神经。

【主治病症】腰痛膝冷、下肢麻痹、疝气、脚气、腿膝麻痛等。

【功能作用】排渗脾土中水湿，固化脾土微粒。

【穴位配伍】配髀关穴、阳陵泉穴治下肢痿痹。

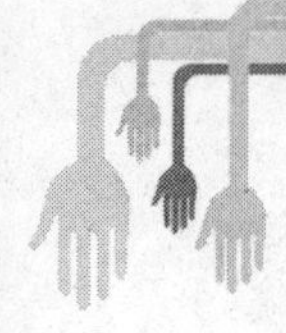

阴市穴

阴市穴是足阳明胃经上的重要经穴之一，又名阴鼎穴。

【取穴位置】该穴位于人体大腿前面，髂前上棘与髌底外侧端的连线上，髌底上 3 寸。

【穴位解剖】在股直肌和股外侧肌之间；有旋股外侧动脉降支；布有股前皮神经，股外侧皮神经。

【主治病症】腿膝痿痹、屈伸不利、疝气、腹胀、腹痛、腰痛、下肢不遂等。

【功能作用】汇聚经水回流胃经。

【穴位配伍】配足三里穴、阳陵泉穴治腿膝痿痹。

梁丘穴

【取穴位置】该穴位于大腿前面，髂前上棘与髌底外侧端的连线上，髌底上 2 寸。

【穴位解剖】在股直肌和股外侧肌之间；有旋股外侧动脉降支；布有股前皮神经，股外侧皮神经。

【主治病症】膝肿痛、下肢不遂、胃痛、乳痈、尿血等。

【功能作用】约束屯积胃经经水。

【穴位配伍】配足三里穴、中脘穴治胃痛。

犊鼻穴

犊鼻穴归属足阳明胃经，又名膝眼穴。

【取穴位置】该穴位于膝部，髌骨与髌韧带外侧凹陷中。

【穴位解剖】在髌韧带外缘；有膝关节动、静脉网；布有腓肠外侧皮神经及腓总神经关节支。

【主治病症】膝痛、下肢麻痹、屈伸不利、脚气等。

【功能作用】清刷膝关节中的脾土微粒，保证膝关穴节伸缩自如。

【穴位配伍】配阳陵泉穴、足三里穴治膝痛。

足三里穴

【取穴位置】该穴位于小腿前外侧，犊鼻穴下 3 寸，距胫骨前缘一横指。

【穴位解剖】在胫骨前肌，趾长伸肌之间；有胫前动、静脉；为腓肠外侧皮神经及隐神经的皮支分布处，深层当腓深神经。

【主治病症】胃痛、呕吐、噎膈、腹胀、肠鸣、泄泻、痢疾、便秘、乳痈、肠痈、下肢痹痛，水肿、癫狂、脚气、虚劳羸瘦、喘咳痰多、气短、中风、产妇血晕等。

【功能作用】燥化脾湿，生发胃气。

【穴位配伍】配内关穴治呕吐；配气海穴治腹胀；配中脘穴、梁丘穴治胃痛；配膻中穴、乳根穴治乳痛；配阳陵泉穴、悬钟穴治下肢痹痛。

阑尾穴

【取穴位置】该穴位于小腿外侧，犊鼻穴下 5 寸，胫骨前缘旁开一横指。

【穴位解剖】在胫骨前肌，趾长伸肌处；浅层布有腓肠外侧皮神经和浅静脉；深层有腓深神经和胫前动、静脉。

【主治病症】急慢性阑尾炎、消化不良、胃炎、下肢瘫痪等。

【功能作用】清热解毒，化瘀通腑。

【穴位配伍】配曲池穴、合谷穴治阑尾炎高热；配大巨穴、水道穴治阑尾炎腹痛；配内关穴治胸闷泛恶。

上巨虚穴

【取穴位置】该穴位于小腿前外侧，犊鼻穴下 6 寸，距胫骨前缘一横指。

【穴位解剖】在胫骨前肌中；有胫前动、静脉；布有腓肠外侧皮神经及隐神经的皮支，深层当腓深神经。

【主治病症】急慢性肠炎、胃痛、肠鸣、腹痛、泄泻、便秘、肠痈、下肢痿痹、腰膝酸痛、脚气、下肢不遂冷痛、阑尾炎等。

【功能作用】理肠通腑、和胃通浊。

【穴位配伍】配足三里穴、气海穴治便秘、泄泻；配阑尾穴治阑尾炎。

条口穴

【取穴位置】该穴位于小腿前外侧，犊鼻穴下 8 寸，距胫骨前缘一横指。

【穴位解剖】在胫骨前肌中；有胫前动、静脉；布有腓肠外侧皮神经及隐神经的皮支，深层当腓深神经。

【主治病症】肩臂痛、小腿转筋、下肢麻木、脘腹疼痛、胃肠疾患、浮肿、足心发热、脚气病等。

【功能作用】疏经祛风，理气通络；传输冷降水湿浊气。

【穴位配伍】配肩髃穴、肩髎穴治肩臂痛。

下巨虚穴

【取穴位置】该穴位于小腿前外侧，犊鼻穴下 9 寸，距胫骨前缘一横指。

【穴位解剖】在胫骨前肌与趾长伸肌之间，深层为胫长伸肌；有胫前动、静脉；布有腓浅神经分支，深层为腓深神经。

【主治病症】小腹痛、腹泻、泄泻、痢疾、乳痈、下肢痿痹等。

【功能作用】为胃经提供阳热之气。

【穴位配伍】配天枢穴、气海穴治腹痛。

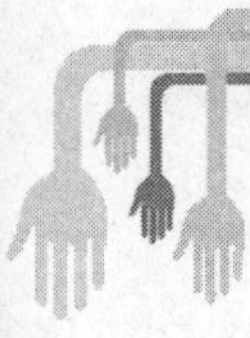

丰隆穴

【取穴位置】该穴位于外踝尖上8寸，条口穴外1寸，胫骨前嵴外2横指处。

【穴位解剖】在趾长伸肌外侧和腓骨短肌之间；有胫前动脉分支；当腓浅神经处。

【主治病症】头痛、眩晕、咳嗽痰多、癫狂、下肢痿痹等。

【功能作用】沉降胃浊。

【穴位配伍】配风池穴治眩晕；配膻中穴、肺俞穴治痰多咳嗽。

②足少阳胆经归属穴位

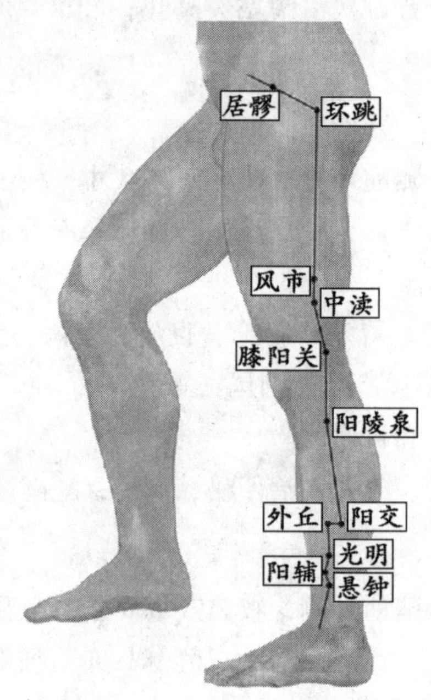

图8－8

居髎穴

居髎穴是足少阳胆经与阳跷脉的交会穴。

【取穴位置】该穴位于人体髋部，髂前上棘与股骨大转子最凸点连线的中点处。

【穴位解剖】有臀中肌，臀小肌；有臀上动、静脉下支；布有臀上皮神经及臀上神经。

【主治病症】腰腿痹痛、瘫痪、足痿、疝气等。

【功能作用】利湿化气。

【穴位配伍】配环跳穴、委中穴治腿风湿痛；配腰夹脊穴、环跳穴、风市穴、阳陵泉穴、条口穴、悬钟穴治中风下肢瘫痪、坐骨神经痛、腓总神经麻痹。

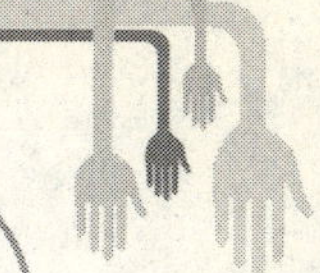

环跳穴

【取穴位置】该穴位于股外侧部，侧卧屈股，股骨大转子最凸点与骶管裂孔连线的外1/3与中1/3交点处。

【穴位解剖】有臀大肌，坐骨神经和股方肌；浅层布有臀上皮神经。深层有坐骨神经，臀下神经，股后皮神经和臀下动、静脉等。

【主治病症】腰胯疼痛、半身不遂、下肢痿痹、遍身风疹、挫闪腰疼、膝踝肿痛不能转侧、脚气等。

【功能作用】健脾益气。

【穴位配伍】配风市穴治风痹；配太白穴、足三里穴、阳陵泉穴、丰隆穴、飞扬穴治下肢水潴留、静脉炎；配风市穴、膝阳关穴、阳陵泉穴、丘墟穴治坐骨神经痛；配居髎穴、风市穴、中渎穴治股外侧皮神经炎；配髀关穴、伏兔穴、风市穴、犊鼻穴、足三里穴、阳陵泉穴、太冲穴、太溪穴治小儿麻痹、肌萎缩，中风半身不遂。

风市穴

【取穴位置】该穴位于大腿外侧部的中线上，腘横纹上7寸。或直立垂手时，中指尖处。

【穴位解剖】在阔筋膜下，股外侧肌中；有旋股外侧动、静脉肌支；布有股外侧皮神经，股神经肌支。

【主治病症】中风半身不遂、下肢痿痹麻木、遍身瘙痒、脚气等。

【功能作用】运化水湿。

【穴位配伍】配风池穴、大杼穴、大椎穴、命门穴、关元穴、腰阳关穴、十七椎穴治类风湿。

中渎穴

【取穴位置】该穴位于人体大腿外侧，风市穴下2寸，或腘横纹上5寸，股外肌与股二头肌之间。

【穴位解剖】在阔筋膜下，股外侧肌中；有旋股外侧动、静脉肌支；布有股外侧皮神经，股神经肌支。

【主治病症】下肢痿痹、麻木、半身不遂、脚气等。

【功能作用】疏导水湿。

【穴位配伍】配环跳穴、风市穴、膝阳关穴、阳陵泉穴、足三里穴治中风后遗症、下肢瘫痪及小儿麻痹症。

膝阳关穴

【取穴位置】该穴位于膝外侧，阳陵泉上3寸，股骨外上髁上方的凹陷处。

【穴位解剖】皮肤、皮下组织、阔筋膜、髂胫束、股外侧肌、股中间肌。皮肤由股外侧皮神经分布。皮下组织内有膝上外侧动、静脉。

【主治病症】膝关节炎、下肢瘫痪、膝外廉痛、不可屈伸、胫痹不仁、筋挛、小腿麻木、脚气、呕吐不止、多涎、股外侧皮神经麻痹、坐骨神经痛等。

【功能作用】疏利关节，祛风化湿。

【穴位配伍】配环跳穴、承筋穴治胫痹不仁；配梁丘穴、犊鼻穴、血海穴、足三里穴治膝关节炎。

阳陵泉穴

阳陵泉穴归属足少阳胆经，又名筋会穴，阳陵穴。

【取穴位置】该穴位于小腿外侧，腓骨小头前下方凹陷处。

【穴位解剖】当腓骨长、短肌之中；浅层布有腓肠外侧皮神经。深层有胫前返动、静脉，膝下外侧动，静脉的分支或属支和腓总神经分支。

【主治病症】腰痛、膝盖疼痛、脚麻痹、腰腿疲劳、半身不遂、下肢痿痹、脚气、关节筋迟、抽筋、坐骨神经痛、胃溃疡、消化不良、口苦、呕吐、黄疸，小儿惊风等。

【功能作用】降浊除湿。

【穴位配伍】配曲池穴治半身不遂；配足三里穴、上廉穴治胸胁痛；配日月穴、期门穴、胆俞穴、至阳穴治黄疸、胆囊炎、胆结石。

阳交穴

阳交穴是足少阳胆经与阴维脉的交会穴，又名别阳穴，足髎穴。

【取穴位置】该穴位于人体小腿外侧，外踝尖上 7 寸，腓骨后缘。

【穴位解剖】在腓骨长肌附着部；布有腓肠外侧皮神经。

【主治病症】胸胁胀满疼痛、面肿、惊狂、癫疾、瘈疭、膝股痛、下肢痿痹、膝胫痛等。

【功能作用】理气降浊。

【穴位配伍】配阳辅穴、绝骨穴、行间穴、昆仑穴、丘墟穴治双足麻木；配环跳穴、秩边穴、风市穴、伏兔穴、昆仑穴治风湿性腰腿痛、坐骨神经痛、中风半身不遂之下肢瘫痪、小儿麻痹症。

外丘穴

【取穴位置】该穴位于小腿外侧，外踝尖上 7 寸，腓骨前缘，平阳交穴。

【穴位解剖】在腓骨长肌和趾总伸肌之间，深层为腓骨短肌；有胫前动、静脉肌支；布有腓浅神经。

【主治病症】颈项强痛、胸胁痛、疯犬伤毒不出、下肢痿痹、癫疾、小儿龟

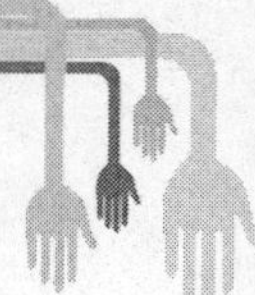

胸、脚气、癫狂等。

【功能作用】传递风气。

【穴位配伍】配间使穴、丰隆穴、百会穴治癫痫；配环跳穴、伏兔穴、阳陵泉穴、阳交穴治下肢痿痹瘫；配陵后穴、足三里穴、条口穴、阳陵泉穴治腓总神经麻痹。

光明穴

【取穴位置】该穴位于人体小腿外侧，外踝尖上 5 寸，腓骨前缘。

【穴位解剖】在趾长伸肌和腓骨短肌之间；有胫前动、静脉分支；布有腓浅神经。

【主治病症】目痛、夜盲、乳胀痛、膝痛、下肢痿痹、脸颊肿痛等。

【功能作用】联络肝胆气血。

【穴位配伍】配肝俞穴、肾俞穴、风池穴、目窗穴、睛明穴、行间穴治青光眼和早期白内障。

阳辅穴

【取穴位置】该穴位于人体小腿外侧，外踝尖上 4 寸，腓骨前缘稍前方。

【穴位解剖】在趾长伸肌和腓骨短肌之间；有胫前动、静脉分支；布有腓浅神经。

【主治病症】偏头痛、目外眦痛、缺盆穴中痛、腋下痛、瘰疬、胸胁痛、下肢外侧痛、疟疾、半身不遂等。

【功能作用】化阳益气。

【穴位配伍】配陵后穴、飞扬穴、金门穴治下肢痿痹。

悬钟穴

【取穴位置】该穴位于外踝尖上 3 寸，腓骨前缘。

【穴位解剖】在腓骨短肌与趾长伸肌分歧部；浅层布有腓肠外侧皮神经。深层有腓深神经的分支。

【主治病症】颈项强痛、胸腹胀满、胸胁痛、腰腿痛、中风、半身不遂、腋下肿、脚气等。

【功能作用】平肝熄风，舒肝益肾。

【穴位配伍】配天柱穴、后溪穴治颈项强痛；配风池治眩晕、耳鸣；配丰隆治高脂血症；配内庭穴治心腹胀满；配昆仑穴、合谷穴、肩髃穴、曲池穴、足三里穴治中风、半身不遂；配后溪穴、列缺穴治项强、落枕。

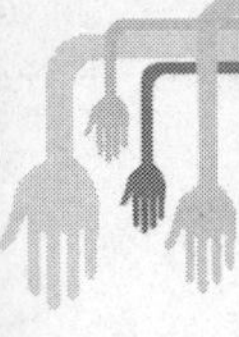

③足太阳膀胱经归属穴位

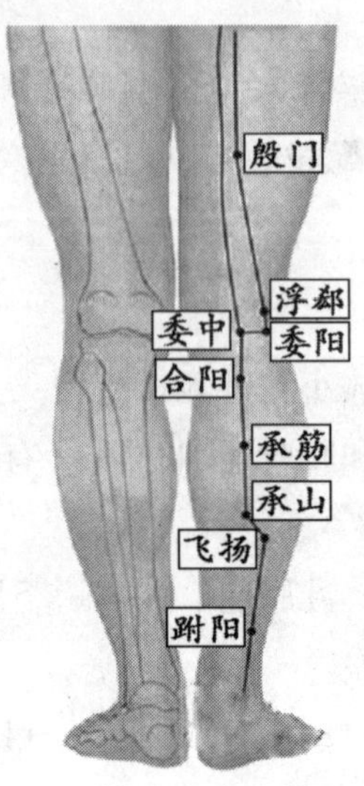

图 8－9

殷门穴

【取穴位置】该穴位于人体大腿后面，承扶穴与委中穴的连线上，承扶穴下 6 寸。

【穴位解剖】在半腱肌与股二头肌之间，深层为大收肌；外侧为股深动、静脉第三穿支；布有股后皮神经，深层正当坐骨神经。

【主治病症】腰痛、下肢痿痹、大腿疼痛等。

【功能作用】燥湿生气。

【穴位配伍】配大肠俞穴治腰痛。

浮郄穴

【取穴位置】该穴位于腘横纹外侧端，委阳上 1 寸，股二头肌腱的内侧。

【穴位解剖】在股二头肌键内侧；有膝上外侧动、静脉；布有股后皮神经，正当腓总神经处。

【主治病症】臀股麻木、腘筋挛急、便秘等。

【功能作用】清热降温。

【穴位配伍】配承山穴治下肢痿痹。

委阳穴

【取穴位置】该穴位于腘横纹外侧端，股二头肌腱的内侧。

【穴位解剖】在股二头肌腱内侧；有膝上外侧动、静脉；布有股后皮神经，正当腓总神经处。

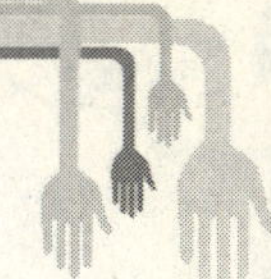

【主治病症】腹满、小便不利、腰脊强痛、腿足挛痛、腓肠肌痉挛等。

【功能作用】益气补阳。

【穴位配伍】配三焦俞穴、肾俞穴治小便不利。

委中穴

【取穴位置】该穴位于腘横纹中点，股二头肌腱与半腱肌肌腱的中间。

【穴位解剖】在腘窝正中，有腘筋膜，在腓肠肌内、外头之间；布有腘动、静脉；有股后皮神经、胫神经分布。

【主治病症】腰背痛、髋关节屈伸不利、下肢痿痹、腘筋挛急、腹痛、吐泻、疟疾、遗尿、小便难、自汗、盗汗、中风昏迷、半身不遂、癫疾等。

【功能作用】分清降浊。

【穴位配伍】配肾俞穴、阳陵泉穴、腰阳关穴、志室穴、太溪穴治腰痛；配长强穴、次髎穴、上巨虚穴、承山穴治便血。

合阳穴

【取穴位置】该穴位于人体小腿后面，委中穴与承山穴的连线上，委中穴下2寸。

【穴位解剖】在腓肠肌二头之间；有小隐静脉，深层为腘动、静脉；布有腓肠肌内侧皮神经，深层为腓神经。

【主治病症】腰脊强痛、下肢痿痹、疝气、崩漏等。

【功能作用】散热降浊，调经止带，强健腰膝。

【穴位配伍】配腰阳关穴治腰痛。

承筋穴

【取穴位置】该穴位于小腿后面，委中穴与承山穴的连线上，腓肠肌肌腹中央，委中穴下5寸。

【穴位解剖】在腓肠肌两肌腹之间；有小隐静脉，深层为腓后动、静脉；布有腓肠内侧皮神经，深层为腓神经。

【主治病症】腰腿拘急疼痛、小腿痛、腓肠肌痉挛、转筋、腰背痛、痔疮等。

【功能作用】运化水湿。

【穴位配伍】配委中穴治下肢挛痛。

承山穴

【取穴位置】该穴位于小腿后面正中，委中穴与昆仑穴之间，伸直小腿或足跟上提时腓肠肌肌腹下出现尖角凹陷处。

【穴位解剖】在腓肠肌两肌腹交界下端；有小隐静脉、胫后动、静脉分布；布有腓肠内侧皮神经，深层为胫神经。

【主治病症】腰背痛、腰腿拘急疼痛、转筋、腹痛、疝气、便秘、痔疮、脚气等。

【功能作用】运化水湿，固化脾土。

【穴位配伍】配大肠俞穴治痔疾。

飞扬穴

【取穴位置】该穴位于小腿后面，外踝后，昆仑穴直上7寸，承山外下方1寸处。

【穴位解剖】穴下为皮肤、皮下组织、小腿三头肌、胫骨后肌。皮肤由腓总神经的分支腓肠外侧皮神经分布。小隐静脉起自足背静脉网的外侧部，经外踝后下方，至小腿后面中线上行，与腓肠神经伴行。

【主治病症】头痛、目眩、鼻塞、鼻衄、腰腿疼痛、腿软无力、风湿性关节炎、痔疮、膀胱炎、癫痫等。

【功能作用】清热安神，舒筋活络。

【穴位配伍】配委中穴治腿痛。

跗阳穴

跗阳穴是足太阳膀胱经与阳跷脉的交会穴，又名附阳穴。

【取穴位置】该穴位于人体小腿后面，外踝后，昆仑穴直上3寸。

【穴位解剖】在腓骨的后部，跟腱外前缘，深层为拇长屈肌；有小隐静脉，深层为腓动脉末支；布有腓肠神经。

【主治病症】头重、头痛、腰腿痛、下肢痿痹、外踝肿痛、腰背痛等。

【功能作用】吸热化湿，退热散风。

④足少阴肾经归属穴位

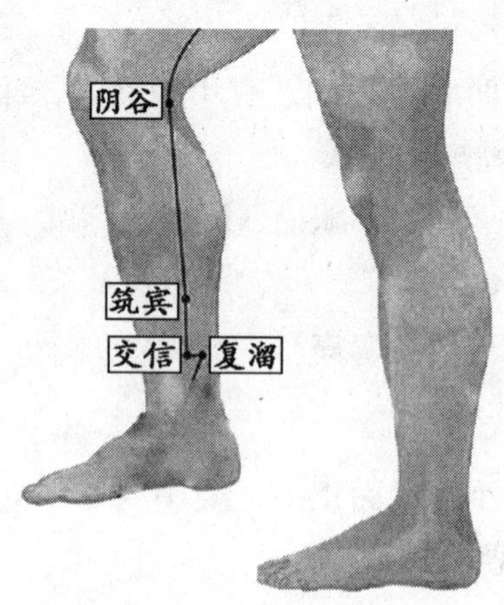

图8－10

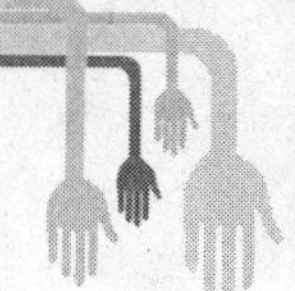

复溜穴

复溜穴是足少阴肾经上的重要经穴之一，又名伏白穴，昌阳穴。

【取穴位置】该穴位于小腿内侧，太溪穴直上2寸，跟腱的前方。

【穴位解剖】穴下为皮肤、皮下组织、趾长屈肌、胫骨后肌。皮肤由隐神经的小腿内侧支分布。

【主治病症】泄泻、肠鸣、水肿、腹胀、腿肿、足痿、盗汗、身热无汗、腰脊强痛等。

【功能作用】补肾益阴，温阳利水。

【穴位配伍】配后溪穴、阴郄穴治盗汗不止；配中极穴、阴谷穴治癃闭。

交信穴

交信穴是足少阴肾经与阴跷脉的交会穴，又名内筋穴。

【取穴位置】该穴位于人体小腿内侧，太溪穴直上2寸，复溜穴前0.5寸，胫骨内侧缘的后方。

【穴位解剖】在趾长屈肌中；深层为胫后动、静脉；布有小腿内侧皮神经，后方为胫神经本干。

【主治病症】月经不调、崩漏、阴挺、泄泻、大便难、睾丸肿痛、五淋、疝气、阴痒、泻痢赤白等。

【功能作用】益肾调经，调理二便，外散寒冷水湿。

【穴位配伍】配关元穴、三阴交穴治月经不调；配血海穴、太冲穴、地机穴治崩漏；配中都穴治疝气；配阴陵泉穴治五淋；配中极穴治癃闭；配关元穴治阴挺。

筑宾穴

筑宾穴是足少阴肾经与阴维脉的交会穴。

【取穴位置】该穴位于人体小腿内侧，太溪穴与阴谷穴的连线上，太溪穴上5寸，腓肠肌肌腹的内下方。

【穴位解剖】在腓肠肌和趾长屈肌之间；深部有胫后动、静脉；布有腓肠内侧皮神经和小腿内侧皮神经，深层为胫神经本干。

【主治病症】癫狂痫症、呕吐、涎沫、疝痛、小儿脐疝、小腿内侧痛等。

【功能作用】散热降温。

【穴位配伍】配肾俞穴、关元穴治水肿；配大敦穴、归来穴治疝气；配合阳穴、承山穴、阳陵泉穴治小腿痿痹瘫；配水沟穴、百会穴治癫狂痫症。

阴谷穴

【取穴位置】该穴位于腘窝内侧，屈膝时，半腱肌肌腱与半膜肌肌腱之间。

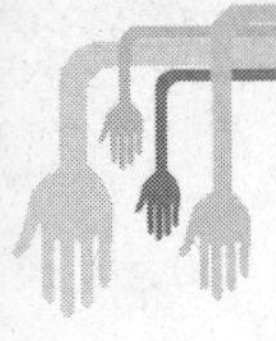

【穴位解剖】穴下为皮肤、皮下组织、腓肠肌内侧头，皮肤由股内侧和股后皮神经分布，半膜肌、半腱肌由坐骨神经的肌支支配；腓肠肌内侧头是组成小腿三头肌的一部分，由胫神经的肌支支配。

【主治病症】阳痿、疝痛、小便难、阴中痛、月经不调、崩漏、癫狂、膝股内侧痛等。

【功能作用】理下焦，除胀满，降浊气，益肾调经，理气止痛。

【穴位配伍】配照海穴、中极穴治癃闭；配曲骨穴、大赫穴、命门穴治阳痿、早泄、月经不调、崩漏。

⑤足厥阴肝经归属穴位

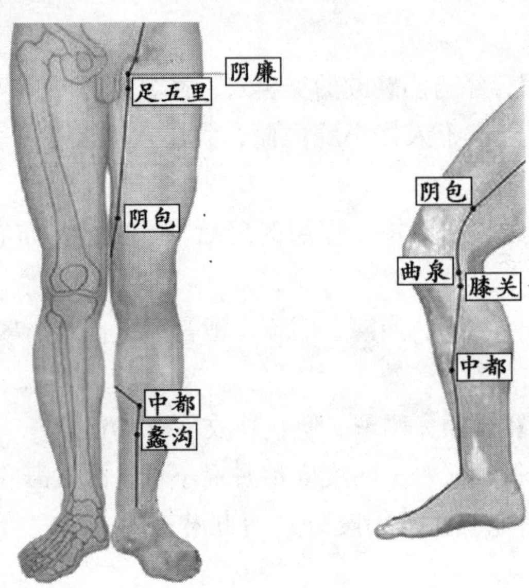

图 8 －11

蠡沟穴

【取穴位置】该穴位于人体小腿内侧，足内踝尖上 5 寸，胫骨内侧面的中央。

【穴位解剖】穴下为皮肤、皮下组织、小腿三头肌。皮肤由隐神经分布。皮下组织疏松，内行有浅静脉、皮神经和浅淋巴管。大隐静脉与隐神经伴行，并起自足背静脉网内侧部，经内踝的前方向上至小腿内侧面上行。

【主治病症】小腹痛、腰背拘急、胫部酸痛、月经不调、赤白带下、阴挺、阴痒、疝气、小便不利、睾丸肿痛等。

【功能作用】联络肝胆。

【穴位配伍】配百虫窝穴、阴陵泉穴、三阴交穴治阴道炎；配中都穴、中极穴、地机穴、三阴交穴治月经不调、带下症、睾丸炎；配大敦穴、气冲穴治睾肿、赤白带下。

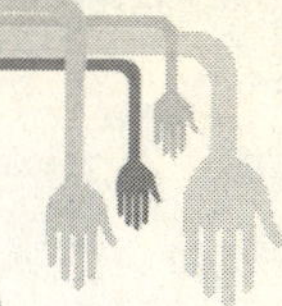

中都穴

【取穴位置】该穴位于人体小腿内侧，足内踝尖穴上7寸，胫骨内侧面的中央。

【穴位解剖】在胫骨内侧面中央；其内后侧有大隐静脉；布有隐神经的中支。

【主治病症】胫寒痹痛、腹胀、小腹痛、泄泻、胁痛、疝气、崩漏、恶露不尽等。

【功能作用】降浊升清。

【穴位配伍】配次髎穴、合谷穴、三阴交穴治痛经；配脾俞穴、阴陵泉穴治白带症；配足三里穴、梁丘穴治腹胀、泄泻；配血海穴、三阴交穴治月经过多、崩漏、产后恶露不绝；配太冲穴治疝气；配三阴交穴、膝阳关穴、阴陵泉穴、伏兔穴、膝关穴、箕门穴治下肢痿痹瘫痛。

膝关穴

【取穴位置】该穴位于人体小腿内侧，胫骨内髁的后下方，阴陵泉穴后1寸，腓肠肌内侧头的上部。

【穴位解剖】在胫骨内侧后下方，腓肠肌内侧头的上部；深部有胫后动脉；布有腓肠内侧皮神经，深层为胫神经。

【主治病症】膝膑肿痛、寒湿走注、历节风痛、下肢痿痹等。

【功能作用】降浊升清。

【穴位配伍】配委中穴、足三里穴治两膝红肿疼痛；配足三里穴、阴市穴血海穴、阳陵泉穴、伏兔穴、髀关穴、丰隆穴治中风下肢不遂、小儿麻痹。

曲泉穴

【取穴位置】该穴位于人体膝内侧，屈膝，膝关穴节内侧端，股骨内侧髁的后缘，半腱肌、半膜肌止端的前缘凹陷处。

【穴位解剖】在胫骨内髁后缘，半膜肌、半腱肌止点前上方；有大隐静脉，膝最上动脉；布有隐神经、闭孔神经，深向腘窝可及胫神经。

【主治病症】头痛、目眩、癫狂、膝膑肿痛、下肢痿痹、月经不调、痛经、白带、阴挺、阴痒、产后腹痛、遗精、阳痿、疝气、小便不利等。

【功能作用】除湿降浊。

【穴位配伍】配丘墟穴、阳陵泉穴治胆道疾患；配肝俞穴、肾俞穴、章门穴、商丘穴、太冲穴治肝炎；配复溜穴、肾俞穴、肝俞穴治肝肾阴虚之眩晕、翳障眼病；配支沟穴、阳陵泉穴治心腹疼痛、乳房胀痛、疝痛；配归来穴、三阴交穴治肝郁气滞之痛经、月经不调。

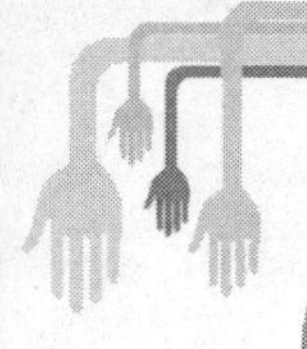

阴包穴

【取穴位置】该穴位于人体大腿内侧，股骨上髁上 4 寸，股内肌与缝匠肌之间。

【穴位解剖】穴下为皮肤、皮下组织、大收肌。皮肤由股内侧皮神经分布。皮肤薄，皮下组织结构疏松。大隐静脉由股骨内侧髁的后方渐行于大腿前内侧。由皮肤、皮下筋膜于大隐静脉外侧，穿深筋膜，于缝匠肌内侧入内收肌。在缝匠肌的深肌，有股动脉、股静脉与隐神经从股腘管下口入腘窝。缝匠肌由股神经支配，内收肌由闭孔神经支配。

【主治病症】腹痛、腰骶痛引小腹、小便不利、遗尿、月经不调等。

【功能作用】调补肝肾、清利湿热、调经止痛、利尿通淋。

【穴位配伍】配交信穴治月经不调；配关元穴、肾俞穴治气虚之遗尿；配箕门穴、足五里穴、血海穴治膝股内侧疼痛，小儿麻痹的肌萎缩。

足五里穴

【取穴位置】该穴位于大腿内侧，气冲直下 3 寸，大腿根部，耻骨结节的下方，长收肌的外缘。

【穴位解剖】穴下为皮肤、皮下组织、长收肌、短收肌。皮肤由髂腹股沟神经和生殖股神经的股支分布。大腿深筋膜是全身最厚而坚韧的筋膜，但在大腿的前内侧比较薄弱。该部深筋膜有大隐静脉穿过。在窝的外侧缘和下缘形成镰刀形的镰状缘。

【主治病症】少腹胀痛、股内侧痛、小便不通、尿潴留、遗尿、阴挺、阴囊湿疹、睾丸肿痛、嗜卧、四肢倦怠、颈疬、胸闷气短等。

【功能作用】舒理肝经之气，清利下焦湿热。

【穴位配伍】配三阳络穴、天井穴、历兑穴、三间穴治嗜卧。

阴廉穴

【取穴位置】穴位于人体大腿内侧，气冲穴直下 2 寸，大腿根部，耻骨结节的下方，长收肌的外缘。

【穴位解剖】有内收长肌和内收短肌；有旋股内侧动、静脉的分支；布有股神经的内侧皮支，深层为闭孔神经的浅支和深支。

【主治病症】月经不调、赤白带下、少腹疼痛、股内侧痛、下肢挛急等。

【功能作用】收引水湿。

【穴位配伍】配曲骨穴、次髎穴、三阴交穴治月经不调、白带多、阴门搔痒、股癣等；配肾俞穴、命门穴、大赫穴、太溪穴可治妇人不孕、男子不育症；配委中穴、次髎穴、膀胱俞穴治膀胱炎、膀胱结石。

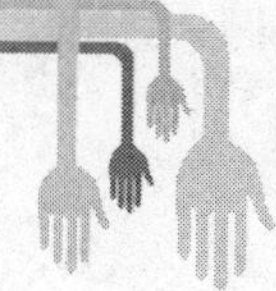

⑥足太阴脾经归属穴位

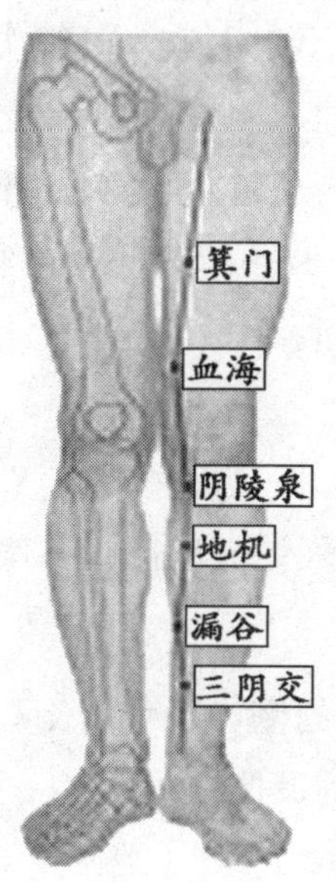

图 8 －12

三阴交穴

三阴交穴是足太阴、足厥阴、足少阴的交会穴，又名太阴穴，下三里穴。

【取穴位置】该穴位于小腿内侧，足内踝尖上 3 寸，胫骨内侧缘后方。

【穴位解剖】在胫骨后缘和比目鱼肌之间，深层有屈趾长肌；有大隐静脉，胫后动、静脉；有小腿内侧皮神经，深层后方有胫神经。

【主治病症】腹痛、腹胀肠鸣、脾胃虚弱、泄泻、月经不调、赤白带下、阴挺、不孕、滞产、遗精、阳痿、遗尿、疝气、下肢痿痹、足痿痹痛、脚气等。

【功能作用】重组足三阴经气血再行分流。

【穴位配伍】配足三里穴治肠鸣泄泻；配子宫穴治疗阴挺；配中极穴治月经不调；配大敦穴治疝气；配内关穴、神门穴治失眠。

漏谷穴

【取穴位置】该穴位于人体小腿内侧，内踝尖与阴陵泉穴的连线上，距内踝尖 6 寸，胫骨内侧缘后方。

【穴位解剖】在胫骨后缘与比目鱼肌之间，深层有屈趾长肌；有大隐静脉，肢后动、静脉；有小腿内侧皮神经，深层内侧后方有胫神经。

【主治病症】下肢痿痹、腿膝冷麻、足踝肿痛、腹胀、肠鸣、小便不利、遗精。

【功能作用】沉降脾经阴浊。

【穴位配伍】配足三里穴治腹胀肠鸣。

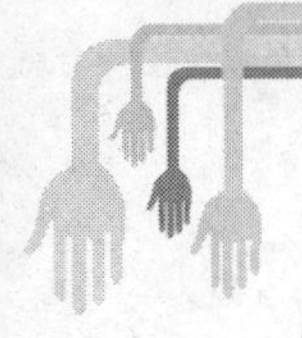

地机穴

【取穴位置】该穴位于人体小腿内侧，内踝尖与阴陵泉穴的连线上，阴陵泉穴下3寸。

【穴位解剖】在胫骨后缘与比目鱼肌之间；前方有大隐静脉及膝最上动脉的末支，深层有胫后动、静脉；布有小腿内侧皮神经，深层后方有胫神经。

【主治病症】腹痛、腹胀、泄泻、小便不利、水肿、月经不调、痛经、遗精、食欲不振等。

【功能作用】渗散脾土水湿。

【穴位配伍】配三阴交穴治痛经；配隐白穴治崩漏。

阴陵泉穴

【取穴位置】该穴位于小腿内侧，胫骨内侧髁后下方凹陷处。

【穴位解剖】在胫骨后缘和腓肠肌之间，比目鱼肌起点上；前方有大隐静脉，膝最上动脉，最深层有胫后动、静脉；布有小腿内侧皮神经本干，最深层有胫神经。

【主治病症】膝盖疼痛、腰腿痛、晕眩、腹水、腹胀、腹痛、食欲不振、尿闭、尿失禁、遗精、阳痿、月经不调、痛经、炎等。

【功能作用】排渗脾湿。

【穴位配伍】配肝俞穴、至阳穴治黄疸；配阴陵泉穴、阳陵泉穴治膝痛。

血海穴

【取穴位置】屈膝，在大腿内侧，髌底内侧端上2寸，股四头肌内侧头的隆起处。

【穴位解剖】在股骨内上髁上缘，股内侧肌中间；有股动、静脉肌支；布有股前皮神经及股神经肌支。

【主治病症】月经不调、崩漏、闭经、瘾疹、湿疹、丹毒、膝痛、更年期障碍等。

【功能作用】化血为气，运化脾血。

【穴位配伍】配三阴交穴治月经不调；配曲池穴治瘾疹。

箕门穴

【取穴位置】该穴位于人体大腿内侧，血海穴与冲门穴连线上，血海穴上6寸。

【穴位解剖】在缝匠肌内侧缘，深层有大收肌；有大隐静脉，深层之外有股动、静脉；布有股前皮神经，深部有隐神经。

【主治病症】小便不利、遗尿、腹股沟肿痛、遗溺等。

【功能作用】运化脾土微粒输送人体各部。

【穴位配伍】配太冲穴沿腹股沟疼痛。

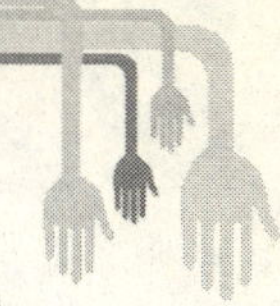

（3）腿部按摩手法

站立，按揉臀部，一腿支重一腿虚步，使虚步侧臀肌放松，用拳背侧按揉虚步侧臀肌1，然后再用并拢的四指推揉臀部，此法可防治臀肌损伤。

拿捏大腿，坐位，脚尖踮起，大腿后部肌肉松弛，用同侧手进行拿捏按摩，自下而上，反复进行数遍。此法可解除大腿疲劳和防治腿、肌肉酸痛。

大腿稍外展，小腿内收，同侧手四指并拢，对侧手辅助，推拨股内收肌，由上到下，以大腿根部为重点。此法有缓解痉挛的作用。

叩击大腿，双手虚拳，坐位，由上到下依次叩击大腿，力度由轻到重，速度平缓。此法有疏经活血的作用。

按摩腘肌，坐位，双手四指并拢反复按摩腘肌。此手法对于防治小腿疼痛、抽搐，缓解肌肉疲劳都有效果。

拿捏小腿，坐位，一手扶膝，一手拿捏小腿后方的腓肠肌，自上而下，由轻到重。此法可有效缓解疲劳。

左手掌面向下，置于腹股沟下方的大腿中央，手指向上翘起。右手置于左手上面，右手掌根部位于左手掌根部正上方。双手手腕保持适当位置，固定不动。双手掌根部施加压力，沿大腿向上进行深层按摩。然后双手向下进行推按，按摩部位不能重叠，每一个按摩应该在前一个按摩起点处结束。该手法可以清除更多的毒素、淋巴和肌肉紧张。

左手五指并拢，掌面向下，置于大腿底端靠近膝盖的位置。手指指向头部方向，右手置于左手的手指上面，不能覆盖左手的无名指和小指，推动双手沿着从膝部到大腿根部的方向进行单程的按摩。小鱼际侧下压，使左手和按摩对象的大腿最大限度接触。按摩到大腿根部时，结束按摩。该手法可以促进淋巴从足部流走，促进血液循环。

左膝弯曲，左脚平放在床或者地板表面上，拉伸大腿的肌肉。用左手保持按摩对象左腿稳定，右手横放在按摩对象大腿上，沿着从膝部到大腿根部的方向进行单程的按摩。小鱼际侧下压，使右手和按摩对象的大腿最大限度接触。按摩到大腿根部时，以可控的方式结束按摩。该手法可以消除包含在大腿部肌肉深层里面的紧张。

右手置于按摩对象左膝部上方的大腿上面。拇指位于大腿上，其余四指置于大腿外侧，指向前下方。沿着大腿中央直线向上进行深层按摩，到髋部结束。四指负责引导按摩的方向。从左膝部上方的大腿开始，重复进行四次按摩。按摩大腿内侧两次，之后按摩大腿外侧两次。该手法可以深入作用于大腿肌肉的特定部位，促进血液循环和细胞再生。

双手向前伸出，放在按摩对象膝部上方大腿的相邻部位，拇指和食指间形成松散的三角形。手掌和膝盖不接触。四指向拇指方向揉捏。沿着大腿外侧，利用双手的拇指和食指交替进行揉捏动作，到达髋部时结束按摩。该手法可以揉捏整个大腿部位，促进大腿所有肌肉和软组织的血液循环，也可以促进皮肤的再生，消除紧张。

左手伸出，四指形成松散的钩状，置于按摩对象膝部上方的大腿部。右手掌置于左手上方的大腿上面，双手手腕、双臂和肩部保持适当姿势。右手向下施加压力的同时，左手向后牵拉，拉伸拇指四指下面的膝部韧带。双手向髋部方向推按，用力方向与第一次牵拉用力方向平行，重复牵拉动作。该手法横向作用于紧张的膝部韧带，可以消除膝部的紧张。

身体重心放在一条腿上，另外一条腿稍微弯曲，放在身体前面。确保背部伸直，腰部向前弯曲，在不需要拉伸双肩、臂部和背部的情况下，使双手可以抓到大腿背面的下端。用双手的四指揉捏大腿背面的肌肉，避免按摩腘窝。用同样的方法按摩另一条腿。此法可以减少大腿背面肌肉的压力。

用左手握住左脚，手掌支撑足底。屈曲左脚，脚趾向上。右手拇指按压胫骨前肌的中央，保持拇指的位置，向膝部方向用力推动拇指保持右手拇指的位置不动，左手向后下方慢慢推动左脚，增加对胫骨前肌的拉伸。该手法能够消除肌肉内的压力和劳损，提高肌肉活动的灵活性。

左手握成拳状，四指第一节形成的平面置于臀部下方的大腿背面。右手拇指置于左手拳心中，手掌平放在大腿外侧面，四指指向头部方向。左手以右手为向导，施加压力，向头部方向做短程的按摩。

左手提起按摩对象右脚，保持膝部弯曲，小腿竖直向上。右手拇指朝向膝部方向，向头部方向用力按压大腿中段的肌肉。左手握住按摩对象右脚缓慢放下，使右膝伸直，拉伸大腿肌肉。

双手掌面向下，置于按摩对象腘窝下方的小腿顶端，左手的位置比右手稍靠上。用右手的掌根部向下按压，持续几秒钟后轻轻地消除压力。左手重复与右手相同的动作。之后右手向下移动，重复相同动作。

双手虎口向下，并在一起。拇指置于按摩对象左膝下方的胫骨前肌上。双手其余四指指尖向下，置于按摩对象小腿内侧。身体重心向下，带动拇指向下做单程按摩，直接拉动皮肤远离胫骨。当拇指将要脱离胫骨边缘时，停止按摩。双手向踝部移动，重复按摩过程。按照相同方式，继续向踝部方向移动双手进行按摩。该手法可以缓解放松小腿前面容易紧张的肌肉，消除肌肉和周围组织的粘连，清除毒素。

左手握住按摩对象左小腿最底端，不和踝部接触。左手虎口朝向按摩对象头

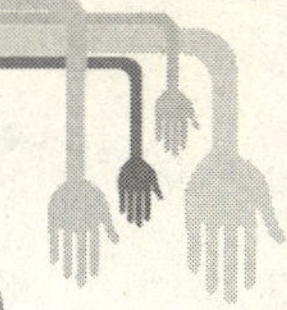

部方向。用右手掌根部向前对按摩对象左小腿进行单程按摩。到达膝盖下方时，结束按摩。按照相同方式，按摩小腿内侧和外侧。该手法可增加血液循环，消除紧张。

以左膝为支点，单腿跪立，右脚平放在地面上，身体前倾，右掌根以舒适的方式放在右小腿底端尽量低的位置。右掌根向小腿肌肉内按压，持续数秒钟。向上移动，重复按压动作。按照相同方式，按压整个小腿。这种按摩方法可以消除毒素形成和循环阻滞。

提起按摩对象左脚，保持膝部弯曲，小腿竖直向上。双手拇指和食指围绕踝部形成松散的圆形，使按摩对象左脚在这个圆环中滚动，轻轻地振动小腿肌肉。

左手掌面向下，拇指置于按摩对象右踝背面，左手小鱼际朝向头部方向。右手置于左手的拇指、食指和中指上面。沿着小腿向膝部方向用力按摩。双手到达腘窝时，结束按摩。

右腿弯曲，坐在右腿上，左脚平放在地板上，小腿保持竖直。身体前倾，每一只手的两个手指放在左踝关节外侧的同一位置。牵引手指沿着胫骨外侧向左膝部缓慢移动。按照同样方式按摩左小腿。这种按摩方法可以消除小腿的紧张，特别适用于运动之后。

以右膝为支点，单腿跪立，右手放在左膝上，手指朝向左膝的外侧。右手手指做小的环形运动，按摩左膝外侧的整个部位，避免按摩膝盖骨。这种按摩方法可以减轻膝关节的紧张。

采用坐姿，右手拇指放在靠近膝部的左大腿上面，左手拇指置于右手拇指上面。伸直右腿，使左脚离开地面，和左膝处于垂直水平。用拇指按压大腿肌肉，锁定肌肉，同时向身体方向拉动拇指。按照相同方式按摩整个大腿。这种按摩方法可以拉伸大腿肌肉的局部部位，消除膝部的紧张。

面向墙壁站立，距墙大约 1 尺，左脚向前伸出，脚后跟放在地板上，脚掌靠在墙上，脚趾指向胫骨方向。左腿伸直，身体推动大腿和膝盖向墙壁移动，拉伸小腿肌肉。保持拉伸姿势，至少持续 30 秒钟。重复拉伸过程。这种按摩方法可以拉伸紧张的小腿肌肉，减少肌肉强直。

坐在椅子上，左脚横放在右膝上，双手抓住小腿，拇指指向后方，拇指沿着胫骨向下按压，以缓慢自主的方式牵动肌肉远离胫骨。这种按摩方法可以消除运动后小腿肌肉的紧张和阻滞。

一只手握住脚跟部，另一手握住脚背部。调整双手位置，安全地握住脚踝，使脚踝部不能扭动。轻轻地上下振动双手，使按摩对象整个腿部产生上下振动。双手反复左右摇动，使整个腿部横向振动，彻底放松按摩对象腿部。

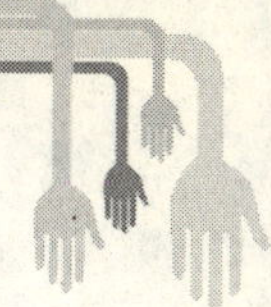

第九章 外科系统疾病及按摩调理法

1. 为什么不敢转动脖子——颈肩疼痛的调理法

颈肩疼痛是指一组疾病症状，而不是一种独立的疾病的名称，引起颈、肩酸痛的原因很多，最常见的就是颈椎病。颈椎病又称颈椎综合征，是由于颈椎或其附近组织的病理改变而造成的颈神经、颈脊髓、颈动脉受压或受刺激，进而引起头、颈、肩、臂或胸等部位的一系列症状，多见于青壮年及老年人，严重者可致肢体功能性障碍。另外，由于手或手臂使用过度或姿势不正确，致使肌肉过度紧张，发生硬结，压迫血管神经，也可引起颈、肩的酸痛感。颈椎、心、肺、肝、胆、胃肠、子宫等器官异常，无法保持自然舒适的姿势，这种强迫体位使肌肉长期收缩，也可能引起颈部和肩部的酸痛。

调理颈肩部疼痛的方法是强刺激合谷穴，刺激合谷穴可以缓解肩颈部肌肉痉挛，治愈酸痛。合谷穴对于治疗由于活动过度引起的颈、肩部疼痛很有疗效。而由其他原因引起的颈、肩酸痛，则可以刺激其他相应的穴位。例如，由心脏疾患引起的颈、肩酸痛，就可以通过刺激咳喘点进行缓解。咳喘点在心包经附近，可以调节心脏功能。由生殖器官引起的，可刺激心悸点。心悸点在手少阴心经和手少阳三焦经之间，可以调节神经内分泌（图 9 - 1）。

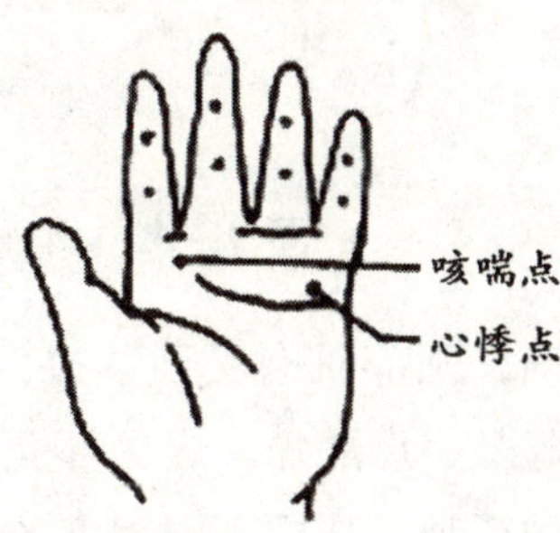

图 9 - 1

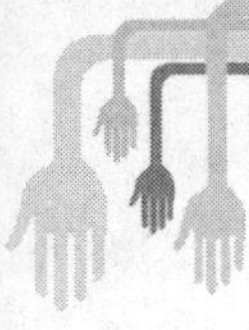

缓解颈肩酸痛，也可利用刺激中指的穴位疗法。这个穴位在中指指甲下方，靠近无名指一侧，及中指尺侧（图9－2）。按揉此穴，立即会有痛感传至胳膊。这个穴位不同于十二经络的经穴，此穴位是经外奇穴，传统的中医针灸书中虽无记载，但治疗颈、肩酸痛的效果已获证实。另外我国的全息医学理论认为，中指的基关节至中关节的两侧相当于人体肩膀的部分（图9－3）。用对侧手的拇指和食指揉按中指根部的两侧可治颈、肩酸痛，也可以使用灸治法。

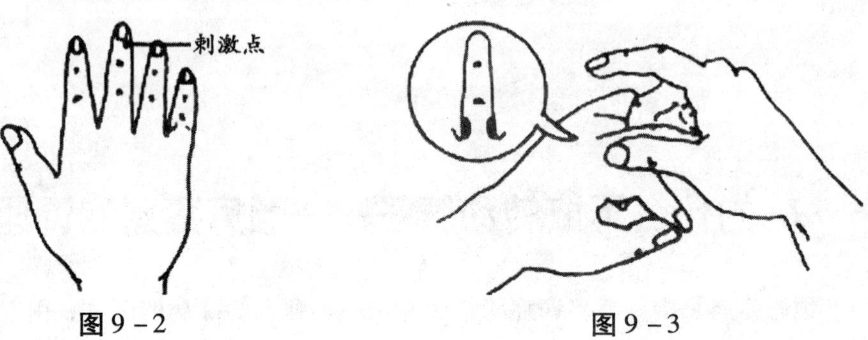

图9－2　　图9－3

足底按摩方法对治疗颈、肩酸痛也有相当好的效果。具体按摩方法是：首先按摩足拇趾根部即颈部反射区和小趾根后方即肩部反射区（图9－4），以及与脊椎有密切关系的足底心腹腔神经丛。其次是按指压脾经的井穴隐白穴（拇趾内侧）及膀胱经的至阴穴（小趾外侧）。手足自我按摩防治颈、肩酸痛既方便又实用。

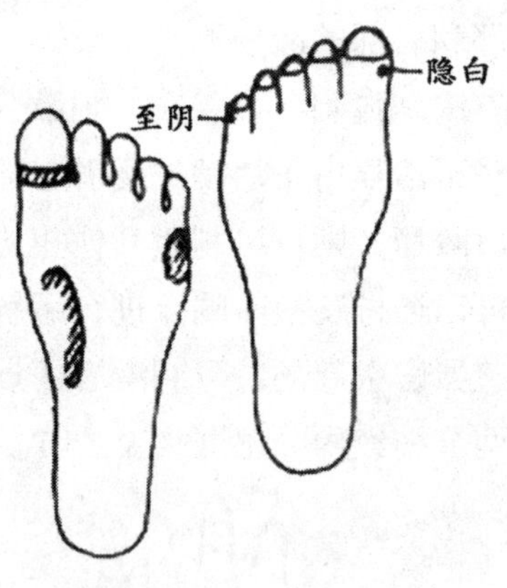

图9－4

睡眠时颈部姿势不正确，颈部肌肉受到牵拉，或因受风寒侵袭引起斜方肌、胸锁乳突肌损伤等都可引起颈、肩酸痛。当头部受到外力的刺激时，也会迫使颈部发生一些承受能力之外的活动，造成不同程度的组织损伤。轻者颈部肌肉、韧带拉伤，重者导致骨折。急性损伤治疗不彻底，很可能引起颈肌慢性劳损，进而引起颈、肩、臂部疼痛。由于受到这些外力作用而导致的颈、肩酸痛、颈部僵硬、颈肌痉挛等都可通过按摩进行缓解与治疗。

足部穴位和反射区：颈，肩，颈椎。

对颈、肩、颈椎等反射区，可以使用手指指腹对反射区进行按摩刺激，要有渗透力，速度要平稳适中。颈部僵硬的情形非常严重时，很可能是身体某处患有疾病，因此要特别注意，这时可以对肾上腺、肾脏、输尿管、膀胱4个基本反区进行有效的按摩（图9-5）。

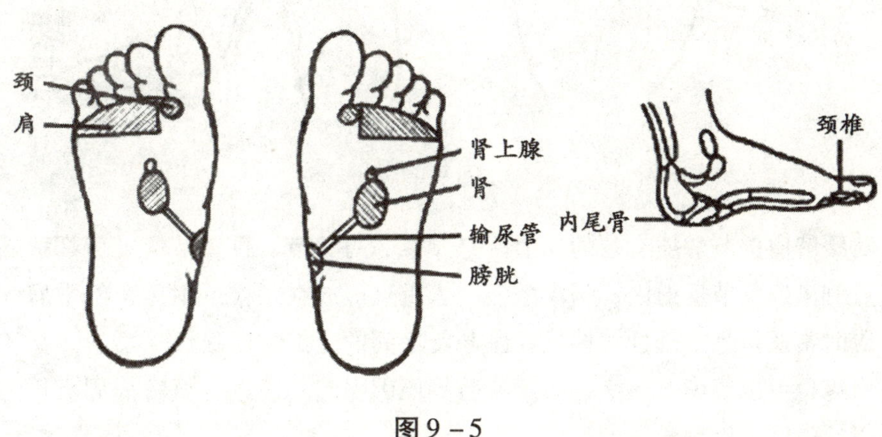

图9-5

2. 去除肩上的重担——肩周炎的调理法

肩周炎是以肩关节周围疼痛和肩关节功能性障碍为主要症状的常见病症。多发年龄在50岁左右，女性发病几率略高于男性，多数是因为年老体衰气血不足，加之外感风寒湿邪及过渡劳损引起的，如长期劳累、肩部关节固定时间太长等。刚刚发病时肩关节周围略有疼痛，半月后疼痛逐渐加强，肩关节活动开始不灵活，功能开始受限，病症严重者肩臂肌肉萎缩，尤以三角肌疼痛显著，夜间肩关节疼痛加重。在进行检查时，肩部并不发生肿胀，但是肩前、后、外侧均有压痛感，肩关节外展功能受到限制，如被动继续外展则肩部随之高耸。肩关节周围炎的病程一般在1年以内，较长者可达1~2年。

在初期，如果疼痛较为严重，可用轻柔的按摩手法在局部治疗，以舒筋活血，通络止痛，改善局部血液循环，加速营养物质的吸收，促进病变肌腱及韧带的修复。

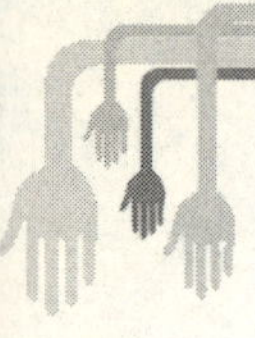

在手部，有相应的治疗点，如左肩酸痛治疗点和右肩酸痛治疗点。在足部，有与颈、肩、颈椎相应的反射区（图9－6）。

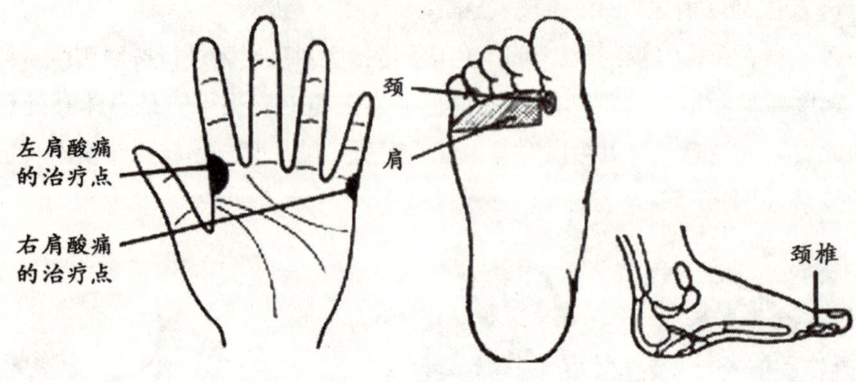

图9－6

对缓解肩关节酸痛有效的反射区是颈椎、肩关节、颈关节等。肩部酸痛的人应重点刺激肩关节反射区，颈项酸痛的人重点应放在颈椎反射区。经常肩酸痛的人，应时常揉搓整个拇扯，捏揉在趾与趾之间的上部淋巴腺。

肩疼也可由胃虚、胃病、眼睛疲劳等原因引起，所以，缓解肩周炎也可以对胃、眼反射区加以刺激。

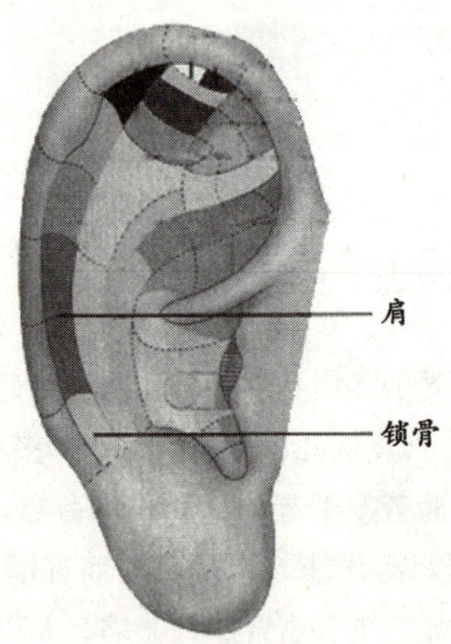

图9－7

除了手足按摩治疗肩周炎外，通过对耳部相应反射区的按摩也可以有效治疗肩周炎（图9－7）。具体操作方法如下：

①首先清洁耳部，然后用双手手指指腹轻轻揉捏耳廓，力度均匀，速度稍缓，直至耳廓皮肤微热发红。

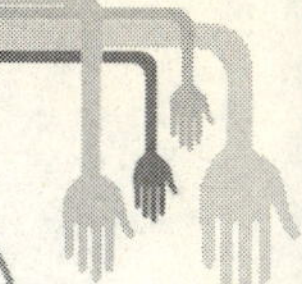

②在耳部对肩、锁骨、肘反射区反复进行点按，时间在5分钟左右，按摩力度逐渐加重，以感到舒适为宜。

③在耳部对肩、锁骨反射区采用捏揉的手法进行按摩，重复进行多次，双耳交替进行按摩。

④对上述重点部位反复进行摩擦，每个部位进行3次左右，最后缓慢放松，至局部皮肤有微热感为宜。

手部按摩法防治肩周炎

①用手指指腹点按合谷穴、后溪穴、外关穴、养老穴、中渚穴各穴，每个穴位点按2分钟左右，以产生酸麻感为佳。

②以拇指、中指、食指指腹着力捏掐后头点、肩点、颈中、再创等部位，力度以感觉到舒适为宜。

③用手指指腹点按或用手掌鱼际推按肩关节、颈肩区、肘关节、斜方肌、肾、颈项、颈椎、胸椎、上身淋巴系统反射区，每个反射区按摩2分钟左右，至局部有酸胀感为佳。

④按揉颈肩穴、上肢反射区，直至具有微热、酸胀感。

3. 让你的腰杆挺起来——腰痛的调理法

腰是人体的轴心，经常荷载着人体全身的重量。腰也是人体活动范围较广的部位，所以腰也就是最常发生故障的地方，腰痛是人类自直立行走以来就不可避免发生的病症。

在骨科门诊，腰部不适的病人占着相当大的比例。慢性腰痛并不是一个独立的疾病而是一组症状，引起腰痛的原因很多，有先天性脊柱发育异常的因素，也有后天性的因素，如精神神经性异常、内脏异常、泌尿生殖系统疾患、骨质疏松、增生性脊椎炎、类风湿性脊椎炎、长期姿势不端正、外伤、身体不平衡，都可引起腰部的疾病，但是其中多为腰部软组织慢性劳损所致，成年人发病率很高。

因为引起腰痛的原因有很多，所以治疗腰痛要“对症下药”。治疗先天性腰痛，就要锻炼和强化腰部肌肉，平时生活中要保持正确的用腰姿势。当然，还有一种更为简单易行同时效果极佳的方法就是进行按摩治疗腰痛。

手掌按摩治疗腰痛主要采用按摩手背后方的脊、腰、腿的反射区。在这些反射区里，有两个腰腿点横行排列。第一个腰腿点位于食指下方，专治坐骨神经痛及一般性腰痛。另一个腰腿点位于无名指下方，可治疗腰椎扭伤（图9-8）。

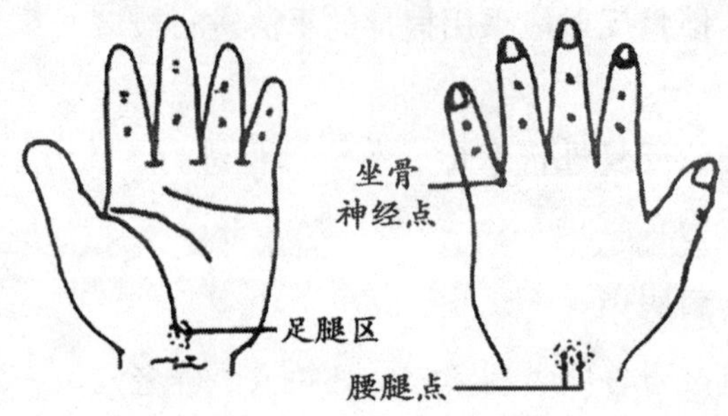

图9-8

对反射区的按摩动作要轻柔缓慢，可以用软毛刷擦搓。如果是用手指按压，在缓慢深压一段时间后，要暂停一会儿，然后再继续进行指压，两次按压刺激之间的间隔时间不能太短。也可采取两手背相对摩擦的方法刺激脊、腰、腿区。

如果是坐骨神经痛，最有效的就直接是刺激坐骨神经点，这一点位于手背无名指和小指交叉处附近（图9-8），可利用牙签、发夹、指甲等施以较强强度的刺激，这样效果会更加明显。另外，在手掌下方靠近手腕处有一个“足腿区”，专治腰痛，可配合前述的刺激点进行治疗，“足腿区”只是一个按摩辅助区，能够增强疗效。采用上述疗法，如果是急性腰疼，可以明显见效。而慢性腰疼也会收到好的效果，只是不要心急，持之以恒地坚持上述按摩疗法。

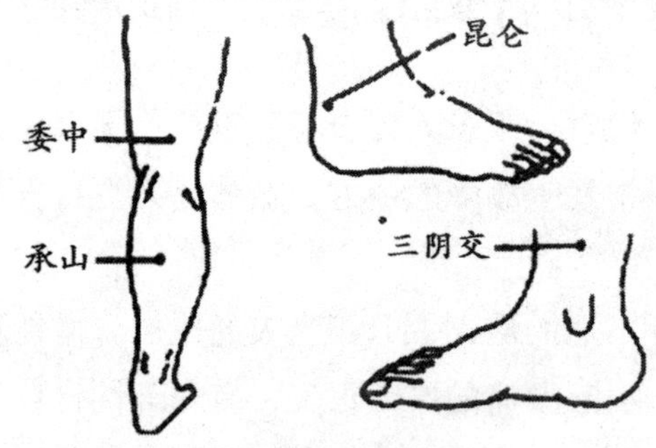

图9-9

除了按摩手掌进行刺激以外，还可以进行足底按摩。首先要对足底进行充分的基本按摩，使整个足部彻底放松，加快血液循环，然后选择相应的反射区，仔细按摩足底的腰部反射区、肾脏和腰椎等反射点。在腰痛的局部反射区要用力按摩，以促进局部血液循环，松弛局部肌肉。还可以配合按摩腰部的大肠俞穴、肾俞穴、志室穴，腿上的足三里穴、委中穴、三阴交穴、昆仑穴、承山穴（图9-9）等。在这些穴位上施以灸治也会有很好的效果。

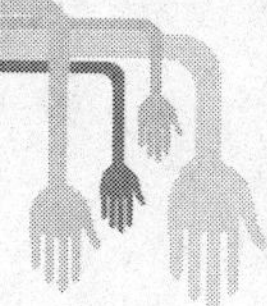

4. 背上有“三座大山”——背部酸痛的调理法

腰酸背痛是一种常见病症，以前多是老年人出现此类病症，但是由于生活方式、工作状态的改变，腰酸背痛已经不再是老年人的专利，不少年轻的白领也出现腰酸背痛的现象。导致腰酸背痛的主要原因是腰椎的退行性改变和慢性肌肉劳损，还有不良的站、坐、工作姿势等都给人体背部的椎间盘造成了不同程度的压力。

针对背部酸痛的耳部按摩

取耳部与心、神门、肾、内分泌、肝、胆、枕、颈椎、胸椎、腰骶椎等相对应的反射区或穴位。

每次取2至4个穴位，将王不留行子或莱菔子或六神丸1粒，置于0.5cm×0.5cm的方形胶布上，然后找准穴位，将方形胶布贴敷于耳穴上。

用拇指、食指置于耳廓内外两侧进行揉捏，直至产生酸沉麻木或疼痛感为佳，每日按压4至6次。每次贴一侧耳，两耳交替进行贴敷，每次贴敷1至2天。

针对背部酸痛的手部按摩

①用手指指腹或指关节依次按揉养老穴、合谷穴、后溪穴、腰痛点，每个穴位按揉2至3分钟，直至局部产生酸胀感为宜。

②用手指指关节或手掌鱼际按揉腰肌点、脊柱点、坐骨神经点，每点按揉2至3分钟，力度逐渐加强，用力要均匀、柔和、深透，速度平缓。

③用手指指腹、指关节或手掌鱼际推按或揉按肾、输尿管、膀胱、髋关节、下肢淋巴系统、腰椎反射区，按摩至局部有胀痛感为宜。

④用手指指腹或指关节按揉腰腹穴、腿穴、肾穴、脐周穴、生殖穴反射区，按摩力度逐渐加强，以感觉舒适为宜，至局部有热胀感为佳。

除上述按摩方法外，改变日常某些不良的生活、工作习惯也可改善腰酸背痛的病况。如在工作时每隔一定时间就改变一下坐姿，长时间伏案工作的人可以伸伸懒腰，缓解腰部肌肉紧张的状况。起床时，可以缓慢地坐起来，这样可以减轻腰部突然增加重量造成的腰部不适。天气炎热时，腰部不宜长时间吹风，否则会导致腰部肌肉僵硬。

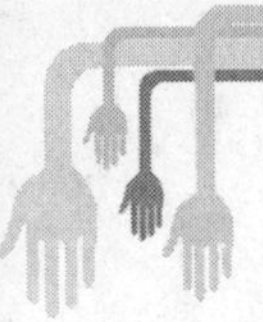

5. 小腿的肌肉又造反了——小腿抽筋的调理法

造成小腿抽筋的原因有很多，如骨质疏松、血钙水平过低、外界环境的寒冷刺激、老年女性雌激素下降、疲劳、睡眠、休息不足、睡眠姿势不当等都可以引起。小腿抽筋时会产生剧烈的疼痛，同时肌肉僵硬并发肌肉痉挛，使人难以忍受。

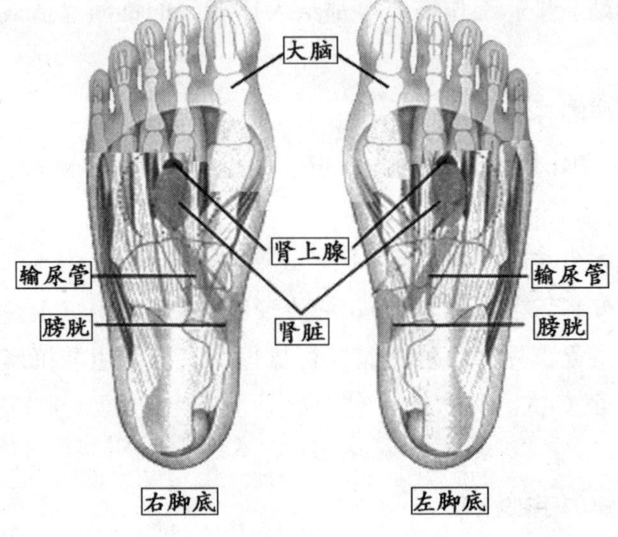

图 9－10

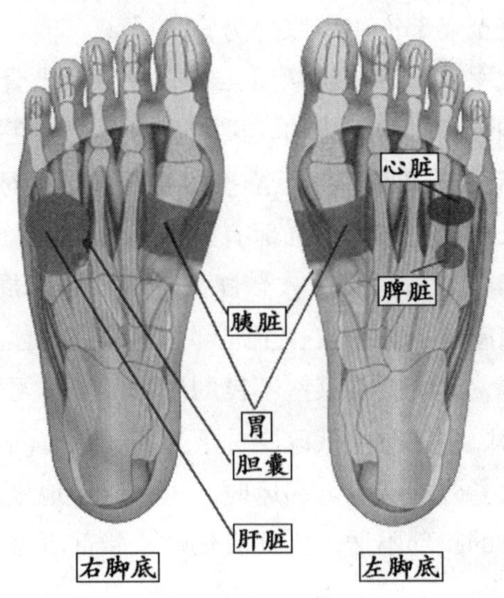

图 9－11

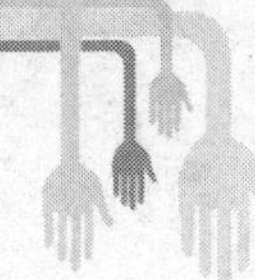

针对小腿抽筋的足部按摩

①用手指指腹或指关节依次点按或揉按肾、肾上腺、输尿管、膀胱反射区，每个反射区按摩1至2分钟。（图9－10）

②用一只手的拇指和食指夹住大脑的反射区，然后用另一手点按脾、胃、胰脏、胆囊、胸部淋巴结、上下身淋巴结各1至2分钟，以局部有胀痛感为宜。（图9－11）

③用拇指指腹或食指指关节依次压推升结肠、横结肠、降结肠、乙状结肠、直肠等反射区，反复操作进行多次，以产生酸胀感为宜。（图9－12）

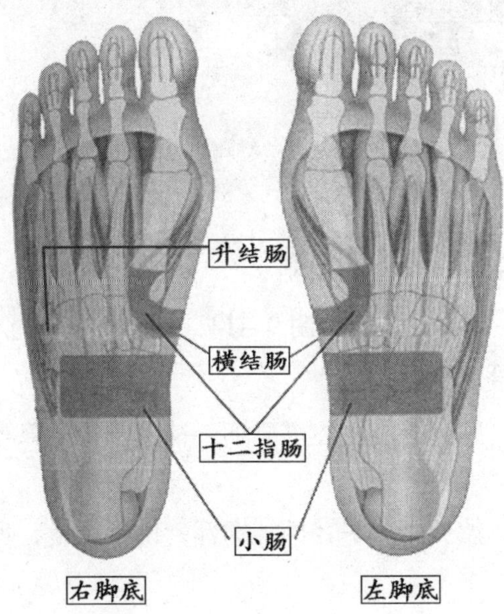

图9－12

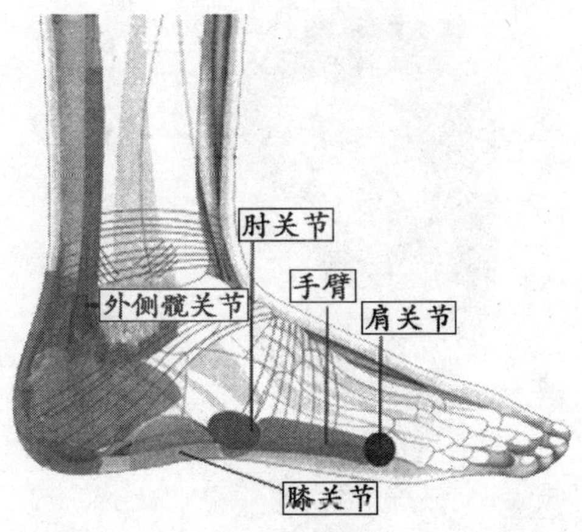

图9－13

④用拇指指腹或食指指关节依次点按肩、肘、膝、髋反射区，按摩力度以局部有酸痛感为宜。（图 9－13）

⑤用拇指指腹或食指指关节依次推按颈椎、胸椎、腰椎、骶椎、尾骨，反复进行多次。（图 9－14）

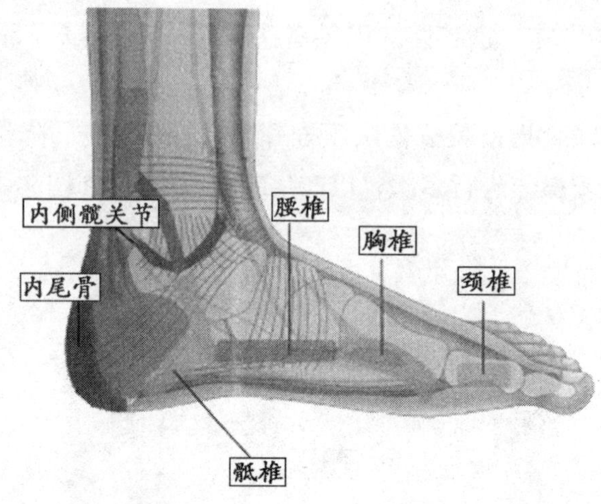

图 9－14

针对小腿抽筋的耳部按摩

取耳部与臀、髋、膝、踝、跟、皮质下、神门、肾上腺等相对应的反射区或穴位。

①首先清洁耳部，然后用双手轻揉耳廓部，由下至上，反复进行多次，直至耳廓感觉微热为止。

②用拇指与食指捏住臀、髋、膝、踝（图 9－15）、跟的反射区用重提轻放

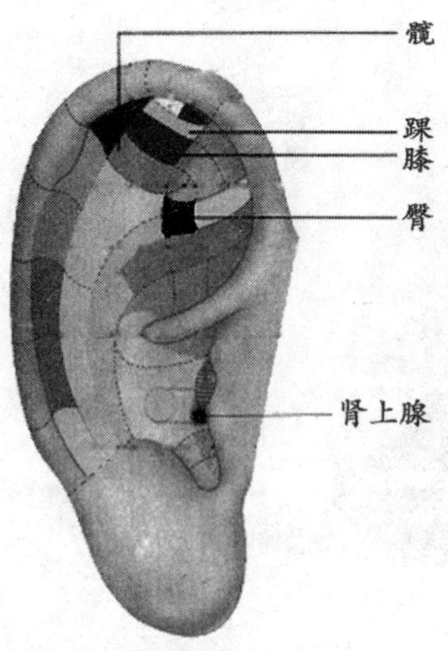

图 9－15

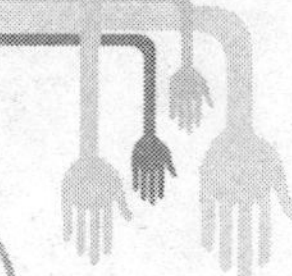

的手法，反复进行多次，力度以个人耳部承受力为准，双耳交替进行按摩。

③在肾上腺、皮质下部用向上重提向外轻拉的手法进行按摩，时间以2分钟左右为宜。(图9-15)

④用手指指腹点按神门2分钟，以局部皮肤发红，产生微热感为宜。

⑤拇指和食指指腹反复轻揉上述穴位，按摩力度由轻到重，再由重到轻，手法要均匀、柔和、有渗透力，双耳交替进行。

除上除按摩方法外，一些小动作也可缓解小腿抽筋。如坐着的时候伸直双腿，用手握住前脚掌，脚掌向上翘到身体的极限，然后向外侧进行旋转，不能停顿，旋转一周。这种方法能够有效地缓解小腿抽筋带来的疼痛，同时也能防止发生小腿肌肉痉挛。

6. 轻松回头生百媚——落枕的调理法

在日常生活中，经常有人一觉醒来，脖子僵痛，不敢转头，转头的时候颈部会产生强烈的疼痛感，这就是我们所指的落枕。落枕也称失枕，是一种常见病。导致落枕的原因有很多，例如，睡觉姿势不正确使颈部不能呈自然状态，枕头高低软硬度不适，受风着凉等原因都会引起颈部肌肉受到压力，出现扭伤、僵直疼痛的现象。落枕的常见发病经过是入睡前并无任何症状，起床后却感到一侧颈项部明显酸痛、强直，颈部活动受限。

针对落枕的耳部按摩

在耳部取颈项、神门、颈椎、胸椎、肾相对应的反射区或穴位。

每次取2至3个穴位，将王不留行子或莱菔子或绿豆1粒，置于0.5cm×0.5cm的方形胶布上，然后找准穴位，将方形胶布贴敷于耳穴上。

拇指与食指分居耳廓前后两侧进行按压，每次按压1分钟，每天反复进行5次左右，力度由轻到重，以有热胀痛感且能忍受为度，按压的同时患者转动头颈效果更佳。在按摩的过程中，落枕的症状就会缓解或消失，可以经常按压以巩固疗效。

针对落枕的足部按摩

手握住脚板使其固定，摇转脚大拇指，顺时针和逆时针方向交替进行。因足大拇指上有颈部的反射区，故对此处进行按摩。

用拇指从脚趾向脚跟方向推压按摩颈椎反射区，推按5次左右，直至产生酸胀感。(图9-16)

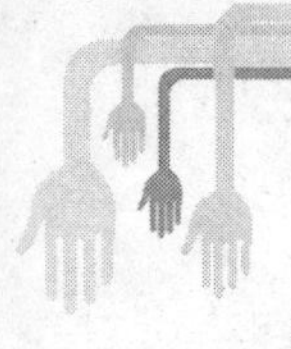

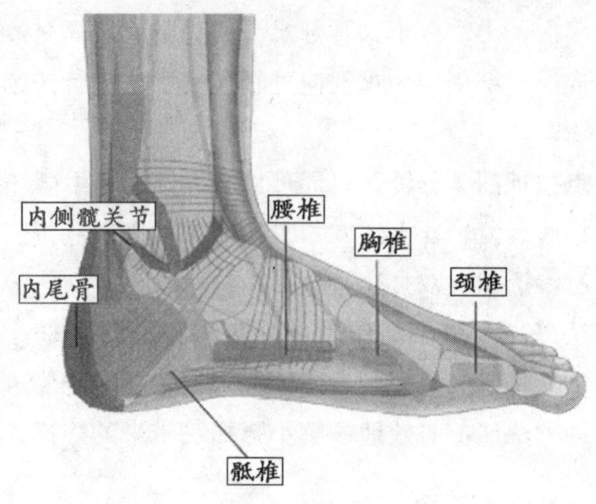

图 9－16

用拇指推压颈项反射区，按摩时方向要由小趾侧向拇趾侧推压，反复进行多次。

拇指由外侧向内侧推按或压按斜方肌反射区，时间约为 3 分钟，力度逐渐加强，以局部有酸麻胀感为好。

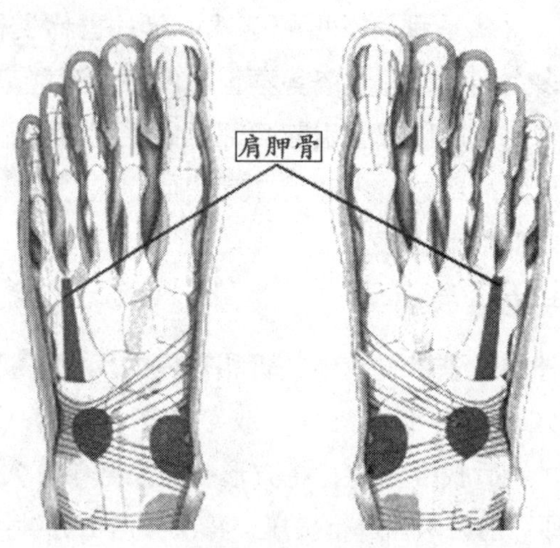

图 9－17

双手拇指指腹从脚趾至脚跟方向压推肩胛骨反射区 5～7 次，以产生热感为佳。(图 9－17)

针对落枕的手部按摩

治疗落枕最有效的按摩方法就是刺激手部的少泽穴及“颈咽区”。在颈咽区内有一个“落枕穴”专治落枕。少泽穴位于小指指甲外下方，是手少阳小肠经的

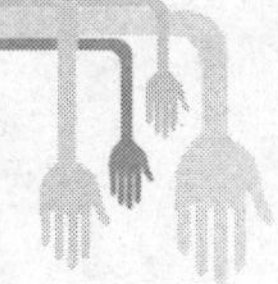

井穴，小肠经循行于颈项到肩部，所以刺激少泽穴可以缓和颈部肌肉的异常痉挛、僵直，而颈咽区对各种颈部的疾病都有效（图9－18）。

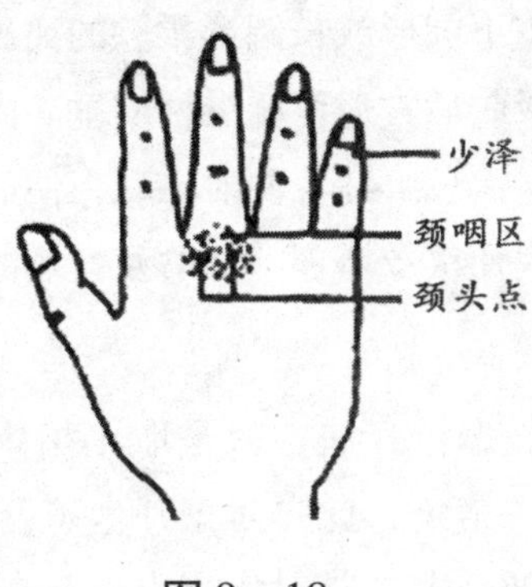

图9－18

刺激的方法最好是用发夹、牙签等尖锐物体施以强刺激，也可以用香烟头灸治。也可采用在颈咽区用胶布贴米粒按压进行刺激，具体做法是在该区放上几粒米，其上用胶布粘住，然后进行按压，通过米粒来刺激局部的穴位，这种刺激方法比用手指部位更精确，用这个方法刺激颈咽区，还可以防治咽喉的炎症。

改善落枕除上述按摩手法外，还可以用热水袋、热毛巾等对落枕的颈部进行热敷，用正红花油涂抹于痛处，然后用手进行擦揉，效果也很明显。

7. 不敢迈开腿走路——痔疮的调理法

痔疮是一种常见病、多发病。人们常说“十人九痔”就是这个意思。在我国中老年人中痔疮的发生率占50%～70%，男女均有可能患此病。直肠下端黏膜下和肛管皮肤下静脉扩大和曲张所形成的静脉团称为痔。痔疮的形成主要有三个因素，一是静脉充血，血液郁积，静脉内压力增高。直肠的静脉丛属于门静脉系统，无静脉瓣，立位时静脉血向上回流有一定阻力，因此血流缓慢易于淤积。二是静脉壁薄弱，失去其正常弹性，对压力的抵抗力减低。此处静脉壁薄，可为先天性的，也可由于体弱消瘦而使组织松弛，致使静脉易于扩张。三是腹压增高的因素，如便秘、妊娠、腹水、盆腔肿物等也能使静脉回流受到影响，而使静脉丛扩大曲张。另外，局部炎症和辛辣刺激，直肠肛管慢性炎症，也会引起局部充血，炎症又使静脉壁纤维化，失去弹性，易于扩张。感染时水肿刺激肛门括约肌，使肛门括约肌痉挛，造成痔核嵌顿，这时则非常疼痛。肛门会阴部神经丰富，感觉敏锐，所以得了此病的人都非常痛苦。尤其痔疮引起大量出血如排尿

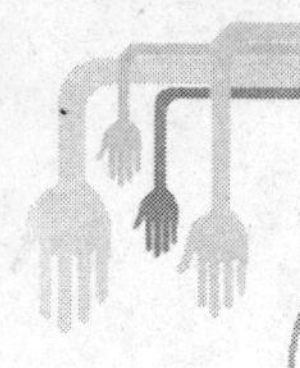

般，常引起病人的惊恐。

痔分为外痔和内痔。外痔位于肛门外，为肛管皮肤所覆盖，是直肠下静脉丛扩大曲张所致，表现为肛管皮下圆形或长圆形柔软的突出，有时破裂后血块凝结于皮下，则变为硬结节，血块吸收后常遗留纤维性皮垂。内痔或混合痔最常见的症状是便时出血。其特点是无痛、血色鲜红、便时出现，便后出血自行停止。出血常为间隙性，便秘、粪便干硬、大便次数增多、饮酒及食刺激性食物等是出血诱因。

针对痔疮的手部按摩

治疗痔疮可应用手掌按摩治疗法，就是取小指中关节上的“会阴穴”。它反映了会阴部位的情况。除了痔疮，此穴对于外生殖器疾病、前列腺炎、前列腺肥大引起的会阴部疼痛都有效，尤其是对痔疮出血有奇效。

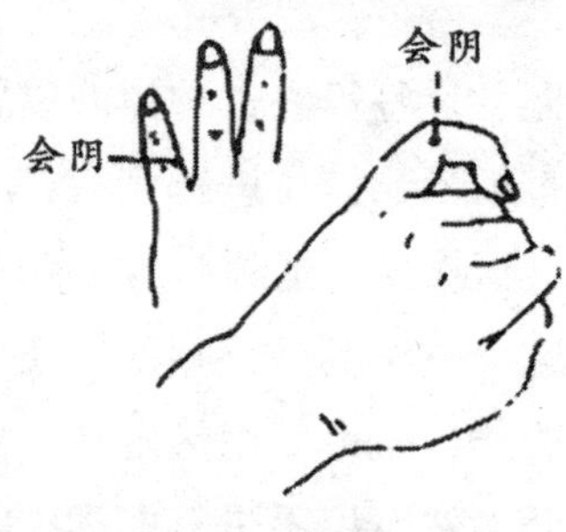

图 9 – 19

会阴穴的位置是在小指第二关节靠近无名指的一侧。将小指弯曲成勾状（图 9 –19），用指甲按压小指中关节内侧，如果压到痛点就是会阴穴。可在两只手上寻找，在会阴穴处搓揉，用指尖按压或用香烟灸。灸时把燃着的烟头逼近穴位，有灼热感时暂离数秒，反复施行 20 ~ 30 次，可产生“缩肛”的作用，以帮助肛门处的静脉回流，减轻淤血。香烟灸可每日一次，而指压可多做几次，也可同时按压指尖。使用香烟灸治疗也可以改善排便，对痔痛的缓解都有好处，尤其可以止血。

除了会阴穴以外，手阳明大肠经的功能同样不可忽略，同时刺激手背上的合谷穴，以及掌内食指第一关节上的大肠穴，也能治疗痔疮（图 9 – 20）。

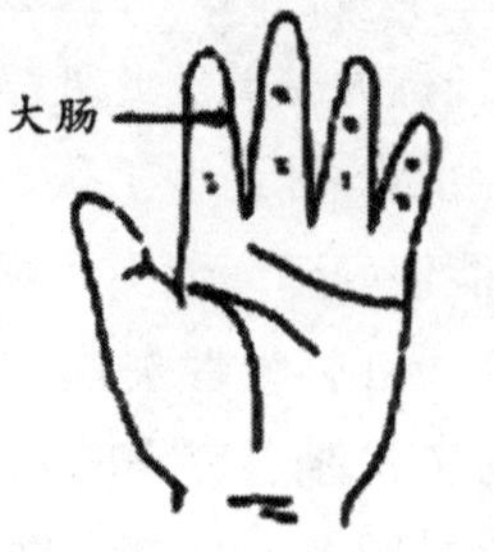

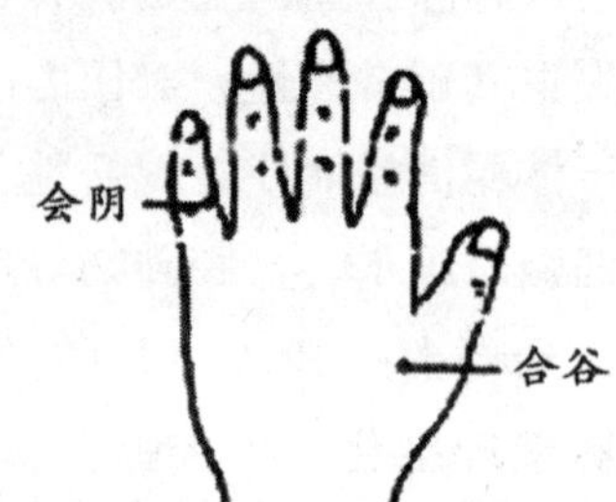

图 9 – 20

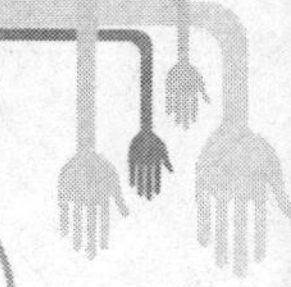

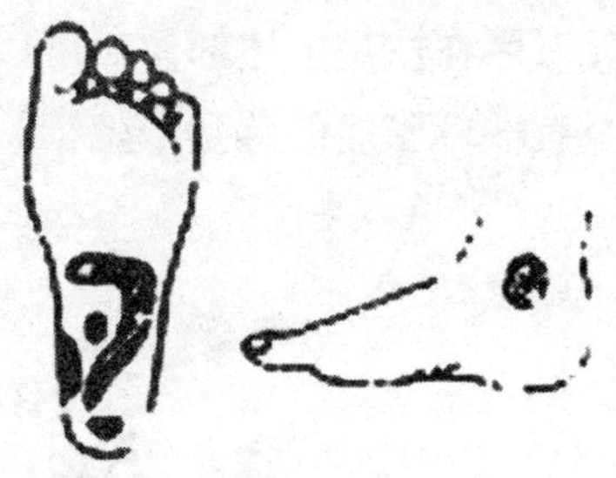

图9－21

应用按摩足底反射区治疗时，选择的症状区可用足内踝的痔区和足底痔区，相关区可选小肠、大肠、肛门以及下部脊椎（图9－21）。注意：足跟肿胀者，可采用手足相关疗法，可用手掌代替足部按摩。

8. 身体的每个关节都需要润滑——关节痛的调理法

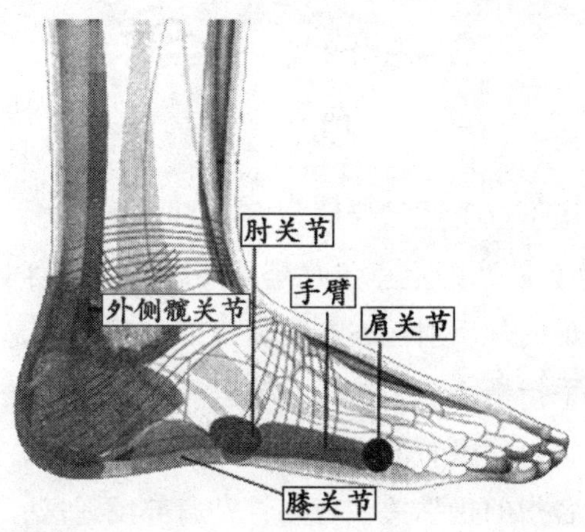

图9－22

关节痛

（1）肩关节痛。肩关节是连接上肢骨和肩胛骨的关节窝，是一个很浅的球窝关节，与韧带肌肉相结合。肩关节是全身关节中最灵活的关节，可作屈伸、收展、旋内、旋外以及环绕运动，由于过度使用肩关节或肩关节周围的肌肉因某种原因而受损，致使肩膀酸痛。

治疗肩关节疼痛在肩周炎一节中已经介绍了一些方法，下面介绍一下针对肩关节疼痛的足底按摩法（图9－23）。右肩的反射区位于右足小趾根部稍上方的趾骨往外凸起部分，左肩反射区在左足上述部位。可以用拇指指腹对肩关节的反射区进行揉按或点按，直至有酸麻胀痛的感觉产生。

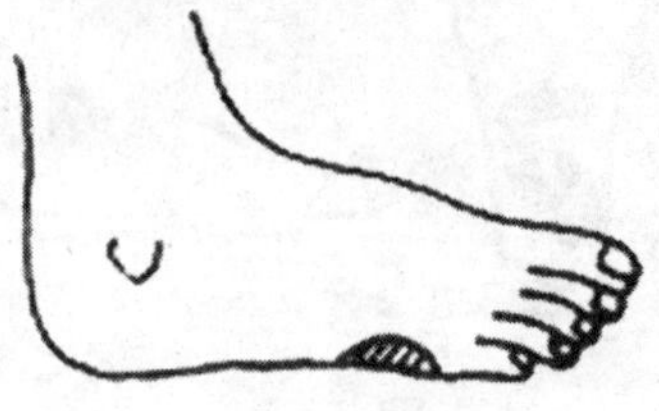

图 9－23

另外，肩膀、手臂的反射区与同侧的髋关节和骨盆带反射区有密切关系，可以同时仔细按摩这些部位。肩部在手上的反射区是在食指及无名指根部的中间，可在这两手指根部作轮状摩擦。

（2）肩胛骨痛。肩胛骨与肱骨头连结构成肩关节，肩胛骨发生障碍时，肩膀和手肘都会感觉疼痛和麻木，甚至手肘上举困难。

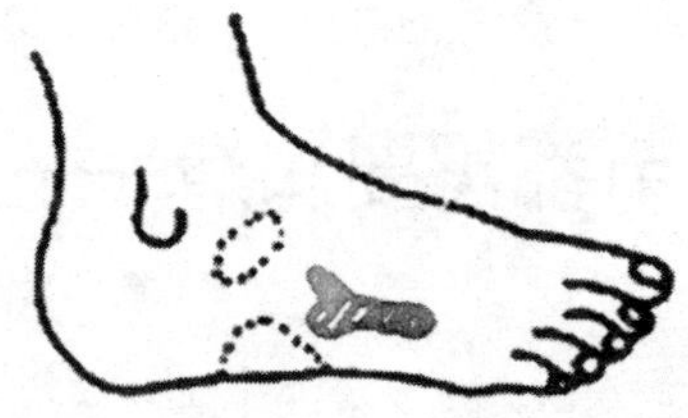

图 9－24

治疗肩胛骨的疼痛可选上述治疗肩颈疼痛的一些方法，也可以用足底按摩法进行治疗（图 9－24）。按摩的重点位置是足外侧的“肩胛骨反射区”，在足小趾与足四趾之间的后方是内耳反射区，在内耳反射区后方便是肩胛骨反射区。对肩胛骨的反射区可以用手指指腹或手指指关节进行揉按或压按，从足趾方向向足跟进行按摩，力度稍大，以病患者的承受力为准。

在手指食指与无名指的指掌关节背侧，是肩部反射区，进行反复揉搓也可缓解肩胛骨痛。

（3）肘关节痛。肘关节是铰链式关节，主要进行屈伸运动。在充分活动手臂的过程中，由于过分刺激肘关节，在超过肘关节活动范围之后，就会使关节周围发生病变，随之发生肘关节功能障碍。如果症状不严重，只要按摩足部的“肘关节反射区”就可以了（图 9－25）。“肘关节反射区”位于两足外侧的肩膀反射区与膝臀反射区的中间部分，按摩手法以揉按和压按为主。在手上，食指与无名指的第一、二指关节处相当于肘部，可配合足部的肘关节反射区进行按摩。严重的肘关节病变要到医院及时诊治。

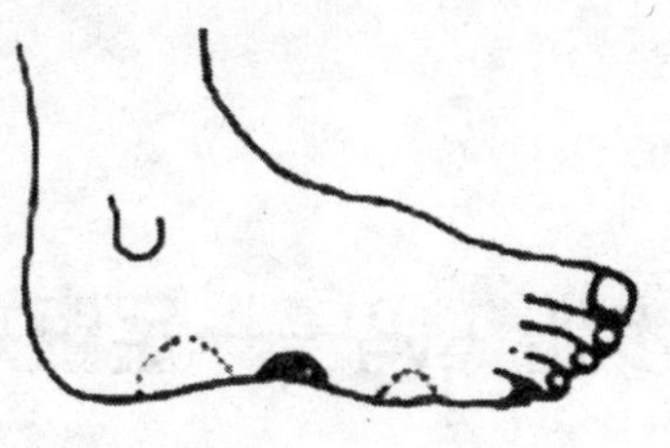

图 9－25

（4）髋关节疼。髋关节是负荷全身的重心所在，与身体行动的关系最为密切。虽然较少发生运动障碍，但却时常发生髋关节本身的障碍及其周围的疼痛。

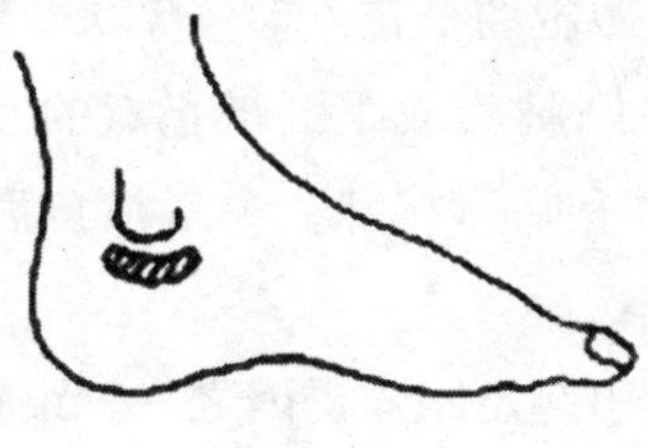

图 9－26

足底按摩治疗髋关节疼痛，也是按压其反射区。右髋关节的反射区在右足、腓骨下端外踝的下方向内凹陷处，左髋关节反射区在左足的上述部位，只要充分按摩便可（图 9－26）。髋部在手上的反射区分别位于拇指、小指的掌指关节处，利用下病上治的原理也可见效。

（5）膝关节痛。膝关节是人体最大最复杂的关节，主要作屈伸运动，容易发生故障而不易修复。膝盖受伤是运动员的常见病，膝盖疼痛多是老化的表现。

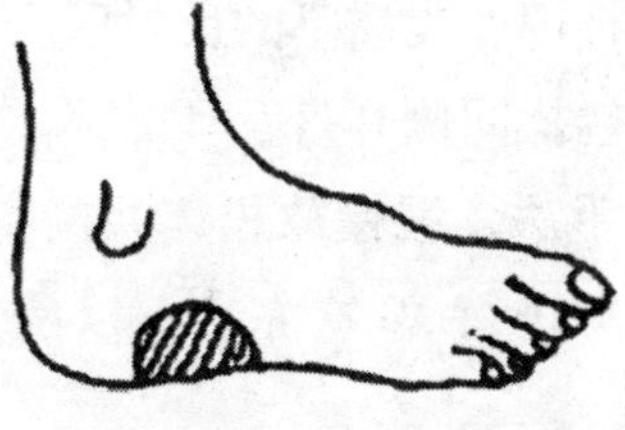

图 9－27

按摩足底，也可以治疗膝关节疼痛（图 9－27）。膝关节在足底的反射区寻找方法是，从足的外侧朝小趾方向摸下去，在连接踝骨和跖骨的凹陷处就是反射区所在，即肘关节反射区的后方。右膝的反射区在左足，左膝的反射区在右足，要反复按摩膝关节坚持进行治疗。膝关节在手上的反射部位是在手拇指和小指的第一、二节间关节处，可用另一手旋转揉搓进行按摩。

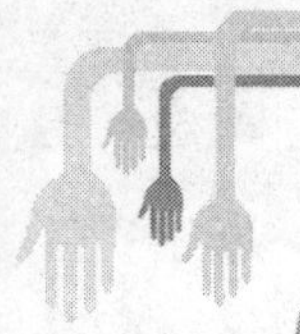

9. 你能健步如飞吗——足跟痛的调理法

足跟痛是常见的临床症状，通常是由于足跟的骨质、关节、滑囊、筋膜等处病变引起的疾病，往往发生于久立或行走工作者，多由长期、慢性轻伤引起。引起足跟痛常见的疾病有下列几种，多见的是跟骨刺，它是由于跖腱膜和跖短屈肌或跟腱的不断牵拉所致。在跟腱的抵止点形成尖状骨质增生，称跟骨刺。骨刺尖端多与跖腱膜的方向一致。跖腱膜或跟腱抵止点的慢性炎症是造成跟骨痛的病因，所以有时没有跟骨刺也有临床症状，炎症治愈后虽有骨刺存在，但无疼痛感觉。

其次，跟腱周围炎也是引起足跟痛诱因之一。跟腱周围炎是跟腱抵止部的腱周组织，因外伤或慢性劳损，致使跟腱疼痛、肿胀、发热和活动受限。当关节伸屈活动时局部有摩擦感，用力活动时疼痛加重。

再次，跟部滑囊炎也是引起足跟痛的常见疾病。跟部滑囊炎是由于穿硬鞋的摩擦或受外伤，使跟骨下或跟骨后方以及跟腱前方滑囊发生炎症。局部可出现疼痛、肿胀或压痛，有时皮肤发红、发热。此外，足跟脂肪纤维垫炎也可造成足跟痛。

针对足跟痛的耳部按摩

在耳部取跟、肾、肝、神门、皮质下的反射区。

首先，清洁耳部，双手轻揉同侧耳舟及耳廓部，由下至上按摩，反复进行多次，在相应的反射区域加重手法，缓慢放松，共按摩 10 分钟左右。可以用线香灸跟、肾、肝的反射区，反复进行 10 次左右，以承受能力为限度，至局部出现红晕为最佳，双耳交替进行。

其次，用手指长时间点按神门部，时间约为 3 分钟左右，直至局部发红，出现热胀感为止。

最后，对各穴位及反射区进行轻柔，每个部位进行 5 次左右，持续 10 分钟。按摩力度由轻到重，再由重到轻，双耳交替进行按摩。

针对足跟痛的足部按摩

首先，用热水泡脚进行放松，然后依次对肾、输尿管和膀胱的反射区进行揉按或推按，以局部有热胀感为宜。然后用拇指点按生殖腺、内尾骨、外尾骨反射区，直至出现轻微疼痛感。用拇指由外向内推肾反射区，这样可以促进按摩后机体的新陈代谢，并可迅速将废物排出体外。再用拇指指腹按揉足跟部的压痛点及其周围区域，拿捏小腿后侧腓肠肌，最后擦热足跟并热敷进行全足的放松。

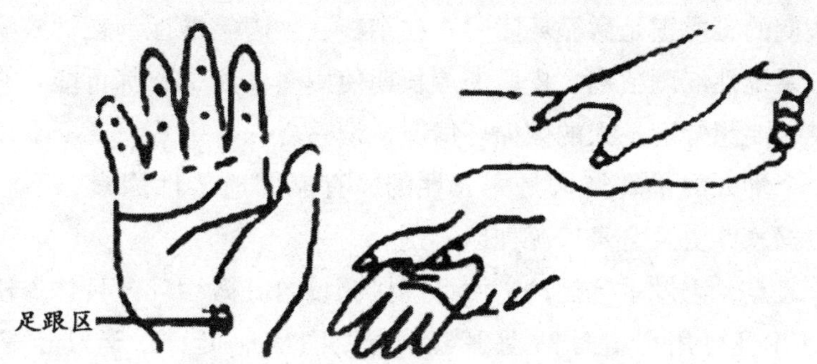

图 9－28

按摩足跟部可以使局部血液循环通畅，活血化淤，使慢性炎症消失。根据手、足同源的理论，应用下病上治的方法，通过对手部穴位揉压治疗也能达到同样的效果。主要用手掌后方的“足腿区”反复揉按或用香烟灸治（图 9－28）。此外，把中药“川芎”研成细末，装在布口袋里，每日踩在足跟部治疗足跟痛效果也很显著，不妨试用。另外注意避免足部受凉也是必要的。

10. 红白相间的“肝掌”很恼人——手掌红斑的调理法

手掌红斑是指手掌上有红色及白色相间的斑点，这是全身血液循环不通畅，气虚血淤的表现。主要症状表现为：手掌皮肤很薄，没有弹性，在手掌上布满红色呈网状的斑点，网眼中是白色斑点。

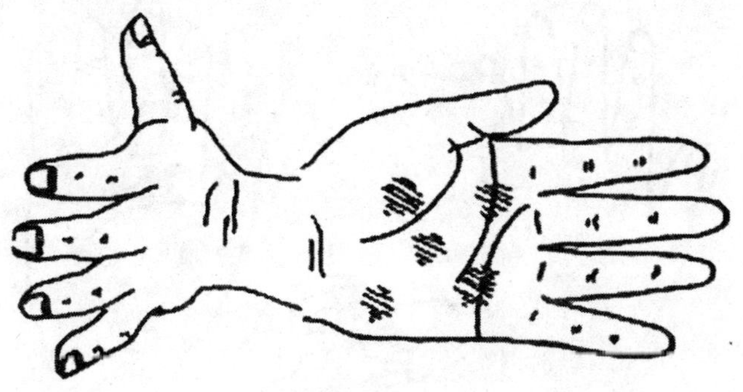

图 9－29

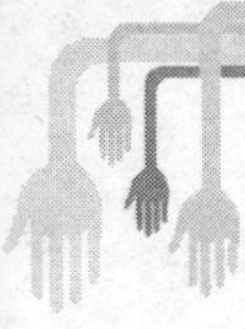

肝硬化的病人，由于肝功能减退，血中的雌激素增加，使周围毛细血管扩张，而出现了“肝掌”，就是手掌上有红白相间的斑点，此症可同时伴有蜘蛛痣。这种皮肤病变的实质正是微循环障碍。在结核、肿瘤等慢性消耗性疾病或长期卧床的病人、系统性红斑狼疮、皮肌炎等长期使用激素者中，都可能有手掌红斑的出现。可见，要想知道某人的微循环情况，请察看一下手掌，便可略知一二。

当然，个别人的手掌红斑是先天性的，有家族遗传性因素，不标志内脏有病，需要根据家族史及全身情况加以鉴别。

手掌有斑点，需做手掌运动，便可间接调整内脏微循环。具体方法是每日双手合掌摩擦并且可用保健球活动手掌，或做“伏地挺身”运动也是个好办法(图9－29)。“伏地挺身”运动时必须整个手掌全面受压，一方面可以促进手掌及内脏的血液循环，另一方面它是一种强身健体的良好运动项目。如果持之以恒，会收到良效。

11. 告别不正常的皮肤角化——手掌局限性角化

手掌局限性角化就是手掌长茧，这是内脏机能不良的现象。

茧，医学上叫“胼胝”，或称为局限性角化过度，是皮肤上发硬肥厚的黄色硬块，用水泡后变软，可用刀刮下。通常是由于机械性摩擦所造成的，所以经常生长在摩擦着力的地方，皮肤科医生称其为物理性皮肤病。握锄杆的农民、挥铁锹的工人，手茧多长在手掌前方，作家手茧长在拇指或中指上，叫“笔茧”，弹吉他的人茧长在五指的指尖上，穿高跟皮鞋的女性，茧长在前足跖。这种现象是正常的，也是机体的一种正常的、保护性机制，在经常摩擦处皮肤上的角质层会反应性地增厚，以便抵抗外力的摩擦，使手部的皮肤不至于被磨破。如果在非摩

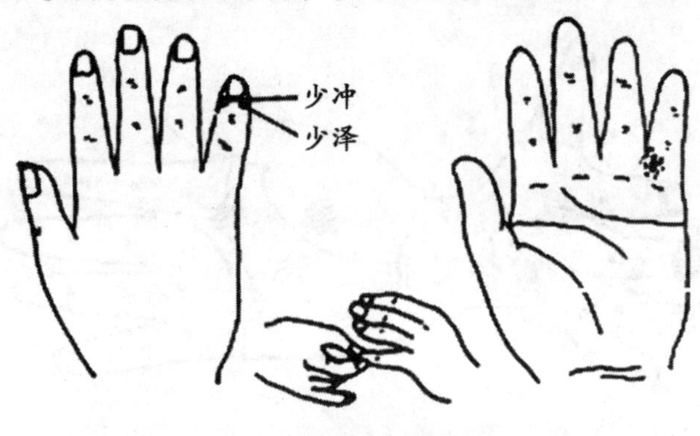

图9－30

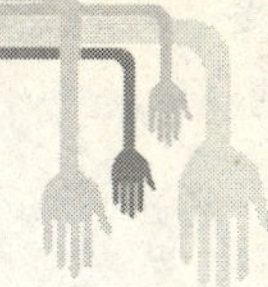

擦部位发生了角化，长了茧，那就是异常的了。

例如，小指上长茧，要从小指的经络上进行寻根探源。小指上有手少阴心经和手太阳小肠经通过。在小指的腹侧长茧这是心经有毛病的表现，显示出心脏功能欠佳。小指长茧是心脏病的信号。需要到医院作进一步检查。从自我保健的角度来说，就要经常按摩小指指甲下方的穴位，主要是少冲穴，其次是少泽穴（图9-30）指压此处穴位就可反射性地活跃该脏器的微循环，以促进其病情的缓解。

不应该长茧的部位长茧了，以及在非摩擦部位长茧，要根据其局部的经络分布，寻找所对应的脏腑的病变，再通过指压相应的穴位可以治疗相应的疾病。

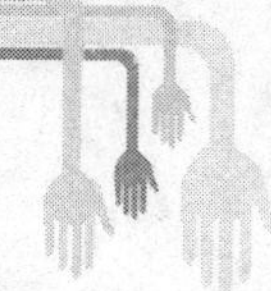

第十章 内科系统疾病及按摩调理法

1. 远离三大杀手之一——高血压的调理法

高血压分为原发性高血压和继发性高血压。原发性高血压一般称为高血压病，约占所有高血压的90%；继发性高血压又称为症状性高血压，约占高血压中的10%，它是某些疾病的症状或药物副作用的表现，如肾脏病、主动脉狭窄、妊娠高血压、不合理用药等。

高血压病是以动脉血压升高大于140/90mmHg，尤其是以舒张压持续升高为特点的慢性血管疾病，也是一种主要由于高级神经系统功能失调引起的全身性疾病。高血压病主要的病理变化是全身细小动脉在初期发生痉挛，而在后期发生硬化，可引起动脉、脑、心、肾等器官的病变，头痛、头晕、乏力等是较常见的症状。临床表现是血压升高，神经功能失调症候群，以及后期并发急性脑血管病、高血压性心脏病和肾功能不全等。高血压病多在40岁以上发病，发病率女性绝经期前低于男性，之后高于男性。高血压病早期多无明显症状，常在体检时才发现血压升高。平时可能出现头痛、头晕、耳鸣、健忘、失眠、乏力、心悸等现象，症状轻重与血压高低不成比例。

无论是原发性的高血压还是继发性的高血压，开始时往往不易被发现，尤其是有些中年家庭妇女，不常作健康体检，虽然有时出现头痛、肩酸、耳鸣等症状，常常不被注意，结果导致恶化。

一旦患有高血压病，应采取适当的预防护理措施，注意适当休息，症状严重者，一定要卧床休息，需要有人陪伴以免发生意外；注意生活规律及饮食习惯的调整，避免突然、强烈头部运动。参加适当的体育锻炼和体力劳动；注意劳逸结合，生活规律，饮食有节，保持身心愉快，避免情绪激动。

人体手背上有三个重要穴位，这三个穴位对测试、治疗高血压有非常好的效果。

定期去医疗机构测量血压当然好，但是如果条件不允许，我们也可以自己测试。测试的方法主要是通过观察手指，来辨别是否出现高血压的征兆。一般情况下，中医诊脉都是用手腕处的桡动脉。除手腕处的脉搏可以预告身体异常外，手背上也有三个穴位，这就是“阳溪穴”、“合谷穴”、“落零五”。这三个穴位的搏动实际上是桡动脉搏动的延续，一般情况下感觉不到搏动。当血压增高时，这些部位就可以触到搏动。随着血压的升高，脉搏的跳动也越发有力，末梢处的血管也会产生搏动。当高压达到160～180毫米汞柱时，手腕处的阳溪穴、手背上的合谷穴处的血管搏动就更高，落零五穴也会有较明显的搏动。

阳溪穴的位置是当拇食指叉开或拇指向上翘起时，在拇指直下的手腕部，出现了两条筋与两骨所构成的凹窝，阳溪穴就在这个凹窝的正当中，此处可有压痛。

合谷穴是在拇指与食指张成“V”字型的底部。但专家们认为不限定于那个地方，可在那一区域找出压痛点，这个压痛点就是合谷穴。

落零五的位置也在手背上，大约在食指与中指的掌指关节向下推沿的一个压痛点。找到三个反应血压的穴位后，用拇指指腹轻按穴位，不要用力过强，否则容易抑制搏动。轻按穴位时要注意脉搏跳动的情形，如果跳动得又强又急，就说明血压很高，有必要到医院进一步检查血压和心脏。

平时通过这三个穴位可以诊断高血压，也可以治疗高血压。末梢部位触到搏动越明显则病情越严重，说明血压很高。用这三个穴位治疗高血压时，是看哪里有搏动就刺激哪里，刺激时用力要稍强些，甚至要达到刺痛的程度。可以指压，也可以用10根牙签捆在一起，用尖端刺激手背，直到发红为止，不可刺破皮肤，一天两次刺激治疗。这三个穴位都可以刺激，随搏动的位置不同而转移，但是无论反应点在哪里，除了刺激有反应的穴位外，都要刺激合谷穴。合谷穴能安神镇静，对于高血压的神经精神性因素有很大的作用。

肘臂上同样有对治疗高血压有奇效的穴位，经常按摩这些穴位，能够有效防止血压升高。

使血压降低有效的穴位之一是“少海穴”，其次是“郄门穴”，相继刺激这两个穴位，可收到良好的效果。少海穴是手少阴心经上的主要穴位，郄门穴是手厥阴心包经的穴位，都与心脏血管神经有密切的关系。

少海穴在肘内侧，轻轻弯曲肘关节，使其产生肘横纹，向横纹的内侧即小指侧延伸，可以摸到一块突起的骨头，在此处有一可容一指宽的凹陷，这就是少海穴。轻压少海穴，会有疼痛的感觉。此处的感觉比其他部位特殊，可按压周围，加以比较，便可找到准确的位置。郄门穴的位置在前臂中央，它没有解剖标志，所以寻找的时候必须正确地测量距离，让手掌向上，掌后第一横纹的正中直上五寸，在两筋的中间就是郄门穴（图10－1）。在少海穴与郄门穴上，用按摩棒按压，相当于针灸的效果。也可以用类似的器械代替。先刺激少海穴2～3分钟，不可太用力，否则会感到疼痛，令人难以忍受。接着，以同样的方法按压郄门穴2～3分钟，两臂交换进行，共10分钟，每日一次。只要持之以恒，必可降低血压。由于个体差异的不同，有时即使血压降低了，也不一定会感觉出来，这样可以配合血压计测量。只有天天做，有耐心，有信心，对降低血压才有效果。

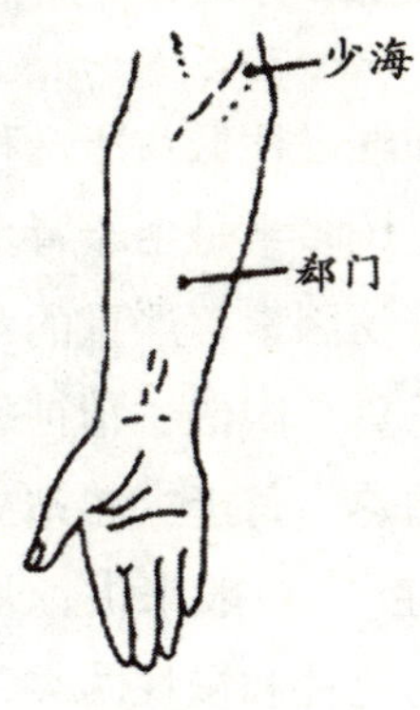

图10－1

足部全息反射区是非常重要的，足底按摩能够防止许多疾病，高血压也包括在内。

首先要充分刺激足底，就是用拳头充分摩擦足底，或者是轻敲足底1～2分钟。其次是按摩治疗高血压的相应反射区（图10－2）。再按摩束骨穴、足26、前后隐珠穴。束骨穴位于小趾外侧第五跖骨小头后下方的赤白肉际；足26，是经外奇穴，在册趾与第二趾交界的后方的第一、二跖骨头之间；前后隐珠穴位于足跖部，涌泉穴前后各0.5寸处（图10－2、10－3、10－4）。

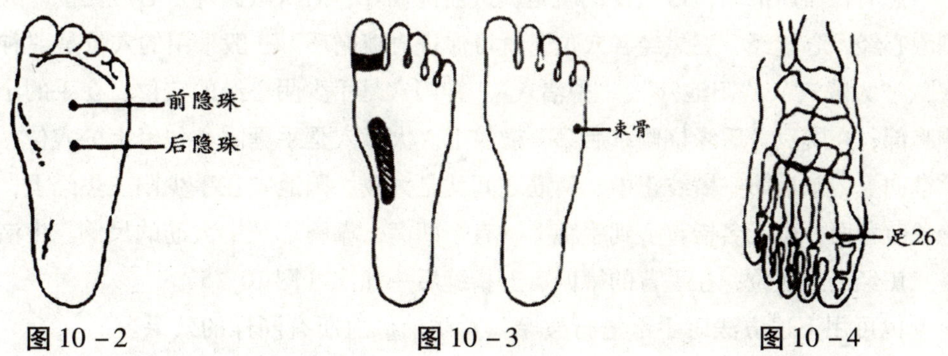

图10－2　　图10－3　　图10－4

足底的神经非常丰富，如果神经功能正常，全身的血管反射即可维持正常，对抑制血压的升高非常有效。如果血管有脆弱、硬化、丧失弹性的现象，就会增加心脏负担，甚至使之不胜负荷。我们刺激足底，可以使血管增加弹性，也就是

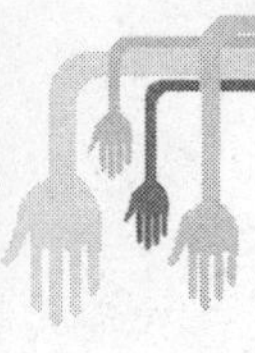

间接地帮助心脏，从而使血压正常化。按摩足底反射区和穴位，可以反射性地使血压调节中枢的功能稳定下来，从而产生降低血压的效果。

2. 不用与高血压中和——低血压的调理法

低血压分原发性低血压和继发性低血压两种。原发性低血压原因不明，可能有遗传性因素；而继发性低血压多半是由于肾上腺功能低下、脑下垂体前叶功能不足、甲状腺功能低下等内分泌因素，严重的营养不良、贫血也是主要原因。低血压的人，多有手足发冷、头重、困倦、精神疲劳、晕眩、食欲不振、情绪低落及虚脱感等症状，同时喜冷怕热，每逢突然站立时，会有晕眩感，甚至昏倒，所以，又称为“直立性低血压症”。一般来讲，凡高压在100毫米汞柱以下者，称为低血压症。低血压病可分为急性和慢性两类，急性常表现为晕厥和休克；慢性低血压有原发性低血压、特发性体位性低血压与继发性低血压3种类型。

原发性低血压多见于体质较瘦弱者，女性多见，可有家族遗传倾向，多数无自觉症状，仅于体检时发现，少数患者则有易疲倦、头痛、头晕、目眩、四肢酸软无力、食欲不振，心悸或心前区不适等；特发性体位性低血压常见于中年以上患者，于站立时逐渐发生虚弱感、头晕、眼花、腿软、眩晕及至晕厥，一般无明显原因；继发性低血压，病因明确，常见于脊髓疾病、急性传染病恢复期、内分泌疾病、慢性消耗性疾病与营养不良、心血管疾病、降压药和镇静药的应用等方面。

患有低血压的人，最重要的就是促进血液循环，活跃微循环及心脏功能。通过刺激心经、心包经、三焦经各穴位，就可促进血液循环。一般采用的穴位是“神门穴”、“大陵穴”、“阳池穴”、“中渚穴”。神门穴是手少阴心经的穴位，在手的小指侧腕部，在豌豆骨后缘桡侧掌后第一横纹上。大陵穴是手厥阴心包经上的穴位，当手掌向上，掌后第一横纹正中、两筋之间就是大陵。阳池穴在手少阳三焦经上，在腕关节背面，由无名指直上到手腕上，有个凹窝，靠腕部正中大筋的尺侧。中渚穴是三焦经上的穴位，在手背的第四、五指缝后一寸许（图10－5）。

也可用下述方法对手部进行按摩，对防治低血压有同样的效果。

首先用拇指或圆珠笔端点按内关穴、神门穴、合谷穴、关冲穴、阳池穴，每个穴位点按2分钟左右。然后用拇指按揉或推按大脑、肾上腺、肾、输尿管、膀胱、平衡器官、肺反射区，最后按揉肾穴、头穴、心肺穴、生殖穴等各点2分钟左右。

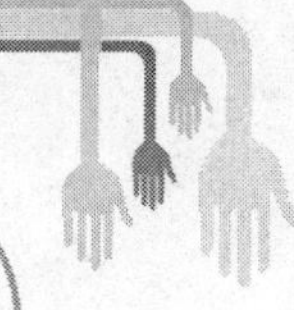

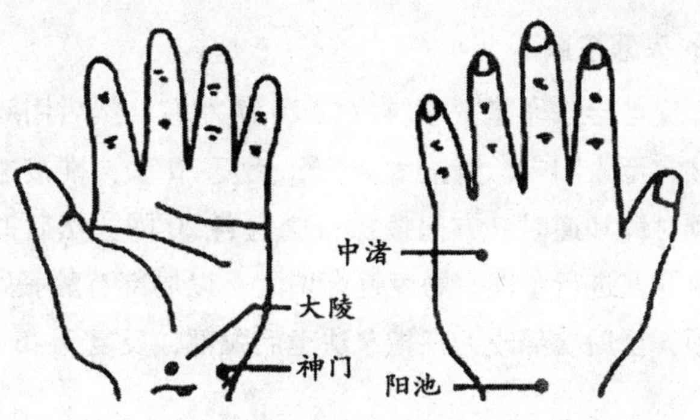

图 10－5

经常进行足底到小腿的适度按摩也可以治疗低血压。按摩足底时，可以按摩太溪穴、照海穴，要反复地用中指在足心部及反射区进行按摩（图 10－6）。也可以双足平放着地，而将足跗趾尖翘起，反复做 30 次可解除身体困倦、晕眩、直立性眩晕等。做原地踏步及垫起足尖的运动，也可以有同样的效果。

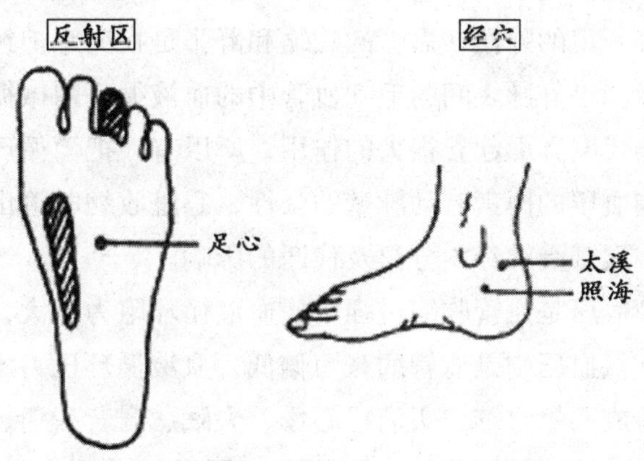

图 10－6

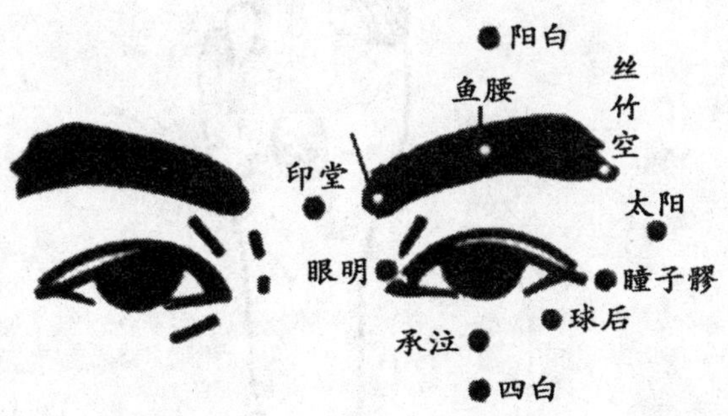

图 10－7

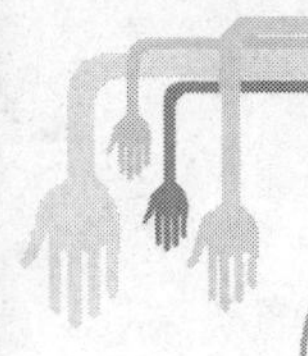

针对低血压的头部按摩

双手拇指指腹交替推按印堂穴至神庭穴20次左右。然后用双手拇指螺纹面分抹攒竹穴，经鱼腰穴至太阳穴，点按太阳穴，反复20次，推按速度不宜过快，力度不宜过大。按顺时针和逆时针方向按揉百会穴各20圈。然后拇指指端点按人中穴、承浆穴再对风池穴进行拿捏，力度逐渐增大，以局部有酸胀感为佳。最后由前向后用五指拿头顶，至后枕部改为三指拿法至后颈部，反复3~5次。（图10-7）

3. 血压不再忽高忽低——血压失衡的调理法

人体的心脏像一座强有力的泵站，可以将血液压向全身各个部位。血液在心脏的推动下，循环到全身各个角落，而血管的收缩及扩张作用也能帮助血液循环。血管本身具有一定的弹性，血管的收缩和舒张是在交感神经的调节下有规律地运行的。小动脉和小静脉之间的毛细血管中的血液循环叫微循环，微循环在调节血压、维持人体代谢方面起着很大的作用，所以有人把微循环称为人体的第二心脏。可见，影响血压的因素有动脉壁的弹性，心脏收缩时输出的血液量，还有外周阻力。这些因素都受神经内分泌及代谢的影响。

一般说来，高血压是血管收缩过强，使血液循环阻力过大，使得末梢血管的微循环发生障碍。低血压则是血管的张力偏低，血液循环压力不足，使末梢血液无力循环，结果造成头晕目眩、头痛、心悸、失眠、肩背酸痛、手足冰冷等血液循环不良的症状。中国医学记载的“肝阳”、“肝风”、“肝火”，包括了本病的一系列症状，认为血压异常与肝肾阴阳平衡失调密切相关。

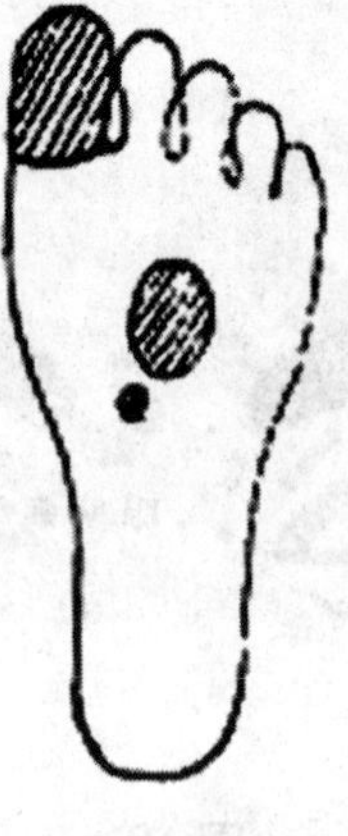

图10-8

在手指上有调节血压的穴位，如少商穴、商阳穴、中冲穴、关冲穴、少冲穴、少泽穴等，刺激这些穴位可调节微循环，要充分地揉搓和按压指（趾）尖，因为指（趾）尖是微循环突出表现之处。对于手指尖、足趾尖的按摩刺激就可以调节微循环，从而起到安定血压的作用。

安定血压也可以进行足底按摩，采用头、颈、心脏、腹腔神经丛的反射区域。另外，还可采用上肢带、肾脏、生殖器、脊椎、消化系统、内分泌系统。这种治疗方法无论对是高血压还是低血压都有效（图 10－8）。

除此之外，胸口的“膻中穴”也是安定血压的穴位。膻中穴在胸骨正中线，两乳头之间的地方。如果是妇女，由于乳头下垂，可取胸骨正中线上与第 4、5 肋间平齐的地方。

4. 时刻惦记着厕所在哪里——腹泻的调理法

腹泻，给人们的工作和生活带来很多不便，尤其是慢性腹泻，不是一天两天就可以结束的，如果不用上班工作，只是留在家里还比较好，但是人们不可能几天不出门，不上班不工作，所以离开家门以后总要十分惦记着厕所的位置。

引起腹泻的原因很多。胃酸分泌过少或过多可引起胃原性腹泻；肠道炎症、肿瘤、消化不良、吸收障碍、食物中毒、化学品中毒、药物作用、肠变应性病等可引起肠原性腹泻；甲亢、慢性肾上腺皮质功能减退症等可引起内分泌失常性腹泻；肠道激惹综合征、情绪性腹泻能够导致功能性腹泻。此外，因饮食过量，暴饮暴食，食物污染酸败等导致的腹泻多为急性胃肠炎，针对病因进行治疗会很快痊愈。而长期慢性腹泻最困扰人，每天多次且伴随腹痛、恶心、上腹胀满。其中以慢性非特异性结肠炎多见，列为第二位的是过敏性结肠炎，病人可去医院就

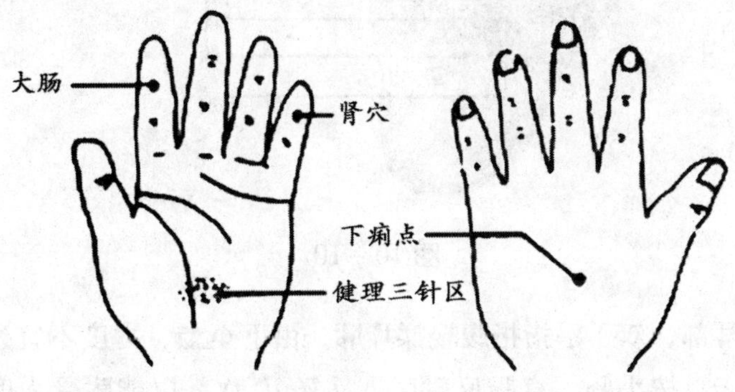

图 10－9

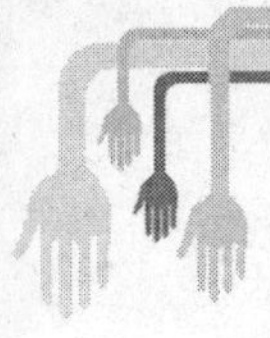

医，以便排除肠道的慢性感染，得出一个确切的诊断。

腹泻时排便次数多于平时，并且粪便稀薄，含有过多的水分或脂肪，这是常见的消化系统疾病的症状之一。腹泻的发病基础是胃肠道的分泌、消化、吸收和运动等功能障碍，以致分泌量增加，消化不完全，吸收量减少或动力加速等，最终导致粪便稀薄，次数增加而形成腹泻。慢性腹泻是消化系统疾病中的常见疾病。病程在两个月以上的腹泻或间歇期在 2～4 周内的复发性腹泻称之为慢性腹泻。

为了彻底消除腹泻的烦恼，最有效的按摩治疗方法是按摩手背正中的“下痢点”，下痢点在手背正中的胸腹区中（图 10－9），下痢点是治疗腹泻的特效穴，当感到马上就要排便时，立即用手指压下痢点，反复按摩，可以马上去除便意。其次有效果的治疗穴位是手掌内下方的“健理三针区”。还有“大肠穴”、“肾穴”。大肠穴在食指第一关节的手掌侧面，是手阳明大肠经上的穴位；肾穴在小指第一关节的手掌侧面，是手太阳小肠经上的穴位。无论是大肠还是小肠都可调节消化，反复刺激这些穴位，使肠道功能正常，血液循环良好，腹泻自然痊愈。刺激的方法可以指压按摩，也可以用香烟头灸治。

针对腹泻的耳部按摩

在耳部取直肠、脾、胃、肝、胰、十二指肠、小肠、升结肠、横结肠、降结肠、乙状结肠、神门等反射区和穴位。

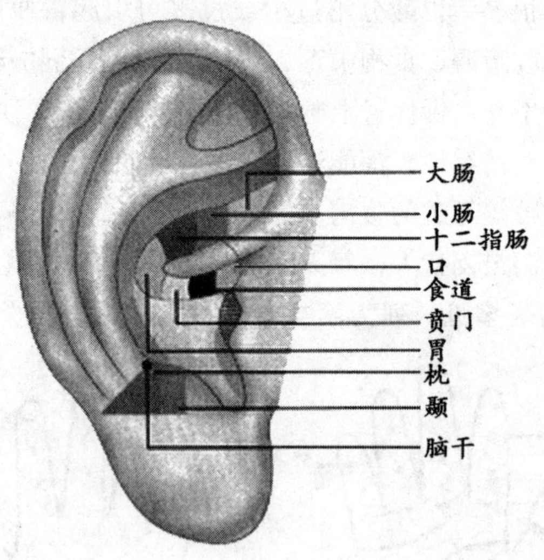

图 10－10

首先清洁耳部，双手手指指腹轻揉耳廓，由下至上，力度不宜过大，直至耳廓红润。用发卡点按小肠、直肠反射区，反复 10 次，以能耐受为度，双耳交替进行按摩。然后用食指端或发卡后端点按胃、脾、肝、胰、十二指肠、升结肠、横结肠、降结肠、乙状结肠反射区，时间以2分钟左右为宜，不宜太长。再用发卡后端点按神门反射区，缓慢用力，至局部皮肤红润。最后用拇指和食指指腹反复轻揉上述反射区和穴位，按摩力度由轻到重，再由重到轻，进行均匀有渗透力的按摩，双耳交替进行，放松耳部。

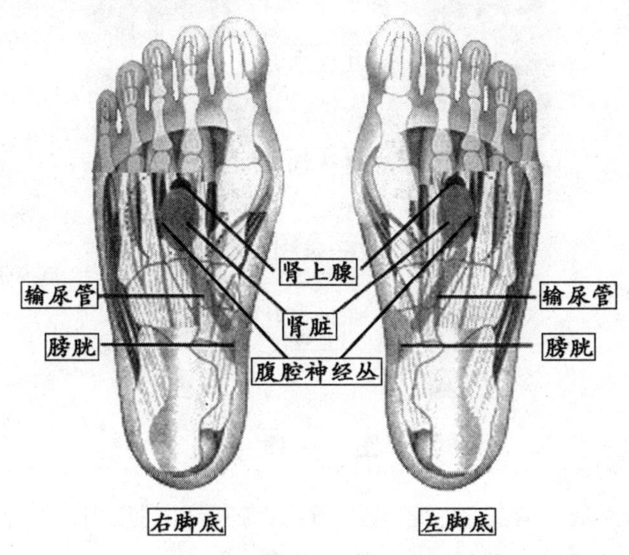

图10－11

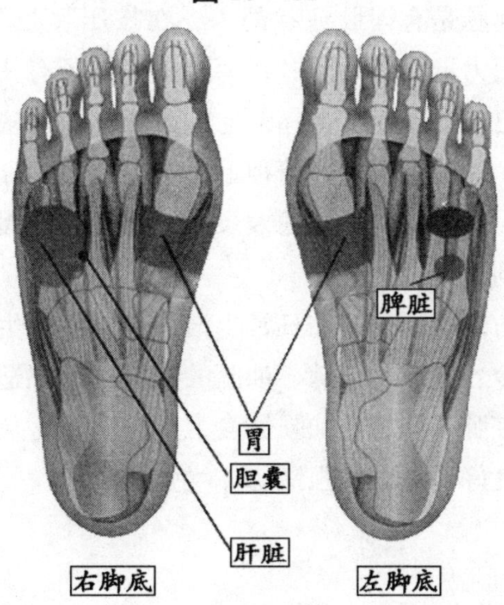

图10－12

针对腹泻的足部按摩

食指关节压刮腹腔神经丛、肾、肾上腺、输尿管、膀胱、尿道、胃、胰、脾、肝、胆反射区，其中胃反射区可用双食指压刮法。（图10－11、10－12）然后用拳刮法刺激小肠反射区，然后用拳背面叩击此反射区。再用拇指压推十二指

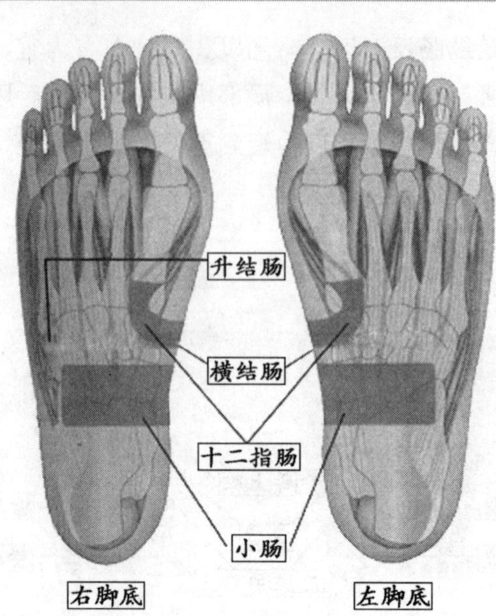

图 10－13

肠、升结肠、横结肠、降结肠、乙状结肠及直肠、肛门反射区、下腹部、生殖腺反射区足背上、下身淋巴反射区。（图 10－13）

按摩时应注意的问题是有泻肚症状的人，在按压腹腔神经丛时会感到疼痛，因此，应以指边稍加用力地揉压。同时，泻肚也和胃肠有关，因此，也应将胃肠部分、十二指肠及淋巴腺的反射区带仔细地刺激揉摩，这些区带若轻刺激是无效的，不痛也是无效的。一般生理上或精神上所引起的腹泻和慢性腹泻，使用手足反射刺激疗法治疗后，就能收到很好的效果。尤其是急性腹泻，使用手足反射刺激治疗法治疗，能收到速效。

除上述按摩方法防治腹泻外，在日常生活中也应注意生活习惯来防治腹泻的发生。如进食时忌生冷、温燥、辛辣、油腻的食物；寒温适宜，注意保暖，保持心情舒畅，急性腹泻宜卧床休息；加强饮食卫生，防止病从口入，养成定时定量饮食和品种多样化的良好习惯；加强锻炼，增强体质。

5. 入厕不便让人很担心——便秘的调理法

便秘和腹泻表面上是完全相反的两个临床症状，但根本原因都是肠道功能异常所致。如果肠道中的食物在大肠中滞留时间过长，水分被过度吸收，使大便干燥硬化，就会便秘。

便秘可以是其他许多疾病的一个伴随症状，也可以视为一个独立的疾病。影响排便过程的因素很多，其中重要原因有运动不足、体质虚弱、进食过少、食物过于精细而少残渣、摄取纤维素过少、偏食甜食、肠道梗阻、内脏下垂、结肠张力过低蠕动无力、乙状结肠过度的和不规则的痉挛性收缩，以及腹肌、胸肌、肛提肌及肠壁平滑肌收缩减弱等。

便秘按有无器质性病变，而分为功能性便秘（又称单纯性或习惯性便秘）和器质性便秘。患者常以粪便干结、排便费力或2～3天排便1次为主诉，可伴腹痛、腹胀，食欲差、恶心，疲乏无力，头痛、眩晕，口苦、失眠等症状。体检时常可在降结肠和乙状结肠部位触及粪便及痉挛的肠段。粪便在肠腔内滞留过久，内含水分被大量吸收，粪质干燥，秘结不通，排便间隔延长，日久，虽有便意而排出困难，这里所谈到的就是非器质性的习惯性便秘。

便秘给人带来很大痛苦，粪便积久排泄不出，其中的毒素被吸收，使人感觉头晕无力、恶心、腹痛、腹胀、食欲不振。时间长了，还有因此而患结肠癌的，甚至于引起痔、肛裂等肛肠疾病者就更多了，当然，便秘也会影响人的寿命。

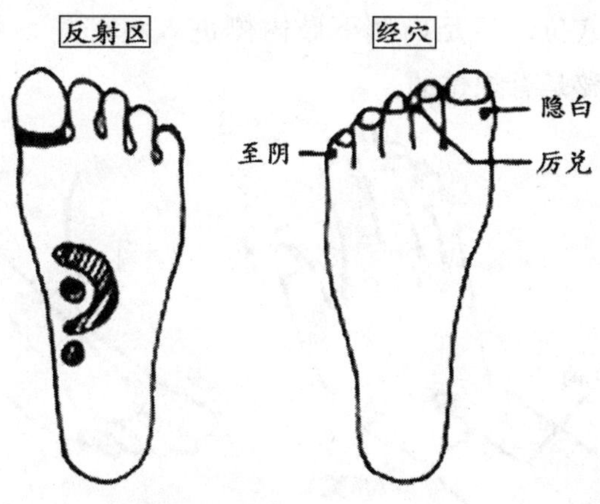

图 10－14

经常出现腹泻或便秘的人，大多是扁平足。因为足心是肠管的反射区，所以可采用足底按摩来调节肠管的微循环。首先要对足底进行十分钟的基本按摩，然后按摩小肠、大肠、肛门器官在足底的反射区，如果有压痛，则按摩到疼痛消失为止。除此之外还要按摩足踇趾的根部，因为趾部为肝经及脾经的通道，接着要按摩脾、胃、膀胱三经。踇趾甲内侧的“隐白穴”是足太阴脾经井穴，第二踇趾甲外侧的“厉兑穴”是足阳明胃经的井穴，小趾甲外侧“至阴穴”是足太阳膀胱经的井穴。对这三条经络可以轻擦或指压井穴，也可以用香烟头灸治（图 10－14）。如果是腹泻也可以刺激足太阴脾经上的太白穴、三阴交（小腿内下方）和膀胱经上的阳陵泉（小腿外上方）（图 10－15）。

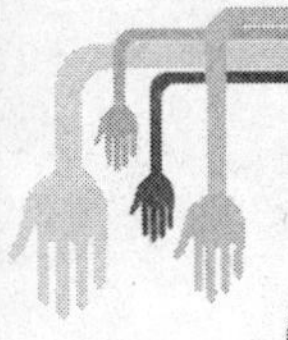

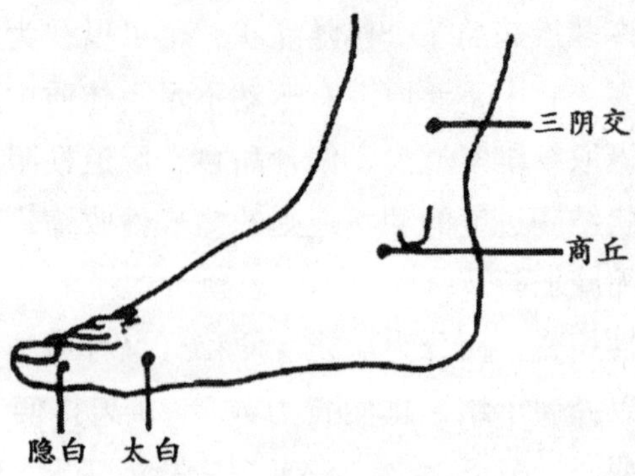

图 10－15

治疗便秘的方法很多，但对体力较差、容易疲劳属于结肠收缩无力的便秘患者，特别有效的办法还是按压足底的“公孙穴”。公孙穴的位置（图 10－16）在拇趾外侧后方，有个最突起的关节，叫第一跖趾关节，本穴在第一跖趾关节后约一寸处，第一跖骨基底内侧前下方就是公孙穴。压之，可有痛感，反复揉压，可治疗顽固性便秘。用拇指按压公孙穴 3 秒钟，稍痛即可，按压 5～6 次。公孙穴是足太阴脾经的穴位，经足内侧下肢内侧进入腹部连系肠、脾、胃、食管、舌根，所以治疗便秘是有根据的。

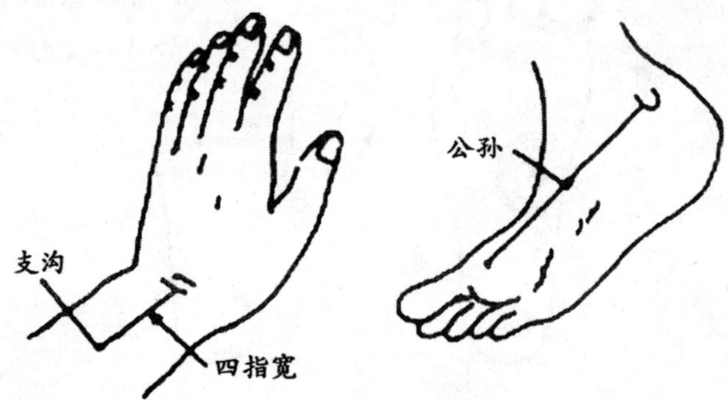

图 10－16

除了应用公孙穴外，还可配合“支沟穴”，效果更好。支沟穴的位置（图 10－16）是由腕关节背面中央直上三寸、在两根骨头缝的当中（尺骨、桡骨之间），在外关穴后方一寸外（或手腕背侧横纹后四指处）。支沟穴是手少阳三焦经上的穴位，可用于调节肠道的血管神经功能。指压支沟穴时应以四指握住手臂，拇指则垂直压下，拇指尖要陷入皮肤中才算正确。开始疼痛，一天可做数次，一旦便秘消除后，疼痛便会消失。

此外，刺激手背合谷穴、手指商阳穴（图 10－17）也有较好的效果。

人的双足上的经络与腹部联系较多，如脾经、胃经、肺经、胆经都在足上，

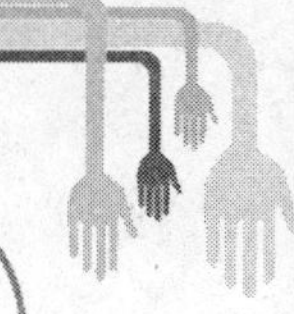

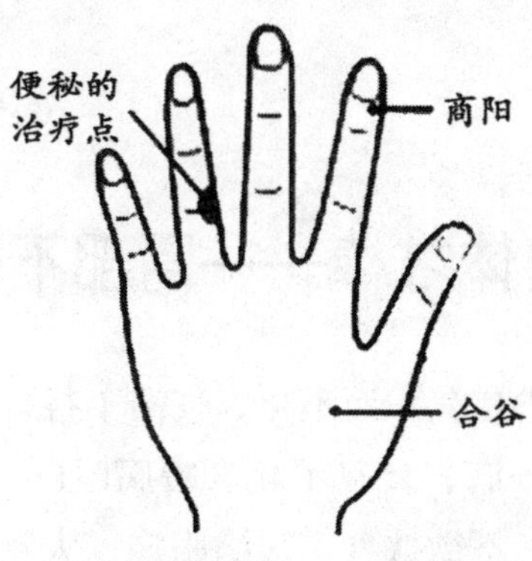

图 10-17

所以更应侧重足的按摩。对足底反射区的按摩，症状区可取大肠（特别是乙状结肠、直肠、肛门）、小肠、胆囊，相关区可取盆腔淋巴结、下部脊椎、腹腔神经丛、胃、胰、头、内分泌腺系统（图 10-18、10-19）。发生便秘的人，在按压脚底的十二指肠、胃、左脚上的乙状结肠及内踝上方的直肠等区域时，应会感到疼痛。在治疗时，除这 4 个部位外，也应把升结肠及横结肠的反射区仔细按摩。位于脚内踝上的直肠区，对便秘有立即见效的功能，用拇指腹由下往上仔细推揉，效果更佳。对胃、脾的反射区进行按摩，约 10 分钟左右。然后按摩小肠、大肠、肛门的反射区，直至疼痛消失为止。

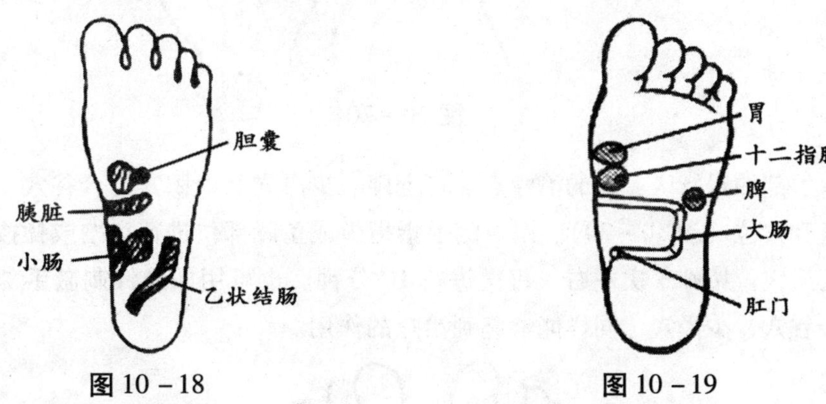

图 10-18　　图 10-19

便秘是可以预防的，最重要的是要消除引起便秘的原发疾病。在饮食上要避免煎炒、酒类、辛辣或寒凉生冷的食物，多吃蔬菜、水果、粗粮，多饮水；不可滥用泻药，以免造成对肠胃不必要的刺激；避免久坐久卧，要多进行运动，加强肛提肌的锻炼，养成定时排便的习惯；避免情绪大起大落，保持精神舒畅。

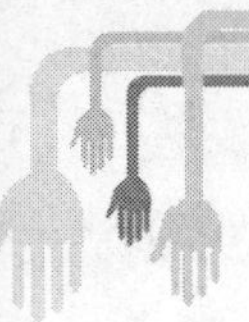

6. 胃口好身体才棒——胃部不适的调理法

由于内伤饮食、停聚中焦，积而不化，气滞不行等极易形成胃肠疾病。这种病症多以不思饮食、脘腹胀满、食谷不化、嗳腐呕吐、大便酸臭或便秘为特征。患者可见呕吐、口中酸味、不欲饮食、腹满胀痛、大便酸臭、腹痛欲便、便后痛减或见低热、舌苔厚腻、脉弦滑、指纹紫滞等症状。脾胃虚寒者可见面色萎黄、困倦无力、食则饱胀、腹满喜按、或呕逆不化、唇舌淡白、苔白厚腻、脉沉细弱或细滑、指纹淡红等症状。这些都是胃胀、胃积食的症状。

手足按摩能够有效地缓解胃胀、胃积食等症状。

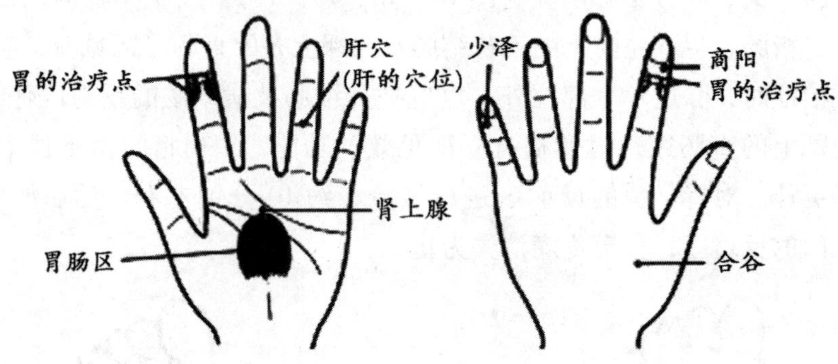

图 10－20

取手部的胃肠区、胃的治疗点、肾上腺、少泽穴、商阳穴、合谷穴、肝穴等反射区和穴位（图 10－20）。用对侧手指指腹或鱼际部位进行点按或揉按，每个反射区或穴位按摩 3 次左右，每次进行 10 分钟。也可用回形针刺激手部的商阳穴、合谷穴、少泽穴，同样能够起到治疗的作用。

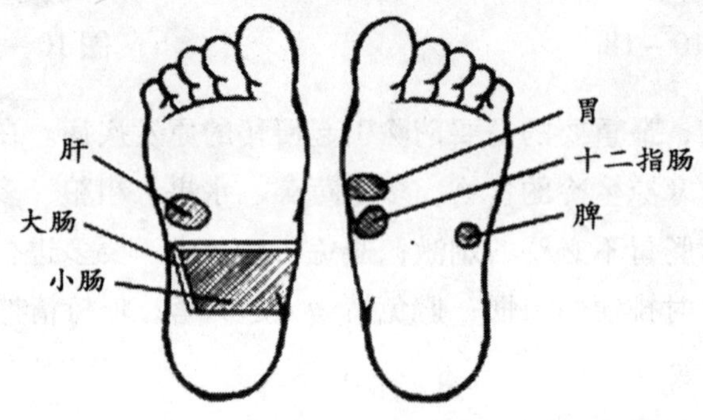

图 10－21

在足部取胃、脾、十二指肠、大肠、小肠、肝的反射区，用拇指指腹对反射区进行揉按或压按，每个反射区压按2分钟左右，反复进行3次（图10－21）。

对胃肠反射区的按摩有助于刺激肠胃的濡动，帮助消化，胃肠消化不好按摩的时间应较长才有好的效果。

除胃积食外，胃灼热也是一种常见病症，胃灼热也可称为烧心。引起胃灼热的根本原因是胃酸分泌不正常，胃酸分泌过多会逆流至食道，导致食道周围的疼痛和烧灼感。胃酸分泌不足，胃消化动力不足，食物停留在胃中也易导致烧心。

胃灼热的手部按摩治疗法

在手部取胸腹区、胃肠点、中魁穴等反射区和穴位进行按摩（图10－22）。可用拇指指腹进行揉按或压按，每个反射区或穴位按摩3分钟左右，也可将10根牙签捆绑在一起对反射区和穴位进行刺激，以不刺破皮肤、手部能够承受为限度，也可用香烟头对反射区和穴位进行灸治，同样能够达到相同的治疗效果。

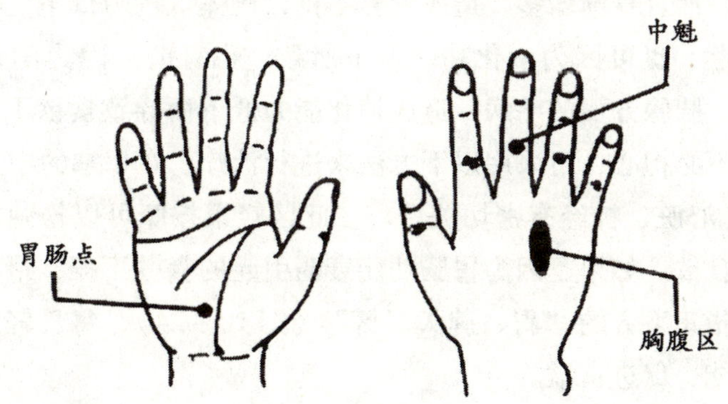

图10－22

在足底取颈、腹腔神经丛、胃、肾、食道的反射区，用拇指指腹用力进行揉按或压按（图10－23）。

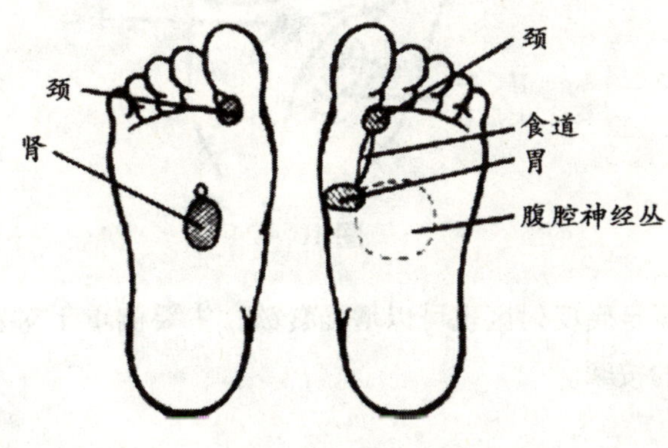

图10－23

烧心的症状产生时，人体会有强烈的不适感，这时可以按摩脚的中趾，这样能够缓解不适感。足底的颈部反射区也常被用来治疗烧心，胃酸分泌过多的人，或容易泛酸水的人，大都有颈部不适的症状，因此，矫正脖子也能对烧心进行辅助治疗。以莲蓬头对着脚底的中心部位，强力浇淋，刺激腹腔神经丛，也能减轻烧心的症状。

7. 人是铁，饭是钢——食欲不振的调理法

人们常形容食欲不振的人吃饭时像咽药那样痛苦而艰难。近几年来，中老年人，多患此病，而且日渐增多，造成营养不良，机体抵抗力低下。食欲不振可由神经性因素引起，也可因为消化功能低下所致。也有的人因为消化器官发生病变，如胆囊炎、胰腺方面的毛病，造成消化能力低下而导致食欲不振。发生以上这样的情况，不必担心，可采用以下方法来进行治疗。在手掌的中央有个“手心区”，手心区和心脏、神经有密切关系，在此区轻柔按摩可以松弛神经、消除强迫观念、促进食欲。如果是因为胃肠功能衰弱引起的食欲不振，最有效的方法就是刺激位于食指正下方的“胃、脾大肠区”（图 10－24），每日轻揉此区，可加强消化器官功能，促进食欲。

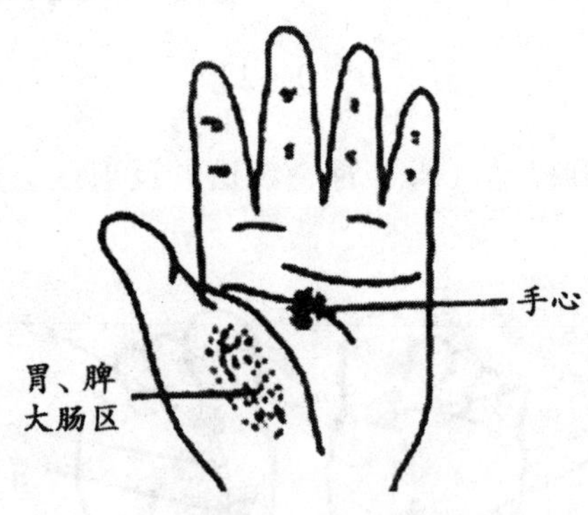

图 10－24

同样，按摩足底反射区也可以增强食欲，主要侧重于对胃、肝、肠、腹腔神经丛等反射区的按摩。

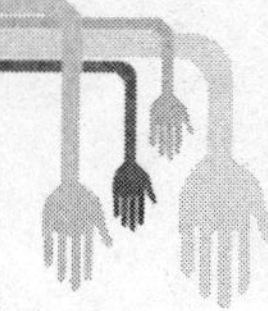

8. 吃得多不代表吃得好——消化不良的调理法

现在，许多穿高跟鞋的女性，特别是中年女性，都得了“高跟鞋性足病”，表现是足跗趾外翻、趾甲变形，疼痛不堪，这样的人容易得足鸡眼，容易生足垫。因为高跟鞋比较小而紧，使足趾的血液循环受到阻碍，从而反射性地引起脏器疾病，如胃闷、胃痛、腹泻或便秘等消化功能紊乱。

中医认为拇趾外侧是脾经的发源地，经络是气血运行之通道，若该经络的气血运行流畅，则与脾经有关的胰脏和胃肠功能就好；当足拇趾受压迫，甚至变形的时候，胃肠功能就减退。

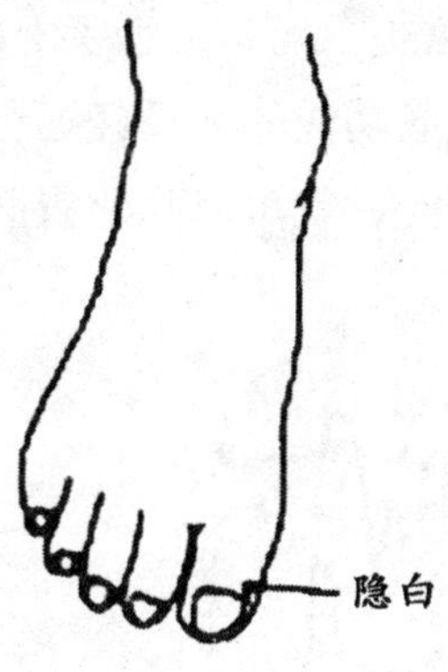

图 10－25

要解决这一问题，当然首先是要改善足部的血液循环，穿宽松点的鞋；其次是刺激“隐白穴”。隐白穴在足跗趾甲外侧，是脾经的“井穴”。压迫隐白穴，对于提高消化功能非常有效（图 10－25）。除刺激足底的有关穴位外，还要刺激腹腔神经丛、肝、脾、小肠、胰腺等反射区。刺激穴区的方法很多，可用指甲刮穴位的四周，也可用牙签的圆头一端刺激穴位，共做 10 次，或是用牙刷摩擦，时间为 2～3 分钟。无论如何，都应将穴区刺激发红为止，经常坚持，不要间断，才能收到理想的效果。

刺激手掌的健理三针区及大鱼际内侧的区域也可以治疗消化不良症，两手互相搓擦生热就可调节消化功能。

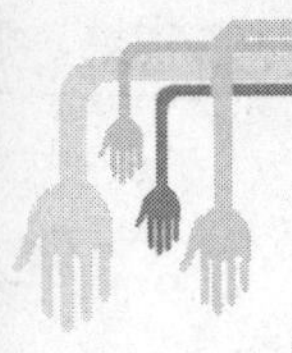

9. 你还在为打嗝而难为情吗——打嗝的调理法

打嗝，也称嗝气、呃逆。呃逆是气滞上冲，声短而频，不能自制的一种症状。呃逆的真正原因还不大清楚，一般认为是由于膈肌痉挛、胃气上逆引起的。突然精神紧张或惊吓，会引起神经性打嗝。多患胃病、传染病、呼吸器官疾病、手术后、饮酒、吃饭时吵闹说话，使过多的气体被吞服等都可以引起打嗝。打嗝可以使胃内气体排出，也有它积极的作用。但有时胃肠内没有发酵之废物，也打嗝，尤其在公共场合更为难堪。这时就在想，如果可以马上止住打嗝该多好。在这个时候可以进行简单的手掌按摩，通过活泼胃肠功能，促进消化吸收力，畅通排泄，嗝气便可治愈。突然打嗝时，可以刺激手上的商阳、大肠等穴能发挥奇效。

在手的食指上有控制大肠功能的大肠经运行，与运行于足上第二趾的胃经相呼应，所以，只要刺激大肠经，就可以强化胃肠的消化吸收能力，促进排泄功能的畅通，同时便可止住打嗝。

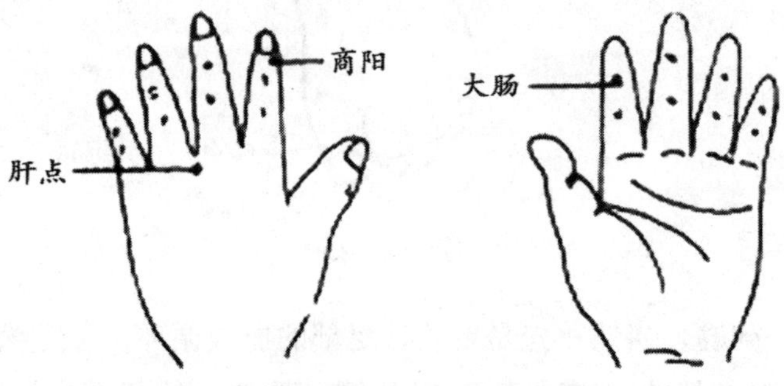

图 10－26

另外，还可以刺激手部的商阳穴，它位于食指指甲下方，是大肠经的井穴，还有位于食指手掌侧面第一关节上的“大肠穴”（图 10－26）。当腹胀或嗝气不止时，可持续地压按这两个穴位，压按时如果有疼痛感，更应坚持按摩，直至疼痛消失，嗝气自然止住。除了商阳、大肠两个穴位外，按摩“肝点”也有效。肝点在手背面无名指、掌指关节的尺侧（图 10－27），按压时要有渗透力，这样可以促进肝脏的解毒作用，从而抑制嗝气。无名指虽属三焦经，但与肝胆相联系，通过刺激“肝点”就可以增强消化功能。

也可以在手部取横膈膜、呃逆点、胃脾大肠区、劳宫、内关、中魁、合谷等反射区和穴位进行按摩。反射区用揉按法，穴位用点按法。

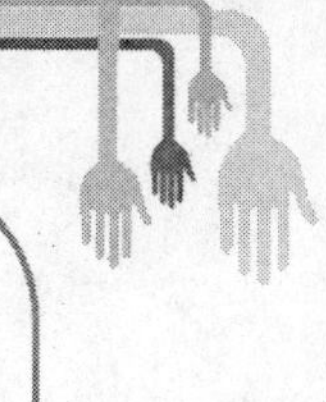

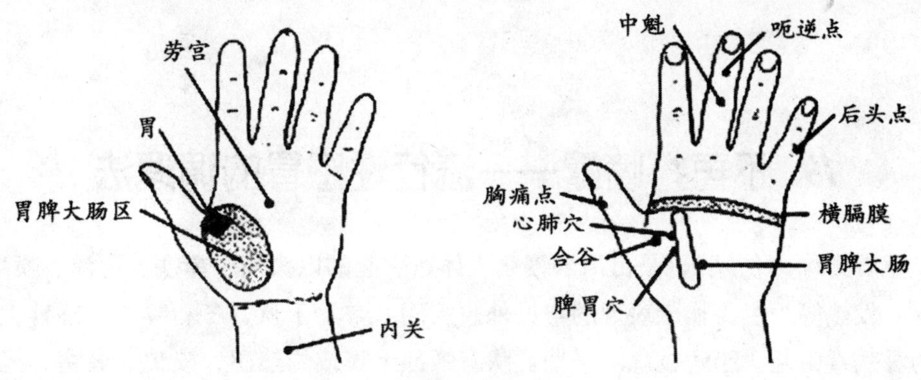

图 10－27

为了止住横膈膜的痉挛，必须要有较强的刺激，可用捆绑的牙签对穴位进行刺激，或用拇指指腹用力揉搓手掌的中央部位劳宫穴，抑制植物神经的兴奋，这也是制止打嗝最有效而又简便的方法之一。

治疗打嗝，也可以用足底反射区按摩疗法，刺激横膈膜反射区是最直接有效的方法。对足底部的头、胃、腹腔神经丛区、喉、颈反射区，进行揉压强刺激（图 10－28、图 10－29）也可缓解打嗝症状。

对足部的反射区进行按压可以同时把腿伸直向上抬起，呼气时松开按摩的手指，腿回复原位，反复多次。然后右腿的做法同左腿，这样能够达到更好的效果。往往在刺激反射区的过程中，不知不觉地使打嗝儿停止了。一般来说用手搓横膈膜的反射区就可慢慢止住打嗝。

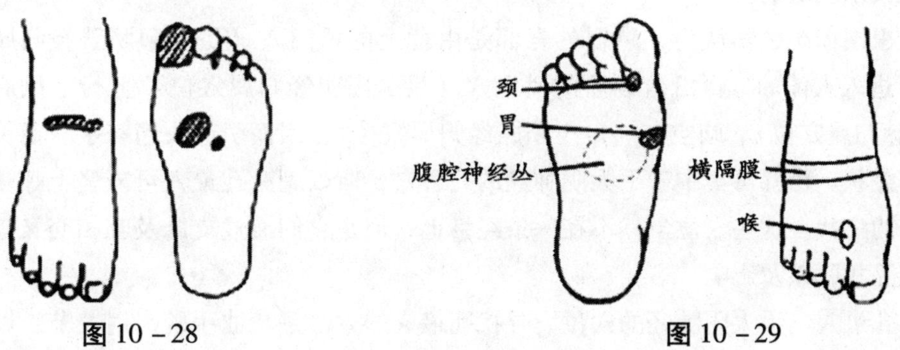

图 10－28　　图 10－29

除上述按摩方法外，还可以采取如下的治疗方法，让打嗝者受到惊吓或拍打其后背，揉压背部中央线、上下分布的督脉经络；也可以让他作深呼吸并屏住气息，在感到快打嗝时拉拉舌头或身体俯卧，使腹部受压迫，也可以缓解打嗝症状；用羽毛等轻柔物刺激鼻腔或闻闻芥子油等；也可以在打嗝时对胃部进行热敷或冷敷；还可以对头部进行适当的压迫，给以强烈刺激，使植物神经的兴奋性得以控制。

10. 不再打喷嚏——流行性感冒的调理法

感冒俗称“伤风”，是由风邪侵袭人体所引起的以头痛、鼻塞、流涕、喷嚏、恶寒、发热等为主要临床表现的常见外感疾病。常发于秋、冬、春季。感冒大多数为鼻病毒引起。起病较急，早期症状有咽部干痒或灼热感，喷嚏、鼻塞、流涕等，一般无发热及全身症状，或仅有低热、头痛、不适等。流行性感冒则全身症状较重，高热、全身酸痛，有明显的流行性，病原体是流感病毒。中医学常把感冒分为风寒、风热两种类型。风寒型感冒常见明显恶寒、无发热或微热，遍体酸痛，鼻流清涕，舌苔薄白，脉浮紧；风热型感冒发热重恶寒轻，头痛，鼻涕黄稠，口干、咽红，舌苔薄白。

感冒与呼吸系统密切相关，而与呼吸器官有关的经络是手太阴肺经，此经起于上腹部、向下联络大肠，回绕过来沿着胃的上口，通过横膈，到达肺、气管、咽喉，向下沿着上臂内侧到肘窝，到前臂内侧，经大鱼际，再达拇指内侧端的少商穴，它的支脉与大肠经相接。由此可见，有的人得了上呼吸道感染，同时可并发腹泻，就是人们经常说的胃肠型感冒，这是因为上呼吸道与胃肠存在着上述的经络上的联系。知道了肺经的走行及穴位，可利用其有关穴位治疗上呼吸道感染等呼吸系统疾病。

祖国传统医学认为，感冒的毒邪是由背上的风门穴（足太阳膀胱经归属穴位）进入人体的，再沿着颈后的风池穴（足少阳胆经归属穴位）上行达风府穴（督脉归属穴位）、脑空穴（足少阳胆经归属穴位），因而引起头痛与手、足关节痛等症状。毒邪可集中于手太阴肺经的孔最穴，所以刺激孔最穴可减轻上呼吸道感染的症状。这些穴位虽然不在一条经络上，但是它们通过支脉及互相交叉等方式来互相联系及影响。

孔最穴是手太阴肺经的穴位。寻找孔最穴的方法是弯曲手腕与肘关节，以手腕与肘窝的皱褶为准，将此段前臂分为三等份，孔最穴就在腕横纹与肘横纹连线靠近肘窝的上1/3点上（图10－30）。

在孔最穴上用手指指腹用力揉按，原处旋转3～5秒，停1～2秒，反复进行，左右臂反复施行5次左右。除了孔最穴，合谷穴也可以使用，同时还可按压拇指甲的两侧，揉搓食指内侧风关穴、气关穴、命关穴及足背的扁桃体反射区（图10－31）。“感冒是百病之源”，一般的感冒以三日为限，如果迁延不愈，要尽快去医院检查，以免发生误诊误治。

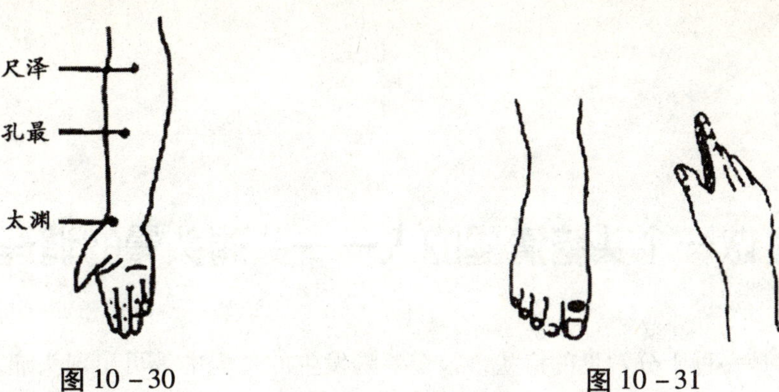

图 10－30　　图 10－31

治疗感冒的手部按摩方法不仅限于上述的孔最穴，还有其他反射区和穴位能够防治感冒。用拇指腹点按或用牙签点按合谷穴、外关穴，列缺穴、商阳穴、鱼际穴各穴位，每穴按摩约 2 分钟，以局部有酸痛感为宜；咽喉肿痛较严重者，可在商阳穴，用无菌针刺破皮肤放出数滴血液，疼痛症状可明显缓解。揉掐肺点、咽喉点、扁桃体点，肾、输尿管、膀胱、肺、头穴、心肺穴、颈肩穴反射区，每个点或反射区按摩 3 分钟左右，按摩力度以承受能力为度，直至局部有热胀感最佳。最后对手部进行缓慢放松，按摩后补充适量温开水。

防治感冒还可以进行头部按摩。具体方法如下：用拇指指腹由印堂推至神庭穴，双手交替进行 30 次；双手拇指螺纹面自攒竹向两侧分推太阳穴，逐渐向上至发际，推揉 3 分钟左右，每日数次，可减轻症状，加速痊愈；按揉迎香穴、睛明穴、咽喉穴各 20 次，用力轻柔，以局部有热胀感最佳；双手大鱼际从前额正中抹向两侧太阳穴，并按揉太阳穴 5～10 次，再沿耳后下推至颈部，点揉翳风穴、风池穴、风府穴，直至局部产生酸胀感。

在耳部取肺、外鼻、内鼻、耳尖、咽喉、肾上腺的反射区进行按摩，清洁耳部，用双手手指揉捏耳廓部，直至耳廓发红，先在耳尖部用重提轻放的手法，反复按摩 10 次左右，以承受力为度用力，双耳交替进行。用指端或捆绑牙签点按肺、肾上腺、内鼻、外鼻、耳尖、咽喉反射区，手一直不离开皮肤，持续 2～3 分钟，力度要一承受力为依据，以局部有胀热痛感为宜。最后用食指和拇指指腹反复夹揉以上反射区 5～10 次，缓慢放松，双耳交替进行。

若只是轻微的感冒，身体略微感到不适，只要多喝几杯热开水，促进身体排汗，多休息，很快就会好转。如果是比较严重的感冒，有流鼻水、喉咙疼痛、打喷嚏的症状，只要安静休息两三天，也会很快复原的。感冒有时可引发其他疾病，所以，不能忽视感冒的严重性，在患感冒时，要及早治愈，以免引发其他严重并发的疾病。

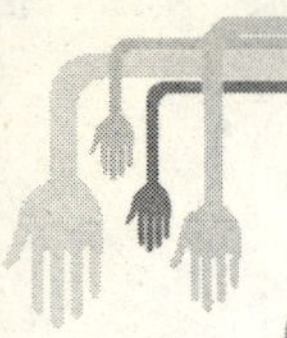

11. 做一个头脑清醒的人——头痛头晕的调理法

头痛是一种十分常见的症状，很多疾病发生的过程中都可出现头痛。头痛一般是指头颅穹隆区的不适感。它既可是器质性病变引起的，又可以是神经功能紊乱引起的；既可以出现于颅内外疾患；又可发生于躯体或内脏疾患；既可作为某些疾病的主要表现，又可作为很多疾病的并发症状。

头痛按照病发原因可以分为5类。器质性头痛一般是由头颅骨内、外组织发生病理性变化引起的，如官能性头痛；神经性头痛，如三叉神经痛、眶上神经痛、枕神经痛等；血管性头痛，如偏头痛、高血压性头痛；脑动脉硬化性头痛和外伤性头痛五类。其中以器质性头痛和神经性头痛最为常见，而且发病过程比较长，反复性强。

颅内器质性病变，如颅内占位性病变、寄生虫病、脑血管意外、颅脑外伤等都可以对颅内血管、硬脑膜发生直接刺激或牵扯而引起头痛。这种头痛可在开始时隐隐作痛，也可突然起病，多半持续存在，时轻时重，逐步加重。如果头痛剧烈，伴有呕吐、复视、大小便失禁、步态不稳、肢体抽搐、意识不清、瘫痪等症状，一定要去医院脑外科进一步检查。

有些颅外疾病，主要是头面部、五官及颈部疾病也可引起头痛。如屈光不正、青光眼、虹膜睫状体炎均可引起前额、眶部持续性胀痛或剧痛；副鼻窦炎可引起眉间持续性胀痛；三叉神经等颅神经分布于各神经支配区，颈椎病常伴后枕持续性胀痛，并有时放射到上臂、手指，常因疼痛而致颈项转动不便；颈及眼部肌肉长期紧张可有持续性头痛；由于精神兴奋、抑制失调引起的官能性头痛以及某些中毒和代谢障碍引起的头痛等。总之，头痛的原因很多，症状复杂，需经医生诊断。

一般常见的偏头痛，都是血管神经性的。也可以由生理性、更年期、过度疲劳、精神压抑等因素所致。而祖国传统医学认为这样的头痛多由风邪、积热、肝胆郁火和气血虚弱所引起，对于这样的头痛，可采取手、足按摩的方法治疗。而对于其他原因，尤其是器质性病变引起的头痛，一定要去医院检查，不要粗心大意。

手上治疗头痛的穴位是位于中指第一关节上的心穴、手腕中央的大陵穴，这两个穴位都在心包经的经络上，与头痛和血管痉挛有直接关系。心包经可调节神经，刺激和心脏有密切关系的心包经上的穴道，既可恢复心脏功能，又可抑制各种头痛（图 10－32）。

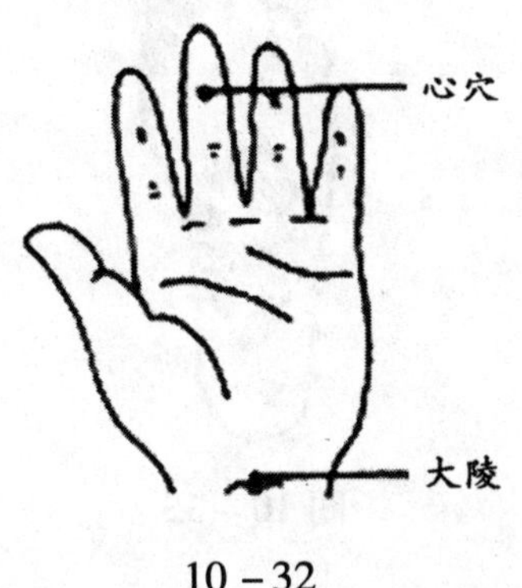

10－32

有时不是全头痛，而是偏头痛、后头疼、头顶痛等。这时可以分部位进行治疗。在手上，除拇指外，其余的四指上各有一个治疗头疼的穴位，都在手指的第二关节上，它是食指上的前头点，中指上的头顶点，无名指上的偏头点，小指上的后头点。如果整个头都疼或宿醉、过饱所致的头痛，可刺激前头点，头顶疼时可指压头顶点，头的侧面疼痛时刺激偏头点，后头疼痛则刺激后头点（图 10－33）。

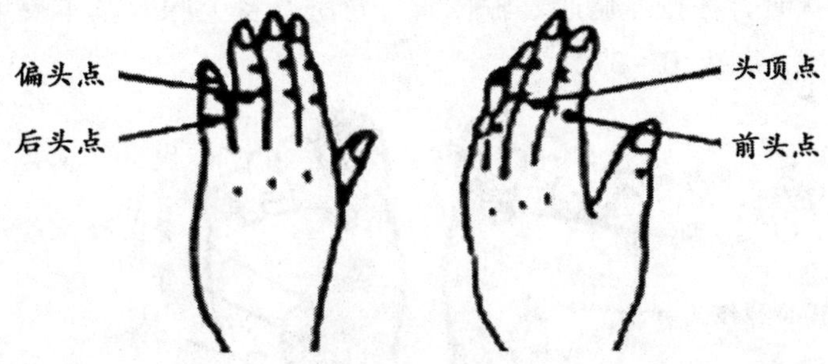

图 10－33

有的人工作繁忙，压力很大，造成紧张性头痛，这时多为偏头痛，可刺激无名指尖处的关冲穴，这是三焦经的井穴，三焦经始于关冲，通过手、臂、肩到达侧头部，所以，关冲穴可治疗头痛，尤其是偏头痛，而且有预防头痛的作用（图 10－34）。刺激时可用牙签、发夹、毛衣针等施以强刺激，也可指压、按摩，反复地刺激能抑制头痛并使头脑清醒。

治疗头痛，也可用足部反射区进行按摩治疗，症状区采用头（尤其是脑垂体和乳突）、颈、颈椎反射区，相关区采用上肢带、小肠、大肠、胃、肝、胆、脊椎、泌尿系统、生殖器、腹腔神经丛等区带治疗头痛（图 10－35）。此外，刺激

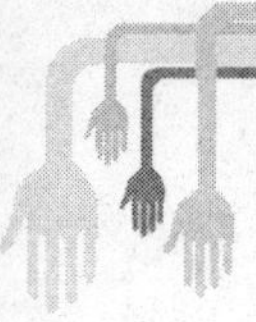

足上无名趾靠近小趾侧的甲下方“窃阴穴”和小趾侧的“至阴穴”都是消除头痛的穴位。窃阴穴对偏头痛有效，至阴穴则能治疗后头部的疼痛，若是使用手无名指和足趾的相关穴位进行指压法，效果更为理想（图10－36）。

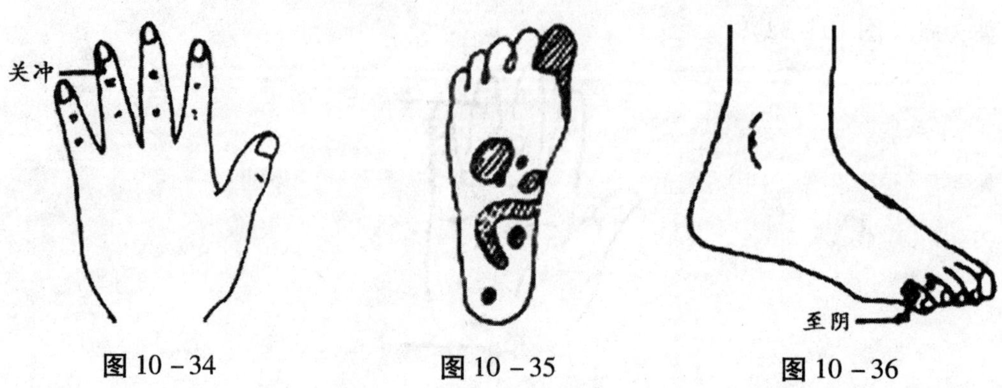

图10－34　　图10－35　　图10－36

在足部取头部、肾、输尿管、膀胱、脾、腹腔神经丛、颈部的反射区进行按摩。

足底拇趾的趾腹部有大脑、小脑、下垂体等反射区，可以充分揉搓这个部位，尤其是乳样突起的反射区更应用力揉搓。然后再刺激项、颈椎、上部淋巴腺、腹腔神经丛等反射区。刺激上部淋巴腺反射区时，要掐捏趾与趾之间的趾裆。由于肌肉紧张或疲劳过度而产生的头痛，有脑筋不清醒、思考力减退、无法集中思考等症状时，在按摩膀胱、输尿管、肾脏、肾上腺等基本反射区域时，会有强烈的疼痛感。（图10－37）

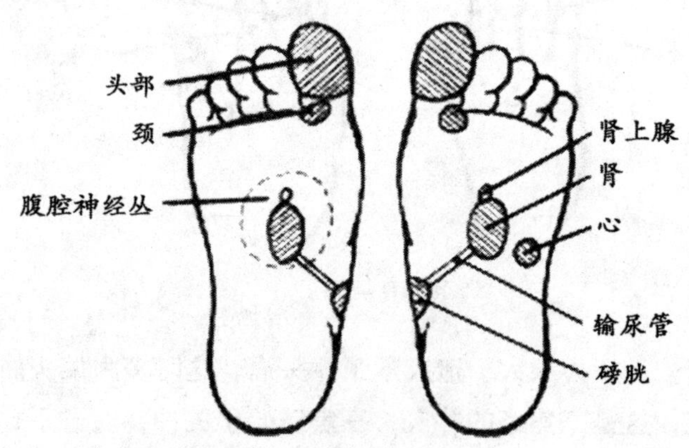

图10－37

眩晕俗称头晕眼花，眩晕轻则闭目即止，重则睁眼时有周围景物旋转，上下晃动或左右移动的错觉，在闭目时则有自身旋转或晃动的错觉。临床常伴见恶心、呕吐、出汗、甚则昏厥等症状，常见的病症有颅内血管病变、椎基底动脉供血不足、脑动脉硬化、高血压脑病及颅内占位性病变等，如果患有心血管疾病、高血压、低血压、阵发性心动过速、血液病、贫血、糖尿病、低血糖、内分泌代谢障碍、颈椎病、肝胆疾病、神经衰弱等也可引起眩晕。祖国传统认为：肝阳上亢、气血亏虚、肾精不足、痰浊中阻是引起眩晕的主要原因，而以肝阳上亢、气血亏虚多见。

在手部取头晕目眩点、肾点、耳咽区、关冲、合谷等治疗点和穴位进行按摩。按摩手法以点按和揉按为主。首先揉掐合谷穴、内关穴、神门穴、关冲穴、阳谷穴，每穴揉掐3分钟左右，以局部有酸痛感为宜。然后掐揉脾点、肾点、肝点、心点等治疗点，每穴按揉3分钟左右，力度由轻到重，逐渐加强，直至产生酸痛感。再按揉头、脾胃、肾、肝胆反射区，每个反射区按揉3分钟，至局部有热胀感。最后点揉或推按垂体、小脑、脑干、内耳迷路、颈项、耳、眼、肾上腺反射区，每个反射区按摩一分钟。按摩结束后对手掌进行放松。(图10－38)

在足部取肝、胆、膀胱、脾、肾上腺、肾、输尿管、足背平衡器官等反射区进行按摩。(图10－39)

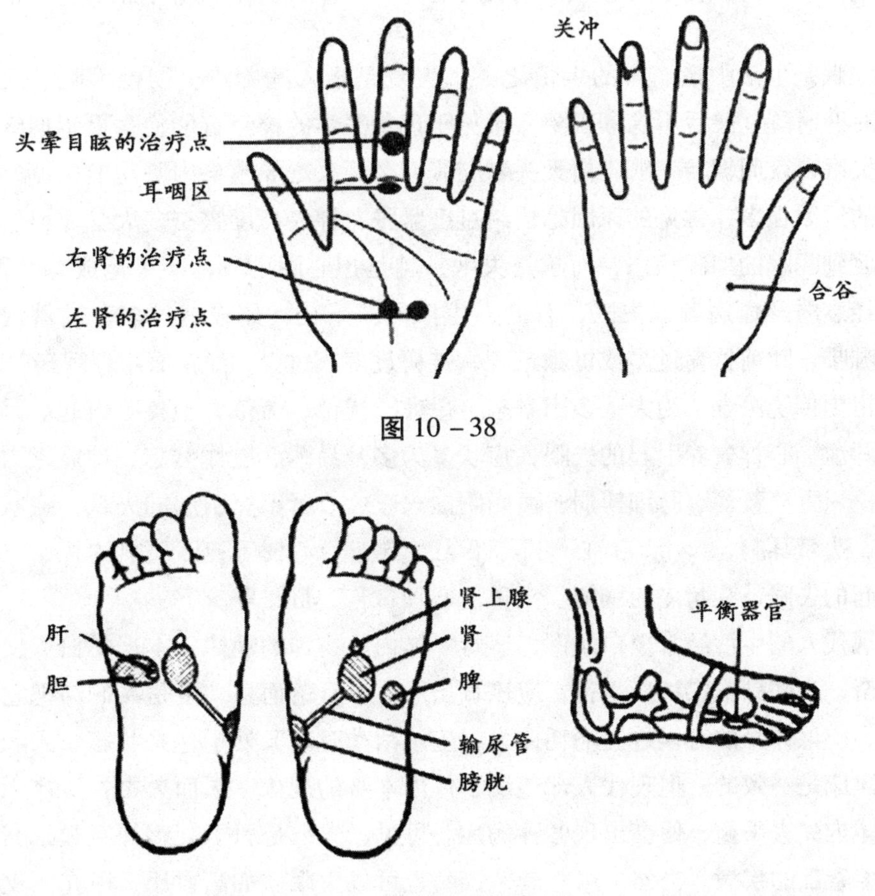

图10－38

图10－39

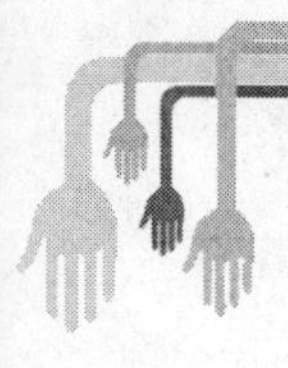

与眩晕关系较密切的有脾经、肝经、膀胱经，对这三经所发之处的穴位进行刺激，可取得很好的疗效。也可用圆棒或鹅卵石刺激这些穴位。刺激足的平衡器官和中指头晕治疗点可有效缓解眩晕症状。

头部按摩对防治眩晕也能够起到很好的的效果。首先用拇指指腹自印堂穴推按至神庭穴，按摩20次。再用双手大鱼际从前额正中间抹向两侧，在太阳穴处按揉3次，至有轻痛感为宜，反复10次。然后用食指、中指螺纹面按揉百会穴、太阳穴、四神聪穴、睛明穴、角孙穴、率谷穴各2分钟，并用力拿捏风池穴，点揉风府穴，用拇指桡侧缘，以率谷为中心扫散头部两侧胆经后叩击头部各区，最后由前向后用5指拿头顶，转至后头后部时改为3指拿，顺势从上向下拿捏项部肌肉5~10次。

12. 精神好运气才好——失眠的调理法

失眠是生活中最痛苦的事情之一。失眠是指入睡困难、彻夜不眠、眠而不酣、时寐时醒、醒后不寐等现象，多见于现代医学的神经官能症、更年期综合症等。失眠者夜间辗转不眠，白天头晕脑胀，久而久之导致各内脏功能失调。引起失眠的原因很多，常见的原因是情绪过度紧张，神经高度兴奋，大脑充血，便不能过渡到睡眠的抑制状态，而越是失眠，越是担心睡不着，结果造成恶性循环。有神经衰弱及癔病者也失眠，有的人生活习惯不良，如吸烟过多、过量饮用浓茶、咖啡，睡前饮食过多或饥饿过度，被褥过多或过少，经常服用催眠药等。

祖国传统医学认为失眠多因暴怒、思虑、忧郁、劳倦、饱食等引起。其中因心脾两虚、心神失养引起的失眠，症状多为多梦易醒、心悸健忘、神疲乏力、面色枯槁、舌淡苔薄、脉细搏弱；而因阴虚火旺、心肾不交引起的失眠，症状多为心烦、头晕耳鸣、口干、五心烦热、舌红、健忘、心悸等；因痰热内扰、胃气不和引起的失眠，症状多为胸闷、头重、心烦口苦、目眩等。

现代人的生活经常黑白颠倒，违背了体内生物钟的规律，本来是白天交感神经兴奋，夜间副交感神经兴奋，应该日出而作，日落而息，可是人们却把它们颠倒了，应该休息的时候过度消耗体力，应该活动时却又处于休息状态。人和大自然规律应是一致的，但现代人却违反了体内本身的规律，久而久之，身体无法承受，体内失去平衡，便会出现各种病症。可见，失眠是由于交感神经和副交感神经发生紊乱的疾病。当然，患有其他疾病也可以失眠，如高血压、甲亢、支气管哮喘、肺结核、贫血、脑部疾病、各种急性传染病、外伤等。

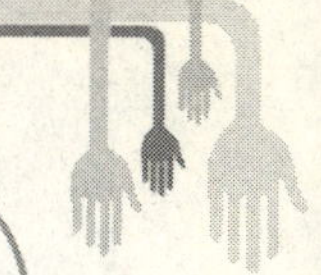

手部按摩治疗失眠症

当病人失眠时头部充血过多，于是在治疗时就必须将该处的血液输送到身体的其他部位，对此只要做做体操，就可以收到成效。另外，指压“心包区”、“手掌区”两个部位，还可以用手指轻轻按摩位于中指尖端的中冲穴（图10－40），也就是把力量用在位于中指下方心包经的经络上，便可促进睡眠，安定神经。

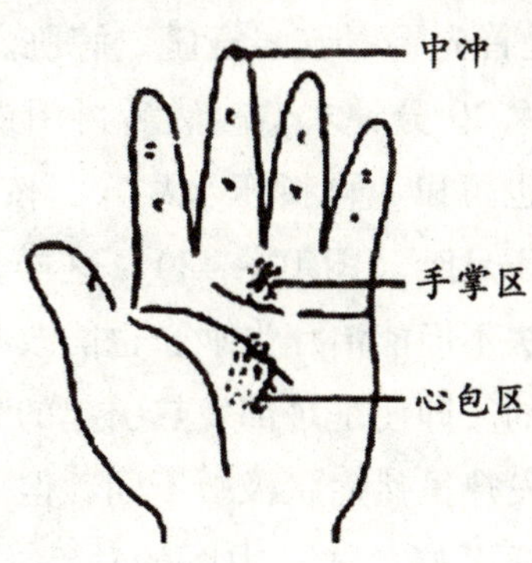

图10－40

或以中等力度点按合谷穴、神门穴、大陵穴、内关穴、劳宫穴等各穴位，每穴点按2～3分钟，再揉掐心点、肾点、头顶点、颈中等治疗点，每处约1～2分钟，力度适中即可。然后按揉或推按肾、膀胱、输尿管、肺、垂体、腹腔神经丛、心、胃、肝、脾、大肠、小肠反射区20～30次，直至局部有热胀感。最后点按头、心肺、脾胃、肝胆、肾反射区，力度由轻到重，逐渐加大，至局部有轻胀痛感为宜，然后缓慢放松。

头部按摩治疗失眠症

用拇指指腹自印堂穴推至神庭穴，速度不宜过快，反复按摩3分钟左右。再用双手拇指指腹由印堂穴至上星穴至百会穴交替压按约5次，而后拇指轻揉百会穴2分钟左右。接下来用双拇指自印堂穴起由内向外依次点揉睛明穴、鱼腰穴、丝竹空穴、太阳穴、四白穴各穴，再用指端按揉安眠穴（翳风穴与风池穴连线中点处）、风池穴，力度逐渐加重，此法有镇静助眠的作用。然后用双手拇指螺纹面紧贴在两眉头处，同时向两侧分抹至太阳穴止，逐渐向上至前发际处进行揉按，反复操作直至感觉头部放松。最后将双手四指指端分别放在两侧耳尖直上两横指处的率谷穴，前后来回推动，约半分钟，然后轻叩头部，放松整个头部。

耳部按摩治疗失眠症

在耳部取神门、心、肾、肝、脾、胃、内分泌等反射区及穴位进行按摩。首先清洁耳部，双手轻揉同侧耳廓，用食指和拇指指腹反复摩擦使耳廓发红发热。然后用食指指端或尖状物点按神门、心、肝、肾脾、胃、内分泌反射区，各2～3

分钟，力度由轻到重，逐渐加重，再由重到轻，均匀按摩，至局部有热胀感最佳，双耳交替进行。最后在每个穴位用拇指和食指指腹反复摩擦，力度适中，重复3次，缓慢结束。

足部按摩治疗失眠症

每晚在睡觉前用温水洗足，然后按摩足底，也可以达到治疗失眠的效果（图10－41）。具体的方法就是首先要以脑、脊髓、脾脏、副肾为中心，稍微用力按摩，每天在就寝前连续按摩20分钟左右。然后再用铁槌或木槌轻快而有节奏地敲打失眠穴，用牙刷刺激也可以，再指压水泉穴，按摩足趾，就是按压趾甲根，从上下两面、左右两侧揉压足趾（图10－42），这样，足趾很快变红，然后再换另一个足趾进行。这一方法不但能治疗失眠，也能改善冷虚症，主要是通过调节植物神经功能而发挥作用的。即使是足部发热引起的失眠也用这种方法，因为祖国传统医学认为足部发冷发热虽然症状极端不同，但原因却是一致的，所以采取相同的治疗方法，效果比西医好，这是中医的独特之处，也称为“异病同治”。应注意的是足部发热的人，按摩时间要比足部发冷的人要短。

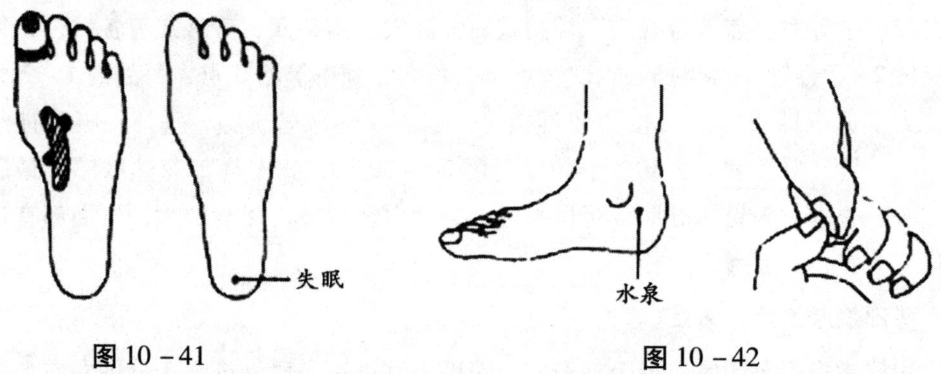

图10－41　　图10－42

也可用艾灸或单食指压刮法以中等力度压刮额窦、心、肝、胃、肾、脾反射区各30次，以局部有胀痛感为宜，其中胃反射区可用双食指压刮法。单食指扣拳法推压大脑、腹腔神经丛、甲状腺各20次，至局部有轻痛感即可。扣指法推压小脑、三叉神经反射区各20次，以被按摩者能承受的力度为准。最后对整个脚步进行放松按摩。

采用手、足、头、耳按摩治疗失眠症效果比较好，平时可刺激手上的穴位，睡前可作足底按摩，心情不能急切，精神要放松，在悠然自得中就可以恢复自然正常的生活规律了，失眠症也必将随之消失。

一旦发生经常性失眠，就要注意合理性调理，如进食清淡的、含蛋白质及维生素丰富的食物，保持规律的生活等，同时还要放松心情，调整情绪，以免精神紧张使失眠症状加重。

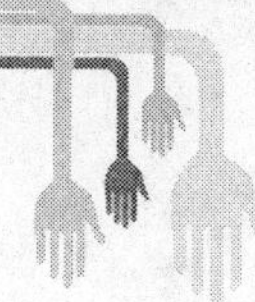

13. 不需要西子捧心的病态之美——心脏病的调理法

心脏病有先天性心脏病和后天性心脏病之分。先天性心脏病多为器质性心脏病，器质性心脏病是心脏本身出现了病变，例如先天性心脏病就是在胚胎时期心脏的间隔或某一部分发育障碍而造成的缺陷。后天性心脏病可由于风湿、高血压、感染、代谢异常、内分泌紊乱等引起的心脏瓣膜、大血管、冠状血管、心包等部位的变形或增生、狭窄等，病情严重时可危及生命。所以，稍有异常时就应及早诊疗。

对于器质性心脏病，可以做足底按摩治疗。因为足底有许多微血管，刺激足底可以调整血液循环。首先要行 20 分钟的基本按摩，然后再按摩有关的反射区（图 10－43），每隔 3 秒钟用大拇指压一次泉生足和第二泉生足两个穴位。

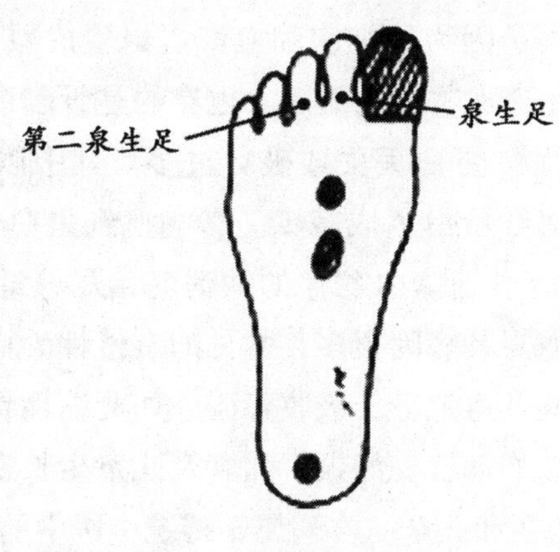

图 10－43

这样做，就可以调节心律不齐和心悸。平时可利用一切机会在沙滩上或草坪上散步，如果能打赤足就更好。没有条件的，可适当地慢跑或根据自己的情况上下楼梯，但要量力而行。在饮食上要多食豆类食品，同时，麦芽、玉米、大蒜、洋葱等都可以降低心脑血管疾病发生的几率。

14. 气色红润有光泽不需口服液——贫血的调理法

一般所说的贫血就是血液中的红细胞或红细胞中的血红蛋白减少所表现的一组症状。红细胞的主要功能是运输氧和二氧化碳。红细胞中的血红蛋白在肺的毛细血管中与空气中的氧气结合成氧化血红蛋白，然后被送到身体各细胞组织中去，在组织中放出氧气后，接着结合组织中的二氧化碳成为还原血红蛋白再到肺部放出二氧化碳，而再一次结合氧气，如此循环往复，以保证体内对氧气的需求。如果红细胞或血红蛋白减少，输送到各组织中的氧气就会相应减少，产生一系列缺氧症状，这时，病人就会表现出睑结膜、口唇、颜面、指甲的苍白，感觉头晕、耳鸣、疲劳、心慌、气短、食欲不振、精力不集中、低热等症状。年老患者可因心肌严重缺氧而诱发心绞痛，长期严重的贫血可使心肌发生脂肪变性而导致心功能不全，但当贫血纠正后可逐渐恢复。

贫血的原因很多，一类是因为红细胞和血红蛋白生成减少，如缺铁性贫血、缺乏叶酸所致的贫血等，是造血物质的缺乏。也有的是骨髓造血功能障碍引起的贫血。另一类是红细胞和血红蛋白丢失或破坏过多。其中以缺铁性贫血为最常见，主要是缺乏铁质，使血红蛋白生成减少。影响血红蛋白合成所引起的贫血，是最常见的营养缺乏症。最早是体内贮存的铁消耗殆尽，继之缺铁性红细胞生成，最后才发生缺铁性贫血。其病因很多，常见的有慢性失血，如月经过多、溃疡病、胃肠道肿瘤、钩虫病及痔疮等，吸收障碍，如萎缩性胃炎、胃肠道手术后营养不良和铁需要量增加，如偏食、妊娠、哺乳及儿童生长期等。其高危人群为妇女（尤其是孕妇）、婴幼儿和儿童。本病属于传统中医中的“虚劳”、“血症”、“黄胖病”等病症范畴。

缺铁性贫血主要是由于饮食中含铁量不足、铁的吸收不良、肠道疾病造成的铁丢失过多等造成的。所以治疗缺铁性贫血主要需从消化道入手。病人要全面摄取营养，不偏食，不挑食，多吃含碘、铁、钴等成分的高蛋白饮食，这就是首先要解决造血原料的问题；其次要强化胃肠道，使胃肠道能合理地吸收造血原料而又不丢失。要想做到这些，采用按摩是良策。

手部按摩治疗贫血，首先采用的是双手手指上各指甲下方的全部井穴，其次是神门穴、大陵穴、肾穴以及手掌中央的“手心”。神门穴位于手少阴心经的豌豆骨后缘桡侧。大陵穴位于手厥阴心包经上，在手掌面掌后第一横纹正中的两筋之间，肾穴位于小指第一关节腹侧横纹上，是小肠经范围内的。所以，治疗贫血

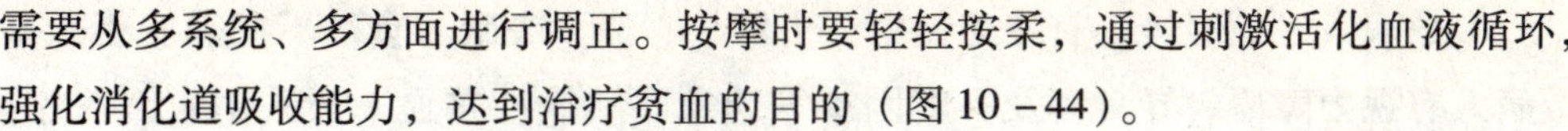

需要从多系统、多方面进行调正。按摩时要轻轻按柔，通过刺激活化血液循环，强化消化道吸收能力，达到治疗贫血的目的（图 10－44）。

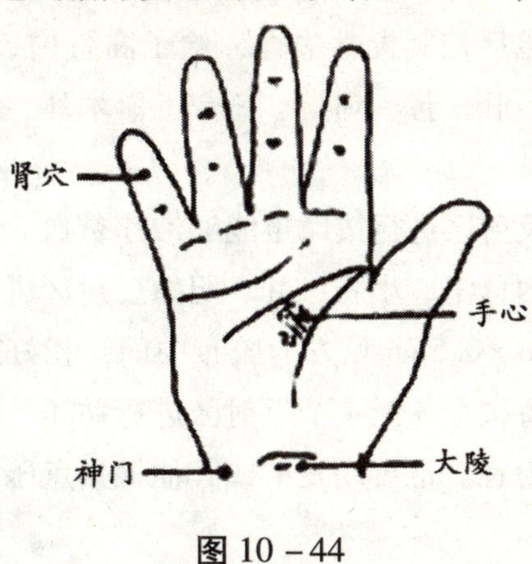

图 10－44

也可点按或按揉胃、肾、肝、脾、小肠、胰反射区 3 分钟左右，手法由轻到重，逐渐用力，至局部出现酸胀痛的感觉为止，手法要均匀、柔和、有渗透力。然后揉掐胃肠点、三焦点、脾点、小肠点等治疗点，各点揉掐 2 分钟左右，直至局部有热胀感为宜。再用手指指端点按内关穴、合谷穴、商阳穴各 1 分钟，逐渐加大力度，直至出现酸胀感。最后在脾胃穴、十二指肠穴各按揉 2 分钟，缓慢放松。

除此之外，按摩足底也可以治疗贫血（图 10－45）。首先要进行 10 分钟的基本按摩，再充分按摩与心脏、脊髓有关的反射区，目的是改善周身的血液循环，增强自身造血能力。然后刺激与消化密切相关的隐白穴、大敦穴、第二大敦穴等。第二大敦穴位于足拇趾背侧，趾甲后正中点，古代医书中称“拇趾横理三毛”，是一奇穴，主治胃痛、衄血。使用此穴治疗贫血，就是针对调节消化、减少血液流失的环节，是很有道理的。

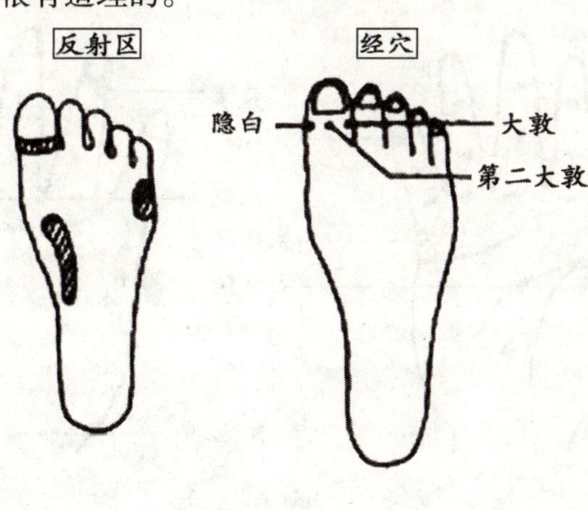

图 10－45

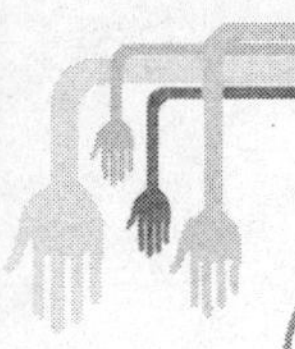

多数病人发病缓慢，有疲乏无力、头晕、心慌、失眠、食欲不振等症状，少数病人有视力障碍、异食癖及吞咽困难等现象。缺铁性贫血一般采用病因治疗，去除引起缺铁的病因，包括控制慢性失血，给予高蛋白、高维生素及高铁饮食，如绿色蔬菜、豆类、心、肝、肾、鸡蛋、海带、黑木耳、红枣、水果等是补充铁剂最直接的方法。

同样对耳部相应的反射区进行按摩也能够治疗贫血。具体操作方法是，在耳部取脾、胃、皮质下、内分泌、小肠、肝、胆的反射区进行按摩。将1粒莱菔子或王不留行子置于0.5cm×0.5cm见方的胶布中间，找好反射区，将置莱菔子的胶布对准反射区贴压，每次选3至4个反射区进行贴压，每天约进行5次，每次按摩以局部有酸胀痛感为宜。也可用发卡或其他工具点压以上穴位。

15. 不用口服液依然能静心——更年期综合症的调理法

女性到了50岁左右，由于卵巢机能衰退，引起内分泌紊乱，月经方面也由紊乱到停经。祖国传统医学认为更年期综合症主要由于肾气衰退、冲经逆乱、体内阴阳平衡失调等原因所出现的阴阳功能紊乱状态，并在一段时间内出现的以植物神经系统功能失调为主的症候群。可表现为失眠、不安、焦躁、无精打采、眩晕、耳聋、耳鸣、腰痛、手足麻木、心悸、消化不良等多种多样的表现。更年期，这是人生的一段必经之路，虽然会令人觉得不适，但没有任何器质性病变，女性表现明显，男性也有更年期，只不过症状不明显罢了。

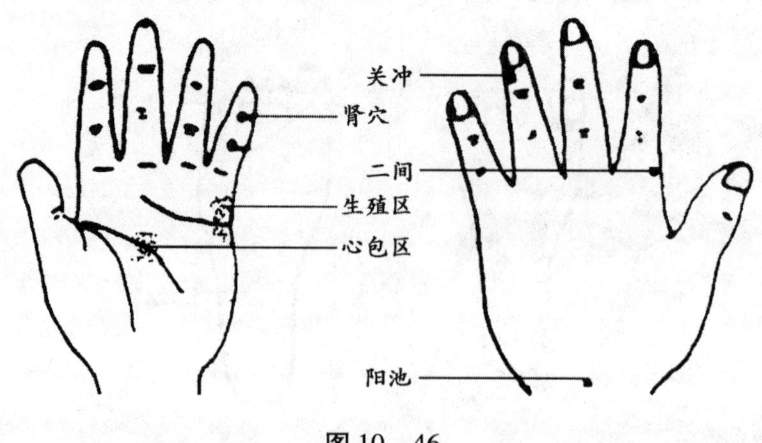

图10-46

更年期治疗的关键就是促进激素的分泌，调节神经系统的功能。可用手掌按摩进行治疗，要选用能够调解肾经内分泌的经络和穴位进行按摩，采用心包经的心包区，心经的肾穴、生殖区，三焦经的关冲穴，再配合大肠经的二间穴（图10－46），心包区在手掌正中，肾穴在小指指腹侧第一关节上，生殖区在“手刀”中间。这些穴位以肾穴为主，重点加以刺激。它与性激素的分泌、生殖器的机能都有关系，并可以安定神经。

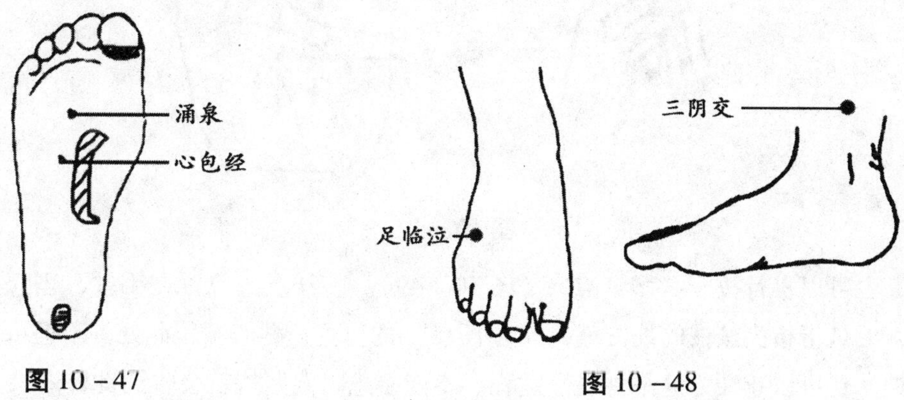

图10－47　　图10－48

治疗更年期综合症，也可使用足底按摩，要刺激与性激素分泌有关的足拇趾跟（图10－47），按摩踝骨与足跟之间的子宫、卵巢、性腺区域。按摩足底的性腺区域，强烈刺激或压迫涌泉穴并施以香烟灸治，强压位于足底的心包区，也可以去除心烦等症状。用力指压位于小腿内侧下方的三阴交、位于足背的足临泣穴也有效（图10－48）。总之，更年期障碍表现各异，手足自行按摩刺激疗法非常可行。

16. 不是因为紧张才出汗——手心多汗的调理法

手心多汗变现为手心总是潮湿的，同时足底也会经常出汗潮湿，这些现象多见于青年女性。出现这种症状主要是由于植物神经功能失调所致的。有些人精神压力非常大，精神处于高度紧张状态，工作非常忙碌，生活又不规律，就会出现手心多汗的现象；还有的人是因为长期慢性的身体虚弱，没有任何外界的刺激就可以出汗，这都是植物神经功能紊乱的表现，贫血患者也多出现这些症状。

手足多汗的人汗腺异常多，汗液分泌十分旺盛，手心的汗珠源源不断，足部多汗导致足跖部角质层浸渍软化，趾缝易发生糜烂，放出恶臭，有时由于出汗障碍而发生汗疱，容易招致真菌感染，也有由于多汗而致皮肤角化，病人手足潮湿冰冷十分痛苦。

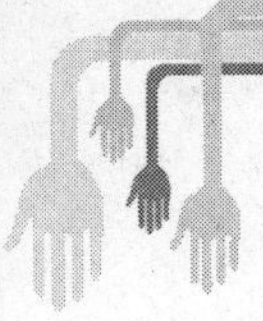

手足多汗的症状可同时消除。首先，患者要避免精神紧张、压力过大及剧烈运动。常用冷水清洗，水中可加点食醋，可收敛止汗，要勤换衣袜，使空气流

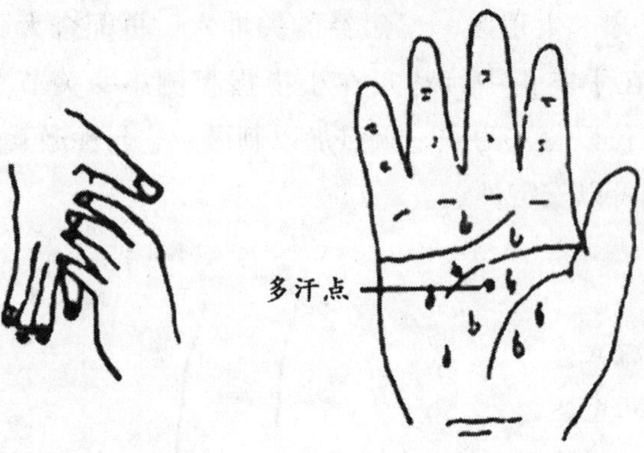

图 10－49

通，也可以自行按摩“多汗点”（图 10－49）。多汗点的位置在手掌，当您握拳时，无名指指尖按住的地方就是“多汗点”的位置，耐心揉压此处，不但可松弛精神，也可以止汗，这是种慢性过程，不能心急，要坚持就会收到良好效果。

17. 大口喘息很困难——哮喘的调理法

哮喘俗称“气喘”、“吼病”，是一种反复发作的过敏性反应疾病，主要是由于过敏引起的支气管痉挛。当哮喘急性发作时，可有阵发性呼吸困难，在呼气时带有哮鸣音，病人面色及肢体末梢青紫、大汗淋漓、辗转不安，痛苦不堪。引起哮喘的原因有很多，如花粉、灰尘、羽毛、毛皮、药物，甚至是精神性因素等，

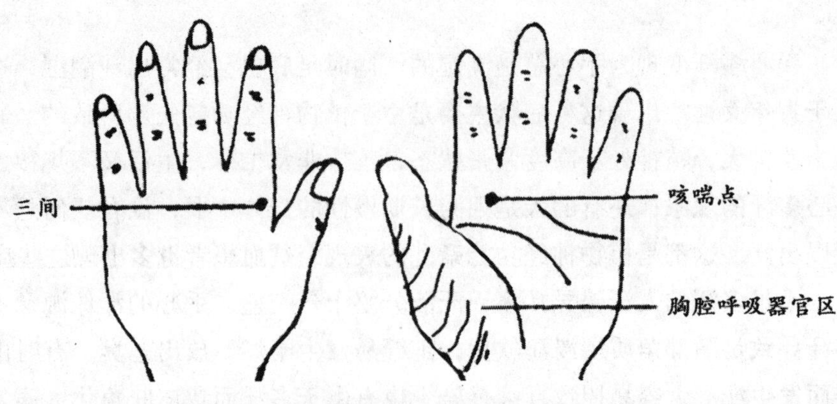

图 10－50

这些都是致病的原因，最主要的是患者本身的过敏性体质。中医认为哮喘的发作与肺、脾、肾三脏有关。所以，治病要从改变体质入手，增强呼吸功能是最主要、最根本的措施。

在十分痛苦的急性发作期，能立即缓解支气管痉挛、接触大口喘息状态，这时最关键的。这时可用手部穴位刺激的方法来解决这一紧急状况，下面介绍三个最有效的按摩部位（图 10－50），这就是咳喘点、呼吸器官区、三间穴。

首先是咳喘点，此点位于食指和中指的交叉处，咳喘点是预防气喘的特效穴，哮喘发作时，要先刺激此穴，刺激的方法是用指压或用牙签刺激。如果方便，可以用香烟灸治。当有灼热感时立即移开，隔一会儿再继续治疗。大约持续 3 至 5 分钟，就会使哮喘缓解。

第二个有效的刺激部位是“呼吸器官区”，刺激的方法是轻柔按摩这个区域，在平时没有发作的时候也要不断按摩，这样可以加强呼吸器官的机能，受到预防哮喘的效果。

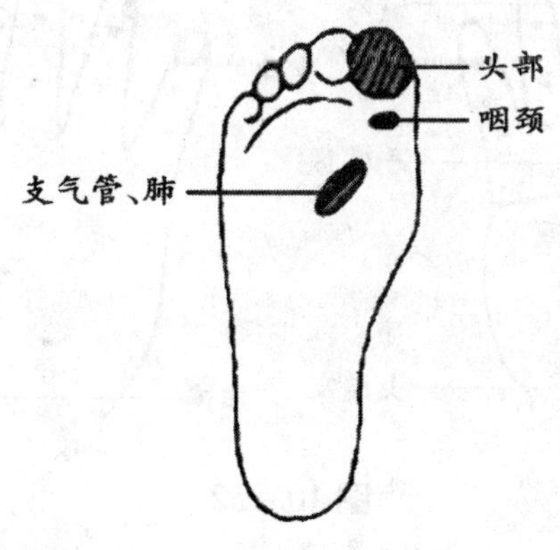

图 10－51

三间穴也可迅速抑制哮喘的急性发作，三间穴位于手背食指指根上，当哮喘急性发作而引起剧烈的咳嗽时，刺激此穴，可以收到良好的效果。同样，三间穴也可以使用香烟进行灸治。

此外，急性气喘的患者在诊疗时也可以紧握双足的食趾和中趾，并配合按摩足背的横膈膜区，止咳效果也非常好。对于慢性病人，足底按摩采用的症状区是咽、支气管、肺、头、颈部淋巴结等（图 10－51）。

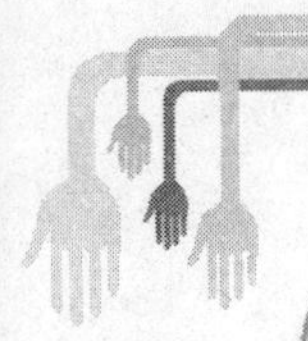

18. 保持心情舒畅有办法——心情烦躁的调理法

心情烦躁、焦虑不安是一种精神异常紧张的状态。在月经紧张症、更年期综合症时，也可以烦躁不安。这种状态对自己、对别人都有害处，不但会影响人际关系，同时也会影响自己的身心健康，久而久之，会引起消化性溃疡、高血压等疾病。因此，当您心情烦躁、焦虑不安时，要做好自我心理保健及情绪的调节。譬如，可以去看电影，逛逛公园，找朋友聊天或去人烟稀少的地方大声呼喊以释放不良情绪等，这都是自我调节情绪的好办法。

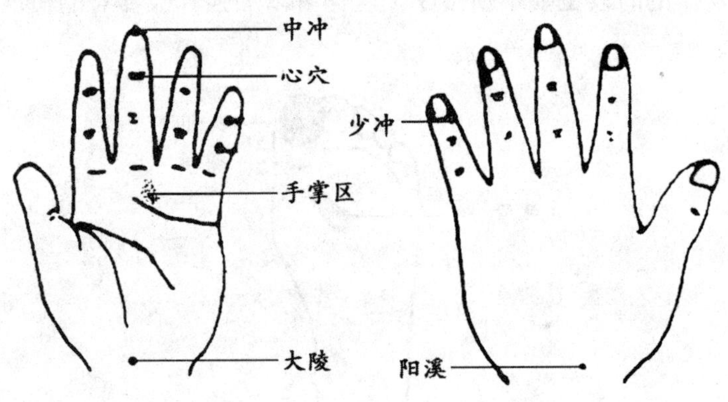

图 10－52

治疗焦虑不安、心情烦躁也可以用手掌按摩法。最有效的按摩穴位是中指尖端的中冲穴和位于小指指甲下方的少冲穴，这两个穴位分别是心包经和心经的井穴。由于心包经和心经是两条控制心脏功能、调节植物神经的经络，所以经常刺激这两个穴位自然可以消除烦躁，使人心平气和。再配合心包经上的心穴、大陵穴、手掌区及大肠经上的阳溪穴，这样治疗效果会更好（图 10－52）。刺激的方法是连续指压以上穴位，如果某一穴位有压痛，则对此可加重刺激。当穴位压痛消失后，就会感觉心情舒畅。

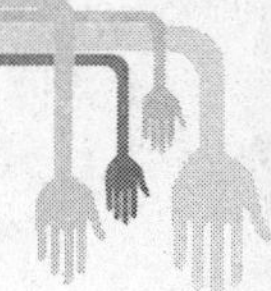

第十一章　其他常见疾病及按摩调理法

1. 不要总是揉搓自己的双眼——眼睛疲劳的调理法

当长时间阅读或工作后，由于疲劳，眼部的睫状肌长期处于紧张状态，会发生眼睑沉重感、头痛、眼胀和视力模糊等症状，这种现象被称为调节性眼疲劳现象。年龄大或健康情况不良者此症状会更为严重。同时也可因睡眠不足、阅读光线不佳、字体过小、五光十色的色彩刺激造成调节性眼疲劳。特别是有些人生活不规律、精神压力大、情绪焦躁等也可以造成眼睛的疲劳。身体其他方面发生病变，像高血压、肾脏病、五官科疾病等全身性疾病也可以造成不同程度的眼睛疲劳。

祖国传统医学有其独道之处，它有完整的全局观念，并不是“头痛医头，脚痛医脚”，更不是孤立片面地看待某一器官的疾病，而是全面地、系统地对待身体某一部位的病症，这就是它的优越点。眼睛及其周边部位有四条经络贯穿，分别是手阳明大肠经、手太阳小肠经、足阳明胃经、手厥阴心包经。所以眼睛特别容易受胃、肠或神经、精神等多方面的影响，所以治疗眼睛疲劳时也要从多方面入手。

眼睛疲劳的主要表现就是眼睛干涩，眼睛干涩是指两眼干燥少津、滞涩不爽、易感疲劳，它不仅使人感到异常难受，影响眼功能的发挥，时间长了还会影响人的视力。用眼较多的学生、知识分子和老年人常会有眼睛干涩的情况。一般情况下，眼部干涩多与用眼过度、长时间看电视、电脑屏幕等有辐射的物体有关。还可能是长期的营养不良、偏食，导致维生素A、维生素D、核黄素等多种营养素缺乏造成的。

缓解眼睛疲劳时要刺激手掌内的“心包区”，刺激大肠经的起点穴商阳穴及小肠经的起点穴少泽穴（图11－1），使用发夹的尖锐部分或捆绑的牙签对穴位施以刺激，可立即消除眼睛的疲劳。

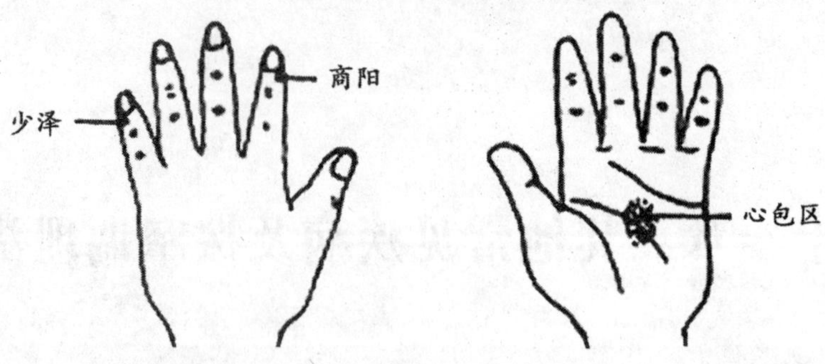

图 11－1

足底按摩也可缓解眼睛疲劳（图 11－2）。具体的方法是首先要进行十分钟的足底部的基础按摩，彻底放松脚部，然后按摩足拇趾根部，食趾、中趾、无名趾之间的根部，因为这些区域是眼睛的反射区。最后按摩通达眼睛的经络，如足阳明胃经上的厉兑穴、足太阳膀胱经上的束骨穴。也可以使用发夹的尖端部分或捆绑的牙签进行痛性刺激，也可以用拇指指腹进行压按或揉按，这种方法对治疗眼睛疲劳很有效果。

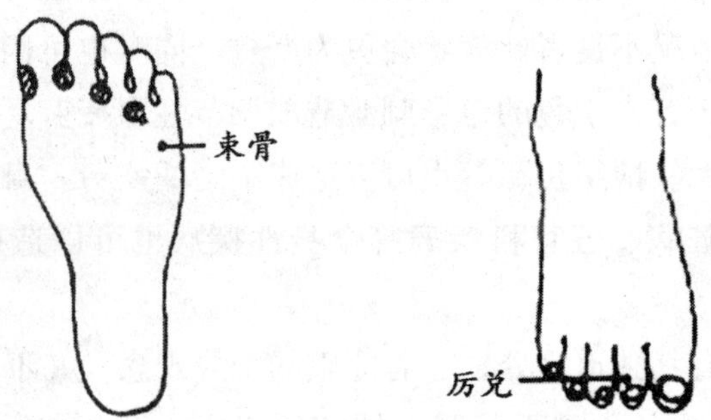

图 11－2

缓解眼睛疲劳还可以进行头部按摩。首先以左右拇指指腹自印堂穴推至神庭穴，左右手交替进行，力度不要过大，以皮肤不感觉格外疼痛为准，按摩时间为 2 分钟左右。然后用一手拇指与食指分居鼻梁两侧按揉睛明穴，其他三指自然弯曲，辅助拇指与食指按摩。再用左右食指与中指并拢，按揉四白穴，按摩力量由轻到重，逐渐加强，不可用暴力，以局部有热胀感为佳。用拇指螺纹面按于太阳穴上，其余四指微握拳，以左右食指第二节内侧面轮刮眼眶一圈，先上后下，上侧从攒竹穴开始至丝竹空穴止，下侧从睛明穴起至瞳子髎穴止。最后用双手大鱼际相互贴紧快速搓擦，感觉鱼际处发热发烫后，快速将双手大鱼际敷贴于上眼睑处，可反复操作。此手法能够促进眼部血压循环，加快眼部营养供给，对缓解眼睛疲劳有重要作用。

对耳部进行按摩同样能够缓解眼睛疲劳。在耳部取眼、心、神门、肝、内分泌、脾、胃、肝、胆的反射区，每次取 2 至 4 各反射区，将王不留行子或莱菔子

1粒，置于0.5cm×0.5cm的方形胶布上，找准反射区，将方形胶布贴敷于耳穴上，用食、拇指捻压至耳朵产生酸沉麻木或疼痛感为佳，每日按压4~6次。每次贴一侧耳，两耳交替，每次贴敷两天，夏季一天更换一次，10次为一疗程。

2. 你可以摘掉眼镜——近视的调理法

近视眼是指眼球不做调节作用时，平行光线通过眼的曲光作用后，在视网膜上形成分散而模糊的物像，同时又在视网膜的前方假想的一点聚集。

近视是视力不好的一种常见的眼科病症，主要是眼球前后轴变长了。眼球的变长与遗传因素和体质有密切关系，后天因素与近视的成因同样不可忽视。多由于青少年时期使用眼睛不当所致。由于阅读时不注意眼睛的卫生、光线太暗、照明不足、眼与书本相距过近、时间过长、用眼过度、躺着看书、走着看书、坐在正行驶的车上看书、电脑、电视辐射等因素都会引起眼睛近视。由于过度使用眼睛的调节力和集合力，就会引起眼压升高，久而久之，眼轴增长而形成近视，即所谓的学校性近视。另外近视眼也有一定程度的遗传性。

所谓的假性近视是由于阅读时不注意眼睛的保护，运用调节力过度以致睫状肌痉挛，晶状体凸度加大，屈透力过度增强，以致平行光线不在视网膜上聚集，而在视网膜前方聚集，形成的假性近视。假性近视通过休息可使睫状肌放松，视力又可恢复正常。对于假性近视的治疗，主要是缓解睫状肌痉挛。

治疗假性近视用手掌按摩劳宫穴就可以恢复视力。劳宫穴在手掌中央的“心包区”，只要反复轻轻按摩此穴，便可慢慢恢复视力，解除眼肌疲劳。此外还可以选择位于手背小指侧手腕附近的腕骨穴，再同时指压位于掌内无名指第二关节上的肝穴（图11－3）进行治疗，祖国传统医学认为肝主目，肝经失调也会引起

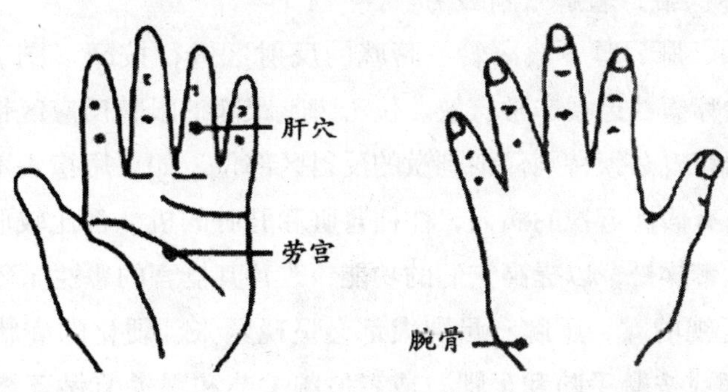

图11－3

眼疾。把以上穴位配合起来使用，治疗假性近视效果会更好。

对手部按摩治疗近视还可取合谷穴、外关穴、神门穴、二间穴等穴位，每穴用力揉掐约2～3分钟，使局部产生酸胀感才有效果。在肝点、肾点、眼点、胸点处各点按揉掐约2－3分钟，力度以有轻痛感为度，可用圆珠笔、捆绑的牙签进行点按。然后点按或推按眼、大脑、肾、肾上腺、输尿管、膀胱、肝、心脏反射区，每区推按约10次，推按速度以每分钟30～60次为宜。最后按揉头、肾、肝胆反射区各点1～2分钟。以局部有热胀感为宜。

应用足底反射区按摩，要选择眼、肾、肾上腺反射区治疗假性近视（图11－4）。用双手拇指指腹对反射区进行压按或揉按，力度要大，但疼痛感产生是不可避免的。

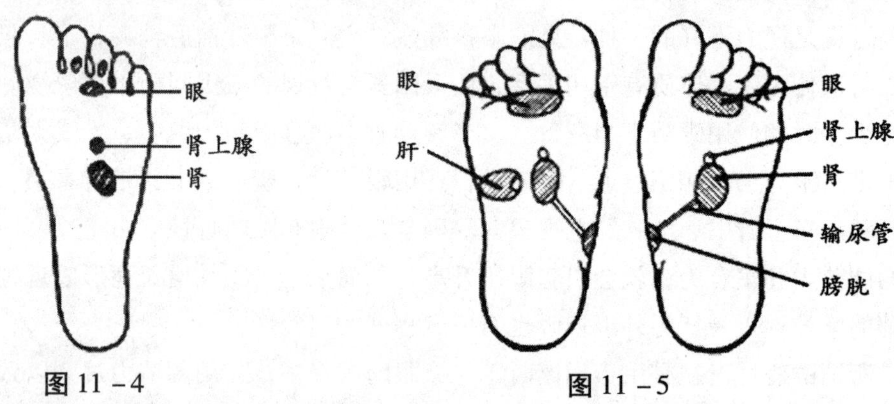

图11－4　　图11－5

对头面部的按摩同样能够缓解眼睛疲劳。用双手拇指由印堂穴经前额分抹推至太阳穴，进行10次。用食指、中指并拢轻微压颤眼球10次，然后按顺、逆时针方向分别按摩眼周10次。再用双手食指轻揉两侧睛明穴、太阳穴并以指尖轻轻按压此穴各10次。双手食指按揉鱼腰穴、承泣穴、太阳穴、攒竹穴及眼周围酸胀点最后双手大鱼际相互贴紧快速搓擦，感觉大鱼际处发热发烫后，快速将双手大鱼际敷贴于上眼睑处，可反复操作。此法可促进眼睛周围的血液循环，加速眼部周围的营养供给，缓解眼睛疲劳。

在足底取眼、肝、肾、输尿管、膀胱的反射区进行按摩（图11－5）。眼睛、肾脏、肝脏对治疗假性近视非常有效。位于脚趾跟部的眼睛反应区带，对假性近视最为有效，是治疗时必须特别仔细刺激的反射区部位，如果用指头不便摩擦，可用棒状物代替。患有假性近视的病人，往往肾脏和肝脏的机能都比较弱，所以，也应将这两个反射区带揉松，以提高它们的功能，改善其器官的恶性循环作用。

患有假性近视的人，手腕和足踝大都会呈现紧张、硬化的症状，所以，必须全身放松，摇摆或按摩手腕和足踝，或者使腕关节和踝关节做环绕运动，就能消除这些症状。

3. 摘掉耳朵里的棉花——耳鸣的调理法

经常有人会抱怨，耳朵里有恼人的噪音或鸣响，各种频率、各种形式的声音都有，挥之不去，避之不及，常常弄得人夜晚不能安枕。经检查，大部分病人身上找不出什么特别的病症，而这些声音只有病人本身才能听得到，这种声音叫做“耳鸣”。耳鸣是耳病的一种症状。也往往是耳聋的前兆，所以当出现耳鸣时，一定不能轻视，要抓紧时间治疗。绝大部分耳鸣都是只有病人自己才听得到，其他人都听不到，我们称之为“主观性耳鸣”。但是，有一少部分人，由于他们上腭或耳部肌肉紧张收缩而发出声响或是血管病变、异常，血液冲击发出声响，这些声音旁人也听得到，我们称为“客观性耳鸣”，这是很少见的。

耳鸣原因很复杂，大部分找不到原因，这是“原发性耳鸣”。原发性耳鸣90%以上都是由内耳的毛病引起的，而且常伴有不同听力损失。有一部分“耳鸣”可能和高血压、甲状腺功能异常、维生素缺乏、头部外伤、饮食习惯有关，还有一部分人的耳鸣与精神、情绪有关。

中医认为耳鸣的原因有两种：一是肾经衰弱，一是心因性的。耳朵能听到外界声音，是由于声波通过外耳道震动鼓膜，再将讯息传到中耳、内耳及脑部，这一过程受肾经调节，所以肾脏机能低弱，耳朵便会异常，发生耳鸣。而心因性耳鸣是由于精神紧张达到极点所致。

消除这种令人不悦的耳鸣，可用手掌按摩法，主要采用位于小指上的肾穴、前谷穴、阳谷穴，这三个穴是小肠经上的；还可选用三焦经上的关冲穴（图11-6），这两条经络分别走行于小指和无名指，与耳朵有联系。三焦经又和

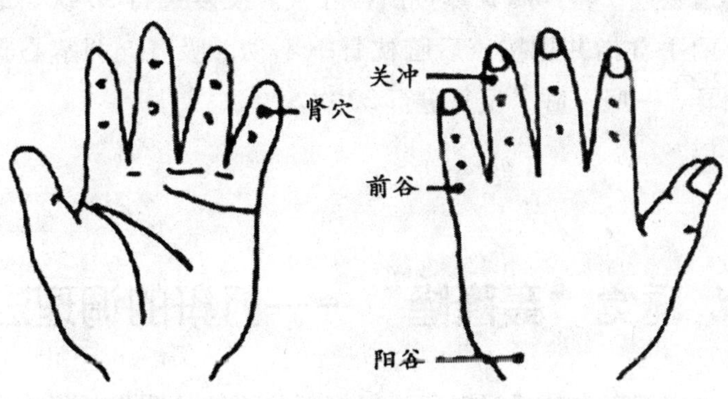

图11-6

心包经相连，所以可治疗耳鸣。无论哪种原因引起的耳鸣，采用这种治疗方法都可以奏效。

用足底的反射区按摩法治疗耳鸣时，可采用第四趾与小趾间后方足背上的“内耳”反射区，也可以采用第四趾第二节腹侧的“耳”反射区（图 11－7）。

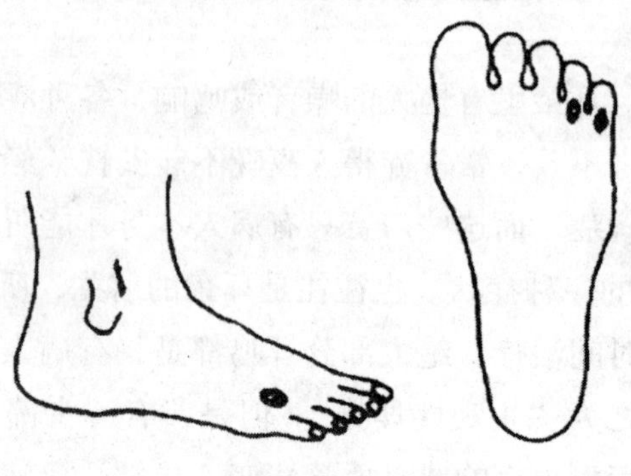

图 11－7

也可用食指压刮或拇指压推腹腔神经丛、肾、输尿管、膀胱、尿道、耳、肝、脾反射区，反复操作 3～5 次。然后用拇指腹压推颈项、大脑、三叉神经、胆、胰、十二指肠、盲肠（阑尾）、回盲瓣、升结肠、横结肠、降结肠、乙状结肠、小肠反射区各 1 分钟。按摩力度以局部胀痛为宜。再用食指外侧缘刮颈椎、胸椎、腰椎、骶骨、尿道、生殖腺反射区，反复操作 5～10 次。最后用左手掌搓摩右脚心，以透热为度。

针对耳鸣的耳部按摩是最有效、最直接的方法。两食指按揉两侧翳风穴、听宫穴、听会穴、耳门穴诸穴，顺时针揉转 20 圈，再逆时针揉转 20 圈。两拇指腹紧贴耳后，两中指指腹紧贴耳屏前，两手同时用力上下来回摩擦为 1 次，反复操作 10 次。然后双手十指屈曲成耙形，从前额向后枕部梳理，经枕骨向下五指并拢，两手横掌分别紧贴两耳，用掌心摩耳。如此反复进行 20 次。再用两手食指分别塞入两耳道吸气；转几圈骤然拔出，呼气。反复进行 20 次。最后用两手横掌分捂两耳，两手食指并拢按压后脑枕骨下不动，吸气，两掌心骤然离开，呼气。两掌再捂耳，一吸一呼，反复进行 20 次。

4. 睡觉“轰隆隆”——打鼾的调理法

打鼾是一种普遍存在的睡眠现象，但打鼾并不能证明你睡得香甜，睡眠质量好，相反，打鼾是一种身体不健康的信号，也是身体健康的大敌。打鼾使人在睡眠过程中出现呼吸暂停，如果呼吸暂停反复的次数多了，就会造成大脑及身体缺氧，影响血液循环，最终诱发各种病症，甚至猝死。

引起打鼾的原因有很多，鼻炎、鼻塞、鼻窦炎等都可以造成打鼾现象；高血压及心脑血管疾病患者打鼾的机率也很高，因为这些患者的血液循环欠佳，造成身体及大脑缺氧，从而使睡眠中出现打鼾现象；体型相对比较肥胖的人也容易出现打鼾现象，因为肥胖的人一般扁桃体腺比较肥大，在睡眠中会影响呼吸，导致呼吸道受阻，从而出现打鼾现象。

治疗打鼾可以对头面的印堂穴进行按摩，用手指指腹对印堂穴进行揉按或压按，然后从印堂穴开始自下向上推至发际，反复按摩数次，直至局部皮肤发热发烫。

同时也可对颈部的风池穴进行揉按或压按，对治疗打鼾也是非常有效的。

除了简单的按摩手法外，平日要改善一些不良的生活习惯来减缓打鼾的症状，如睡前避免饮酒、抽烟等，白天不宜太过劳累，体形肥胖的人要适度的控制体重等等。

5. 想吃不能吃很痛苦——牙痛的调理法

牙痛是口腔科牙齿疾病最常见的症状。“牙疼不是病，疼起来真要命”，这一俗语道出了只有患过牙疼病的人才能体会到痛苦，牙疼起来心烦意乱，甚至连彪形大汉也忍不住掉下泪来。所以，若能找到一种能迅速止住牙痛的办法，实在是牙痛者求之若渴的事了。

很多牙病都可能引起牙痛，常见的有龋齿、急慢性牙髓炎、牙周炎、齿槽脓肿、牙龈炎等。牙痛大致可以分为两类，即原发性牙痛和并发性牙痛。并发性牙痛中的神经性牙痛多发于中老年人，不过一般不会持续很长时间。

牙痛中相当一部分与感染有关，常见的为变形链球菌和乳酸杆菌感染，所以，我们要养成饭后刷牙、嗽口的习惯，将残留在口腔内的食物残渣去除干净，使口腔内细菌不能与糖、酶等物质结合而损坏牙齿。另外，要注意牙齿的运动，牙齿要经常咬动、锻炼，否则其功能就会减弱。多吃富有纤维素的食物，有利于牙齿防龋。如果一个人身体健康、代谢正常、营养状况良好，牙齿也就好。所以要想牙齿不得病，还要注重全身性的健康因素。

合谷穴是治疗牙疼的主要穴位，针刺合谷穴可以使各种原因引起的牙痛，都得到缓解。虽然不能完全解决引起牙疼的根本原因，起码能解燃眉之急。如果需

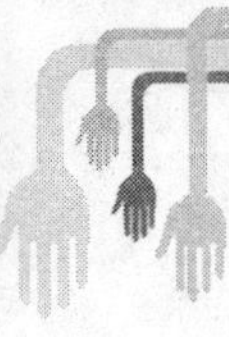

要去牙科医院治疗，当拔牙前或治牙前，用手按压合谷穴，或事先用牙签刺激合谷、用香烟灸治，都可以减轻疼痛。刺激合谷穴是利用刺激来提高痛阈，并借助过度的刺激来抑制感觉神经，产生麻木感，最后表现出一个不疼的效果。

在我国的生物全息理论中认为中指是人体头部的反射区，所以牙疼时，要在疼痛侧的中指上寻找痛点，特别是中指末节。牙疼反射点在中指上的面积很小，可用小圆头探针、牙签等物仔细寻找，或用指甲按压探穴。具体做法是把牙痛一侧的拇指和中指弯曲，用拇指指甲按压中指指腹，具体寻找时可把中指从正中分为两半，一半一半地寻找，分别从左右两侧自上而下有顺序地按压，这样就不至于遗漏。有轻微的压痛感处就是牙痛反射点（图 11 –8）。找出压痛点，就可用指甲反复按压或用牙签刺激、用线香灸治，反复 5 ~6 次，可以止痛。如果同时配合刺激合谷穴就更好了。

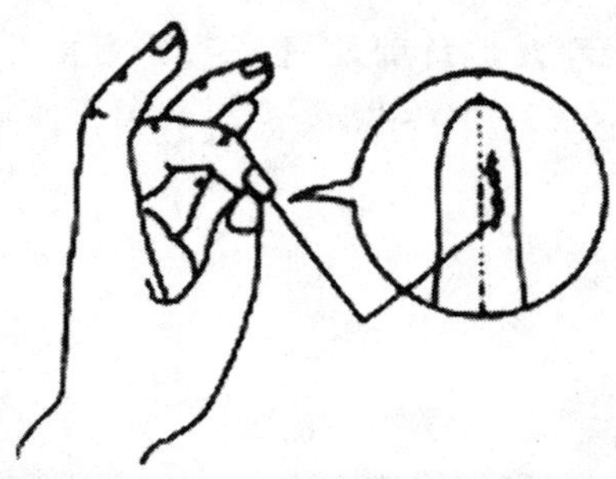

图 11 –8

治疗牙疼的其他穴位是：

牙痛点，位于手掌面，中指与无名指交叉处的感情线上方（图 11 –9），此处可用于治疗由牙髓炎所致的牙痛。当然，这只是解决眼前问题，最终还得去医院作根本性的治疗。

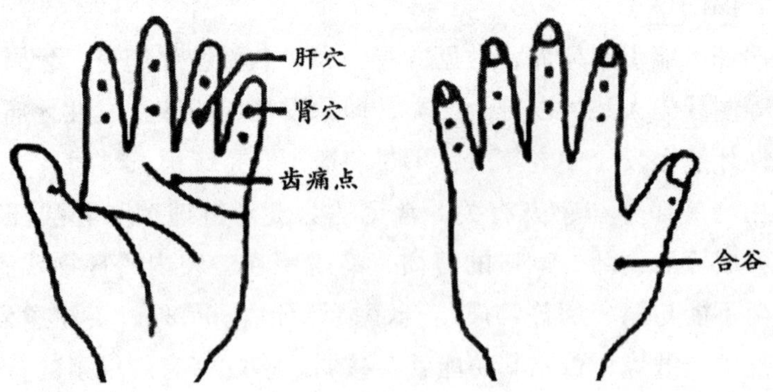

图 11 –9

肝穴，位于无名指腹侧第二关节上（图 11 –10），治疗牙质过敏。牙本质过敏就是牙齿没有叩击痛和咀嚼痛，只是遇酸、遇冷性刺激就产生自发痛，表面上却看不出什么毛病。

肾穴，在小指掌面第二关节上，对于牙槽脓肿有效，这是因为中医认为牙疼与肾经失调有关。

治疗牙疼，还有人提出独特的见解，就是上颌牙齿疼痛要刺激足，下颌牙齿疼痛要刺激手，当上牙疼时要刺激足阳明胃经的穴位厉兑穴。厉兑穴在足第二足趾靠近中趾外侧的趾甲下，因为胃经控制上颌的经络，故对上牙的疼痛有治疗作用。下牙疼刺激手阳明大肠经的井穴商阳穴，商阳穴位于食指靠近拇指侧的指甲下方，大肠经控制下颌，能止住下排牙齿的疼痛（图 11－10）。这都是由于经络循行的路线所决定的。

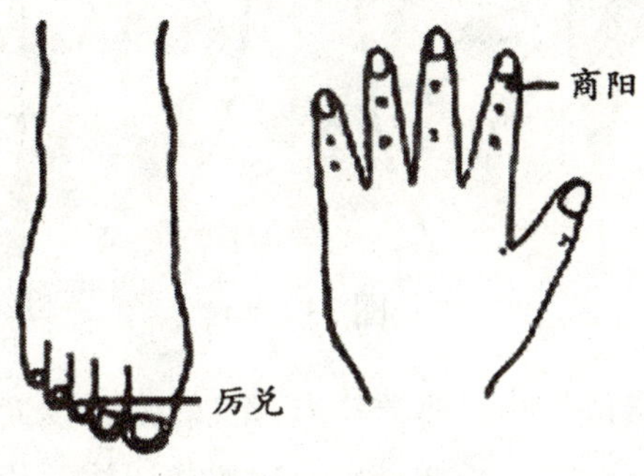

图 11－10

对于以上这些穴位的刺激可用指尖，也可用牙签、火柴棍儿等。要想缓解牙齿疼痛，必须施以强刺激，对牙髓炎、齿龈炎、齿槽脓肿、牙齿手术后的疼痛均有效。

当然，除了手、足刺激治疗牙疼外，还要配合头面部的穴位。首先用中指指端点揉颊车穴、翳风穴、承浆穴、人中穴、地仓穴各 2 分钟。再用双手拇指自印堂穴推至太阳穴，并按揉太阳穴，反复进行 5～10 次。拿捏风池，力度由轻到重，逐渐加重力量，直至局部有酸胀感为度。最后两手掌大鱼际按揉摩擦面颊部 2～3 分钟。如牙痛较剧烈，可增加按摩时间。

6. 想说的时候不能说——咽喉痛的调理法

咽喉肿痛时发音困难，咽部干涩，咽喉有撕裂的疼痛感。咽喉肿痛常常是由链球菌、肺炎菌、葡萄球菌等病毒的侵袭而引起的炎症。体质较强的人对身体不会有太大影响，而对于体质较弱的人来说，很可能发展成为扁桃体炎，所以，在

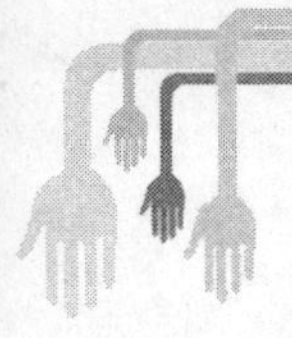

咽喉肿痛刚刚发生，症状较轻时就要采取措施进行有效的治疗。

对于由感冒而引起的咽喉肿痛，可以用淡盐水漱口的方法进行治疗，这种方法效果也很明显。植物神经失调的人，咽喉也常常会感到刺痛。虽然不会发生炎症，但也常常可以感到咽喉处有糖球样的东西粘住似的，或常有鱼刺扎着疼痛的感觉。这种神经症状，多见于脑力劳动者或老人。

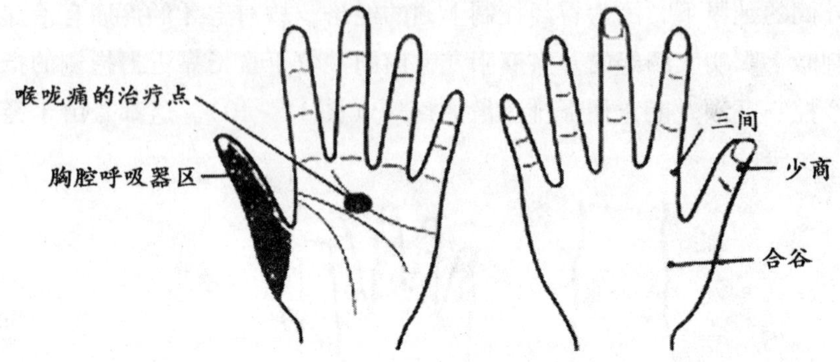

图 11－11

在手部取胸腔呼吸区、喉咙痛治疗点、三间穴、少商穴、合谷穴等穴位进行按摩。用拇指指腹对反射区、治疗点进行揉按或压按，用发夹、捆绑的牙签对穴位进行强有力的刺激，以不刺破皮肤、能够承受疼痛的限度为用力的标准。（图 11－11）

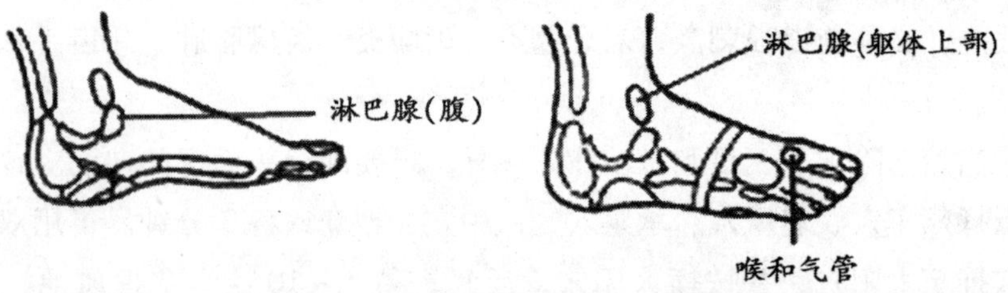

图 11－12

在足部取胸、腹部淋巴腺反射区，喉和气管反射区进行按摩。对足部的淋巴系统进行按摩，可以促进全身的淋巴系统循环，有效缓解炎症。对喉、气管的反射区进行按摩可以有效的治疗喉痛肿痛，并可以防止扁桃体炎的发生。

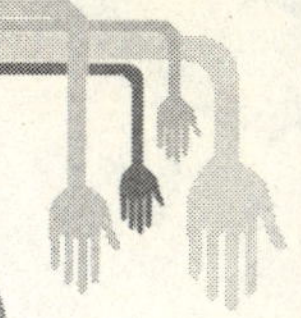

7. 车越高档越难受——晕车的调理法

坐车船时身体摇晃，使内耳迷路这一狭长管道受到刺激，从而刺激交感神经，引起各种各样的症状，当胃肠状况减退时，因乘车时的摇晃，胃的收缩、松弛，十二指肠也收缩，致使胃部食物不能向下蠕动，腹压上升，又不能向肠排下，只能向上出口，出现呕吐情况。

出差或外出旅行，最怕的就是晕车，无论是自己还是别人，晕车都不好。

晕车主要是由于坐车或坐船时由于速度不恒定，加之车船摇晃和振动而出现的恶心、头痛、呕吐等症状，这是因人体的内耳迷路受到速度不恒定或摇晃振动的原因失去平衡引起的，内耳迷路具有保持身体平衡的作用，失去平衡时，植物神经和三叉神经都已经功能失调。

坐在颠簸的车或摇晃的船上时，内耳迷路不能很好地适应、也就不能调节机体的平衡，使交感神经兴奋性增强，这样交感神经和副交感神经的平衡就会遭到破坏，就不能有效地调整呼吸系统、循环系统及消化系统，坐车或乘船时易导致头痛、眩晕、恶心的病症发生。有时因感冒、睡眠不足、胃肠虚弱、精神受压迫、过量饮酒、疲劳、饮食不当等引起神经功能紊乱而出现头晕、头痛、恶心、呕吐、出汗无力等症状也会引发晕车。有时精神紧张也可以引起晕车。所以，我们在作手掌按摩治疗时，要选择能调节神经功能、安定神经并且行经耳朵的经穴。具体的按摩方法就是要刺激手少阳三焦经上的关冲穴、手太阳小肠经上的神门穴，手厥阴心包经上的“手心”三个部分（图 11－13）。也可选择耳的治疗点，胃、十二指肠的治疗点，中冲穴的等进行按摩。

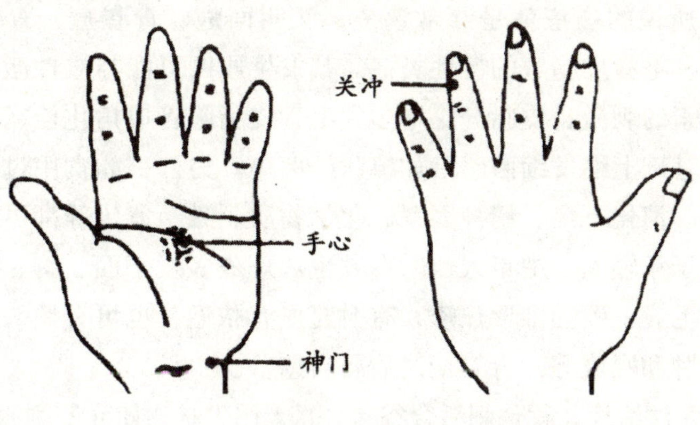

图 11－13

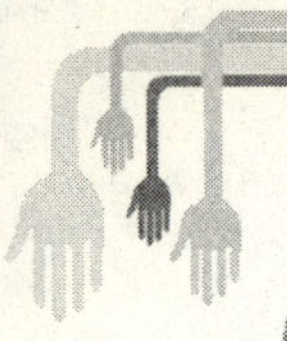

晕车也可以采用足底按摩法来治疗，要刺激足拇趾根和第四趾根部的耳反射区，刺激足背第四、五趾交界后方的内耳反射区，也可以刺激与胃肠有关的穴区（图 11－14）。治疗时需要长期缓慢、充分地刺激，可揉压、可灸治，也可以用橡皮膏贴于所要刺激的穴位上，里面放几颗切成一半的米粒，不断地按摩，通过米粒来刺激相应的经络。可在车上缓慢地刺激以防晕车，确实有效。

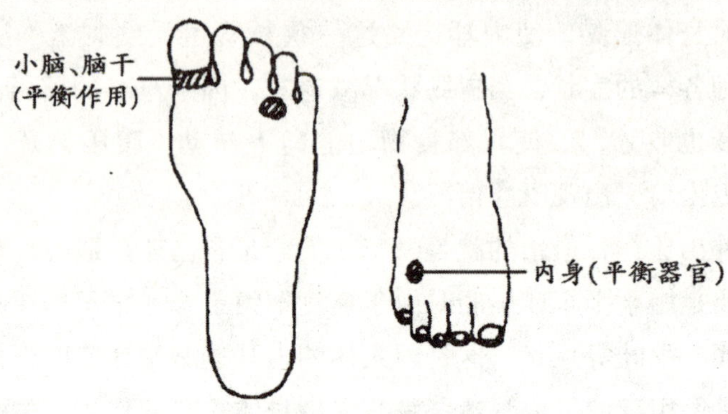

图 11－14

在预防晕车症时，可在坐船、坐车或坐飞机前半小时，充分有效地刺激这些反射区和穴位，此外，如有烧心或者情绪低落的情形，只要做转动第 3 足趾的运动，即可抑制上面的情形。这样可以有效地缓解坐车船时的紧张情绪，也能够有效的治疗晕车晕船。

8. 不要让“豆豆”烦扰自己
——痤疮的调理法

我们平时所说的痤疮就是寻常痤疮，又叫面疱、青春痘、青春疙瘩、粉刺等，痤疮是一种毛囊皮脂腺的慢性炎症。其发生原因可能与雄性激素有关，青春期由于雄性激素的刺激，皮脂分泌增多和毛囊皮脂腺管口角化栓塞，皮脂淤积于毛囊内，在此基础上继发细菌感染如棒状杆菌等。另外，如食用过多的脂类及糖类食物，便秘、消化不良、精神因素、化学物质刺激、遗传等都可以成为致病因素。痤疮多见于年轻人，中年人也时有发生。痤疮多发于面、胸、背等皮脂较多的部位，是和毛囊一致的锥形丘疹，有时充血有脓疱，也可有黑头粉刺、白头粉刺、结节、囊肿和瘢痕等，青春期过后可自愈。

用手掌按摩法治疗，就是刺激合谷穴。每天用尖状物如牙签刺激此穴，当局部发红时就可以了，不要刺破皮肤，每天坚持，可达到治疗痤疮的目的。也可以刺激

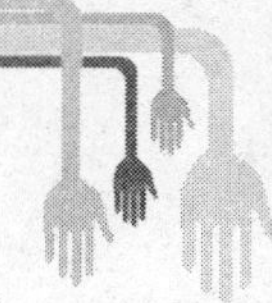

心经上的神门穴、心包经上的大陵穴、食指和中指间的第二个二间穴，或是大鱼际内侧的“胃、脾、大肠区”，几个穴位和反射区的联合应用可收奇效（图11－15）。

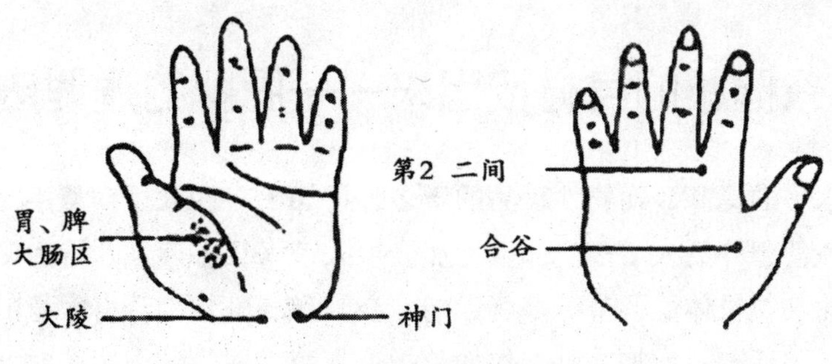

图11－15

用足底反射区按摩法治疗，要采取肺区、头面部、胃肠等反射区进行按摩治疗（图11－16）。用双手拇指指腹对反射区进行揉按或压按，以出现疼痛感为宜，但是出现疼痛感后不能立即停止按摩，要继续坚持几分钟，每天坚持对脚底的按摩会收到很好的效果。

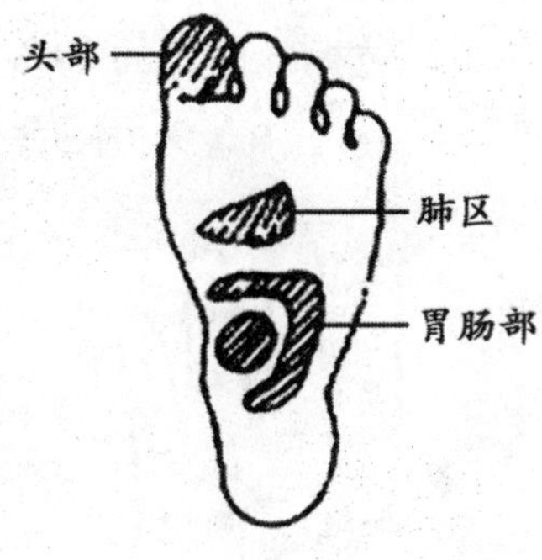

图11－16

另外，除了手足按摩之外，刺耳疗法对治疗痤疮也有奇效（图11－17）。先对耳部进行消毒清洁，再于耳轮上针刺出血，挤出几滴血，两侧耳朵都要刺，每隔5天做一次，对寻常痤疮及面部扁平疣都有效果。

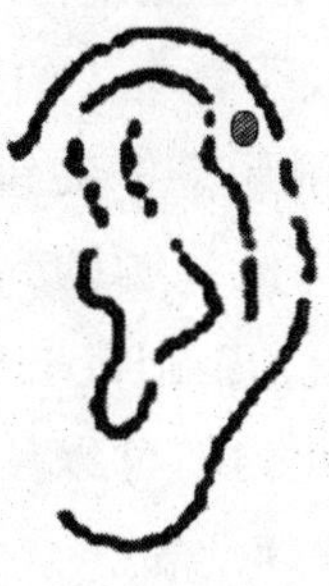

图11－17

9. 苗条健康的身材按出来——肥胖的调理法

由于生活水平的提高，动物性食品的增多，再加上有些人运动量不足，长时间坐着办公，致使肥胖的人增多。体重增加会给人带来很多麻烦，因为肥胖对心脏、呼吸、消化功能及体温调节等都有影响，心脏和心脏外围若有大量的脂肪堆积，就会妨碍心脏活动，增加心脏工作的负担；腹腔大网膜贮满脂肪时，也会增加腹压，从而影响呼吸。而动脉硬化、血管病、胆囊炎等也都与肥胖有关，所以有些人很害怕肥胖。中年的妇女更是害怕肥胖，一旦肥胖就千方百计地减肥，有的人极端节食或吃泻药，结果造成营养不良引起厌食症，虽然减肥了，但也失去了健康和美丽。其实，肥胖，如果没有毛病，也不是坏事，肥胖也有一定的好处。胖人有耐力，能经得起疾病的折磨。所以，只有那些因肥胖而发生一些疾病的人才可以考虑减肥。如果体重超过标准体重的20%，就属于肥胖症。标准体重的计算方法是：［身高（厘米）－100］×0.9 再减去 2～3 公斤。

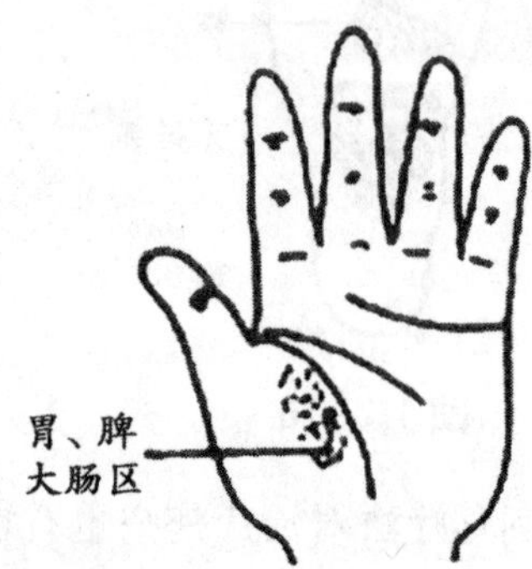

图 11－18

减肥，最方便而有效的按摩方法还是进行手掌按摩，主要是刺激位于掌侧食指正下方的“胃、脾，大肠区”及手背中央的“胸腹区”（图 11－18）。特别注意的是要强刺激，要用力拧扭或用牙签等尖锐状物刺激到有疼痛感为止，这样做，就一定能减缓胃、肠蠕动，降低胃肠的兴奋性，达到自然减小饮食量的目的。要记住，对上述区域要强刺激，否则将事与愿违。如果只是按摩似地抚摸而已，只能促进胃的蠕动，提高消化力，可以使食欲大增而产生相反的效果。因此，务必记住刺激的方法，以免南辕北辙。

治疗肥胖症，也可以刺激足底。足底的反射区及经穴按摩法是首先要进行二十分钟的基本按摩，对双足进行预热及放松，然后按摩双足的甲状腺、食道，及位于左足底的脾脏反射区。按摩脾脏反射区一定要用力，以达到抑制其功能的目的。再刺激足第二足趾，虽然此处属于足阳明胃经的位置，但对于促进和调整胃肠功能也有效果。还要进行全身的按摩以帮助消耗脂肪。配合灸治脾俞穴、肾俞穴、中脘穴、志室穴、足三里穴、三阴交穴等穴，效果更佳，治疗时间至少要进行三个星期以上。

10. 摘掉令人头痛的老花镜——老花眼的调理法

俗话说“花不花四十八”，意思是到了人45岁以后，在阅读或者近距离工作时会看不清，而且这种现象会逐渐加重，这就是老花眼，也叫老视眼。老花眼是正常的生理现象。眼睛的调节力在10岁以前是最好的，其后随着年龄的增长而逐渐减弱，到了45岁以后，剩余的眼睛调节力就很少了，近点距离逐渐增大，这时已经不能满足阅读的需要而出现老花眼的现象。调节力的减弱主要是由于晶状体硬化，使其可塑性减弱，睫状肌也相应减弱的必然结果。

老花眼对于远处来的平行光仍然能够很好的适应，因此远视力一般无变化。老花眼主要是看近物不清，阅读时需要把书本放在远处，但是在时间稍长或光线不足的情况下容易发生眼睛疲劳现象，所以，一般需要配戴老花镜。

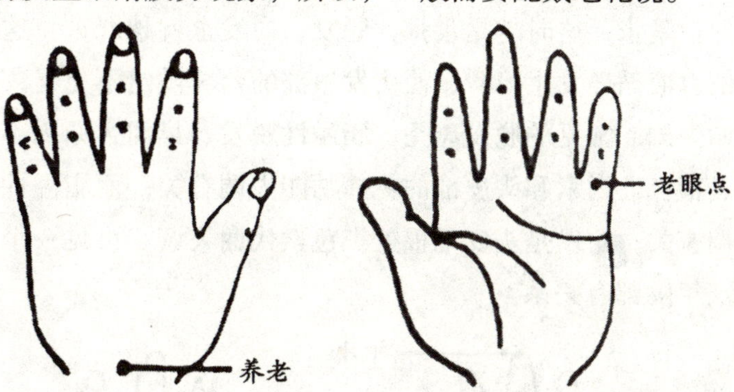

图 11－19

用手掌按摩法治疗老花眼的效果非常明显，主要应用的是养老穴，养老穴位于手背小指侧的手腕上（图11－19）。养老穴对老年人的老花眼及眼睛疲劳非常有效，对一般人的眼睛保健也是不错的选择，同时还能防治白内障等眼疾的发生。血药刺激的第二个穴位就是位于手掌小指根部的老眼点，这一穴位可以防止40岁以前的人眼睛老花，而其他功能与养老穴相似。刺激穴位的方法可以指压，也可以用牙签及发夹刺激，用香烟灸治。

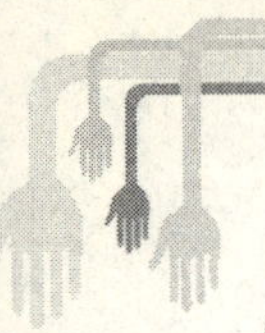

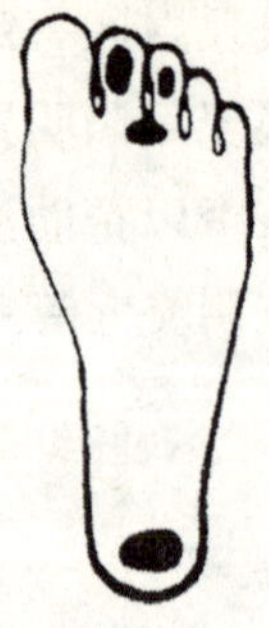

图 11－20

应用足底反射区进行治疗时，可以按摩第 2、3 足趾第二节的腹侧，及第 2、3 趾交界处的腹侧，也可以按压生殖器反射区，这些部位都能延缓眼睛的衰老（图 11－20）。

11. 三千烦恼丝——脱发、白发的调理法

头发对于一个人的仪表来说相当重要，尤其是对于女人来说，如果没有了头发，或者头发过早变白，既不好看又影响自己的自信心。当发生脱发或白发后，精神就会异常紧张，这时越是紧张，脱发、白发也就越严重。这是因为精神紧张会使头皮的血液循环发生障碍，使头发根部的营养供给不充足，使头皮及毛根处的色素代谢失调。常见的脱发斑秃、脂溢性脱发、早秃，原因不甚明了。斑秃可能与神经、精神性因素和头皮部的免痛功能失调有关；而脂溢性脱发和早秃则与内分泌失调有关；白发是头皮毛根处黑色素代谢失调。可见一个人的头发好坏与全身状态及年龄都有关系。

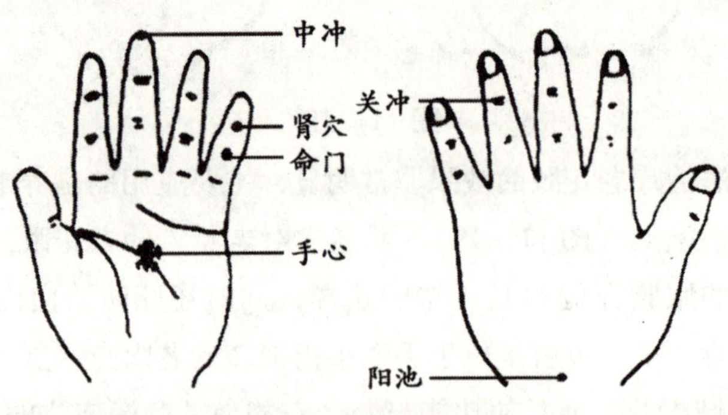

图 11－21

中医认为“发乃血之余”，当一个人患病或年龄大了，气血虚弱，毛发亦随之枯槁、变白、脆弱、脱落、稀少。因此，要想使头发乌黑发亮而不异常脱落，就要耐心地指压阳池穴、肾穴、命门穴，刺激这一系列穴位可以调节血管神经功能，调节内分泌系统及体内激素的平衡，恢复头发的生机（图 11－21）。除了轻柔地刺激位于手背侧腕部的阳池穴外，手掌侧腕部的大陵穴、中指上的中冲穴、心穴、手掌中央的手心区（图 11－21）也可以按摩，久而久之，头发便可乌黑发亮。此外，每天 2～3 次刺激头皮，用双手有序地抓头皮，可改善头皮的血液循环，使头发又黑又亮。

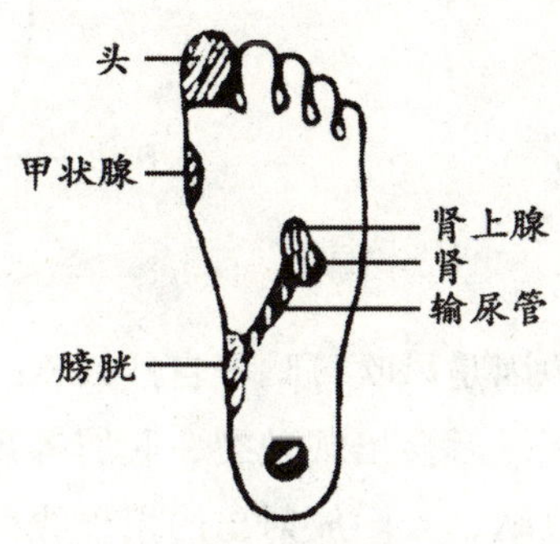

图 11－22

用足底反射区按摩，可以采用头、甲状腺、肾上腺、肾、输尿管、膀胱等的反射区进行按摩（图 11－22）。

12. 保持美丽容颜不再是梦——皮肤老化的调理法

随着生活水平的提高，人们对衣、食、住、用、行的要求越来越高，同时对美的追求也增加了，尤其是对面部皮肤的美容也更加重视了。年轻的女孩子们都希望自己的皮肤能够保持柔软滋润，中老年人则希望自己的皮肤能够减缓衰老。

要想防止皮肤老化，首先要研究一下引起皮肤老化的原因。皮肤老化的原因有很多，可分为内因和外因。内因主要是指内分泌失调和皮肤微循环障碍两个方面。要想减缓皮肤老化，保持内分泌的平衡是十分重要的。应用手掌按摩治疗，具体的做法是刺激位于小指第一关节上的肾穴（图 11－23），这个穴位可以按压，也可以用尖锐的物体进行刺激，最好的刺激方法是用香烟灸治，反复做 10～15 次，会有很好的效果。调节皮肤微循环及新陈代谢的穴位要选用阳池穴、关冲穴、肺穴。阳池穴可以促进皮肤的血液循环，加快新陈代谢；关冲穴可以润泽

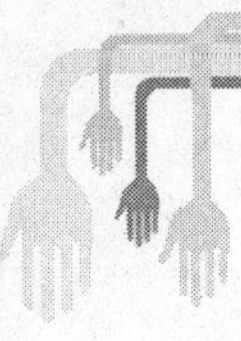

皮肤；肺穴很重要，中医认为肺主皮毛，肺经如果有病变，皮肤及毛发就会失去营养，皮肤就会失去光泽，毛发就会枯槁。刺激肺穴的方法与刺激肾穴的方法相同，同样可以使用指压和香烟灸治（图 11－23）。

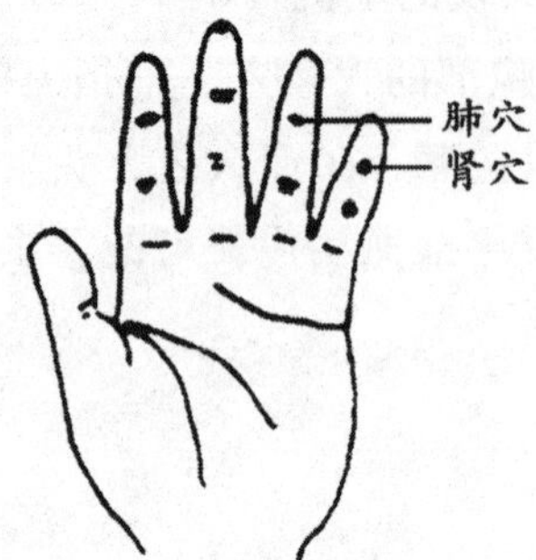

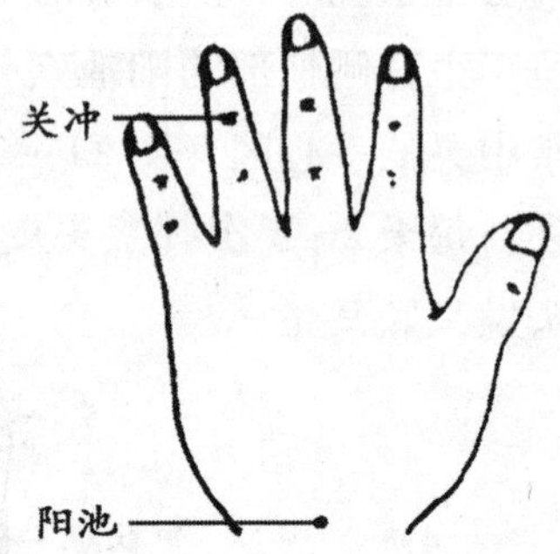

图 11－23

引起皮肤老化的外部原因是风吹日晒等自然因素。过多的风吹日晒可以使皮肤干燥，失去营养，皮肤干燥后会出现皲裂、脱屑等现象，从而加速了皮肤的老化。与风吹相伴行的还有日晒，太阳放射出的紫外线可以使皮肤中的表皮细胞受损，使真皮的弹力纤维变性，皮肤增厚，使皮肤的血液循环发生障碍，产生皱纹，皮肤枯槁，严重时发生日光性皮炎、多形性日光疹、日光性角化、色素沉着、皮肤癌等。可见，日晒是皮肤老化的另一大原因，这就是所谓的“日光性老化”，它在皮肤老化的原因中占了 80%～90%。但是这一部分老化是可以预防的，同时也是可以逆转的，通过一定方法能够抵消紫外线的作用，还可以使已经发生日光性老化的皮肤恢复为正常的皮肤。

要想防止面部皮肤发生老化，就要避免过多的晒太阳。外出旅游或在烈日下干活，暴露的皮肤要涂抹防晒霜，也需要打遮阳伞，戴宽沿草帽，手上可以戴白手套等等。这样不仅可以防止皮肤老化，还能对已经发生老化的皮肤产生逆转作用。平日保持心情舒畅，适当的进行体育锻炼，多喝水，避免风吹日晒，再加上刺激手上的肾穴、阳池穴、肺穴、关冲穴等，就可以保持皮肤的滑嫩。

13. 不再为“地图”而烦恼——遗尿的调理法

遗尿是指在睡眠中小便不能控制而自行排出的一种病症，多见于小孩和上了年纪的老年人。成年人的膀胱排尿已能由大脑进行控制，再发生遗尿即为病态，主要表现是夜间在睡眠中不自觉地排尿，或在遗尿后立即惊醒而被发觉，轻者数日一次，重者一日数次。遗尿的主要原因是大脑排尿中枢发育不充分。对此病进行针灸按摩治疗效果非常好，而对器质性病变或蛲虫病引起的遗尿，应治疗其原发病。

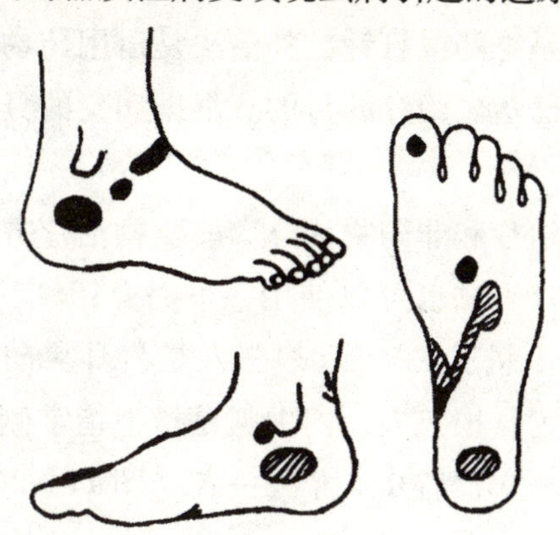

图 11－24

中医认为遗尿是由于肾气不足、膀胱不能控制所致，所以要补肾益气。足底反射区按摩，采取的症状区是脑垂体、下部脊椎、腹腔神经丛（图 11－24）。足上还有各穴位"遗尿灸"，位于足拇趾背面腓侧缘，及第二趾背面胫侧缘，与拇

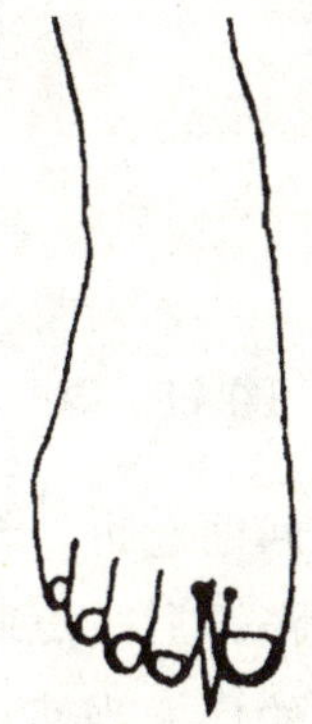

图 11－25

趾中节中央相平之二点是穴（图 11－25）。手掌按摩区时小指第一关节腹侧面的肾穴，轻柔、压按、香烟灸治都可取得非常好的效果。

14. 安心过秋冬——银屑病的调理法

银屑病俗称"牛皮癣"，是皮肤科常见的疾病。由于银屑病的病因不清，病程期长，顽固难治，并且易于复发，影响患者的身心健康，因此，对此病的防治

备受关注。银屑病是皮肤上出现散布于各处的红斑鳞屑，皮肤瘙痒难忍，每逢秋冬东初易于复发。银屑病源于内而发于外，因此治疗时要采用内治法和外治法相结合的方法，内治法就是吃药或打针，外治法是运用药物或其他手段直接作用于病变部位或体表某部，已达到治疗的目的。根据病变的具体情况可以单独采用外治法。

外治法又分为药物治疗和非药物治疗。非药物治疗方面，除了开展传统的针灸治疗外，一些新的治疗方法也可以使用，下面介绍“三棱针点刺法”。采用的穴位是“耳根三穴、内中魁三穴”。耳根三穴是将耳翼向前用力卷折，在耳廓与乳突骨交界处上下三点为耳根三穴；内中魁是指中指掌侧正中线，第二关节横纹中点一穴，前0.1寸处一穴，后0.1寸处一穴（图11－26）。

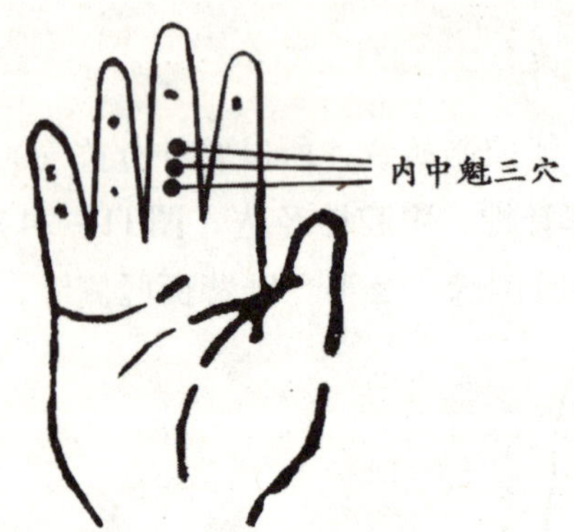

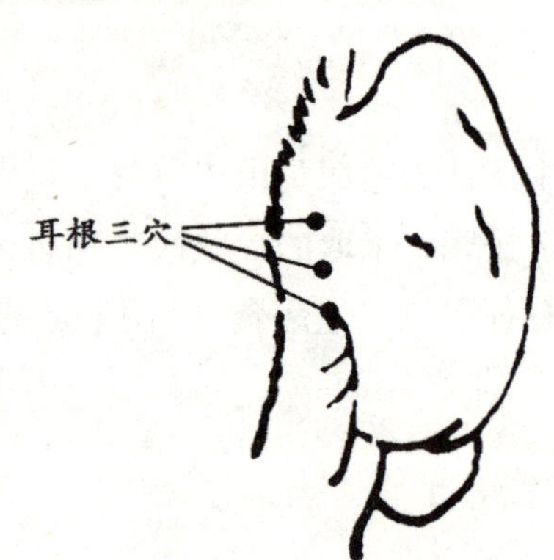

图11－26

具体操作方法是：将耳翼用力向前卷折，先常规消毒，然后用小号棱针点刺耳根三穴，再仰掌伸直中指，常规消毒后，点刺内中魁三穴；滴血数滴，每日上午治疗一次。每日交替点刺，隔日轮换。当然也可以配药物治疗，最好不要用或慎用免疫抑制剂。

15. 时刻保持高昂的斗志——疲倦的调理法

中国有句俗语叫做“春困、秋乏、夏打盹、睡不醒的冬三月”，这是指由于季节及气候的变化对人的影响。冬天的时候，气温较低，由于寒冷，人体的毛细血管处于收缩状态，血管里的血液流量减少，汗腺及毛孔闭合，这样既能减少人体热量的散失，又能防止外界冷空气的进入，抵御风寒。由于皮肤的毛细血管收缩，大脑的毛细血管相对扩张，这样，在冬季时大脑习惯了高氧情况下的工作状态。

到了春天，气温逐渐回升，人体的毛细血管、汗腺、毛孔开始舒展，血液循环旺盛，体表血量逐渐增多，于是供给大脑的血液就会减少，出现大脑相对缺氧的现象，使人无法适应这种情况，因而使人感到困倦，尤其是午后尤为严重，这就是春困的机理。在夏天和秋天也都是由于代谢因素及微循环的改变，引起脑供氧情况的变化而出现身体的疲倦感。感动疲乏，严重时失眠，甚至盗汗或自汗。

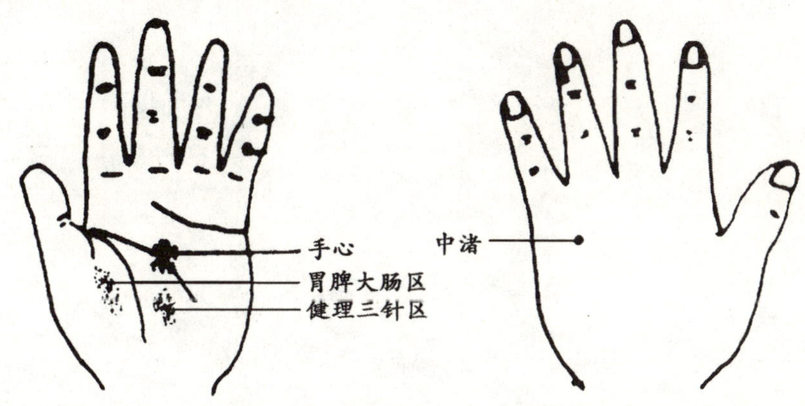

图 11－27

当疲倦无力时，可采取手足按摩法。手上的按摩治疗点要采用与神经、内分泌有关的穴位，再配合调节脾胃的按摩点。首先要选用手背上的中渚穴，此穴是手少阳三焦经上的穴位。其次选用手心、胃脾大肠区、健理三针区（图 11－27）。可以指压也可用香烟灸治，在睡觉前缓慢刺激几次，就会有很好的效果。

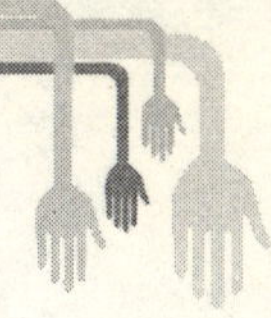

附录：人体穴位

1. 穴位与医学的渊源

在两千多年以前，中华民族的祖先就已经知道人体上有着许多特殊的感觉点。这些点既神秘又特殊。

我国医学宝库中现存成书最早的一部医学典籍《黄帝内经》中就有所记载："气穴所发，各有处名"。当时已知的穴位就有近两百个。

魏晋间医学家皇甫谧编纂的《针灸甲乙经》是对针灸医学有着开源性意义的著作。其中，他对人体已知的340个穴位做出了从名称到作用的详尽描述。到了宋代，针灸学盛行，相关著作众多，在这其中，由北宋医学家王惟一撰著的《铜人腧穴针灸图位》一书颇为详尽。这也对后来的按摩穴位的发展起到了辅助作用。

可见，我国古代医学家一直都在探索着穴位与人体健康之间的奥秘，并在长期实践过程中形成了腧穴学的完整理论体系。

腧穴又有输穴、俞穴之称，也有叫穴位、穴道或孔道。按照中医基础理论，人体穴位主要有三大作用，它既是经络之气输注于体表的部位，又是疾病反映于体表的部位，还是针灸、推拿、气功等疗法的施术部位。

穴位对身体健康有着"按之舒展"、"驱病速效"的良好作用。然而，穴位的实质究竟是什么呢？长期以来，人们都一直致力于不断地探索研究中，即使到了近代也从未停止过。

中医讲究的穴位疗法，健身讲究按摩，这些都是对身心有益的方式。

有人从穴位的电学特性去探讨，发现皮肤上的某些地方存在导电量特别高的"良导点"，它们的位置与穴位的位置几乎一致。但后来又发现，全身穴位总面积不过体表的万分之四，而电阻部位却多得多。后来又有人研究了穴位与神经的关系，发现几乎所有的穴位都与神经相关联。

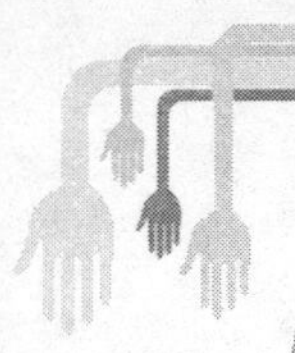

穴位和人体器官之间存在着对应关系。这种奇妙的存在应该是在胚胎发育时期形成的。简单地说，皮肤与神经是同源的，神经中枢存在着各皮肤区域与脏器的投射点。

当然，对此也有争议。有人认为，非穴位区域下也都有神经分布，它们在组织学上并没有差别。还有人发现穴位与血管、淋巴管关系密切，穴位处的皮肤温度比别的部位要高一些，可能正是因为这一系列的复杂关系而让穴位更加具备研究价值。

许多人从穴位的电学特性去探索它的本质。1950 年，日本的中谷用 12 伏直流电通过人体皮肤，发现皮肤上存在某些导电量特别高的“良导点”，它们的位置与穴位位置吻合。此后不久，法国著名针灸学家尼伯亚特在助手的协助下，应用测定皮肤电阻方法证实了这一现象，并确定穴位电阻只有它周围皮肤电阻的一半。在尸体上进行的测量也获得同样的结果。20 世纪 50 年代后期，我国学者有关穴位电生理的研究，也基本肯定了穴位具有低电阻高电位的特性。然而，据推测，全身穴位的总面积仅占体表的万分之四，而全身体表电阻的部位却很多，远远不限于穴位的地方。况且，如进食、睡眠、运动等生理活动，时序、季节、气温等外界环境改变以及精寸心理状态等诸多因素，都会影响皮肤电阻值。

也有人将古老的腧穴理论与现代医学理论做比对分析。试图采用物理学新理论来诠释他们。譬如，电流刺激肌肤，被刺激的肌肉会产生收缩。用最弱电流刺激而产生最大肌肉收缩的体表部位叫运动点。这些点被认为是机体肌肉组织中的局部交性部位，具有深层组织敏感、结节及伴有放射痛的特点。但是更深层次的原因还不得而知。

一般说来，肌肉的疼痛和痉挛多是由于内分泌失调或肌紧张造成的。而在医学研究领域，用针刺穴位时，由于组织间相互摩擦和金属针与组织电介质之间相互作用，会引起局部组织中肌肉纤维和神经纤维损伤。因此，他们认为穴位的某些特性与触发点极为相似。

在穴位和医学之间的研究上，我国的相关人员一直在努力。有人着力于研究穴位的形态结构。上海第一医学院的专家就曾经做出这样的观察：解剖观察尸体上 324 个穴位，发现 99% 的穴位都与神经相互关联。穴位与相关脏器的神经大多属同一脊髓节段。这种说法得到了亚洲相关学者的肯定。

日本学者森秀太郎有也证明，在全身穴位中，约有 100 个穴位组织深层都存在着神经束。穴位还与肌腱、触觉小体等感觉神经节细胞周围突末端的感受器有关。

其实，表皮与神经组织有着共同的起源。神经中枢存在各皮肤区域与内脏器官的投射点。因此，穴位与胚胎形态学之间可能有生物形成的相关作用。简单地说，当人还是胎儿的时候，穴位就已经在逐渐生成了。

总之，近代的穴位研究者们相信，人体穴位是既与神经系统密切相关，又与血管、淋巴管、肌肉等组织有关的复杂综合结构及其机能。具体详细的诠释还需要我们今后更加深入地探讨才能得出。

2. 全身要害穴位解析

每个人的身上都有要害穴位，这些穴位在日常生活中对个人的身体健康有着十分重要的作用，所以应该被特别注意和保护。在人体中，五脏六腑的全部经络有十二条。左右对称分布，所以一共是二十四条。另外，身体正面中央有“任脉”，身体背面中央有“督脉”，各有一条特殊经络，纵贯全身。这十四条经络上所排列着的人体穴道，称为“正穴”，全部共有三百六十五处。

这是一个十分可观的数目，而这些还远不是全部。经络以外的人体穴道，称为“正穴”，后来又陆续发现了“新穴”，至今，已经被探知的人体穴位数已经超过一千个。

大致穴位列表：

头部穴位（正面）：头维穴、发际穴、阳白穴、印堂穴、攒竹穴、晴明穴、承泣穴、四白穴、迎香穴、水沟穴、瞳子髎穴。

头部穴位（背面）：百会穴、后顶穴、风府穴、哑门穴、完骨穴、风池穴、天柱穴。

头部穴位（侧面）：太阳穴、下关穴、客主穴、耳门穴、听宫穴、翳风穴、颊车穴、大迎穴、人迎穴。

腹部胸部穴位：天突穴、膻中穴、鸠尾穴、巨阙穴、中脘穴、水分穴、气海穴、关元穴、中极穴、气舍穴、俞府穴、或中穴、期门穴、日月穴、天枢穴、气穴、大巨穴、大赫穴。

人体背部穴位：大椎穴、陶道穴、身柱穴、神道穴、至阳穴、脊中穴、治喘穴、肩井穴、曲垣穴、天宗穴、命门穴、腰俞穴、腰阳关穴、上仙点穴、六华灸穴、风门穴、肺俞穴、心俞穴、膈俞穴、肝俞穴、膏肓穴、志室穴、肩外俞穴、厥阴俞穴、三焦俞穴、大肠俞穴、关元俞穴、小肠俞穴、膀胱俞穴。

人体上肢穴位：内关穴、外关穴、曲池穴、尺泽穴、治痒穴、孔最穴、列缺穴、阳池穴、神门穴、合谷穴、中渚穴、少冲穴、落枕穴、指间穴、太渊穴、口内穴、胃肠穴、手三里穴。

人体下肢穴位：膝眼穴、梁丘穴、复溜穴、阴谷穴、血海穴、承山穴、解溪穴、委中穴、足三里穴、阳陵泉穴、阴陵泉穴、三阴交穴、百里穴。

人体足部穴位：涌泉穴、大敦穴、太冲穴、太白穴、太溪穴、申脉穴、丘墟穴、昆仑穴、足临穴、行间穴、里内庭穴、下痢穴、高血压点穴、第二厉兑穴、第三厉兑穴、阿基里斯腱穴。

下面，我们相信看看全身几大部位都有哪些要害穴位。先来看头颈部位：

太阳穴：太阳穴在眉梢与外眼角之间向后约一寸凹处。经属奇穴，被点中后头昏、眼黑耳鸣。这是日常生活中人们最为了解的穴位之一。

百会穴：百会穴在头顶正中线与两耳尖联线的交点处。经属督脉，为手足三阳、督脉之会，被击中脑晕倒地不省人事。

神庭：神庭位于头前部入发际 0.5 寸处。经属督脉与足太阳膀胱经之会穴。被击中后头晕、脑胀。

耳门穴：耳门穴位于耳屏上切迹前、张口呈现凹陷处。经属三焦经。被点中后，耳鸣头晕倒地。

睛明穴：睛明穴位于眼内眦角上方。属于膀胱经。为手足太阳、足阳明、阳跷、阴跷五脉之会。一旦被点中就会头昏眼花倒地不起。

人中穴：人中穴位于人中沟偏上的部位。经属督脉，为手、足阳明，督脉之会。被点中后头晕眼昏。这也是生活中了解较多的一个穴位。

哑门穴：哑门穴位于头顶部后正中线上，第一与第二颈椎棘突之间的凹陷处。经属督脉。系督脉与阳维脉之会穴，被点中后，冲击延髓中枢，失哑、头晕、倒地。

风池穴：风池穴位于枕骨粗隆直下凹陷处与乳突之间，在当斜方肌和胸锁乳突之间取穴。经属足少阳胆经系。被击中后，冲击延髓中枢，晕迷不醒。

人迎穴：人迎穴位于喉结旁开 1.5 寸处。经属足阳明胃经，被点中后气滞血淤、头晕。

再来看看胸腹部位的穴位：

膻中穴：膻中穴位于体前正中线，两乳头中间。经属任脉，是足太阴、少阴，手太阳、少阳；任脉之会。气会膻中心包募穴。被击中后，内气漫散，心慌意乱，神志不清。

鸠尾穴：鸠尾穴位于脐上七寸，剑突下半寸。经属任脉，系任脉之络穴。击中后，冲击腹壁动、静脉、及肝、胆，震动心脏，血滞而亡。

巨阙穴：巨阙穴位于体前正中线，脐上 6 寸处。经属任脉、系心之募穴。击中后，冲击肝、胆、震动心脏而亡。

神阙穴：神阙穴位于脐窝正中。经属任脉。击中后，冲击肋间神经，震动肠管，膀胱，伤气，身体失灵。

气海穴：气海穴位于体前正中线，脐下1寸半。经属任脉。击中后，冲击腹壁，动静脉和肋间，破气血淤，身体失灵。

关元穴：关元穴位于脐下3寸处。经属任脉、系三阴、任脉之会，小肠之募穴。击中后，冲击腹壁下动、静脉及肋间神经震动肠管，气滞血淤。

中极穴：中极穴位于体前正中线，脐下。经属任脉、系足三阴、任脉之会，膀胱之募穴。击中后，冲击腹壁动、静脉和神经震动乙结肠，伤气机。

曲骨穴：曲骨穴位于腹下部耻骨联合上缘上方凹陷处。经属任脉，系足厥阴肝经与任脉之余。击中后，伤周天气机，气滞血淤。

鹰窗穴：鹰窗穴位于胸骨中线第3肋间玉堂穴旁开四寸。经属足阳明胃经。击中后，冲击肋间神经和胸前神经及动、静脉，震动心脏停止供血、休克。

乳中穴：乳中穴位于乳头中央。经属足阳明胃经。击中后，冲击肋间神经和动脉充血破气。

乳根穴：乳根穴位于乳头中央直下一肋间处。经属足阳明胃经，左侧内为心脏。击中后，冲击心脏，休克易亡。

期门穴：期门穴位于乳下两肋间当第6肋间。经属肝经，肝之募穴。足太阴，厥阴，阴维之会。击中后，冲击肝、脾，震动膈。

章门穴：章门穴位于腋中线，第1浮肋前端，屈肘合腋时正当肘尖尽处。

经属足厥阴肝经，系足太阴、厥阴，阴维之会，肝之募穴。击中后，冲击肝脏或脾脏，破坏膈肌膜，阻血伤气。

商曲穴：商曲穴位于腹中部当任脉、下脘穴的外侧0.5寸处。经属足少阴肾经，系足少阴与冲脉之会。击中后，冲击肋神经和腹壁动脉、震动肠管，伤气滞血。

接下来看看背腰骶部有哪些要害穴位需要注意：

肺俞穴：肺俞穴位于第3胸椎棘突旁开1寸处。经属足太阳膀胱经。击中后，冲击第3肋动、静脉和神经，震动心肺、破气机。

厥阴俞穴：厥阴俞穴位于第4胸椎棘突下旁开1.5寸处。经属足太阳膀胱经。击中后，冲击心、肺，破气机、易死亡。

心俞穴：心俞穴位于第5胸椎棘突、旁开1.5寸处。经属足太阳膀胱经。击中后，冲击心脏，破血伤气。

肾俞穴：肾俞穴位于第2腰椎棘突旁开1.5寸处。经属足太阳膀胱经。击中后，冲击肾脏，伤气机，易截瘫。

命门穴：命门穴位于第2腰椎与第3腰椎棘突之间。经属督脉。击中后，冲击脊椎破气机，易截瘫。

志室穴：志室穴位于第2腰椎棘突旁开3寸处。经属足太阳膀胱经。击中

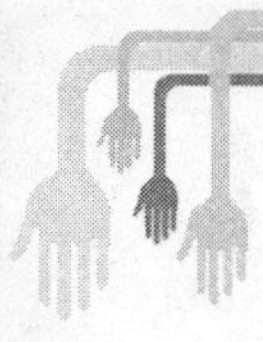

后，冲击腰动、静脉和神经，震动肾脏，伤内气。

气海俞穴：气海俞穴位于第3腰椎棘、旁开1.5寸处。经属足太阳膀胱经。击中后，冲击肾脏，阻血破气。

尾间穴：尾间穴位于尾骨端与肛门之间。

经属督脉、督脉之络穴，别走任脉。击中后，阻碍周天气机，丹田气机不升。

最后再来看看人体上、下肢要害穴位的分布：

肩井穴：肩井穴位于大椎穴与肩峰连线三中点，肩部最高处。经属足少阳胆经，系手少阳、足少阳、足阳明与阳维脉之会。击中后，半身麻木。

太渊穴：太渊穴位于仰掌、腕横纹之挠侧凹陷处。经属手太阴肺经。肺之原穴，百脉之会。击中后，阴止百脉，内伤气机。

足三里穴：足三里穴位于外膝眼下3寸，胫骨外侧约一横指处。经属足阳明胃经，足阳明之脉所入为合。击中后，下肢麻木、不灵。

三阴交穴：三阴交穴位于内踝尖直上3寸，胫骨后缘。经属足太阳脾经，系足太阴、厥阴、少阴之会。击中后，下肢麻木，失灵，伤丹田气。

涌泉穴：涌泉穴位于足掌心前0.3寸之处，当屈足趾时出现凹陷处。

经属足少阴肾经。击中后，伤丹田气，气机不能上升，破轻功。

综上所述，以上的诸多要害穴位，虽然多不致死但是也会对身体健康带来影响。这些穴位对于了解穴位的人来说可以用作正途，比如专业的按摩师平时按摩经常按摩到的就是其中的穴位，且辅助治疗效果很好。合格的按摩师按摩这些穴位完全正常没有恐慌的必要。

3. 常见人体穴位

肺使穴（又名肺俞）：第3胸椎棘突下旁开1.5寸。

胆中穴：平第4肋间隙，两乳头之间正中。

对心穴（又名至阳）：第7胸椎棘突下。

心井穴（又名鸠尾）：胸剑突骨下缘。

对门穴（又名不容）：巨阙穴旁开六寸。

扇门穴：即男者左对门穴，女者右对门穴。

京门穴（又名气俞）：第12肋游离间处。

五定穴（又名天枢）：平脐中旁开1.5寸。

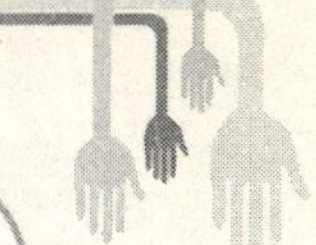

伯劳穴（又名陶道）：第 1 胸椎棘突下。

风门穴：第 2 胸椎棘突下。

环跳穴：股骨大转子后上方，当大转子与胝骨裂孔连线的内 2/3 处。

盖膝穴：即膝盖骨。

膝眼穴：膑骨尖两旁凹陷处。

竹柳穴（又名交信穴）：胫骨内侧缘内侧。

咽空穴：即两个鼻孔。

牙关穴：即唇口。

咽喉穴：即喉管。

将台穴：即咽喉左右。

舌咽穴：舌上咽腔。

童骨穴：位于风膊下处。脚住穴：脚面上的高骨如豆者是也。

开腔穴：即两耳。

乔空穴：即两耳后根部。

左耳尖穴：即左耳尖峰。

右耳尖穴：即右耳尖峰。

眼角穴：即眼梢。

大中穴：即鼻中。

人中穴：即鼻沟正中。

驾梁穴：即鼻梁。

精灵穴：即两手虎口。

曲池穴：屈肘时肘桡侧横纹尽头处。

中脘穴：脐上四寸。

六宫穴（又名脐中．神阙）：即肚脐。

气关穴（又名气门）：左乳下二横指处。

血瘦穴（又名血关）：右乳下二横指处。

挂膀穴：血瘦穴下 0. 1 寸处。

肚角穴：位于小腹盆弦之外。

命宫穴：位于血关穴之下，气海穴之右。

背心穴：即背部的中心点。

腰眼穴：第 4 胸椎棘突下旁开 3. 8 寸。

粪门穴：即肛门口。

冲阳穴：足背的最高点，动脉旁。

血囊穴：右侧 12 肋骨下缘。

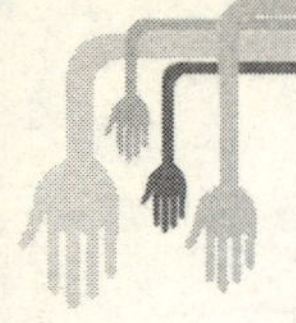

气囊穴：即小腹左边。

净瓶穴：即脐左肚角血腕下。

脊中穴：即第 11 胸椎棘突下。脊骨的中点。

山根穴：即鼻梁之上。

对口穴：项后的风府与哑门之间。

气隔穴：脐下 0.3 寸稍偏左。

血海门穴：右侧 12 肋下三横指。

膈门穴：左侧 12 肋骨下缘。

气舍穴：锁骨内侧端上缘。

开气穴：即气舍穴偏右。

转喉穴：即气舍穴偏左。

血仓期门穴：右侧锁骨下 0.8 寸处。

气血囊合穴：左傍肋骨下。

督脉穴：枕骨正中。

正额穴：头额前正中。

后海底穴：肾俞穴下 1.8 寸。

攒竹穴：眉内端陷中。

大杼：第 1 胸椎棘突下旁开 1.5 寸。

太渊：腕关节横纹上，桡动脉外侧。

然谷穴：舟骨粗隆下方凹陷处。

曲骨穴：脐下 5 寸处。

大都穴：足拇趾内侧本节后。

魄户穴：第 3 胸椎棘突下旁开 3 寸。

天窗穴：颈侧，胸销乳突肌后缘。

箕门穴：大腿内侧，血海穴上 6 寸。正气穴：左侧乳上 1.3 寸。

上血海乳穴：右侧乳上 1.3 寸。

气血二海穴：左右乳下 1.3 寸。

下血海穴：右乳上 1.4 寸。

藿肺穴：中脘与建里之中点向下 1.3 寸。

翻肚穴：藿肺穴向左 1.3 寸处。

泰山穴：离梭子骨 4 寸处。

天突穴：胸骨柄的上缘凹陷中。

劳宫穴：第 2、3 掌骨之间。

神门穴：尺侧腕关节横纹头。

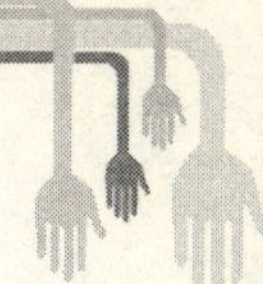

手三里穴：曲池穴下 2 寸。

颊车穴：下颌骨前咬肌中。

支正穴：尺侧腕上 5 寸。

下关穴：颧弓下与下颌关节切迹间凹陷处。

足三里穴：犊鼻穴下 3 寸，胫骨粗隆外侧陷中。

犊鼻穴：屈膝，膑韧带外侧陷中。

肩井穴：肩头高处，当大椎与肩峰之间。

日月穴：第 9 肋端下缘。

风市穴：大腿外侧膝上 7 寸。

阳陵泉穴：腓骨小头前下方。

委中穴（又名血郄）：膝腘窝中动脉外。

承山穴：委中与跟腱之间。

昆仑穴：外踝与跟腱连线的中点。

血海穴：屈膝，膑骨内上缘上 2 寸。

大陵穴（又名腕心穴）：掌后骨下，两筋间陷中。

尾宫上穴：即尾宫上 0.1 寸处。

鹤顶穴：位于膝盖骨上缘上 1 寸正中。

外踝尖穴：即足外踝最高点。

内踝尖穴：即足内踝最高点。

膀胱穴：即膀胱。

泪孔穴：（又名睛明）：目内眦头外 0.1 寸。

所闻穴（又名听宫）：即耳珠，大如赤小豆。

中府：第 1 肋间隙外侧近嗉突处。

绝骨穴（又名悬钟）：外踝上 3 寸。

膈俞：第 7 胸椎棘突下旁开 1.5 寸。

4. 死穴穴位

眉心穴（又名印堂）：位于两眉之间。

头额前穴：位丁眉心上 1 寸正中。

太阳穴：眉外 1 寸陷中，即眉梢与眼外眦之间后的 1 寸陷凹中。

枕骨穴（又名脑户）：位于枕骨粗隆上方。

厥阴穴（又名头窍阴）：位于脑后两边，乳突后当浮白与完骨之间。

华盖穴：胸骨柄与胸骨体联合的中点，即天突穴下 2 寸。

黑虎掏心穴（又名建里）：位于脐上 3 寸正中。

巨阙穴：脐上六寸，即鸠尾穴下 1 寸。

气海穴（又名丹田穴）：脐下 1.5 寸。

关元穴：脐下 3 寸。

水分穴：位于脐上 1 寸。

中极穴：脐下 4 寸。

左膺窗穴：左乳上 1.6 寸。

右膺窗穴：右乳上 1.6 寸。

左乳根穴：左乳直下，相当于第 5 肋间。

右乳根穴：右乳直下，相当于第 5 肋间。

左期门穴：左乳下 2 肋，相当于 7、8 肋间。

右期门穴：右乳下 2 肋，相当于 7、8 肋间。

左幽门穴：巨阙穴左开 0.5 寸。

右幽门穴：巨阙穴右开 0.5 寸。

左商曲穴（又名左肓俞）：脐中左旁 0.5 寸。

右商曲穴（又名右肓俞）：脐中右旁 0.5 寸。

左章门穴：左腋中线第 11 肋端下际。

右章门穴：右腋中线第 11 肋端下际。

左腹结穴（又名左七劳）：脐左侧 4 寸，再向下 1.3 寸。

右腹结穴（又名右七劳）：脐右侧 4 寸，再向下 1.3 寸。

左肾俞穴：第 2 腰椎棘突下左侧 1.5 寸。

右肾俞穴：第 2 腰椎棘突下右侧 1.5 寸。

命门穴：第 2 腰椎棘突下正中。

左志室穴（又名志堂穴）：位于命门穴左旁 3 寸。

气海俞穴：第 3 腰椎棘突下旁开 1.5 寸。

鹤口穴（又名尾宫穴）：位于尾骨宫下两腿骨尽处。

海底穴（又名会阴穴）：前阴与肛门之间。

涌泉穴：位于第 2、3 趾跖关节后方，蜷足时所现的凹陷处。

右志室穴：位于命门穴右旁 3 寸。

藏血穴：位于脑后右玉枕穴下 0.5 寸。

人体穴位可以被专业人士用来治病救人，也可能被坏人用来杀人。穴位是神经末稍密集或神经干线经过的地方，也是和人的命门密切相关的存在。

至此，人体全身上下共有52个单穴，300个双穴、50个经外奇穴，共720个穴位。有108个要害穴，其中有72个穴一般点击不至于致命，其余36个穴是致命穴，俗称“死穴”。

死穴又分软麻、昏眩、轻和重四穴，各种皆有九个穴。合起来为36个致命穴。

另附眩晕穴位如下：

脑户穴：位于百会穴后4.5寸。

囟门穴（又名囟会）：位于百会穴前3寸正中。

上星穴（又名神堂）：入发际上1寸陷中。

前顶穴：百会穴前1.5寸。

后顶穴（又名顶门穴）：位于百会穴后1.5寸。

风府穴（又名天星）：项后枕骨下两筋中间。

头维穴：位于额角，入发际角尖处。

耳后穴：位于耳后静脉中。

哑门穴：位于风府穴下1寸正中。

通天穴：位于前顶穴后0.5寸，再外开1寸处。

玉枕穴：位于脑户穴旁1.3寸。

5. 穴位与经络

穴位与经络有着密不可分的关系。在中医学概念中经络指人体内气血运行的通路。

经脉可分为正经和奇经两类。正经有十二，即手足三阴经和手足三阳经，合称“十二经脉”，是气血运行的主要通道。奇经有八条，即督、任、冲、带、阴跷、阳跷、阴维、阳维，合称“奇经八脉”，有统率、联络和调节十二经脉的作用。

我们常说的奇经八脉是指任脉、督脉、冲脉、带脉、阴跷脉、阳跷脉、阴维脉、阳维脉的总称。它们与十二正经不同，既不直属脏腑，又无表里配合关系，其循行别道奇行，故称奇经。

人体主要经络穴位概述：

①肺经：功效为气管畅通，心肺功能康健。

天府：鼻尖触手臂处。治疗过敏性鼻炎。

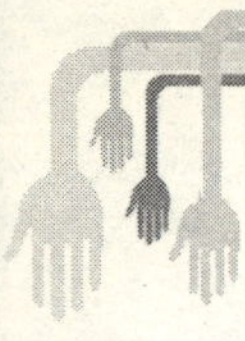

尺泽：肘横纹外侧。补肾。治高血压、哮喘。

孔最：腕横纹上7寸。治鼻出血，治痔疮的要穴，对感冒汗不出可起到发汗的作用。治急性咳嗽、急性咽喉痛。

列缺：合谷相对食指下的凹陷处。治疗小儿遗尿，偏头痛，外感风寒引起的偏头痛。

经渠：铙骨头叫铙骨茎突，顶着它往外推。治疗咳嗽的要穴，不管是虚寒引起的还是肺热引起的。

太渊：用大指关节往下咯它，或者来回挫搓。（在大拇指下）肺经的原穴，大补穴，补气。脉之会穴，可治静脉曲张。

鱼际：治疗咳嗽，喘促，心中烦热，小儿疳积。

少商：大拇指甲外侧，治疗咽喉痛的要穴，用三棱针轻轻点刺挤出一滴血来，就会感到嗓子轻松了。

②胃经：胃为后天之本。

四白：在眼袋下。治眼袋，黑眼圈，给眼供血。敲打胃经可美容。

天枢：肚脐旁开两寸，治疗大肠功能不好，腹泻便秘双向调节。

梁丘：膝盖上两寸最敏感的位置。点按治急性胃痛。

足三里：膝眼下三寸旁开一横指。是一个非常好的强壮穴，长寿穴。治疗慢性胃痛，增强免疫力，补益人体虚弱。也是一个胃肠的消气穴。

上巨墟：足三里下三横指。治疗大肠疾患。下巨墟：再往下三横指。治疗小肠疾患，小腹痛。

丰隆：外踝尖上八寸旁开一指。注意不要找到胆经上了。去除高血脂，去痰湿。

③膀胱经：是最大的排毒通道。督脉旁开1.5到3寸都是膀胱经。

睛明：使眼睛明亮，消除眼疲劳。按穴位的方法是把指甲剪平，用右手按住头，利用中指奔手按的头的方向按穴位。也可以两边同时按。

肺俞、心腧：用点按，哪个穴位敏感就多刺激哪个穴位。按摩，拔罐，针灸，刮痧均可。

肾俞：治疗腰痛的要穴。腰痛的地方，站立，肘尖和膀胱经相交的位置。

委中：膝盖弯曲的中间。右手用大拇指点按，左手拽住脚脖子，往上弯，这样穴位才敏感。腰背委中求，治疗腰背酸痛，腰肌劳损还是排毒的出口，可用刺血疗法排除毒素。

承山：腿肚子边沿的位置。可治疗腰腿痛，痔疾。

飞扬：承山穴往外旁开三指再往下俩指。治疗慢性腰痛。

昆仑：外踝后侧有个凹陷，经常拨动可以降低血压，增强大肠的蠕动，治疗

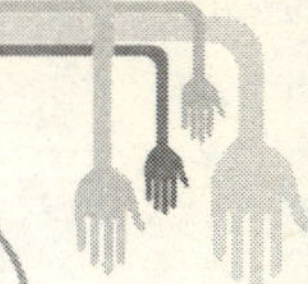

便秘。对治疗腰痛也有很好的效果。

申脉：外踝边沿。治疗胯骨两边腰痛效果显著。

金门：治疗急性腰扭伤和急性头痛的要穴。

④肾经：肾为先天之本，肾主骨，治疗人体骨骼方面的疾病。肾开窍于耳，肾之府为腰。

涌泉：脚底前掌凹陷处，每晚按摩百次可引血下行。可调节高血压。

太溪：脚内踝后侧贴着内踝。肾经的原穴，补肾的大穴。拔罐、按摩都行，什么体质都可以按。对人体非常有补益作用。

大钟：太溪穴下面一点。肾经的络穴。治疗慢性疾患，本脏以外循经走向联络到的其他经上的问题都可治疗。可治咽喉痛，失音症。

复溜：大溪穴之上紧挨着。贴着骨头方向去按。治疗淤血症，要防止静脉曲张一定要多按摩复溜穴。可以通月经，揉复溜可帮助伤口愈合，特别是在脾经上的。滋肾阴，治疗干咳，哮喘。

阴谷：紧挨着委中的边沿。肾经合穴。治脏腑及肾经的主要疾病。通膀胱，利尿，治疗女士的阴道搔痒，不孕症。男士的阴囊湿疹。

俞府：胸口中线旁开三指。调动肾经的气血。上边气血不足，即肾不纳气，如饥不欲食。按摩俞府穴可得到缓解。同时按摩太溪、复溜，把整个气血都运转起来。

关冲：在无名指外侧指甲旁。要用食指的指节来咯它。防止晕车。

液门：小指无名指交界处无名指这一侧骨缝当中。治疗口干舌燥，夜里口渴的症状

阳池：腕关节的中点。刺激阳池能激发人体阳气，对身体虚寒怕冷有缓解作用。

支沟：腕关节上3寸。治疗肋间神经痛，气郁不舒等症状，按摩支沟穴还有通便的作用。

翳风：在耳后根。治疗急性耳聋、耳鸣。尤其是急性耳聋、耳鸣有很好的效果。

丝竹空：防治黄褐斑、鱼尾纹的产生。

⑤胆经：胆主决断，帮人决断谋虑，使人心情舒畅。

童子缭：在鱼尾纹旁边。主治眼疾，对青光眼，眼压过高，眼睛胀痛有治疗作用。

率谷：耳尖上3至5厘米略微凹陷的地方。治偏头痛。

风池：在发际边凹陷处。对眼睛酸涩，头部眩晕有治疗作用。把眼睛闭上用食指、中指、无名指一起按揉风池穴，按的方向是奔鼻子的位置。

肩井：大拇指贴在脖子然后把手弯成弓型中指点的肌肉的位置有一个凹陷就

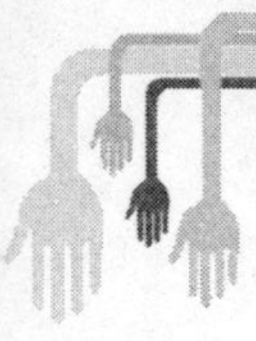

是肩井穴。主治痛症：头痛、眼痛、肩膀痛、乳腺痛、牙痛等上半身痛均有缓解作用。

京门：肋骨边沿，肋骨和肉交界的地方，用手点一点就会有一个特别痛的点，这个点就是京门穴。是肾经的发源地。刺激京门穴起到调节肾气的功效。对肾虚、腰痛有缓解作用。

带脉：手贴脸部，肘尖下3寸。治疗妇女肥胖，预防乳腺增生等妇科疾病。

风市：站立起来中指点的地方。用拳头的指节来敲打它。是一个很敏感的穴位。是治疗一切皮肤急症的要穴。对风症有缓解作用。治疗一切斑疹，疔疮，皮肤搔痒等皮肤病。

阳凌泉：膝盖外下方有个骨头，贴着骨头边沿。光揉效果不好，一定要拨动它。对中风，脑血管后遗症等筋病有治疗作用。能预防强直性脊柱炎，腰椎间盘突出，小儿多动症。

丘墟：贴着外踝。可治疗和预防腿抽筋、经常崴脚的症状。对治疗肢体和腑脏的各种炎症有很好的效果。胆经的穴位不太好找，可用指节来敲。

⑥肝经：肝经三大功能。一是肝主疏泄，抒发宣泄情志。二是藏血，储藏不用的血。三是肝主宗筋，男性生殖问题。

太冲：大脚趾和二脚趾指缝之间上面1寸。揉太冲穴可以给心脏供血，对情绪压抑有宣泄作用。是肝经的原穴。和行间一起按效果最好。

行间：大脚趾和二脚趾指缝之间。配合太冲穴向行间方向推，可起到消除肝脏郁积的作用，使肝血源源不断地供到心脏。

蠡沟：内踝上5寸。可以治疗女性阴道搔痒，月经不调，白带增多，月经湿疹。

章门：八大要穴之一。肋骨的边沿，把手贴在脸上，肘尖的位置，就是大概章门的位置。调节五脏协调，敲打它可疏肝健脾，防治乳腺增生，防治妇科病，减肥。

⑦手太阴肺经：从胸走手，中府、天府、尺泽、孔最、列缺、经渠、太渊、鱼际、少商。

中府：胸骨旁开六寸（脾肺之气汇集的地方）兼治脾肺两脏之病，治疗气不足，腹胀，消化不良，水肿、咳等。

天府：横隔膜下三寸（墨点）。肺开窍于鼻，治疗过敏性鼻炎。

尺泽：肘横纹外侧。是补肾的穴位。（金生水）降逆气治疗高血压，哮喘。

孔最：掌横纹7寸。穴位较深，（郄穴是治急性病）是个汇聚的穴位。主管所有毛孔的穴位。（毛孔、鼻孔）治鼻出血，是痔疮的要穴，对感冒起发汗作用。治急性咳、咽喉痛有疗效。

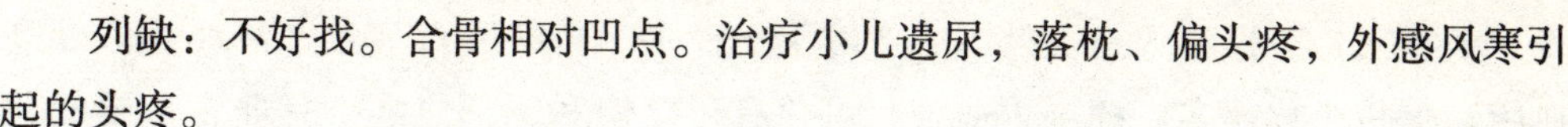

列缺：不好找。合骨相对凹点。治疗小儿遗尿，落枕、偏头疼，外感风寒引起的头疼。

经渠：挠骨头外面骨头边缘。治疗咳的要穴（虚寒性的或肺热）

太渊：很深。用手的大拇哥攥住腕子硌着的穴位。是肺经的原穴，补气的效果非常好，是大补穴补气。脉的会穴可治静脉曲张。（心血管病）

鱼际：火穴。治疗热性病。咳、喘有效果。心中烦热，小孩疳积症、消化不好停食了

少商：大拇指外根部。治疗咽喉痛的要穴。（外感风寒或虚火上升）刺出血来效果最好。

⑧手阳明大肠经：由手走头起始于商阳穴、合谷、温溜、曲池、结束于迎香穴。

功效一：防治皮肤病；二增强阳气或把多余的火气去掉。三通便效果好。

商阳：食指指甲盖外侧，用指甲掐它可调节便秘。

合谷：强壮穴。可以止疼，如面部的疼痛，牙痛等。右侧牙痛掐左侧合谷穴，左侧痛掐右侧合谷穴，配合掐下耳垂贴近面颊部位牙痛点，右侧痛掐右侧耳垂，左侧痛恰左侧。

温溜：人体的阳气在这聚集。寒凉可以艾灸，燥热可以刮痧泻火。

曲池：深层肘横纹端点。可降血压，治疗皮肤病，有通便的作用。它是大肠经的合穴（合穴治脏腑，治腹部疾患）皮肤病很多都和大肠有关系，曲池是个排毒的穴位。

肩俞穴：把手伸平了有个窝。最容易受风寒的穴。（五十肩、肩周炎）

迎香穴：治鼻炎闻不到气味，鼻出血。

⑨足阳明胃经：从头到脚，四白、厉悦穴腿的外侧美容的经：面部气色、皮肤松弛、长豆豆、面白气血不足调胃经。

四白穴：可以治疗眼袋、黑眼圈。是给眼睛供血的穴位。

天枢穴：肚脐眼旁边 2 寸。治大肠功能不好，慢性结肠炎、便秘腹泻双向调节。

梁丘穴：在膝盖上 2 寸。治急性胃痛。是胃经的郗穴治急症。和妇科急性乳腺炎。

足三里：膝眼下 3 寸旁开一横指。强壮穴及长寿穴。治疗慢性胃痛，增强人体免疫力，补虚，也是消气穴吃的不舒服有胀起要揉足三里。还专治慢性胃痛。

上巨墟：足三里往下 3 指。治疗大肠疾病。

下巨墟：上巨墟下 3 指。治疗小肠疾病，小腹痛。（肚子痛的位置不在胃脘，靠近肚脐眼位置。

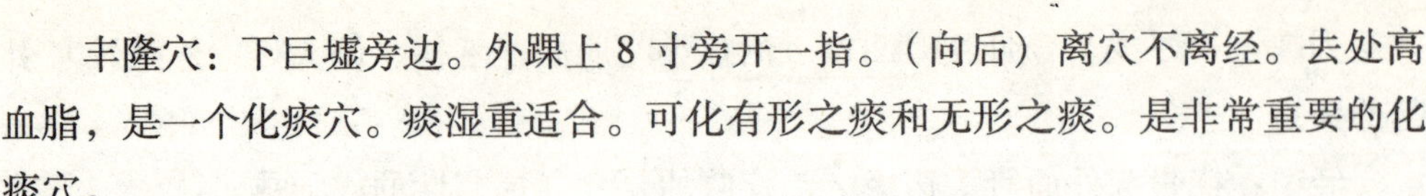

丰隆穴：下巨墟旁边。外踝上 8 寸旁开一指。（向后）离穴不离经。去处高血脂，是一个化痰穴。痰湿重适合。可化有形之痰和无形之痰。是非常重要的化痰穴。

⑩足太阳脾经：脾主运化、脾主统血。头晕，手麻、手脚冰凉是脾功能差。始于足大趾内侧的足阴穴。

足阴穴：通常用艾灸法用香烟代替。鼻出血治、例假不止，艾灸可止血。

太白穴：贴着脚内侧骨头揉，缝里向指间揉。通过脾来补肺的穴。

公孙穴：大拇指往下滑有个壳头。重要穴位，连心脏，促进肠子蠕动，对消化不良、憋闷、吃太多了肚胀效果明显。

血海：把掌心放膝盖上大拇指的位置，敏感的点。气血聚集的地方。治血症：出血、贫血、血淤症。

⑪手少阴心经：主要功效，对心理、思虑、神志、睡眠、感情纠葛等起作用。

极泉穴：在腋窝终点。可以探查是否有心血管疾病。预防心血管早期的疾病、可调心律，治疗两肋疼。

方法：用大拇指点按极泉穴然后拨动一下小筋，就会有电麻感，痛而不麻（血管有淤阻）不痛不麻（供血不足）预防心梗、心绞痛。

少海穴：肘横纹边缘处。是心经的合穴。合治内腑对心脏的调节很好。属水（水在五行中是属肾）多梦叫心肾不交，就会造成五心烦热，踏实不下来。可调节心脏，交通心肾，减缓心律，降低血压。

灵道穴：腕横纹下 1.5 寸贴着骨头揉：防治心脏早搏，心跳过速、心烦躁上火、慢性心脏病，减缓心律，平静心神。对慢性心脏病的人非常重要。

神门穴：在掌横纹上凹陷处。穴位深。可用大拇指指节搁它。就是安定心神的门户。可以增强睡眠，增加消化能力，还可防止老年痴呆。

少府：在感情线上攥拳小指尖对的地方少府是心经的火穴。因此湿热症、火症可通过少府调节。可直接调节心脏的穴。主治先天心脏疾病。

少冲：小指内侧指甲旁。对以下症状有效：发烧、癫狂、昏厥症。它有放血、去热的功效。

⑫手太阳小肠经：属火。由手走头，起始于少泽穴、前谷、后溪、小海、肩贞、天宗、肩中俞、天窗、听宫。治疗肩背、颈椎、脸部、耳朵。

少泽穴：井穴（源头）治疗热症，通常刺血方法比较好。咽喉痛、发烧、牙肿点刺，滴一滴血就可缓解。不适合按摩。

后溪穴：掌纹末端凹陷处，往上推，推到骨缝，穴位深。是八脉交会的大穴。一可以治疗后背督脉上的病。二可治疗落枕、肩膀疼。